科学出版社“十四五”普通高等教育本科规划教材

医学数字图像处理(第二版)

周　涛　陆惠玲　胡伏原　编著

科学出版社
北　京

内 容 简 介

医学数字图像处理是在计算机科学、医学、物理学、数学等基础上发展起来的一门学科，它可以辅助临床医生进行研究、诊断和治疗，算法是其发展的原动力。本书注重对图像处理中的基本概念、基本算法的详细解释和推理，注重理论与应用相结合，内容覆盖医学数字图像处理技术的主要知识点，共8章，包括医学数字图像成像机理和临床应用、医学数字图像处理基础、医学数字图像增强、医学数字图像分割、医学数字图像配准、医学数字图像融合和医学数字图像特征分析与提取等。

本书可作为生物医学工程、电子信息科学与技术、计算机科学与技术、信息和信号处理、医学影像工程、医学影像技术等专业专科、本科和研究生的专业基础课教材，也可供上述专业相关领域的科技人员参考。

图书在版编目(CIP)数据

医学数字图像处理 / 周涛, 陆惠玲, 胡伏原编著. 2版. -- 北京：科学出版社, 2025. 8. -- (科学出版社“十四五”普通高等教育本科规划教材) .
ISBN 978-7-03-081501-9

Ⅰ. R445

中国国家版本馆CIP数据核字第20259BL707号

责任编辑：莫永国 / 责任校对：韩卫军
责任印制：罗　科 / 封面设计：墨创文化

科学出版社出版
北京东黄城根北街16号
邮政编码：100717
http://www.sciencep.com

成都锦瑞印刷有限责任公司 印刷
科学出版社发行　各地新华书店经销

*

2015年6月第　一　版　　开本：787×1092　1/16
2025年8月第　二　版　　印张：19 1/2
2025年8月第三次印刷　　字数：462 000

定价：78.00元

（如有印装质量问题，我社负责调换）

前　言

本书研究内容可从两个角度来看待：从问题的角度来看，医学数字图像处理可看作医学影像学，自从1895年伦琴发现X射线并由此获得世界上第一张X射线图像起，医生可以看见以前无法看到的患者身体内部情况，患者在检查时可达到无创、无痛的目的，自此各种医学影像技术(如超声、CT、MRI、PET、SPECT、fMRI 等)，在无数科学家夜以继日的努力工作下被不断推出，并大规模应用于临床；从方法的角度来看，医学数字图像处理可看作医学影像数字化，只有数字化，现代数字图像处理技术才能运用于医学数字图像领域。数字图像处理技术始于20世纪20年代，从英国伦敦到美国纽约通过海底电缆采用数字压缩技术传输了第一张数字图像，经过约一百年的发展，数字图像处理技术已经成为一门飞速发展的学科，并广泛应用于各个领域。数字图像处理技术用于处理医学数字影像，就诞生了医学数字图像处理学科。该学科致力于对人类疾病的发现、诊断、辅助治疗，致力于为探索生命现象提供高水平的科学方法和工程技术手段，因此，医学数字图像处理的研究意义重大。

本书侧重于对医学数字图像处理的基本概念和方法进行介绍，为读者进一步了解和掌握医学数字图像处理的最新技术奠定坚实的基础。通过本书的学习，读者能够实现举一反三、由此及彼。《医学数字图像处理》(第一版)自2015年由科学出版社出版以来，历经十年，由于其取材适度、概念讲解清晰、举例通俗、既适合教学也便于科研入门的特点，受到读者欢迎。作为第二版，本书保留原书的体系结构、风格，同时还在以下三个方面进行了修订。

(1)在医学数字图像分割部分，增加了两部分内容，即基于水平集理论的分割和基于U-Net的分割。

(2)在医学数字图像融合部分，增加了三部分内容，即基于编-解码网络的图像融合方法、基于GAN的图像融合方法和图像融合效果的评价。

(3)删除了第一版中数字图像处理MATLAB代码，以及PET/CT、PET/MRI、SPECT/CT和SPECT/MRI等四种医学影像的融合现状、仿真实验程序等内容。

本书注重对医学数字图像处理中的基本概念、基本算法的详细解释和推理，注重理论与应用相结合，在阐述内容时，采用图表结合的形式进行说明和解释，力求使读者不仅能够读懂算法，而且能够理解为什么要这样做。

当代医学数字图像处理研究将医学(特别是解剖学、神经科学)知识、物理概念、数学方法和计算机技术有机融合在医学数字图像处理中，充分表现出多学科、大跨度交叉的特点。作为一门应用性很强的学科，医学数字图像处理的理论日臻成熟，应用水平也逐渐提高，编著这样一本教材，作者深感压力和考验并存。由于作者水平有限，书中难免存在不足之处，真诚地希望读者能够批评指正。

2025 年 6 月于银川

目　　录

第1章 绪　　论

医学数字图像处理是一门理、工、医等学科高度交叉的新兴学科，是数字图像处理学科的一个重要分支。该学科致力于对人类疾病的发现、诊断、辅助治疗，致力于为探索生命现象提供高水平的科学方法和工程技术手段，因此，医学数字图像处理的研究意义重大。

在人类发展繁衍的历史长河中，人类克服了种种困难，摆脱了诸多疾病的困扰，并得以繁衍生息。面对疾病，医生希望看到“看不到”的部分，如微小、内部、生理的部分，而患者希望检查是无创、无痛、安全的，这依赖于医学数字图像技术的进步。

图 1-1 给出了从传统到现代“看病”的变迁。图 1-1(a)是我国古代著名的医学家华佗(公元 145 年～公元 208 年)，他少时曾在外游学，行医足迹遍及安徽、河南、山东、江苏等地，钻研医术，擅长外科，精于手术，被后人称为“外科圣手”“外科鼻祖”。这时的看病主要依靠“望、闻、问、切”等定性手段，医生的经验往往决定着看病、治疗的结果。图 1-1(b)展示了现代医疗逐步从过去的“看不见”向“看得见”转变，实现了定性(经验)到定量(知识)的转变，医生的梦想正在逐步演变成现实。图 1-1(c)给出了现代医学将人体信息数字化、可视化，由计算机辅助医生诊断，提高了诊断的正确性。以医学影像技术为主的非创伤性检查为患者实现了无创、无痛、安全的目的。

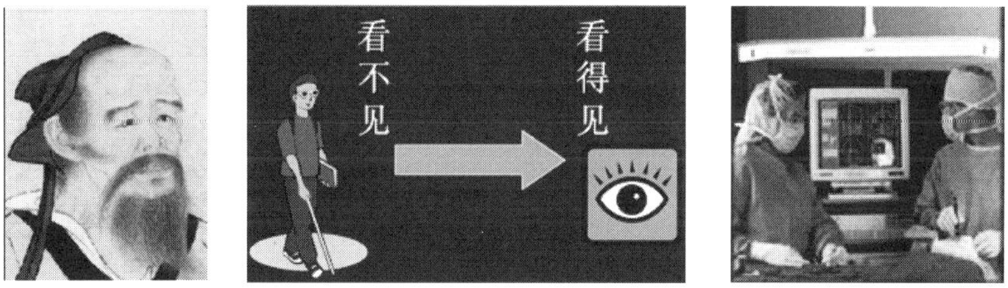

(a)华佗　　(b)从“看不见”到“看得见”　　(c)“看见”

图 1-1　从传统到现代“看病”的变迁

在人类通过感觉器官从客观世界获取的信息中，视觉信息占 60%～70%。视觉信息的特点是信息量大，传播速度快，作用距离远，具有心理和生理作用，加上大脑的思维和联想，使人具有很强的判断能力。人眼灵敏度高，鉴别能力强，不仅可以辨别景物，还能通过表情辨别人的情绪。从信息量的角度看，一幅图像所包含的信息远比一条曲线或几个数据要多。医学数字图像以直观的形式向医生展示人体内部的结构或有关生理参数的空间分布，可为医生的诊断提供重要依据，成为临床诊断与医学研究中不可缺少的工具。图像科学包含图像的形成、获取、传输、存储、分析、识别等。医学数字图像研究领域主要包含两个相对独立的研究方向：医学成像系统和医学数字图像处理。其中，医学成像系统包括图像形成的过程、成像机理、成像设备、成像系统分析；医学数字图像处理包括医学图像处理与分析，以及对已获得的图像采用各种算法进行进一步处理，如增强、特征提取、模式分类、分割、识别等。

1.1 数字图像处理在医学中的应用

医学数字图像涉及物理学、电子学、计算机技术等广泛的学科领域。随着各项高新技术的发展，医学数字图像已经从形态到功能、从静态到动态、从平面到立体、从局部到整体获得了飞速的发展。在实际应用中，医学数字图像与计算机图形学结合可以让医生从各个角度观察人体内部结构，医学数字图像与计算机及通信技术结合可以完成图像的传输、归档、管理等复杂的工作，如影像存储与传输系统（picture archiving and communicating system，PACS）。

现代医学成像技术源于德国科学家伦琴在 1895 年发现 X 射线，并由此产生 X 射线成像技术（radiography）。X 射线在医学上的应用使医生有可能观察到人体内部的结构，并且能够实现对人体微创或无创，为医生诊断疾病提供重要的信息。从 20 世纪 50 年代开始，医学成像技术逐步进入飞速发展的阶段，各种新技术相继被应用于医学成像系统中。新的成像方式不断出现，所成的图像不仅提供了人体组织在解剖上的形态结构，而且为器官功能检查提供可能。今天，几乎所有的物理方法都已或多或少地渗透到医学成像的领域，如 X 射线成像、超声成像、放射性同位素成像及磁共振成像等。这些不同的成像方式所提供的人体结构或生理参数的图像为提高临床诊断与治疗的有效性发挥了极大的作用。医学成像设备已成为现代化医院的一个重要的标志。

1.1.1 超声

超声的基本原理是多普勒效应，即辐射的波长因为波源和观测者的相对运动而产生变化。图 1-2 就是多普勒效应的发现者——奥地利物理学家、数学家和天文学家克里斯蒂安·安德烈亚斯·多普勒，他在 1842 年发表的文章“*On the Colored Light of Double Stars*”中首次详细阐述多普勒效应（Doppler effect）。超声就是多普勒效应的典型应用，超声类型很多，从发展的角度来看，其主要包括六种：

（1）20 世纪 40 年代，超声示波法（A 型，amplitude mode），临床已基本不使用。

（2）20 世纪 50 年代，二维超声显像法（B 型，brightness mode）、超声光电扫描法（M 型，motion type）。

（3）20 世纪 50 年代末，超声频移诊断法（D 型，Doppler type）。

（4）20 世纪 60 年代，实时成像 B 超。

（5）20 世纪 80 年代，彩色 Doppler 超声（又称为彩色多普勒血流成像，color Doppler flow imaging，CDFI）。

(6) 20 世纪 90 年代，三维、彩色多普勒能量图(color Doppler energy image，CDE image)、弥散张量成像(diffusion tensor imaging，DTI)、腔内超声、超声造影、介入超声等。

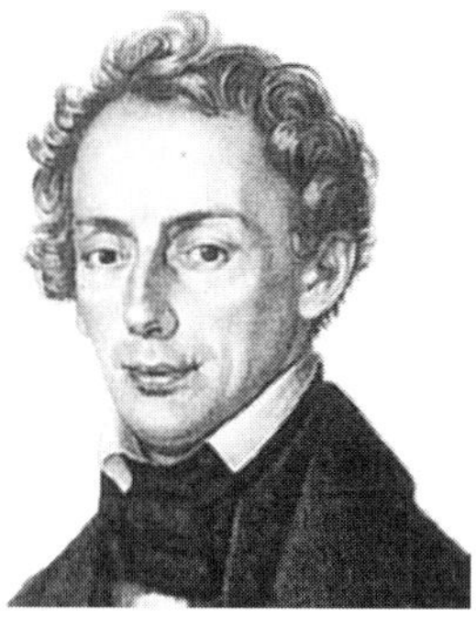

图 1-2　克里斯蒂安·安德烈亚斯·多普勒(Christian Andreas Doppler，1803～1853 年)

1.1.2　X 射线及 X 射线负片

图 1-3(a)是 X 射线的发现者威廉·康拉德·伦琴，图 1-3(b)是世界上第一张 X 射线图像(伦琴妻子的手)。伦琴于 1895 年 11 月 8 日发现 X 射线。他因发现 X 射线，于 1901 年获首届诺贝尔物理学奖。

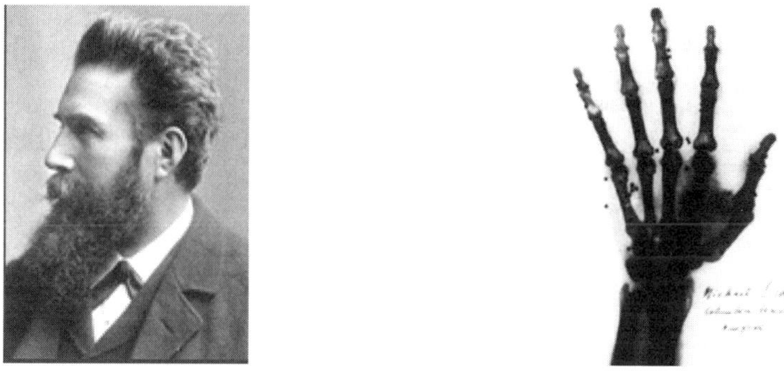

(a) 威廉·康拉德·伦琴(Wilhelm Conrad Röntgen，1845～1923年)　　(b) 世界上第一张X射线图像

图 1-3　伦琴和世界上第一张 X 射线图像

图 1-4 为传统 X 射线成像原理，患者站在 X 射线管和荧光屏之间，获得的图像存放在胶片上，医生靠肉眼观察 X 射线胶片图像来给出结论。

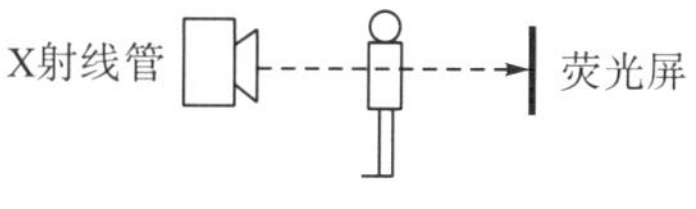

图 1-4　传统 X 射线成像原理

图 1-5 为传统 X 射线成像改进（影像增强器）的原理，与图 1-4 相比，把荧光屏变更为影像增强器，获得的图像不再是胶片，而是计算机能够处理的数字图像（通过调整图像灰度，可轻松生成 X 射线负片）。

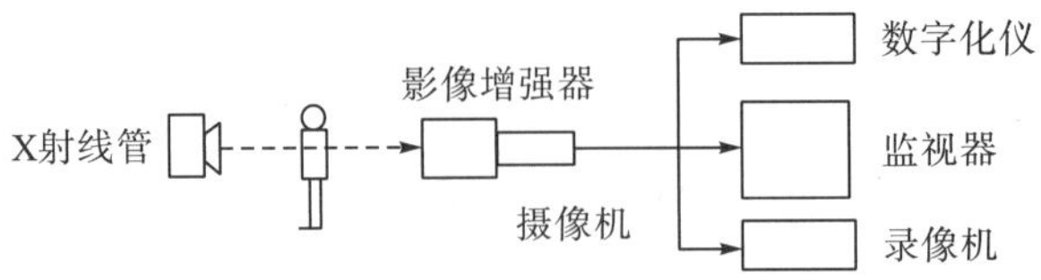

图 1-5　传统 X 射线成像改进（影像增强器）的原理

1.1.3　X-CT

计算机断层扫描（computed tomography，CT）与两位杰出科学家的贡献密不可分，他们是 1979 年诺贝尔生理学或医学奖得主——英国工程师亨斯菲尔德和美国物理学家阿兰·麦克莱德·科马克（图 1-6）。

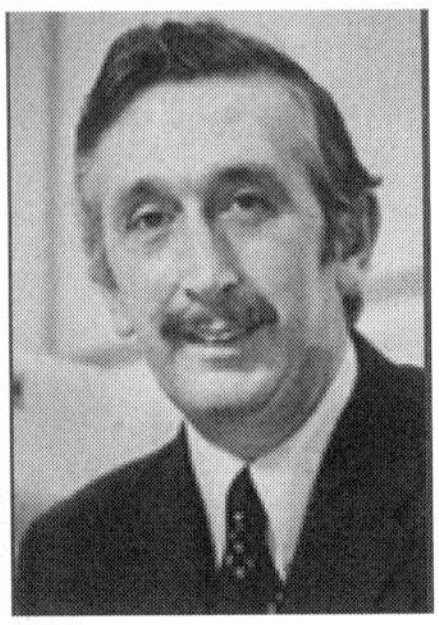

(a) 亨斯菲尔德
(Hounsfield，1919～2004年)

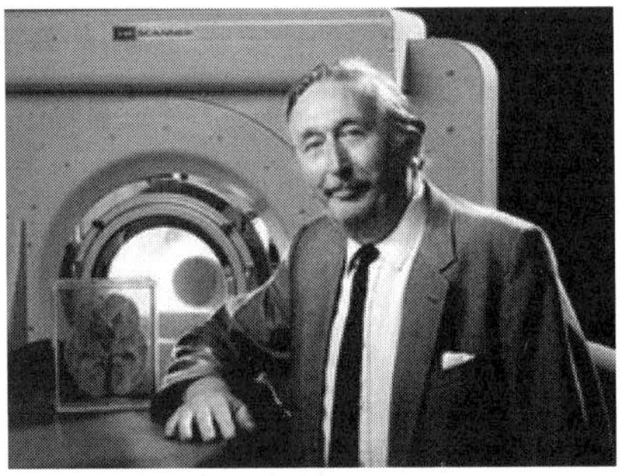

(b) 阿兰·麦克莱德·科马克
(Allan MacLeod Cormack，1924～1998年)

图 1-6　与 CT 有关的诺贝尔奖得主

1963 年美国物理学家科马克提出数据重建图像的方法，1972 年英国百代唱片（Electric and Musical Industries，EMI）公司的电子工程师亨斯菲尔德发明 X 射线电子计算机辅助断层扫描成像装置，这就是第一代 X-CT，从而打开了全新的医学数字图像处理的领域。图 1-7 为 CT 发展历程，从 1972 年第一代诞生，到今天已经 50 多年的时间，CT 经历五代变迁，发展速度越来越快，性能越来越好（在第 2 章中将详细介绍）。

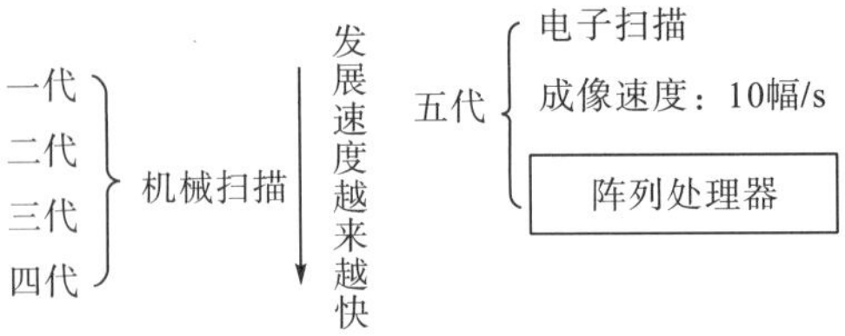

图 1-7　CT 发展历程

1.1.4　磁共振成像(MRI)

磁共振成像(magnetic resonance imaging，MRI)，也称为核磁共振成像，从理论的出现到最后设备的推出，先后出现 8 位诺贝尔奖得主和 1 位虽未获奖，但其在该领域有重大贡献的科学家。核磁共振技术演绎了一条从理论到应用的传奇，创造了人类历史的奇迹。

20 世纪 30 年代，美国物理学家伊西多·艾萨克·拉比发现，磁场中的原子核会沿磁场方向呈正向或反向有序平行排列，而施加无线电波之后，原子核的自旋方向发生翻转。这是人类对原子核与磁场以及外加射频场相互作用的最早认识。他后来又发明了研究气态原子核磁性的共振方法，1938 年在利用原子核和不均匀磁场研究原子核磁矩时观察到核磁共振现象，核磁共振(nuclear magnetic resonance，NMR)一词就是由他引入。他的这些贡献使他获得 1944 年诺贝尔物理学奖(图 1-8)。

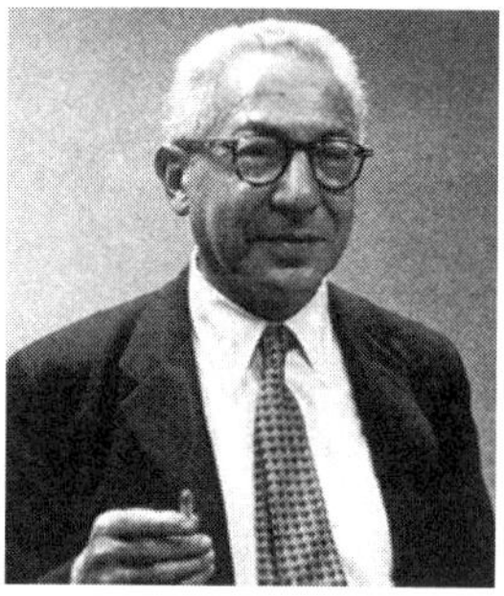

图 1-8　伊西多·艾萨克·拉比(Isidor Isaac Rabi，1898～1988 年)

1946 年，美国斯坦福大学的费利克斯·布洛赫和哈佛大学的爱德华·米尔斯·珀塞尔分别用不同的方法在常规物质中观察到核磁共振现象，他们的发现和所用的方法成为现代核磁共振的基础。1952 年诺贝尔物理学奖颁发给了这两位年轻的科学家，以表彰他们发现了核磁精密测量的新方法(图 1-9)。

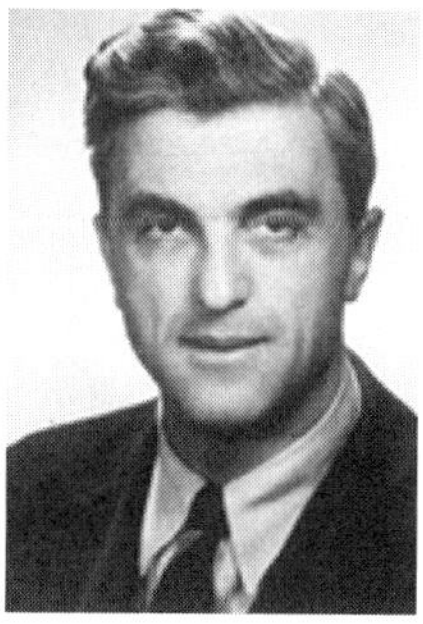

(a) 费利克斯·布洛赫
(Felix Bloch，1905～1983年)

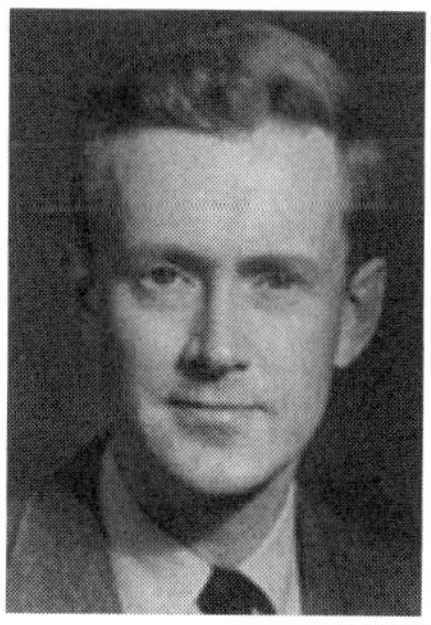

(b) 爱德华·米尔斯·珀塞尔
(Edward Mills Purcell，1912～1997年)

图 1-9　NMR 现象的发现和测量者

法国科学家阿尔弗雷德·卡斯特勒因发明双共振方法——使原子的光学频率的共振和射频电磁波（赫兹波）的磁共振同时发生的方法，于 1966 年获得诺贝尔物理学奖。卡斯特勒的方法大大增加了探测磁共振信号的灵敏度，使人们多了一个研究原子能级结构的精密手段（图 1-10）。

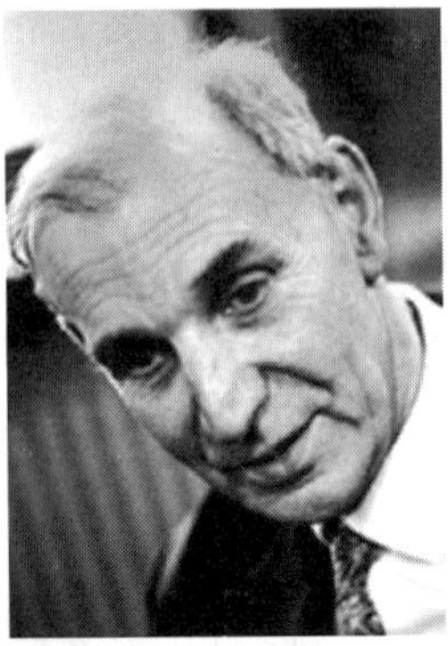

图 1-10 阿尔弗雷德·卡斯特勒（Alfred Kastler，1902～1984 年）

瑞士科学家理查德·恩斯特在美国加州 Varian Asc.公司（瓦里安医疗系统公司）工作期间开发了傅里叶（Fourier）变换核磁共振方法，自 1968 年起，他一直领导苏黎世联邦理工学院（Eidgenössische Technische Hochschule Zürich，简称 ETH 或 ETH Zurich）研究组，从事核磁共振和顺磁共振（electron spin resonance，ESR）的方法研究，他因发明 MRI 中傅里叶重建方法而获得 1991 年诺贝尔化学奖（图 1-11）。

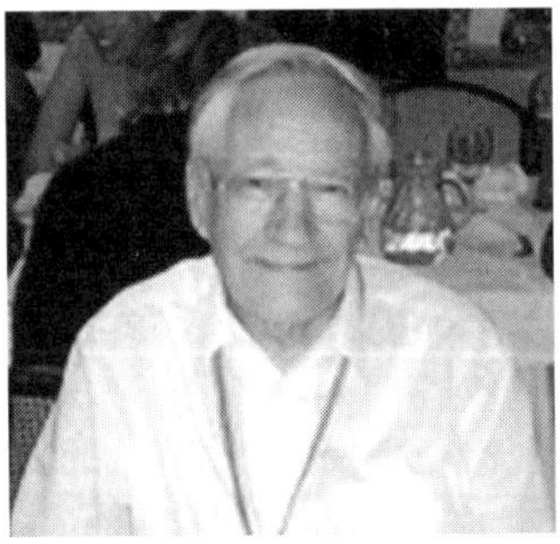

图 1-11 理查德·恩斯特（Richard R. Ernst，1933～2021 年）

2002 年诺贝尔化学奖获得者有 3 位科学家。库尔特·维特里希发明了利用核磁共振技术测定溶液中生物大分子三维结构的方法。美国科学家约翰·贝内特·芬恩对成团的生物大分子施加强电场；日本科学家田中耕一则用激光轰击成团的生物大分子。这两种方法都成功地使生物大分子相互完整地分离，同时也被电离。他们的发明奠定了科学家对生物大分子进行进一步分析的基础。当然，后面两位科学家的研究成果与核磁共振没有太大关系，但是这三位科学家研究的目的是相同的（图 1-12）。

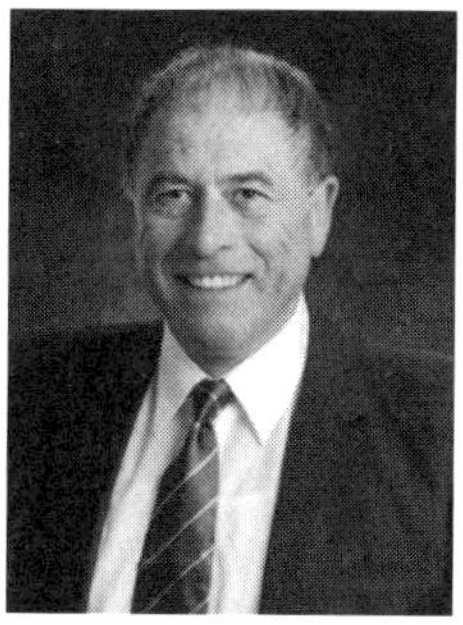

(a) 库尔特·维特里希(Kurt Wüthrich，1938年～)

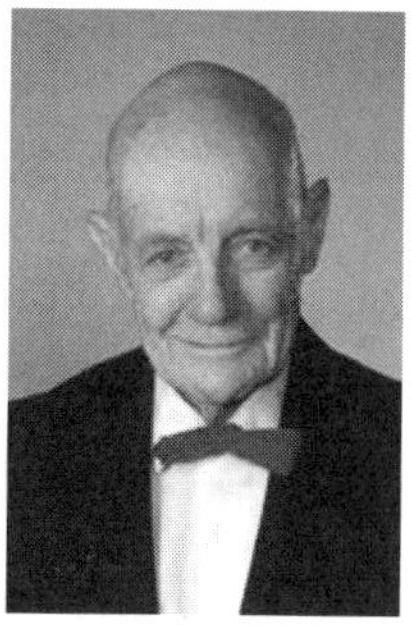

(b) 约翰·贝内特·芬恩(John Bennett Fenn，1917～2010年)

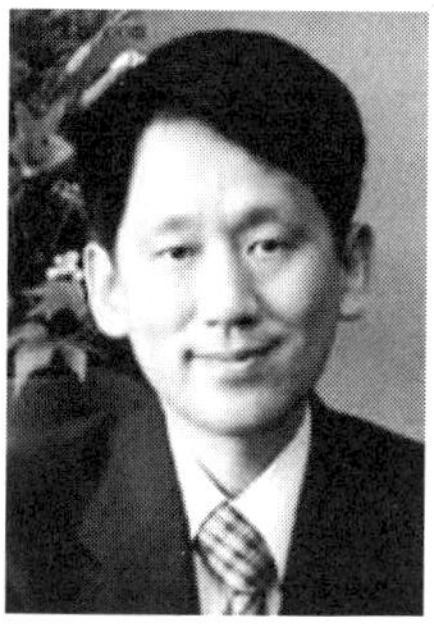

(c) 田中耕一(Tanaka Koichi，1959年～)

图 1-12 2002 年诺贝尔化学奖获得者

美国科学家保罗·克里斯琴·劳特伯于 1973 年发现在静磁场中使用梯度场，能够获得磁共振信号的位置，从而可以得到物体的二维图像，他因为这个贡献而赢得“磁共振成像之父”的美誉。英国科学家彼得·曼斯菲尔德进一步发展了使用梯度场的方法，指出磁共振信号可以用数学方法精确描述，从而使磁共振成像技术成为可能，他发展的快速成像方法为医学磁共振成像应用于临床诊断打下基础。由于对磁共振成像的研究，保罗·克里斯琴·劳特伯和彼得·曼斯菲尔德一起获得了 2003 年的诺贝尔生理学或医学奖(图 1-13)。

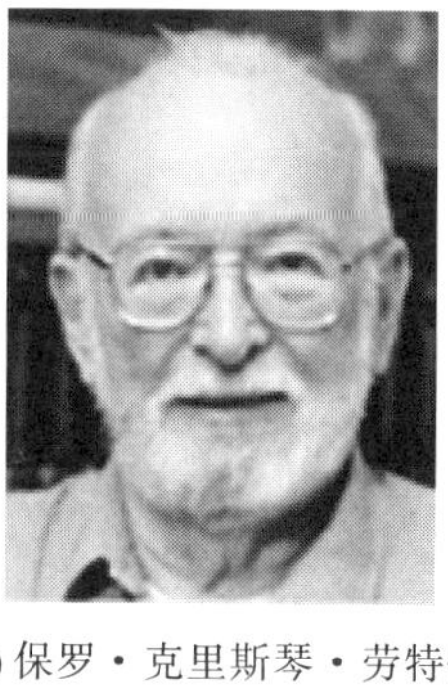

(a) 保罗·克里斯琴·劳特伯
(Paul Christian Lauterbur，1929～2007年)

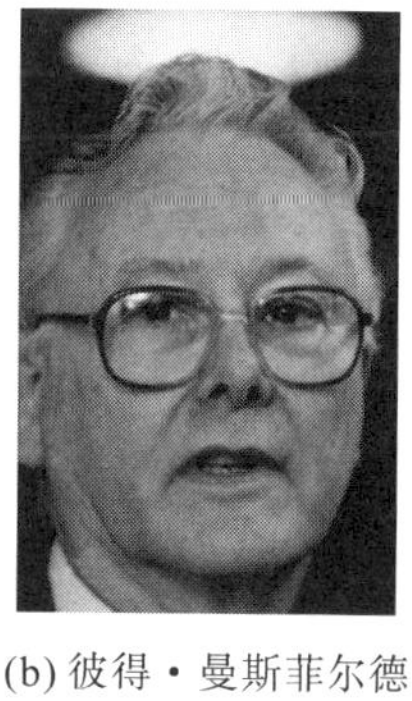

(b) 彼得·曼斯菲尔德
(Peter Mansfield，1933年～)

图 1-13 2003 年的诺贝尔生理学或医学奖获得者

图 1-14 是雷蒙德 • 达马迪安，一位颇受争议的教授，他是医用磁共振成像仪的发明人，达马迪安认为是自己首先发现核磁共振，并将其运用在医疗上，并利用自己的核磁共振专利成立了公司，这家公司是将核磁共振应用到医疗的鼻祖，但他并没有获得诺贝尔奖。无论如何，达马迪安的贡献也是不容置疑的。

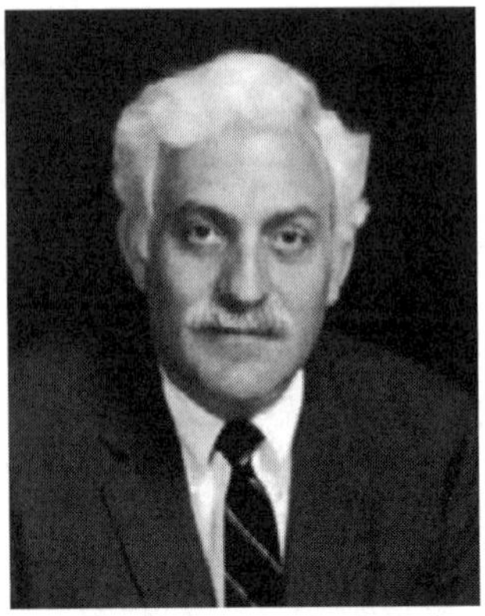

图 1-14 雷蒙德 • 达马迪安(Raymond Damadian，1936～2022 年)

核磁共振技术从人类于 1930 年发现核磁共振现象、利用核磁共振成像到最后应用到医疗，走过了不到一百年的时间，核磁共振技术的每一次进步，都有杰出科学家做出的贡献。从核磁共振的发展历程不难看到，现代医学影像学是一个学科大交叉、大融合的综合结果，需要不同领域科学家的共同努力，因此，学习医学数字图像处理，不应该有严格的学科限制，只要敢想、敢做，一切皆有可能。

1.1.5 显微图像分析测量系统

显微图像分析测量系统是为了对显微图像进行分析测量而设计开发的一种计算机图像分析系统。该系统主要包括三大体系：显微镜、电视摄像机和计算机图像处理系统。其主要功能有：①血细胞分类研究；②染色体分类研究；③癌细胞识别研究；④微循环研究；⑤眼科检验仪器，如眼底照相机、验光仪。

1.1.6 电子内窥镜系统

电子内窥镜主要由内镜(endoscope)、电视信息系统中心(video information system center)和电视监视器(television monitor)等部分组成。它的成像主要依赖镜身前端装备的微型图像传感器电荷耦合器件(charge coupled device，CCD)，它就像一台微型摄像机将图像经过图像处理器处理后，显示在电视监视器的屏幕上。电子内窥镜一般还会配备一些辅助装置，如录像机、照相机、吸引器以及用来输入各种信息的键盘和诊断治疗所用的各种处置器具等。电子内窥镜系统示意图如图 1-15 所示。

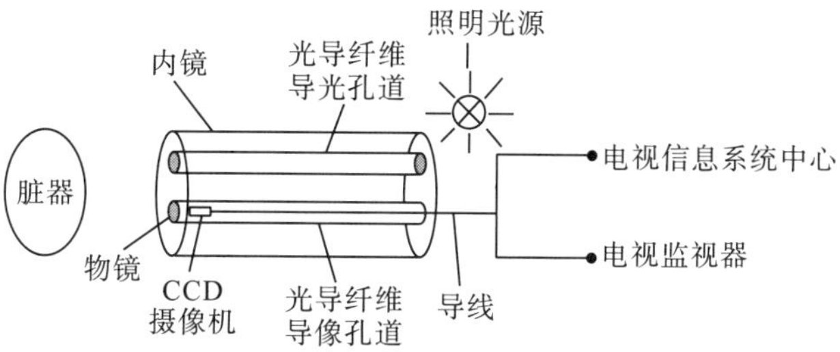

图 1-15　电子内窥镜系统示意图

1.1.7　PACS

影像存储与传输系统(PACS)的主要任务是将医学影像通过各种接口[模拟、DICOM(digital imaging and communications in medicine)、网络]以数字化的方式存储在计算机内，当需要的时候，在一定授权下能很快地调回使用，同时增加一些辅助诊断管理功能。医学数字化影像设备的种类越来越多，计算机技术的突飞猛进使医学影像直接取自检查设备、存储、通信和显示都成为可能。但同时，由于各公司生产的影像设备的图像格式不一致，使 PACS 进一步发展遇到了很多困难。1993 年，美国放射学院(the American College of Radiology，ACR)和美国国家电气制造商协会(the National Electrical Manufacturers Association，NEMA)组成联合委员会制定了 ACR-NEMA DICOM 3.0 标准(version 3.0)，这个标准很快得到了世界各国的公认，这样便有了统一的图像数据存储和传输格式。

PACS 的主要功能是提高影像保存质量，用计算机中存储的、信息丰富的“活”图像替代胶片上的“死”图像，节省胶片(无片化)，产生经济效益。具体来说，在患者进行检查登记的时候，由电脑记录相关信息，经对应的影像检查设备[如 CT、磁共振(magnetic resonance，MR)、数字减影血管造影(digital subtraction angiography，DSA)、数字 X 射线摄影(digital radiography，DR)、计算机 X 射线摄影(computed radiography，CR)、超声(ultrasound，US)、内窥镜、正电子发射断层成像(positron emission tomography，PET)、核医学(nuclear medicine，NM)和病理电子显微镜等]得到患者的医学影像，通过网络传送到 PACS，自动与登记的相关信息融合。图像必须遵循 DICOM 标准(可与任何 DICOM 兼容的医学影像设备连接)，但目前国内很多医院既有 DICOM 接口的医学影像设备，也有非 DICOM 接口的数字输出或视频输出的医学影像设备，后两者必须配以数据格式转换或相应的模数转换装置。医生可以在 PACS 上进行图像处理(PACS 有强大的后处理功能，如冠矢状位重建、斜面重建、图像增强、图像滤波等)，可以任意调节窗宽窗位；书写诊断报告时，专业医学词库可以帮助使用者轻松填写如检查方法、疾病表现、诊断结果等多个栏目，当然还可自定义新词组，可以插入相应的图像，打印签名后发给患者(这是一份图文并茂、格式规范的诊断报告)。上述工作过程组成了无胶片化工作流程，使得经济效益、临床工作和科室管理效率都得以提高。通过网关还可以与医院原来的医院信息系统(hospital information system，HIS)/放射信息系统(radiology information system，RIS)连通，实现影像共享，或通过网络实现远程会诊。

1.1.8　数字人体

(1)1988 年，日本东京慈惠会医科大学医学工程室征集男、女健康青年志愿者各一名，分别为其全身每 15mm 做一幅 MRI 图像，各 120 幅图像：①任意角度断面像；②全身及部分立体像，任意角度观察。

(2)1991 年，美国国家医学图书馆(The United States National Library of Medicine，NLM)在可视化人体项目中，用男、女尸体各一具，在可视化男体中采集图像如下：①CT，轴向分辨率为 1mm，共 1871 幅；②解剖切片，轴向分辨率为 1mm，共 1871 幅。在可视化女体中采集图像如下：①CT，轴向分辨率为 1mm，共 1730 幅；②解剖切片，轴向分辨率为 0.33mm，共 5189 幅。

图 1-16 给出了各个方向上的人体 CT 扫描图像。

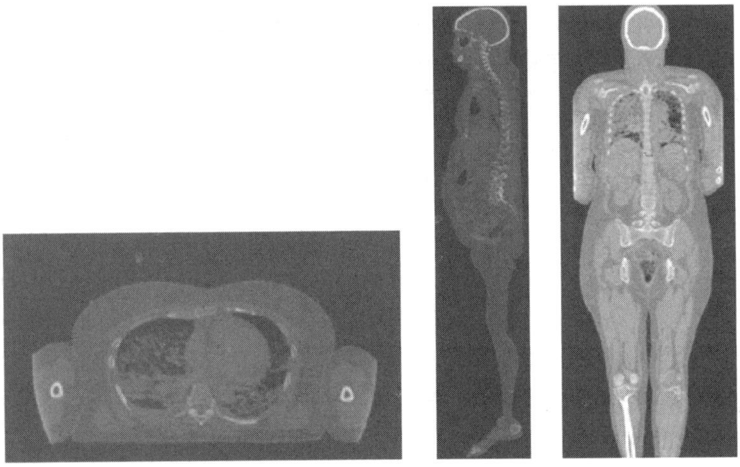

(a) 轴向　(b) 侧面　(c) 正面

图 1-16　各个方向上的人体 CT 扫描图像

美国国家医学图书馆于 1989 年开始实施可视化人体计划(visible human project，VHP)，委托科罗拉多大学医学院建立起一男一女的全部解剖结构数据库。VHP 数据库中女性人体的断层解剖图片一共 5189 张，切片间隔为 0.33mm，图 1-17 给出了 VHP 数据库中女性人体的断层解剖图像，图 1-18 给出了重建立体图像。

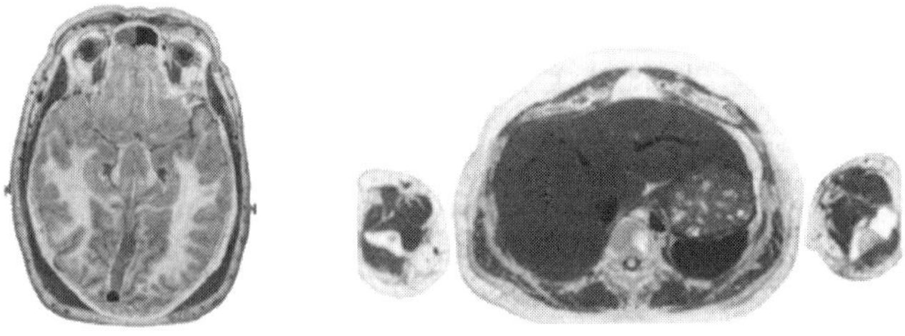

(a) 头部　(b) 胸部

图 1-17　VHP 数据库中女性人体的断层解剖图像

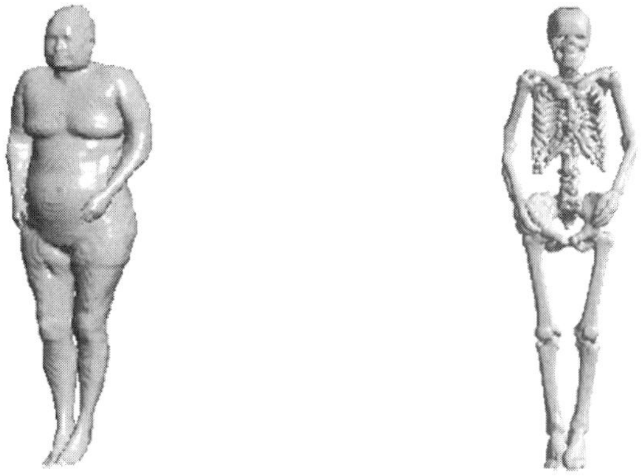

(a) 由解剖图片重建的全身外表　　(b) 由CT图像重建的全身骨骼

图 1-18　重建立体图像

1.2　数字图像处理系统

图 1-19 为数字图像处理系统硬件框图，其中包括输入设备、输出设备、阵列处理器、主计算机和图像存储器。

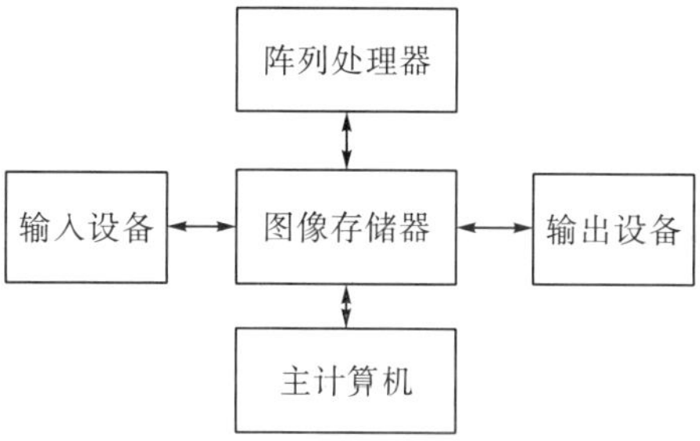

图 1-19　数字图像处理系统硬件框图

1. 输入设备

输入设备就是向计算机输入数据和信息的设备，是计算机与用户或其他设备通信的桥梁。输入设备是人或外部设备与计算机进行交互的一种装置，用于把原始数据和处理这些数据的程序输入计算机中。计算机能够接收各种各样的数据，既可以是数值型的数据，也可以是各种非数值型的数据，如图形、图像、声音等，都可以通过不同类型的输入设备输入到计算机中进行存储、处理和输出。常见的图像输入设备主要有：摄像机、扫描仪、键盘、鼠标、光笔、手写输入板、游戏杆、语音输入装置等。

2. 输出设备

输出设备是计算机硬件系统的终端设备，用于接收计算机数据的输出显示、打印、声音及控制外围设备操作等，也是把各种计算结果以数字、字符、图像、声音等形式表现出来。常见的图像输出设备有显示器、打印机、绘图仪、影像输出系统、语音输出系统、磁记录设备等。

3. 图像存储器

图像存储器即存储图像的设备，一般来讲，存储设备分为内存储器和外存储器：内存储器分为 RAM(random access memory)和 ROM(read-only memory)，其中 RAM 又叫随机存储器，当设备断电后其存储的内容会消失，加电后内容不能恢复，这就是常说的“内存”。ROM 又叫只读存储器，里面存储基本出厂数据，不可以改动，当设备断电后其存储的内容不会消失。外存储器有多种，如硬盘、光盘、软盘、U 盘、移动硬盘等。

4. 主计算机

主计算机根据其综合性能指标，结合计算机应用领域的分布，可分为五大类。

(1) 高性能计算机，又称为超级计算机。目前国际上对高性能计算机最权威的评测是全球超级计算机 500 强(即 TOP 500)，通过测评的计算机是目前世界上运算速度和处理能力均堪称一流的计算机。我国生产的曙光和天河等高性能计算机通过了 TOP 500 的评测，这标志着我国高性能计算机的研究和发展取得了可喜的成绩。

(2) 微型计算机，其发展较快，特点是轻、小、价廉、易用。

(3) 工作站，工作站是一种高档的微型计算机，通常配有高分辨率的大屏幕显示器及容量很大的内存储器和外存储器，主要面向专业应用领域，具备强大的数据运算与图形、图像处理能力。根据结构形式，工作站可以分为台式工作站、超级图形工作站、机架式工作站、刀片式工作站和移动工作站。

(4) 服务器，服务器是指在网络环境下为网上多个用户提供共享信息资源和各种服务的一种高性能计算机，在服务器上需要安装网络操作系统、网络协议和各种网络服务软件。服务器主要为网络用户提供文件、数据库、应用及通信方面的服务。

(5) 嵌入式计算机，嵌入式计算机是指嵌入到对象体系中，实现对象体系智能化控制的专用计算机系统。嵌入式计算机系统是以应用为中心，以计算机技术为基础，并且软硬件可裁剪，适用于应用系统对功能、可靠性、成本、体积、功耗有严格要求的专用计算机系统。

5. 硬件处理器

(1) 阵列处理器，亦称并行处理机，就是通过重复设置大量相同的处理单元(processing element，PE)，将它们按一定方式互联成阵列，在单一控制部件(control unit，CU)控制下，对各自所分配的不同数据并行执行同一组指令规定的操作，操作级并行的单指令多数据(single intruction，multiple data，SIMD)计算机，它适用于矩阵运算。

(2) 流水线处理器(pipeline processor)，流水线技术是指在程序执行时多条指令重叠进行操作的一种准并行处理实现技术。采用流水线技术的处理器就是流水线处理器。

1.3　图像处理要解决的问题

1. 硬件设备

硬件设备主要包括六类。①输入设备：光导摄像管摄像机，电荷耦合器件摄像机；②视频 A/D、D/A；③图像存储器：大规模高速动态随机存取存储器(dynamic random access memory，DRAM)；④图像存储设备：硬盘、磁带机、光盘机；⑤图像硬拷贝设备：视频打印机、多幅照相机；⑥处理器。

2. 数字图像处理方法

数字图像处理方法是核心技术，整体来看，主要包含十个方面：①几何处理，如几何校正、放大缩小、滚动漫游、拼图动画等；②图像变换，如傅里叶变换、沃尔什变换、离散余弦变换、小波变换等；③图像增强，如灰度变换、直方图修改、图像平滑、边缘提取、伪彩色；④图像压缩，如变换编码、行程编码、预测编码、差分编码等；⑤图像复原，如约束复原、反向滤波、维纳滤波等；⑥图像分割，如点相关、区域相关等；⑦图像识别，如特征抽取、模式识别等；⑧图像重建，如 X-CT、MRI、PET、傅里叶变换法、卷积反投影法等；⑨可视化人体数据库，如多种类型图像、多种显示方式、多种可视化软件等；⑩虚拟人体，如虚拟解剖、虚拟器官、虚拟内窥镜、虚拟远程医疗等。

1.4　医学数字图像处理发展方向

医学数字图像处理发展方向主要有以下几方面。

(1) 高速、高分辨率、立体化、多媒体化、智能化和标准化。①提高硬件速度：计算速度、A/D 和 D/A 实时化；②提高分辨率：采集和显示分辨率；③立体化：多维重建，虚拟现实；④多媒体化：图像数据压缩；⑤智能化：理解和识别，客观分析，人机交互；⑥标准化：制定标准。

(2) 图像、图形相结合的三维成像或多维成像。

(3) 结合多媒体技术，硬件芯片化研究。

(4) 新理论、新算法研究。

1.5　小　　结

医学数字图像处理是数字图像处理的一个重要分支，其研究对象主要是由医学成像设备产生的各种图像数据，为使读者在具体学习相关医学数字图像处理技术之前大体了解医学数字图像处理技术的基本应用、所包含的基本内容及其在临床上的重要性，本章主要介绍四个方面的内容：①数字图像处理在医学中的应用；②数字图像处理系统；③图像处理要解决的问题；④医学数字图像处理发展方向。

参考文献

聂生东，邱建峰，郑建立，2010. 医学图像处理[M]. 上海：复旦大学出版社.

容观澳，2000. 计算机图象处理[M]. 北京：清华大学出版社.

阮秋琦，2001. 数字图像处理学[M]. 北京：电子工业出版社.

宋余庆，2008. 数字医学图像[M]. 北京：清华大学出版社.

苏光大，2000. 微机图象处理系统[M]. 北京：清华大学出版社.

章毓晋，1999. 图象工程(上册)：图象处理和分析[M]. 北京：清华大学出版社.

周涛，陆惠玲，2015. 医学数字图像处理[M]. 北京：科学出版社.

Gonzalez R C，Woods R E，2007. 数字图像处理[M]. 2 版. 阮秋琦，阮宇智，等译. 北京：电子工业出版社.

Gonzalez R C，Woods R E，Eddins S L，2005. 数字图像处理(MATLAB 版)[M]. 阮秋琦，等译. 北京：电子工业出版社.

第 2 章　医学数字图像成像机理和临床应用

X 射线的发现彻底改变了传统的诊断方式，它第一次无损地为人类提供了人体内部器官组织的解剖形态照片，由此引发了医学诊断技术的一场革命，从此使诊断正确率得到大幅度的提高，之后便形成了放射诊断学这一新学科，并奠定了医学影像学的基础。20 世纪 50～60 年代开始应用超声与核素扫描进行人体检查，出现了超声成像和 γ 闪烁成像（γ-scintigraphy）；70～80 年代又相继出现 X 射线计算机断层扫描（X-ray CT）、磁共振成像（MRI）和发射计算机断层扫描（emission computed tomography，ECT），包括单光子发射计算机断层扫描（single photon emission computed tomography，SPECT）与正电子发射断层成像（PET）等新的成像技术；近 30 年来，由于微电子学与电子计算机的发展以及分子医学的发展，影像诊断已从单一的形态成像诊断发展为形态成像、功能成像和代谢成像并用的综合诊断。1999 年，美国哈佛大学 Weissleder 等提出了分子影像学（molecular imaging）的概念，这是通过运用影像学手段显示组织水平、细胞和亚细胞水平的特定分子，反映活体状态下分子水平变化，对其生物学行为在影像方面进行定性和定量研究的科学，它在分子生物学与临床医学之间架起了桥梁，可以说，整个影像学正从单纯的诊断，向预测性、特征化和个体化诊断发展。整体来看，医学影像目前已经从单模态、平面、静态、形态医学影像发展到多模态、立体、动态、功能医学影像，并且具有多源（CT、MRI、PET 和 SPECT 等）、高维（一维、二维、三维及更高维）、多模态（解剖、功能）的特点。图 2-1 为医学影像的发展情况。

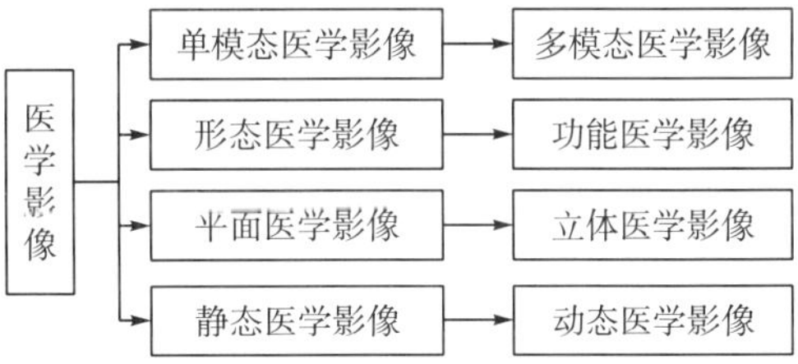

图 2-1　医学影像的发展情况

至此，影像医学发展逐渐形成了三个主要的阵营：经典医学影像学、以介入放射学为主体的治疗学和分子影像学，三者是紧密联系的一个整体，在 100 多年的时间里形成了影像诊断学（diagnostic imageology）。本章主要介绍常见的 X 射线、超声、CT、MRI、PET、SPECT 和分子影像学的成像机理以及在临床上的应用。

2.1 基本名词解释

1. 人体解剖学姿势

人体解剖学姿势为身体直立，两眼平视正前方，两上肢自然下垂于躯干两侧，掌心向前，双下肢并拢，足尖向前。在进行 X 射线检查和影像诊断时，都是以解剖学姿势作为定位依据。

2. 解剖学的基准轴线与基准面

(1) 基准轴线：①垂直轴，自上而下，垂直于地平面的轴，称为垂直轴，也称人体长轴；②矢状轴，自腹侧面到达背侧面，与垂直轴呈直角交叉，称为矢状轴(腹背轴)；③冠状轴，按左右方向穿过人体的水平线，与地平面平行，并与垂直轴、矢状轴之间呈直角相互交叉，称为冠状轴，又称额状轴。

(2) 基准面：①矢状面，按矢状轴的方向，将人体纵向切为左右两部分的切面，称为矢状面，其中将人体分成左、右相等的两部分的矢状面，称为正中矢状面；②冠状面，从左右方向将人体分为前、后两部分的切面称为冠状面，又称额状面；③水平面，与地面平行，将人体横断为上、下两部分的切面，称为水平面。该切面与人体的长轴垂直，所以又称横断面。水平面、矢状面、冠状面相互垂直。

3. 解剖学方位

在标准姿势下，描述人体结构间相对位置的关系为解剖学方位：①上和下，近头部者为上，近足部者为下；②前和后，近身体腹面者为前(或称腹侧)，近身体背面者为后(或称背侧)；③内侧和外侧，近正中矢状面者为内侧，远离正中矢状面者为外侧；④近和远，近心脏者为近端，远离心脏者为远端；⑤浅和深，距体表近者为浅，距体表远者为深。

对于四肢来说，可根据一侧肢体骨骼解剖部位的相对关系来确定位置关系，如靠近尺骨者为尺侧，靠近桡骨者为桡侧，靠近胫骨者为胫侧，靠近腓骨者为腓侧，靠近跖骨上部为足背侧，靠近跖骨下部为足底侧。

2.2 X 射线影像

1. X 射线的产生

1895 年，德国科学家伦琴发现了具有很高能量，肉眼看不见，但能穿透不同物质，使荧光物质发光的射线。因为当时对这种射线的性质还不了解，因此称为 X 射线。为纪念发现者，后来也将该射线称为伦琴射线。X 射线是真空管内高速行进的电子流轰击钨靶时产生的，其发生过程是向 X 射线管灯丝供电、加热，阴极附近产生自由电子，当向 X

射线管两极提供高压电时，阴极与阳极间的电势差陡增，电子以高速由阴极向阳极行进，轰击阳极钨靶而发生能量转换，其中 1%以下的能量转换为 X 射线，99%以上的能量转换为热能。X 射线主要由 X 射线管窗口发射，热能由散热设施散发。

2. X 射线的特性

X 射线是一种波长很短的电磁波。波长为 0.0006～50nm。目前 X 射线诊断常用的波长范围为 0.008～0.031nm(相当于 40～150kV 时)。在电磁辐射谱中，X 射线波长居 γ 射线与紫外线之间，比可见光的波长要短得多，肉眼看不见(图 2-2)。

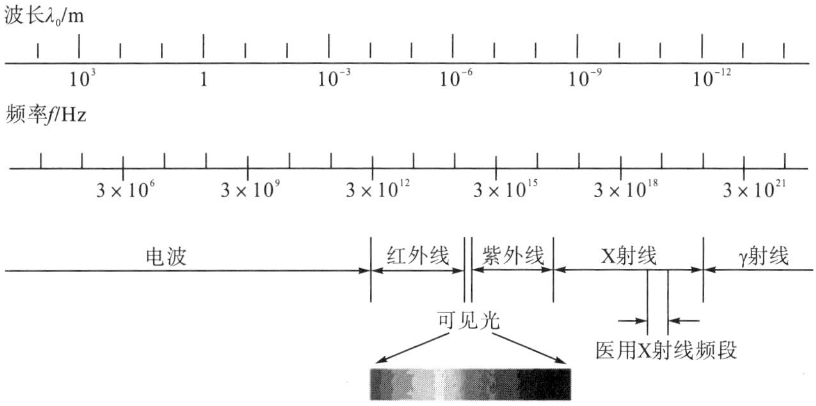

(a) 电磁波谱

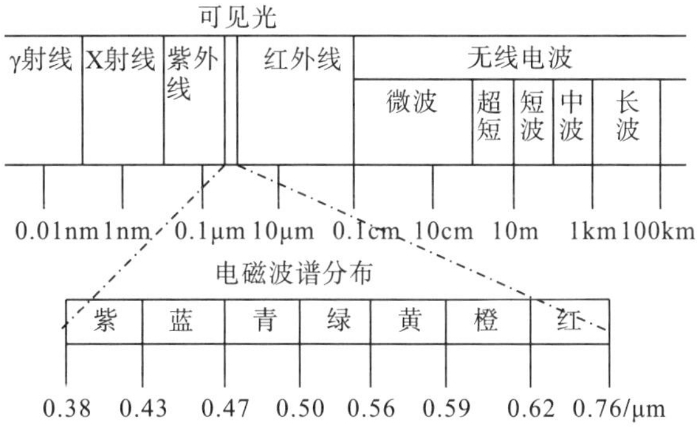

(b)可见光电磁波谱的波长组成

图 2-2　电磁波-可见光波谱图

除上述一般物理性质外，X 射线还具有四个与 X 射线成像相关的特性。

(1) 穿透性：X 射线波长很短，具有很强的穿透力，能穿透一般可见光不能穿透的各种不同密度的物质，并在穿透过程中受到一定程度的吸收和衰减。X 射线的穿透力与 X 射线管电压密切相关，电压越高，所产生的 X 射线的波长越短，穿透力也越强；反之，电压低，所产生的 X 射线波长越长，其穿透力越弱。另一方面，X 射线的穿透力还与被照体的密度和厚度相关。

(2)荧光效应：X 射线能激发荧光物质(如磷、铂氰化钡、硫化锌、钨酸钙等)，使这些物质的原子处于激发态(当原子回到基态时就能够发出荧光，因此这类物质称为荧光物质)。X 射线作用于荧光物质，使不可见的、波长短的 X 射线转换成波长长的、可见的荧光，这种转换叫作荧光效应。医学中透视用的荧光屏、X 射线摄影用的增感屏、影像增强器中的输入屏和输出屏都是利用荧光特性做成的。

(3)摄影效应：涂有溴化银的胶片，经 X 射线照射后，可以感光，产生潜影，经显、定影处理，感光的溴化银中的银离子(Ag^+)被还原成金属银(Ag)，并沉淀于胶片的胶膜内。该金属银的微粒在胶片上呈黑色，而未感光的溴化银，在定影及冲洗过程中，从 X 射线胶片上被洗掉，因而显出胶片片基的透明本色。金属银沉淀的数量决定了影像黑和白的程度，所以，摄影效应是 X 射线成像的基础。

(4)电离效应：X 射线虽然不带电，但具有足够能量的 X 光子能够撞击原子中轨道电子，使之脱离原子，产生一次电离，因此 X 射线通过任何物质都可以产生电离效应。空气的电离程度与空气所吸收 X 射线的量成正比，因而通过测量空气电离的程度就可以计算出 X 射线的量。X 射线进入人体，也可产生电离作用，引起生物学方面的改变，即生物效应，这正是放射治疗的基础，也是进行 X 射线检查时需要注意防护的原因。

3. X 射线成像的基本原理

当一束强度大致均匀的 X 射线投照到人体上时，X 射线一部分被吸收和散射，另一部分透过人体沿原方向传播。由于人体各种组织、器官在密度、厚度等方面存在差异，对投照在其上的 X 射线的吸收量各不相同，从而使透过人体的 X 射线强度分布发生变化，并携带人体信息，最终形成 X 射线信息影像。X 射线信息影像不能为人眼识别，须通过一定的采集、转换、显示系统将 X 射线强度分布转换成可见光的强度分布，形成人眼可见的 X 射线影像。

X 射线影像的形成应具备三个基本条件：①X 射线应具有一定的穿透力，这样才能穿透照射的组织；②被穿透的组织，必须存在着密度和厚度的差异，这样在穿透过程中被吸收后剩余下来的 X 射线量，才是有差别的；③有差别的剩余 X 射线仍是不可见的，还必须经过显像过程(如经 X 射线片、荧光屏或电视屏显示)才能获得具有黑白对比、层次差异的 X 射线影像。

人体组织由不同元素所组成，各种组织单位体积内各元素量总和不同，因此各组织具有不同的密度。人体组织的密度可归纳为三类：高密度的有骨组织和钙化灶等；中密度的有软骨、肌肉、神经、实质器官、结缔组织以及体内液体等；低密度的有脂肪组织，以及存在于呼吸道、胃肠道、鼻窦内的气体等。当强度均匀的 X 射线穿透厚度相等的不同密度的组织时，由于吸收程度不同，将出现如图 2-3 所示的情况。在 X 射线片上或荧光屏上显出具有黑白(或明暗)对比、层次差异的 X 射线影像。在人体结构中，胸部的肋骨密度高，对 X 射线吸收多，在照片上呈白影；肺部含气体密度低，X 射线吸收少，在照片上呈黑影。

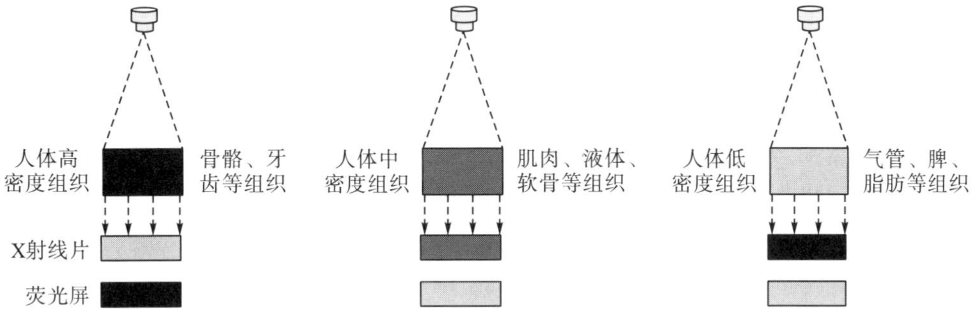

图 2-3　不同密度组织(厚度相同)与 X 射线成像的关系

X 射线穿透低密度组织时，被吸收少，剩余 X 射线多：X 射线片感光多，经光化学反应还原的金属银也多，故呈黑影；荧光屏所产生荧光多，故荧光屏上也就明亮。高密度组织则相反。

人体组织和器官形态不同，厚度也不一致。厚的部分，吸收 X 射线多，透过的 X 射线少，薄的部分则相反，具体如图 2-4 所示。图 2-4(a)中，X 射线透过梯形体时，厚的部分对 X 射线吸收多，X 射线片上呈白影，薄的部分相反，呈黑影。白影与黑影间界限分明；荧光屏上则恰好相反。图 2-4(b)中，X 射线透过三角形体时，其吸收及成影与梯形体情况相似，但黑白影是逐步过渡的，无清楚界限，荧光屏也相反；图 2-4(c)与图 2-4(b)相比，三个三角形体类似；图 2-4(d)中，X 射线透过管状体时，其外周部分对 X 射线吸收多，呈白影，其中间部分呈黑影，荧光屏也相反。因此，在 X 射线片和荧光屏上显示出的黑白对比和明暗差别以及由黑到白和由明到暗，其界线呈比较分明或渐次移行，都是与它们厚度间的差异相关的。

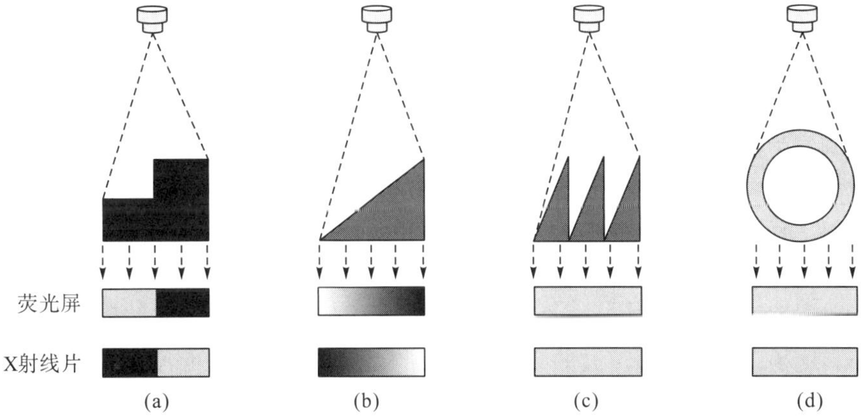

图 2-4　不同厚度组织与 X 射线成像的关系

密度和厚度的差别是产生影像对比的基础，是 X 射线成像的基本条件。应当指出，密度与厚度在成像中所起的作用要看哪一个占优势。例如，在胸部，肋骨密度高但厚度小，而心脏大血管密度虽低，但厚度大，因而心脏大血管的影像反而比肋骨影像白。同样，胸腔大量积液的密度为中等，但因厚度大，其影像也比肋骨影像更白。需要指出，人体组织的密度与 X 射线片上的影像密度是两个不同的概念。前者是指人体组织中单位体积内物质的质量，而后者则指 X 射线片上所示影像的黑白。但是物质密度与其本身的比重成正比，物质的密度高，比重大，吸收的 X 射线量多，影像在 X 射线片上呈白影。反之，物质的密度低，比重小，吸收的 X 射线量少，影像在 X 射线片上呈黑影。因此，X 射线片上的白影与黑影，虽然也与物体的厚度有关，但却可以反映物质密度的高低。在术语中，通常用密度的高与低表达影像的白与黑。例如，用高密度、中密度和低密度分别表达白影、灰影和黑影，并表示物质密度。人体组织密度发生改变时，则用密度增高或密度降低来表达影像的白影与黑影。

2.3 超声影像

1. 超声

将声波每秒钟振动的次数称为声音的频率，单位是赫兹(Hz)。人类耳朵能听到的声波频率为 20～20000Hz，即当声波的频率小于 20Hz 或大于 20000Hz 时，我们便听不见了。因此，频率高于 20000Hz 的声波称为超声波。通常用于医学诊断的超声波频率为 1～30MHz。超声波频率高、波长短，还具有一些自身的特性。

(1) 束射性，即可集中向一个方向传播，有较强的方向性，由换能器发出的超声波呈窄束的圆柱形分布，故称超声束。

(2) 反射和折射，当一束超声波入射到比自身波长大很多倍的两种介质的交界面上时，就会发生反射和折射。反射遵循反射定律，折射遵循折射定律。由于入射角等于反射角，因此超声波探查疾病时要求声束尽量与组织界面垂直。超声波的反射还与界面两边的声阻抗有关，两种介质声阻抗差越大，入射超声束反射越强。

(3) 散射与衍射，超声波在介质内传播过程中，如果所遇到的物体界面直径大于超声波的波长则发生反射，如果直径小于波长，超声波的传播方向将发生偏离，在绕过物体以后又以原来的方向传播，此时反射回波很少，这种现象叫衍射。因此波长越短，超声波的分辨力越好。如果物体界面直径大大小于超声波长的微粒，在通过这种微粒时大部分超声波继续向前传播，小部分超声波能量被微粒向四面八方辐射，这种现象称为散射。

(4) 超声波的衰减，超声波在介质中传播时，入射超声能量会随着传播距离的增加而逐渐减小，这种现象称作超声波的衰减。衰减的主要原因是：在介质中传播时，声能转变成热能，称为吸收；介质对超声波的反射、散射使得入射超声波的能量向其他方向转移，而返回的超声波能量越来越小。

2. 多普勒效应

1842 年，奥地利物理学家多普勒首次揭示多普勒效应。多普勒效应的核心思想是辐射的波长因为波源和观测者的相对运动而产生变化。在运动的波源前面，波被压缩，波长变得较短，频率变得较高；在运动的波源后面，产生相反的效应，波长变得较长，频率变得较低。波源的运动速度越快，所产生的效应越大。图 2-5 为多普勒效应示意图。所有波动现象(包括光波)都存在多普勒效应。超声进入人体后，当振源(声源)与接收器之间出现相对运动时，接收到的振动(声波)频率与振源(声源)的发射频率有一定差异，就产生多普勒效应，即只要遇到运动界面即产生多普勒效应，其变化的频差称为频移，如界面朝向探头运动，频率升高；若界面背离探头运动，则频率降低；界面运动越快，频移数值越大。心壁、血管壁、瓣膜等的运动和血液流动均可引起多普勒效应。

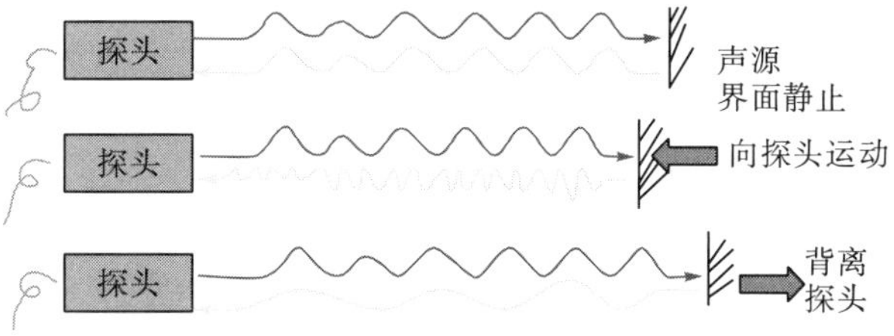

图 2-5　多普勒效应示意图

超声检查就是利用超声进入人体后产生的多普勒效应和人体器官组织声学性质上的差异，以波形、曲线或图像的形式显示和记录，借以进行疾病诊断的检查方法。超声波成像从发明到现在已经有了很大的进步。目前已经从过去的单探头发展成为今天的探测器阵列，从模拟系统发展到全数字化和图像实时显示系统。超声成像也是除 X 射线以外使用最为广泛的医学成像工具。

目前常见的超声成像主要分为以脉冲回波幅度成像的解剖超声和以脉冲回波频移信号成像的血流超声(图 2-6)。

- 超声成像
  - 脉冲回波幅度成像(解剖超声)
    - 一维A超(幅度调制型)
    - 二维B超(辉度调制型)
    - 三维超声
    - M超：运动显示型
  - 脉冲回波频移信号成像(血流超声)
    - PW：脉冲多普勒显像
    - CW：连续多普勒显像
    - 彩色多普勒显像

图 2-6　超声成像分类

下面简单介绍 A 超、B 超和 M 超成像。

A 超(amplitude mode)，即幅度调制型，该方法以波幅的高低代表界面反射信号的强弱，纵坐标代表回声信号的强弱，横坐标代表回声的时间(距离)。A 超可探测脏器径线及鉴别病变的物理特性。其成像机理如图 2-7 所示，由于此法过于粗略，目前已经基本淘汰。

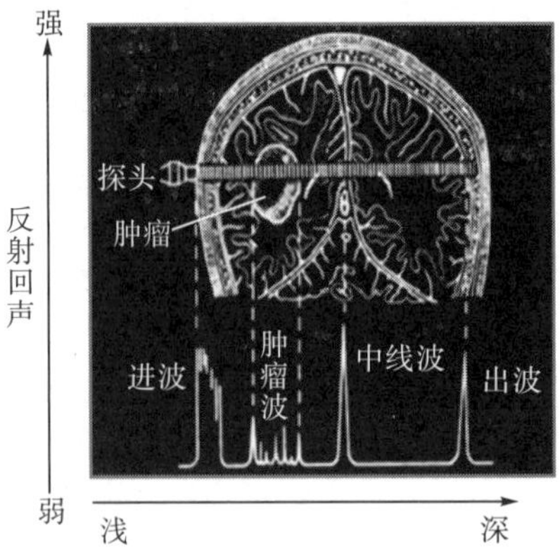

图 2-7 A 超成像机理示意图

灰阶超声，也称黑白超声，是以回声不同的振幅等级来表示，在声像图中应用相对应的黑白层次来反映灰度分层的等级程度。如果回声的振幅强，即回波的强度高，称为强回声，反之，称为弱回声。显示屏上最暗到最亮的灰度等级差，取决于信号的强度。灰阶级数越多，图像的层次越丰富，图像细节的表现能力越强。

B 超(brightness mode)，即辉度调制型，该方法以不同辉度光点表示界面反射信号的强弱，反射强则亮，反射弱则暗，图 2-8 为 B 超示意图。因采用多声束连续扫描，故可显示脏器的二维图像，这是目前使用较广泛的超声诊断法。

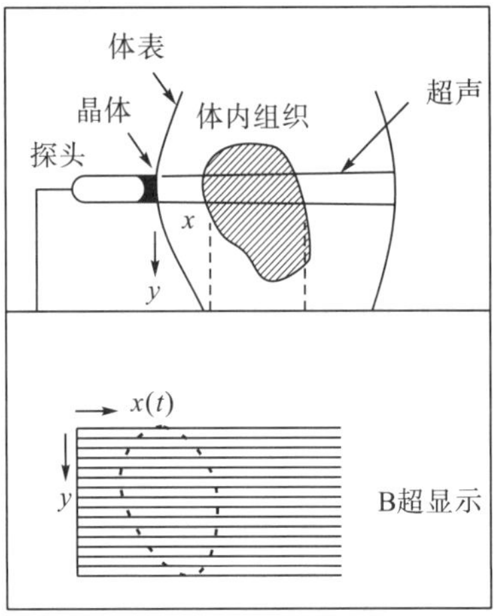

图 2-8 B 超示意图

M 超(motion mode)是辉度调制型的一个特殊类型，是检查运动脏器的结构及其相对运动与时间关系的方法。它是在辉度调制型中加入慢扫描锯齿波，使光点自左向右缓慢扫描。其中，纵坐标为扫描时间线，横坐标为光点慢扫描时间。由于探头位置固定，心脏有规律地收缩和舒张，心脏各层组织和探头间的距离便发生节律性的改变。随着水平方向的慢扫描，便把心脏各层组织展开成曲线。所以它所描绘的是声束所经心脏各层组织结构的运动轨迹。根据瓣膜的形态、厚度、反射强弱、活动速度等改变，可确诊二尖瓣狭窄、瓣膜赘生物、腱索断裂、心肌肥厚等病变，对心房黏液瘤、附壁血栓及心包积液等诊断较准确，可为先天性心脏病、瓣膜脱垂等提供重要的诊断资料。

为了使读者直观形象地感受到超声的临床价值，这里给出温州医学院“超声诊断学”精品课程中黄品同老师课件中的两个超声案例。

图 2-9(a)是普通金鱼的解剖示意图，如嘴、鳃盖、背鳍、横线、胸鳍等；图 2-9(b)是金鱼的超声图，这是用 Sequoia(红杉树)的高频探头(15L8w、14MHz)扫描的，可清晰见到横线的细微结构和解剖示意图是一致的；其背鳍、嘴、眼睛亦是一样。

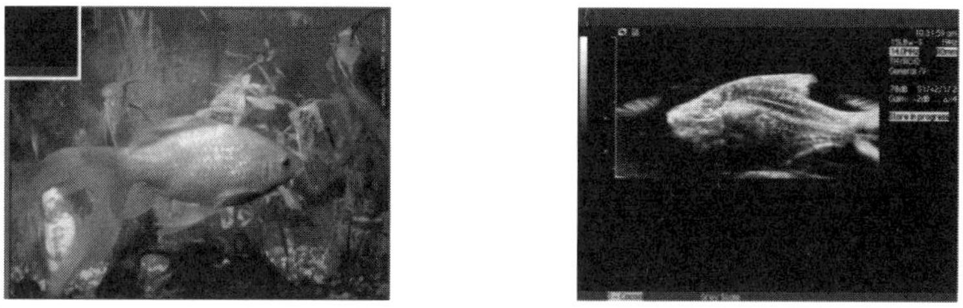

(a) 金鱼　　(b) 金鱼的超声图

图 2-9　金鱼及其超声图

图 2-10 是新生儿大脑半球外侧面的动脉以及相应的超声图，超声显像与解剖示意图的血管网络分布是一样的，其彩色敏感度达到灌注水平。

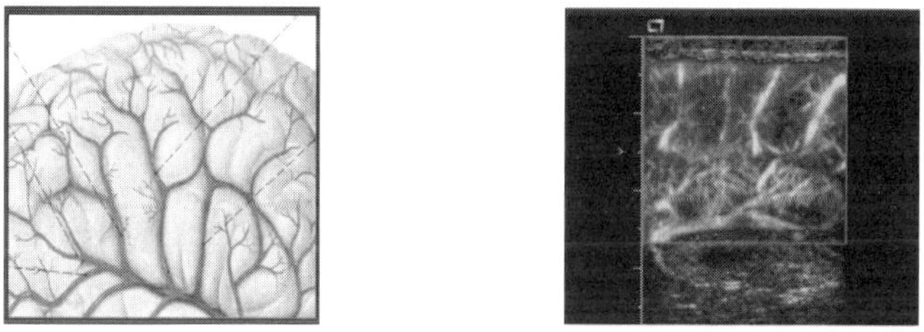

(a) 新生儿大脑半球外侧面动脉　　(b) 新生儿大脑半球外侧面动脉超声图

图 2-10　新生儿大脑半球外侧面的动脉以及相应的超声图

2.4　CT　影　像

随着计算机技术的发展，1972 年出现计算机断层扫描(CT)技术。CT 不同于 X 射线成像，它是用 X 射线束对人体层面进行扫描，取得信息，经计算机处理而获得的重建图像。CT 所显示的是断面解剖图像，其密度分辨率明显优于 X 射线图像，从而显著扩大了人体的检查范围，提高病变的检出率和诊断的准确率。

CT 是以高穿透性、高能量的 X 射线穿过人体的受检部位后，由于不同组织或器官在组织密度上的差异，入射的X射线被人体组织吸收而发生相应的衰减，由此得到人体断层中的所有体积元的X射线吸收系数，其主要特点是具有高密度分辨率，比普通X射线照片高10～20倍；能准确测出某一平面各种不同组织之间的放射衰减特性的微小差异，以数字图像的形式将其显示，极其精细地分辨出各种软组织的不同密度，从而形成对比。例如，头颅X射线平片不能区分脑组织及脑脊液，而CT不仅能显示出脑室系统，还能分辨脑实质的灰质与白质；引入造影剂以增强对比度，可使其分辨率大幅度提高，故而拓宽了疾病的诊断范畴，提高了诊断正确率。CT的临床应用，很好地解决了普通X射线成像图像模糊、组织分辨率差的缺点，能比较清楚地看到软组织的结构，解决了普通X射线难以拍摄部位的成像问题，从而极大地提高了临床诊断正确性。在临床应用方面，对脑出血、脑栓塞、脑萎缩、脑外伤等颅脑病变，诊断效果尤为显著。随着计算机技术的不断发展和断层扫描技术的不断改进，CT技术的发展日新月异，从早期的旋转/平移扫描方式到今天的多层螺旋扫描CT的出现，CT的空间分辨率(spatial resolution)、密度分辨率(density resolution)和时间分辨率(temporal resolution)越来越高，因而诊断效果也越来越好，临床应用也日趋普遍。

CT成像解决了传统X射线成像因组织重叠造成的图像分辨率不高的问题，实现了组织器官的断层解剖结构的成像。但是，由于与X射线成像技术一样，CT成像也是通过检测人体对X射线的吸收量而获得图像，因此，CT成像对软组织的密度分辨率远没有MRI高。下面对CT中的常见概念进行简单介绍。

1. CT分辨率

分辨率表示图像对客观事物的分辨能力，包括空间分辨率、密度分辨率等。

(1)空间分辨率，是指对物体结构大小(几何尺寸)的鉴别能力，通常用每厘米内的线对数(LP/cm)或可辨别最小物体的直径(mm)来表示，它与构成图像的像素有关，不同CT装置所得图像的像素及数目不同，像素可以是1.0mm×1.0mm、0.5mm×0.5mm不等；数目可以是256×256(即65536个)或512×512(即262144个)不等。显然，像素越小，数目越多，构成图像越细致，其空间分辨率越高。

(2)密度分辨率，表示CT设备对密度差别的分辨能力，用%表示。如果CT的密度分辨率为0.5%，则表示当两种物质的密度差别等于或大于0.5%时，即可分辨出来。由于CT图像是以不同的灰度来表示，反映器官和组织对X射线的吸收程度，因此，与X射线图像所示的黑白影像一样，黑影表示低吸收区，即低密度区，如含气体多的肺部；白影表示高吸收区，即高密度区，如骨骼。

2. CT值

CT值是一个描述人体组织对X射线吸收程度的量，其单位为Hu(Hounsfield unit)。X射线图像可反映正常与病变组织的密度，如高密度和低密度，但没有量的概念。CT图像不仅以不同灰度显示其密度的高低，还可用组织对X射线的吸收系数说明其密度高低的程度，形成了量的概念。在CT的实际应用中，将各种组织(包括空气的吸收衰减值)都与水进行比较，水的吸收系数为1.0，CT值定为0Hu，人体中密度最高的骨皮质吸收系数最高，CT 值定为+1000Hu，而空气吸收系数最低，定为−1000Hu。人体中不同密度组织的 CT 值则居于−1000～+1000Hu 的 2000 个分度之间，从而产生了一个相对的吸收系数标尺。

3. 窗宽和窗位

CT 能识别人体内 2000 个不同灰阶的密度(简称灰阶度)差别。而人的眼睛却只能分辨 16 个灰阶度。因此，人眼在 CT 图像上能分辨的 CT 值应为 125Hu(2000/16)。换句话说，人体内不同组织 CT 值只有相差 125Hu 以上，才能为人眼所识别。人体软组织 CT 值多变化在 20～50Hu，人眼就无法识别。为此，必须进行分段观察，才能使 CT 的优点反映出来。观察的 CT 值范围被称为窗宽；观察的中心 CT 值即为窗位或窗中心。

窗宽指 CT 图像所显示的 CT 值范围。在此 CT 值范围内的组织结构按其密度高低从白到黑分为 16 个灰阶以供观察对比。例如，窗宽选定为 100Hu，则人眼可分辨的 CT 值为 100/16=6.25Hu，即 2 种组织 CT 值相差在 6.25Hu 以上者即可为人眼所识别。因此，窗宽直接影响图像的清晰度与对比度。如果使用窄的窗宽，则显示的 CT 值范围小，每一灰阶代表的 CT 值幅度小，对比度强，适于观察密度接近的组织结构(如脑组织)。反之，如果使用宽的窗宽，则显示的 CT 值范围大，每一灰阶代表的 CT 值幅度大，则图像对比度差，但密度均匀，适于观察密度差别大的结构(如骨与软组织)。

窗位(窗中心)是指窗宽范围内的均值或中心值。例如，一幅 CT 图像的窗宽为 100Hu，窗位选在 0Hu；则以窗位为中心(0Hu)，向上包括+50Hu，向下包括−50Hu，凡是在这个 100Hu 范围内的组织均可显示出来并为人眼所识别。凡是大于+50Hu 的组织均为白色；凡是小于−50Hu 的组织均为黑色，其密度差异无法显示。

2.5　MRI　影　像

核磁共振(NMR)是磁共振成像(MRI)技术的物理基础，其本质是一种能级间跃迁的量子效应。磁共振成像是一种多参数、多核种的成像技术，是在 CT 出现后又一重大发明。目前临床上使用的主要是氢核(质子)密度，弛豫时间 T_1、T_2 的成像。NMR 现象是由于人体中的原子核吸收了来自外界的电磁波后，产生了共振现象，然后原子核再将其所吸收的能量以电磁波形式释放出来产生图像的过程。MRI 较 CT 具有独特的优点：无电磁辐射损伤，对软组织具有更高的分辨率，多方向、多参数成像方法，无须用造影剂就能对心血管成像。由于 MRI 的成像参数是由被检组织器官的化学等环境因素所决定的，MRI 图像不仅能显示人体解剖及其病理变化的信息，而且还提供了有关器官功能性和分子水平的诊断信息，所以 MRI 被认为是一种研究活体组织、诊断早期病变的医学影像技术。

1. 原理

磁共振成像中的“核”指的是氢原子核，因为人体约 70%是由水组成的，MRI 即依赖水中氢原子。其基本原理是利用一定频率的电磁波，向处于静磁场中的人体照射。当给处于主磁场中的人体组织一个射频脉冲时，如果这个射频脉冲的频率与质子的进动频率相同，射频脉冲的能量则会传递给处在低能级的质子，处于低能级的质子获取能量后将会跃迁到高能级，使得宏观纵向磁化矢量发生偏转，当脉冲关闭后，横向磁化矢量逐渐减小，直到最后衰减为零，组织的宏观磁化矢量又逐渐恢复到了平衡的状态，这一过程称为核磁弛豫。将核磁弛豫分解为两个部分：横向磁化矢量逐渐减小直到消失，称为横向弛豫；纵向磁化矢量逐渐恢复直到达到最大值，称为纵向弛豫。将纵向弛豫的时间记为 T_1，横向弛豫的时间记为 T_2。人体内不同的组织弛豫时间也互不相同，这也正是常规的磁共振成像技术显示正常解剖结构以及病变的基础。

人体不同组织的氢核，在电磁波作用下会发生核磁共振。吸收电磁波的能量，随后又发射电磁波，即发射所谓核磁共振信号，通过测量和分析这种携带了物质内部结构信息的磁共振信号，就可以获得物质的物理和化学信息，从而在物理、化学、生物、医学等方面具有重要的应用价值。而 MRI 系统探测到这些来自人体中的氢核发射出来的电磁波信号之后，经计算机处理和图像重建，得到人体的断层图像，不仅可以反映形态学的信息，还可以从图像中得到与病理有关的信息。

2. 成像优点和局限性

(1) MRI 的优点是对人体几乎没有任何伤害，可安全、快速、准确地进行临床诊断，主要表现为：①多参数成像，从理论上说它是多种核的成像，目前主要是氢核密度 Q、T_1 和 T_2 的成像，而且用 T_1、T_2 加权图像能更清楚地将病变分辨出来，以判定病变的发展情况；②任意层面成像(矢状面、冠状面等)，由于 MRI 装置是通过电子计算机来调节和控制三维的梯度场方向，不受机械方面的限制，可完全按医生需求自由选择层面，获得任意层面的图像；③可作功能性成像(如脑功能检查)；④MRI 使用的稳定磁场和射频场都是非电离性的，因而不会对人体造成损害(非损伤性，无电离辐射)；⑤图像反差好，密度层次分辨率高，对软组织(如心脏和血管)尤其有用；⑥无气体和骨性伪影干扰。

(2) MRI 的局限性主要表现在：①成像速度慢，耗时长；②对钙化和骨皮质不敏感；③成像易受伪影影响；④禁忌证较多；⑤难以定量分析。

3. 临床应用

MRI 在神经系统应用较为成熟。三维成像和流空效应使病变定位诊断更为准确，并可观察病变与血管的关系。对脑干、幕下区、枕大孔区、脊髓与椎间盘的显示明显优于 CT；对脑髓鞘疾病、多发性硬化、脑梗死、脑与脊髓肿瘤、血肿、脊髓先天异常与脊髓空洞症的诊断有较高价值；脂肪与血管形成良好对比，易于观察纵隔肿瘤及其与血管间的解剖关系；对肺门淋巴结与中心型肺癌的诊断帮助较大；心脏大血管在 MRI 上因可显示其内腔，所以心脏大血管的形态学与动力学的研究可在无创伤的检查中完成；对腹部与盆部器官，如肝、肾、膀胱、前列腺、子宫、颈部和乳腺，MRI 检查也有相当价值；在恶性肿瘤的早期显示、对血管的侵犯以及肿瘤的分期方面优于 CT；骨髓在 MRI 上表现为高信号区，侵入骨髓的病变，如肿瘤、感染及代谢疾病，MRI 可清楚显示；MRI 用于血流成像时，利用流空效应使 MRI 图像把血管的形态鲜明地呈现出来，使测量血管中血液的流向和流速成为可能；MRI 波谱分析可利用高磁场实现人体局部组织的波谱分析，从而增加帮助诊断的信息。

2.6　核医学影像

在核医学领域广泛使用的影像技术是 SPECT 和 PET，这两种成像技术又统称为发射计算机断层扫描(ECT)。核医学成像中常用放射性同位素分为两类。一类在衰变过程中向外辐射一个 γ 光子；一类在衰变过程中向外辐射一个正电子，正电子很快与周围的电子发生湮灭反应，产生两个方向相反、能量相同的 γ 光子。SPECT 成像使用的是第一类放射性同位素(如 ^{99m}Tc)。PET 成像使用的是第二类放射性核素(如 ^{18}F)。在核医学成像过程中，注入人体内的放射性药物根据自己的代谢和生物学特性，能特异地分布于体内特定的器官或病变组织中，标记在放射性药物分子上的放射性核素由于放出 γ 射线能被体外探测器探测到，通过对探测器探测到的数据进行重建，就可显示放射性核素标记的放射性药物在体内的分布图，即对被标记的药物分布情况进行显示。在被成像物体的体素内存在的物质非常多，但是让成像系统能够看到的物质只是其中被放射性药物标记过药物分子的浓度分布，这就是核医学成像的特异性问题，是核医学成像的最主要原因。利用放射性药物在体内能被某一器官特异摄取或在某一特定的器官组织中被代谢或通过某一器官排出等特性，在体外测定这些放射性药物在相应的器官中的摄取速度、存留时间、排出速度等，就可推断出器官功能状态。

SPECT 中的“单光子发射”指的就是 SPECT 中用来示踪的核素每次衰变发出一个光子，与之相对应的，在正电子发射断层成像中，示踪核素每次发出一个正电子，与电子湮灭后产生两个光子，这两个光子会在极短的间隔内被探测到。

从疾病的本质来看，其实就是从基因型异常开始，经表达异常、代谢异常、功能失调、结构改变直至产生临床表现的生化改变序列。一旦临床上出现形态结构改变，实际上已处于疾病发生发展过程的终末阶段。近代观点认为，组织结构只是形式，生命和疾病的本质并不在于解剖结构；结构不过是长时间的慢性过程，功能则反映过程的早期，因此对组织功能成像是早期预防疾病的有效手段。目前的功能影像主要有单光子发射计算机断层成像、正电子发射体层成像和功能磁共振成像(fMRI)。本节主要介绍这三种技术。

2.6.1　PET 医学影像

相对于常规 B 超、CT、MRI 等以体内解剖结构显示方法而言，核医学显像，特别是 PET 技术，使用适当的放射性核素，标记核酸、受体、酶、基因探针等生物分子，直接显示疾病的分子机制，是功能影像学的杰出代表。PET 包括设备、示踪剂和诊断分析技术等几个主要因素。目前国内应用的 PET 设备分为两大类：一类是专用型 PET，以几千甚至几万个微型晶体探测器呈环形围绕患者分层排列；另一类利用核医学常用的 ECT，双探头相对，围绕患者旋转完成探测，称为符合探测型或兼容型 ECT。两类设备都利用符合探测原理，即同时测定正电子在组织内湮灭时反向发射的光子对，再通过计算机重建获得正电子在体内的空间信息，形成断层图像。

1. 示踪剂

示踪剂是 PET 与核医学结合的关键。通过特定方法，将发射正电子的核素，如 ^{11}C、^{13}N、^{15}O、^{18}F 或其他核素注入体后，示踪剂参加相应生物活动，同时发出正电子射线，被 PET 或 ECT 接受，并进一步转化为肉眼可视的图像。目前已研发出来的正电子类示踪剂超过 900 种，但临床应用最广泛的是葡萄糖的类似物 ^{18}F-FDG(氟化脱氧葡萄糖)。^{18}F-FDG 进入组织后，与葡萄糖一样很快被组织吸收，但不被进一步代谢，而是保留在细胞内，因此可以通过显像反映组织内的葡萄糖摄取和磷酸化的水平。

2. 优点和局限性

PET 具有“代谢显像、生化显像、分子显像”等优点，但其主要优点为放射性示踪剂中的正电子核素是人体固有组成元素的同位素，可以标记在生物活动中占主导地位的多种生物分子上，而不改变标记分子的生物学特性和功能。由于 PET 可高精度显示病变组织的代谢状态，因此可对放疗、化疗或内分泌治疗效果进行评价。以 ^{18}F-FDG PET 在肿瘤学中的应用为例，其优点可以总结为以下几个方面：①肿瘤的早期发现；②肿瘤的良、恶性判断并评价其恶性程度；③肿瘤的临床分期；④为已发现淋巴结等处肿瘤转移的患者寻找原发灶；⑤肿瘤经各种治疗后的疗效评估、确定复发或残留病灶。

文献报道，对肿瘤患者的 PET 与 CT、MRI 初步对照结果显示，73%的肿瘤病灶 PET 显像结果与 CT、MRI 结果完全一致，27%的肿瘤 PET 显像结果进一步明确或肯定了 CT 和(或)MRI 所见病变的性质，并与手术病理结果一致，说明 ^{18}F-FDG PET 对全身各部位肿瘤的诊断具有较高的准确性和特异性，尤其是对肺内孤立性结节病灶良、恶性的鉴别诊断，结肠直肠癌、头颈部恶性肿瘤、胰腺癌的早期诊断及肿瘤临床分期，各种肿瘤病灶经各种治疗(如手术、放射及化学治疗、超声热疗等)后，确定局部异常改变是瘢痕、纤维化，还是肿瘤的残留或复发更具有明显的优势。

由于大部分示踪剂不被非相关组织摄取，故病灶周围解剖结构显示较差，图像缺乏解剖参照，诊断特异性和检测效率方面存在不足，有时单纯依靠 PET 鉴别良恶性病变易出现假阳性结果。根据文献报道，其缺点可以总结为以下几个方面：①特异示踪剂不能显示靶分子之外的组织；②信噪比低、空间分辨率差；③图像不易理解，结果解释方面存在随意性、操作者主观依赖性和掌握难度；④功能图像以生理功能(如通过时间、放射性的浓淡)为表现形式，结果分析和解释的专业要求远远超过常规影像技术；⑤因为使用的核素具有放射性，在社会上，甚至医技人员对 PET 产生的放射接受程度不高；⑥发射正电子核素的半衰期大多太短(几分到几十分钟)，几乎均为加速器生产，必须有小型医用回旋加速器来生产这些缺中子核素，还要有快速制备这些核素的标记药物设备，投资昂贵；⑦PET 扫描器结构复杂，并且成本高，操作不方便，对物理、化学和核医学临床人员素质要求极高；⑧PET 的检查费用很高，并且不在医保范围内。

2.6.2　SPECT 医学影像

1. SPECT 成像原理

首先根据成像的需要制备对应的放射性示踪药物，患者通过口服、注射、吸入等方式使药物进入体内，紧接着便开始 γ 光子的探测，根据所使用药物性质的不同，也可能要等待一段时间使得药物充分扩散到对应的组织中去。SPECT 系统的探头围绕患者身体转动从而获得患者体内发射出的 γ 光子的投影数据，由于来自人体内部辐射源的 γ 射线的传播方向是各向同性的，而闪烁晶体上的各点能接受来自任何辐射点的射线，因此闪烁晶体所记录的数据是杂乱无章的，不能反映放射源的空间位置信息(图 2-11)。准直器的作用就是选择性地过滤到达闪烁晶体的 γ 光子，使得只有沿一定方向传播的光子才能通过，以便得到发出该 γ 光子的放射性衰变的位置信息。

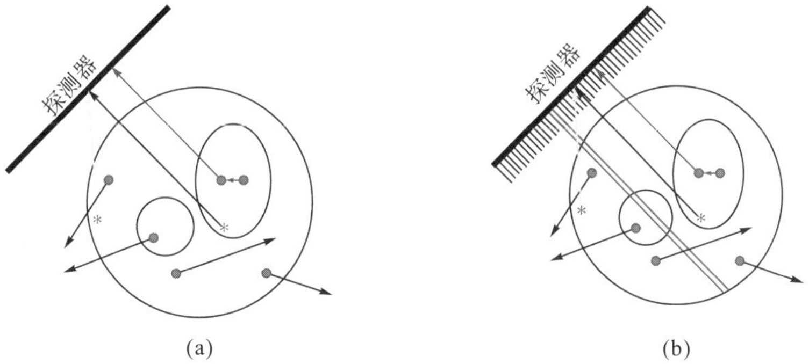

图 2-11　准直器和光子散射

图 2-11(a) 中两个分别发生在位置“*”处的衰变，产生的 γ 光子分别沿着黄色和蓝色路径传播到探测器的同一点。由于探测器能接受来自任何方向的光子，所以探测器不能区分探测到的光子来自哪一个方向。如果给探测器前加上准直器[图 2-11(b)]，使得只有沿蓝色直线传播的光子才能通过，沿黄色路径传播的 γ 光子就会被准直器过滤掉，这样我们就能得到光子衰变所发生的位置。由于散射的作用，沿红色路径传播的光子的传播方向发生了改变，并通过了准直器，从而导致投影数据误差。

通过准直器的光子与闪烁晶体相互作用后产生可见光。但是，由于光子的能量很小，产生的可见光很弱，不能被直接记录。因此，需要使用光电倍增管阵列(photomultiplier tubes)将光信号转化为电信号并进行放大，同时由位置计算电路计算闪光发生的位置。当获得了足够的投影数据之后通过计算机进行重建，得到感兴趣组织的断层图像，其成像基本原理如图 2-12 所示。

示踪核素的选择取决于许多不同的因素，如研究目的、剂量、射线能量、半衰期等。在 SPECT 成像中理想的放射性核素应该具有以下特点：能够发射出单能的 γ 射线；射线的能量要足够高，使得射线能够穿过大部分人体，但又不能太高，以至于超出探测器的响应范围，或对患者身体造成危害；核素的半衰期要短，以减少患者所受到的照射剂量，但又要足够长，使得药物有足够的时间聚集到感兴趣的组织并持续到测量结束；价格适中；易于生产。

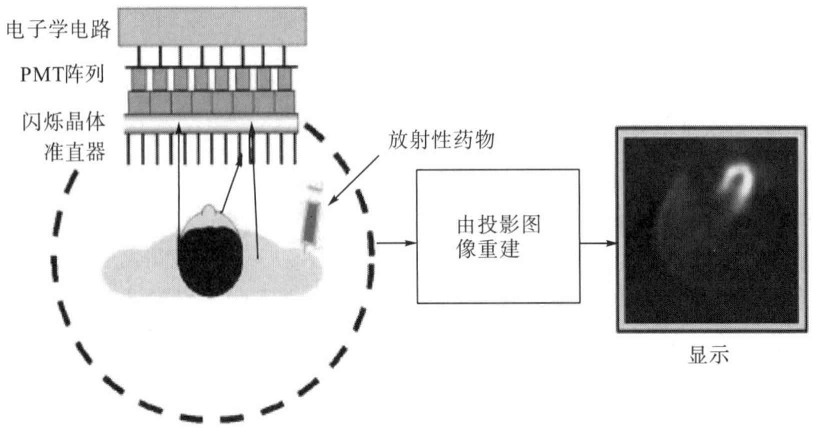

图 2-12 SPECT 成像基本原理

注：光电倍增管(photo multiplier tube，PMT)。

2. SPECT 成像的优点和局限性

SPECT 成像的优点：其采集图像数据模式的多样化，相对于其他影像设备来说，为其临床应用提供了诸多手段，如局部与全身显像、静态与动态显像、平面与断层显像和阴性与阳性显像等。结合应用于该设备的相关放射性核素及其标记的化合物和生物分子等，能反映机体的血流、代谢、受体、抗体、通道等生物学特性，呈现出高灵敏度、高特异性的特点。

SPECT 成像的局限性：如图像信息采集时间较长，系统空间分辨率较低(6～8mm)，具有一定的放射性等。而其他影像设备，如 CT、MRI 等的空间分辨率可达到亚毫米级，采集速度远较 SPECT 快。γ 光子不仅与闪烁体有相互作用，在穿越人体时与人体也会发生同样的相互作用，这就使得 γ 光子方向和能量发生变化，一定程度上影响成像的质量，虽然增加光子的能量可以减少这种影响，但对于人体的危害也会随之增加。

3. SPECT 临床应用

由于放射性药物和普通药物一样能正常参与人体的新陈代谢等生理过程，因此通过重建放射性同位素在体内的分布就能得到药物在人体内的代谢、凝聚等信息，从而得到人体内相应组织的结构和生理功能信息。目前，SPECT 成像的临床应用十分广泛，如心脑血管疾病检测、脑功能研究、骨显像、肺灌注评价、心肌成像、甲状腺功能评价和胃肠道出血的检测等。

根据病变组织与正常组织吸收放射性核素的不同，可将 SPECT 成像分为阴性成像和阳性成像。

阴性成像的特点是正常组织摄取放射性药物的能力较强，而病变组织摄取放射性药物的能力较低。例如，使用碘-131 检测甲状腺功能。正常甲状腺能大量地吸收碘，但当甲状腺发生病变时，其吸收碘的能力就会减弱，放射性核素的浓度较小，导致重建图像中该区域亮度较低。

阳性成像的特点是病变组织摄取放射性药物的能力较强，而正常组织摄取放射性药物的能力较低。例如，当颅内感染、肿瘤和脑梗死等导致血脑屏障破坏时，放射性药物等大分子就能通过血脑屏障进入病变组织，使病变组织高度摄取放射性药物，导致重建图像中该区域的亮度较高，而正常组织无放射性摄取，重建图像中该区域亮度低。

2.6.3　fMRI 医学影像

功能磁共振成像(functional magnetic resonance imaging，fMRI)是利用磁共振成像去测量由神经元活动引发血液动力改变的一种新兴神经影像学方法，是 20 世纪 90 年代初期在磁共振成像技术的基础上迅速发展起来的能够反映大脑功能活动的一种磁共振成像方法，它的突出特点是非侵入性、无辐射暴露(不需要具有放射性的示踪剂)、高时空分辨率、可多次重复操作、成像速度快、成像质量高、检查成本低(与 PET 相比)，它突破了过去仅从生理学或病理学角度对人脑实施研究和评价的状态，打开了从语言、记忆和认知等领域对大脑进行探索的大门。目前，fMRI 已经应用到研究人和动物的脑或者脊髓等领域。

功能磁共振成像是以磁共振成像技术为基础发展起来的，核磁共振现象来源于原子核的自旋角动量在外加磁场作用下的进动。在核磁弛豫中，通过重点突出组织的纵向弛豫差别，而减少组织的横向弛豫等特性的影响而得到的图像称为 T_1 加权成像，利用这种成像方法可以得到人脑的解剖图像；重点突出组织的横向弛豫差别而得到的图像称为 T_2 加权成像，利用这种成像方法可以得到人脑的功能图像。

功能磁共振成像是应用磁共振成像技术对人体的功能进行研究或检测。目前最常用的功能磁共振成像方法是应用血氧水平依赖(blood oxygenation level dependent，BOLD)效应对人脑的功能进行研究。人体内的血红蛋白包括含氧血红蛋白(HbO_2)和脱氧血红蛋白(dHb)，其中含氧血红蛋白具有抗磁性，而脱氧血红蛋白具有顺磁性。当人在参与知觉、感觉或者运动等特定的任务刺激时，相应的脑功能皮层被激活，从而引起了局部的脑血流量及氧交换量的增加，供氧量大于耗氧量，含氧血红蛋白含量增加，而脱氧血红蛋白含量减少。BOLD 效应功能磁共振成像正是基于神经元功能活动时对局部的耗氧量和脑血流影响程度的不同从而导致局部磁场性质发生变化这一原理。

利用 MRI 技术可获得大脑解剖结构相关信息的高清图像，单凭肉眼就可以从 MRI 图像中识别脑组织的解剖位置及其结构特点、病变部位及其大小。与脑结构 MRI 技术不同的是，fMRI 技术是通过检测由神经活动引发的脑区域的血液动力学的变化，获得脑的功能活动信息。由于脑的各功能区域都处于脑皮层中，而脑皮层又处于脑灰质中，血液仅占灰质的 6%左右，因此当受到刺激时，脑的功能活动造成的血液动力学的信号改变是极其微弱的。文献报道，在 1.5T 的磁场中，功能信号占 1%～5%。由于噪声与伪影的影响，人眼难以分辨出这些微弱的功能信号到底处于大脑功能活动区域的哪个区域。因此，要通过 fMRI 技术对大脑的功能区域进行精确定位，必须借助有关图像处理和分析技术从这些功能映射图上把微弱的脑活动区域提取出来，并与 MRI 解剖图像进行融合，才能最终得到脑功能的定位图像。

2.7 分子影像学

1. 分子影像学的概念

医学影像学已经从以解剖结构为代表的医学影像发展到功能影像学、代谢影像学和分子影像学，这些技术的进步，使人们对疾病有了更深入的认识。分子影像学的诞生为医学诊断和研究建立了一个全新的平台，同时又为沟通分子医学和临床分子影像学搭建了桥梁。1999 年，美国哈佛大学 Weissleder 等提出了分子影像学(molecular imaging)的概念：分子影像学是指在活体状态下，在细胞和分子水平上，应用影像学方法对人或动物体内的生物学过程成像，进而开展定性和定量研究的一门学科。其亦可理解为应用或以引入靶向探针，或以利用体内特定的分子成像靶点为显著特点的一种或多种成像技术，实现对于生命系统内部某些特定的生理或者病理过程，如基因表达，蛋白质之间相互作用，信号传导，细胞的代谢以及细胞内和细胞外的示踪等的二维/三维层面上无创、实时定量研究。它是以体内特定分子作为成像对比度的医学影像技术，能在真实、完整的人或动物体内，通过图像直接显示细胞或分子水平的生理和病理过程。和传统影像学对比，分子影像学着眼于生物过程的基础变化，而不是这些变化的最终结果。分子影像和目前其他医学影像手段相比，具有高特异性、高灵敏度和高图像分辨率等特点，能够真正实现无创伤，以及在分子水平进行临床诊断，提供以解剖结构为基础、以分子水平为基准的疾病发生和发展的信息，提供定位、定性、定量和对疾病分期诊断的准确依据。

从现代医学模式来讲，以分子生物学、分子细胞学、分子药理学以及现代计算机技术等为基础的分子医学将成为现代医学的主要组成部分，分子影像学既是分子医学的重要组成部分，也是研究分子医学的有力工具。目前，在分子医学基础研究方面，尤其是功能基因组学/蛋白质组学、药物基因组学等领域的分子成像研究已取得巨大进展，其无创、可重复提供活体、实时、动态、可视化的分子或基因信息，并可同时进行定量研究等优点，已经得到了广大医学科学工作者的认可。分子成像技术不仅是基础研究中具有诸多优势的重要技术手段，而且也是将基础研究成果转化到临床应用的重要桥梁。分子成像将使临床疾病的诊断更早期、特异、准确，治疗(例如手术)更精准；分子成像与影像导引治疗系统相结合，在识别疾病的同时进行直接治疗，实现诊断治疗一体化；在药物研发上，分子成像已经成为药物管理部门对药物检测的评价手段。

2. 分子影像学的研究重点

分子影像学以影像方式反映组织器官分子水平的变异性，是在功能蛋白质水平对疾病进行研究，所以分子影像学的本质是将先进的影像技术与生物化学、分子生物学等技术紧密结合，完成分子水平成像，同时也具有了高灵敏度和高特异性的特点。分子影像学的研究重点包括以下方面。

(1) 探讨细胞的特异性代谢、酶、受体及基因表达，如受体显像、基因表达显像、抗体显像，直观研究疾病起因、发生、发展等病理、生理过程。

(2) 以分子影像学为手段进行靶向治疗药物和基因治疗方法的研究。

(3) 在分子病理学的基础上评价治疗效果和预后。

(4) 建立分子水平上药物代谢的动力学模型。在分子影像的检测下，可以获得药物在体内分子水平的实时、动态的药代动力学信息，有助于新型药代动力学模型的建立。

(5) 建立个性化治疗的平台。分子影像学是以酶、受体、基因变化为研究对象，采用分子影像技术无创地研究患者个体(疾病)之间的特点，最大限度地实现有针对性的个性化治疗。

3. 分子影像学的关键技术——分子探针

分子影像学中的关键技术是分子探针(molecular probe)的制备和应用，只有开发满足临床需求，具有高灵敏度、高特异性的分子探针，才能从根本上推动分子影像学的发展。在分子生物学中，探针是指用于检测互补核酸序列的标记脱氧核糖核酸(deoxyribonucleic acid，DNA)或核糖核酸(ribonucleic acid，RNA)。而在分子影像学中，探针指的是对某一特定生物分子(如蛋白质、DNA、RNA)具有特异性靶向，并能够进行体内和/或体外示踪的标记化合物分子，这些标记化合物分子活体和/或离体能够反映其靶生物分子的量和/或功能。探针主要用于在活体内对生物过程进行成像、定量和测量研究。

分子探针是分子影像成像的关键，其应具备如下特点：①具有生物兼容性，能参与人体正常生理代谢过程；②以微量分子为标记物载体，不会对人体造成任何伤害；③能够克服体内生理屏障，如血-脑脊液屏障、血管壁、细胞膜等和目标靶分子结合；④能与靶分子高灵敏度和特异性结合。作为成像设备，尤其是活体内分子成像要满足合适的分子影像探针、生物信号放大系统、敏感、快速和高分辨率的成像技术等条件。

分子探针的分类方式主要有两种。

(1) 按照探针与靶点结合的原理，可将分子探针分为靶向性分子探针和非靶向性分子探针。靶向性分子探针是指探针选择性地浓集于特异的靶部位，可以是靶组织、靶器官，也可以是靶细胞或细胞内的某靶点。根据靶向性分子探针的靶向机制不同，有主动性靶向和被动性靶向两种。主动性靶向指的是分子探针通过特异性抗体、配体或转运体等分子结构介导的位置特异性积聚。这些分子结构包括抗体或抗体片段、蛋白、肽段、多糖、核酸、药物等，它们可与细胞表面的抗原决定簇或受体等靶点进行特异性结合。同时，这些配体也可与影像对比剂表面进行共价结合或非共价结合。被动性靶向又叫作自然靶向，是指探针在体内的自然分布。常见的探针被动靶向机制是由于体内的吞噬细胞具有吞噬颗粒的作用，利用此种固有的防御机制，可将被动性靶向探针吞噬，进行被动性靶向显影或将药物等输送到吞噬细胞。探针的粒径及其表面性质决定了吸附哪种调理素成分及其吸附的程度，也就决定了吞噬的途径和机制。

(2) 根据不同成像技术要求，设计具有不同影像学特性的探针，包括光学分子成像探针、核医学分子成像探针、磁共振分子成像探针、超声分子成像探针等，最近又出现了多模式探针一体化的趋势。

2.8 小 结

不同医学影像成像机理完全不同，在对医学数字图像进行处理时，了解其成像机理是大有裨益的。本章主要介绍X射线、超声、CT、MRI、PET、SPECT、fMRI和分子影像等常见的医学影像成像机理、图像特点，这为后期学习医学数字图像处理奠定了基础。

参 考 文 献

包书哲，朱月澴，王春立，2014. 基于fMRI的图像底层特征关注研究[J]. 山东大学学报(工学版)，44(1)：24-28，40.

冯晓源，2005. 现代医学影像学进展[M]. 上海：复旦大学出版社.

李立伟，金泉，刘京璇，1999. 正电子发射体层显像在肿瘤诊断中的初步应用：与CT、MRI和手术病理结果对照[J]. 中华放射学杂志，33(4)：242-245.

罗守胜，2013. 单光子发射计算机断层成像算法研究[D]. 北京：北京大学.

申宝忠，王维，2011. 分子影像学2011年度进展报告[J]. 中国继续医学教育, 3(8): 132-157.

史晓东，2013. 高灵敏度SPECT系统成像初步研究[D]. 南京：南京大学.

孙熙杉，2008. 小动物单光子发射断层成像系统的研制[D]. 北京：清华大学.

田嘉禾，2004. 正电子发射体层成像术：分子影像学的新进展[J]. 人民军医，47(4)：229-232.

辛军，郭启勇，2007. 分子影像学的现状与未来[J]. 首都医科大学学报，28(6)：679-682.

朱岩，2012. 磁共振成像仪器相关研究[D]. 上海：华东师范大学.

朱月澴，2013. 基于功能磁共振成像技术的图像认知研究[D]. 大连：大连海事大学.

第 3 章　医学数字图像处理基础

人类通过眼睛、耳朵、鼻子、舌头和身体等接收信息，感知世界，其中 75%的信息是通过视觉信息系统获取的。“百闻不如一见”说明了图像在人类获取知识方面的重要程度。所谓数字图像处理技术，就是指将模拟的图像信号转换成离散的数字信号并利用计算机对其进行去除噪声、增强、复原、分割、提取特征等处理的过程，其输入是原始图像，输出则是改善后的图像或者是从图像中提取出的一些特征，以提高图像的实用性，从而达到人们所要求的结果。医学数字图像是数字图像的一个重要分支，自从世界上第一张 X 射线图像出现后，人类对医学数字图像这种非创伤性检查表现出了极大的热情，并投入了巨额的研发费用，使得医学数字图像在百年的时间里发生了翻天覆地的变化。本章对数字图像处理中的表示、数字化、邻域和邻接关系、连结性和距离、直方图和算术逻辑运算进行介绍。

3.1　图像的表示

3.1.1　图像和图像处理

图像由“图”和“像”两个字组成，所谓“像”，就是人的视觉系统对图的接收在大脑中形成的印象或认识，因此，“像”是人的感觉，是主观的；所谓“图”是物体投射或反射光的分布，“图”是客观存在。直观来讲，图像就是对客观对象的一种相似性的生动描述或表示，是人类社会活动中各种图形和影像最常用的信息载体的总称。图 3-1 为“什么是图像”的示意图。

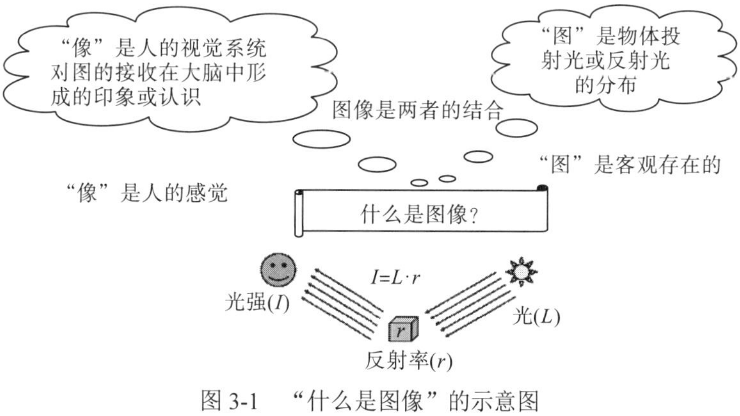

图 3-1　“什么是图像”的示意图

由于数字图像处理是多学科的交叉领域，围绕“图像”有很多学科，本书先对这些概念进行界定，然后给出这些学科之间的逻辑关系。①计算机图形学：根据给定的描述，用计算机生成相应的图像、图形，是从数据模型到图形的过程。②模式识别：对图像信息进行识别和分析描述，是从图像到模型描述的过程。③计算几何：研究几何模型和数据处理的学科，探讨几何形体的计算机表示、分析和综合。图 3-2 为图像处理与相关学科的关系图。

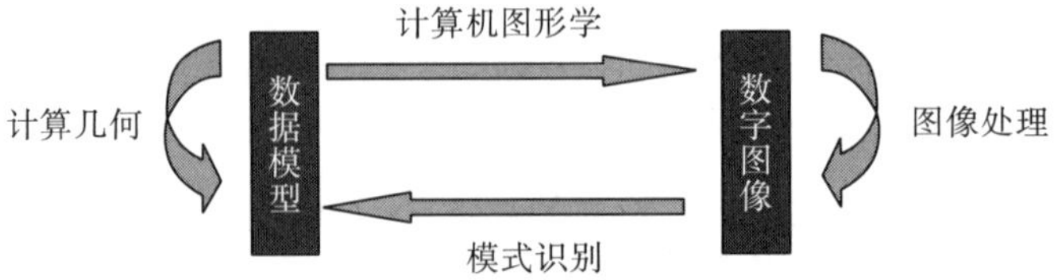

图 3-2　图像处理与相关学科的关系图

图像的分类：①从视觉特点，可分为可见图像和不可见图像；②从图像空间坐标和明暗程度的连续性，可分为模拟图像和数字图像。

图 3-3 为图像分类示意图。

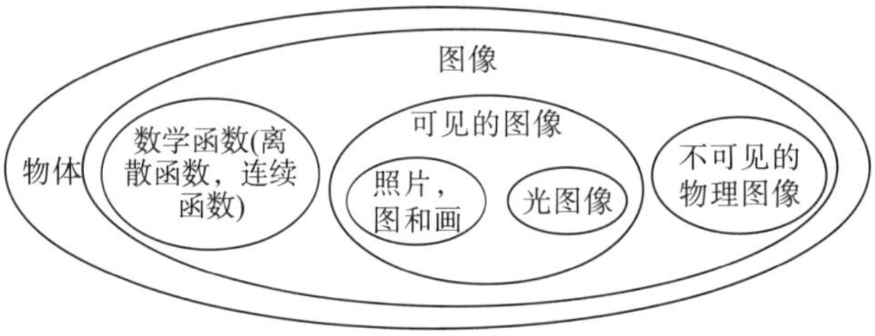

图 3-3　图像分类示意图

下面对按照是否连续的标准进行划分得到的模拟图像和数字图像进行介绍。

1. 模拟图像

如果图像 f 是连续的，用函数 $f(x,y)$ 表示模拟图像。其中 x,y 表示空间坐标点的位置；f 表示图像在点 (x,y) 的某种性质的数值，如亮度、灰度及色度等；f、x、y 可以是任意实数。图 3-4 为模拟图像示意图。

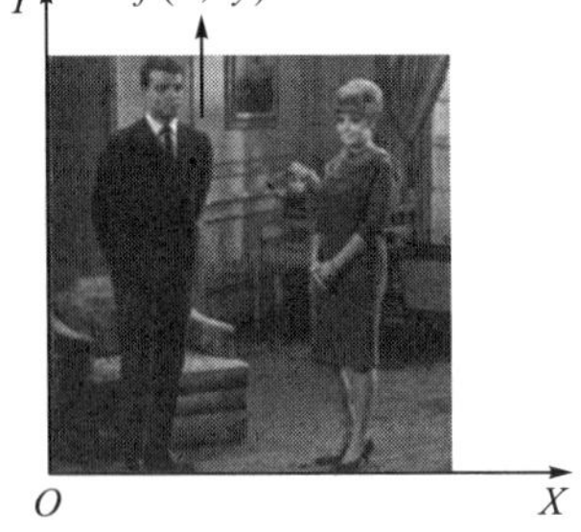

图 3-4　模拟图像示意图

2. 数字图像

如果图像 f 是连续的，函数 $f(x, y)$ 表示模拟图像，$I(r, c)$ 是对 $f(x, y)$ 进行离散化后的结果，$I(r, c)$ 就是数字图像。其中，r 表示图像的行(row)；c 表示图像的列(column)；I、r、c 的值只能是整数。数字图像可用矩阵或数组进行描述，图 3-5 为数字图像分类示意图。

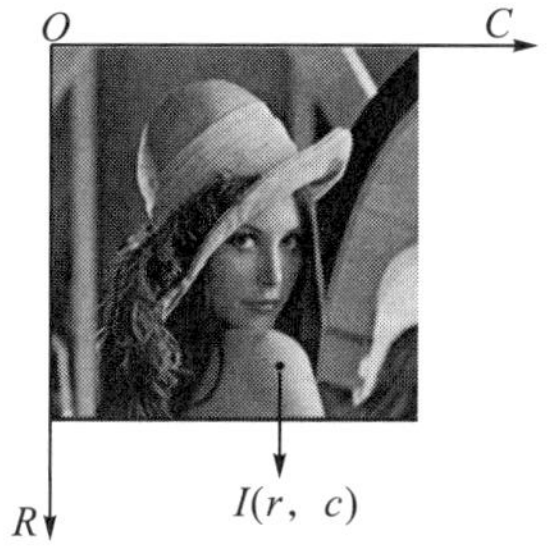

图 3-5　数字图像分类示意图

3.1.2　数字图像的矩阵表示

数字图像采用数字矩阵来存储，下面介绍数字图像的四种存储形式。

1. 二值图像(黑白图像)

所谓二值图像，就是指每个像素不是黑就是白，其灰度值没有中间过渡的图像。二值图像一般用来描述文字或者图形，其优点是占用空间少，缺点是当表示人物、风景的图像时，二值图像只能描述其轮廓，不能描述其细节。二值图像的像素值为 0 和 1。图 3-6 为二值图像的示意图。

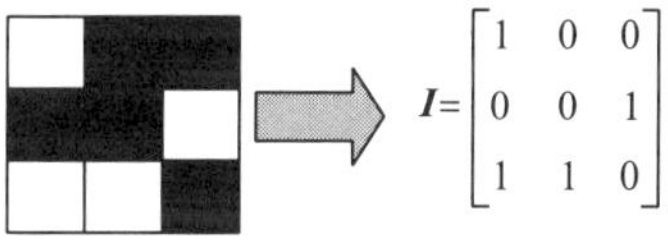

图 3-6　二值图像的示意图

2. 灰度图像

灰度(gray scale)图像是各像素信息由一个量化的灰度级来描述的图像，没有彩色信息。这类图像可以显示为从黑色到白色的多级颜色深度。但是，由于受到计算机存储容量的限制，一个像素通常采用 8 位二进制存储，故灰度取值范围为(0～255)，0 表示纯黑色，255 表示纯白色，中间的数字表示黑白之间的过渡色。医学数字图像是高清图像，一个像素往往采用 12 位二进制存储，它的灰度取值为(0～4095)。图 3-7 为灰度图像的示意图。

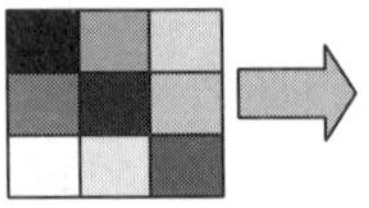

$$I=\begin{bmatrix} 0 & 150 & 200 \\ 120 & 50 & 180 \\ 250 & 220 & 100 \end{bmatrix}$$

图 3-7　灰度图像的示意图 I

为了能更直观地给出灰度图像的物理含义，图 3-8 首先展示了一幅人物灰度图像，然后从人物的眼角截取一个 8×8 的小区域，并给出这个区域对应的数字矩阵。当然，整幅图像都有对应的数字矩阵，但是由于其矩阵规模较大，此处只以一个小区域进行说明。

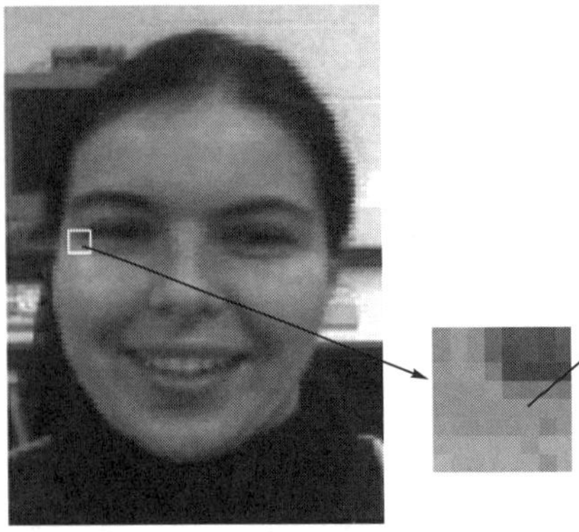

	0	1	2	3	4	5	6	7
0	130	146	133	95	71	71	62	78
1	130	146	133	92	62	71	62	71
2	139	146	146	120	62	55	55	55
3	139	139	139	146	117	112	117	110
4	139	139	139	139	139	139	139	139
5	146	142	139	139	139	143	125	139
6	156	159	159	159	159	146	159	159
7	168	159	156	159	159	159	139	159

图 3-8　灰度图像的示意图 II

3. 索引图像

索引图像既包括存放图像数据的二维矩阵，还包括一个颜色索引矩阵(MAP)，因此称为索引图像，又称为映射图像。MAP 也可以由二维数组表示，矩阵大小由存放图像的矩阵元素的值域(灰度值范围)决定。

若矩阵元素值域为 0～255，则 MAP 的大小为 256×3，矩阵的三列分别为 R、G、B 值。图像矩阵的每一个灰度值对应 MAP 中的一行，如某一像素的灰度值为 64，则表示该像素与 MAP 矩阵的第 64 行建立了映射关系，该像素在屏幕上的显示颜色由 MAP 矩阵第 64 行的[R G B]叠加而成。图 3-9 为索引图像的示意图，图中圆圈内的就是索引图像的索引表，下面的就是其对应 RGB 颜色表。图中小圆圈处的索引号是 5，对应 RGB 颜色的第 5 行，所以该处 RGB 颜色实际是[R G B]=[0.2902 0.0627 0.0627]。

索引图像的优点是体积小，方便传输，只需要把索引表传输过去，接收方用对应的 RGB 颜色表还原就行。

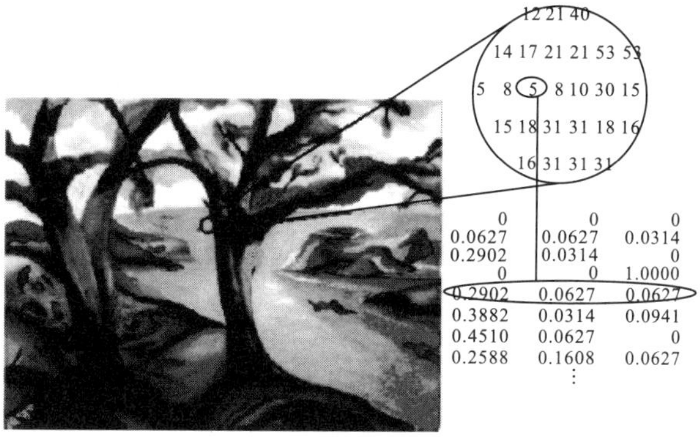

图 3-9　索引图像的示意图

4. 彩色图像

可见光由电磁波谱中相对较窄的波段组成，如果一个物体比较均衡地反射各种光谱，则人看到的物体是白的；如果一个物体对某些可见光谱反射得较多，则人看到的物体就呈现相对应的颜色。可见光范围电磁波谱的波长组成如图 3-10 所示。

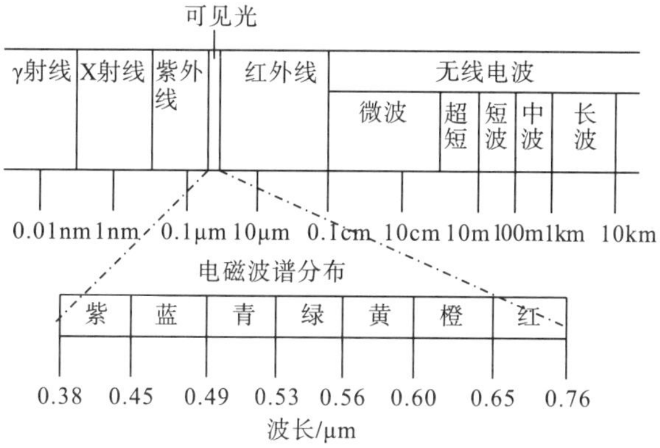

图 3-10　可见光范围电磁波谱的波长组成

人眼的锥状细胞是负责彩色视觉的传感器，可分为三个主要的感觉类别。大约 65%的锥状细胞对红光敏感，33%对绿光敏感，只有 2%对蓝光敏感。由于人眼的这些吸收特性，看到的彩色是三原色(又称为三基色)——红(R，red)、绿(G，green)和蓝(B，blue)的各种组合。根据三原色原理可知，任何颜色 C 都可以用 3 种不同的基本颜色按照不同比例混合得到，即

$$C = aC_1 + bC_2 + cC_3 \tag{3-1}$$

式中，a、b、$c \geqslant 0$ 为三种原色的权值或者比例；C_1、C_2 和 C_3 为三原色。

三原色同时还具有两个特点：①自然界中的可见颜色都可以用三原色按一定比例混合得到；反之，任意一种颜色都可以分解为三种原色；②作为原色的三种颜色应该相互独立，即其中任何一种都不能用其他两种混合得到。

彩色图像是指每个像素的信息由三原色 **R**、**G**、**B** 构成的图像，其中 **R**、**G**、**B** 是由不同的灰度级来描述的。图 3-11 为三原色混合效果图，图 3-12 为彩色图像的示意图。

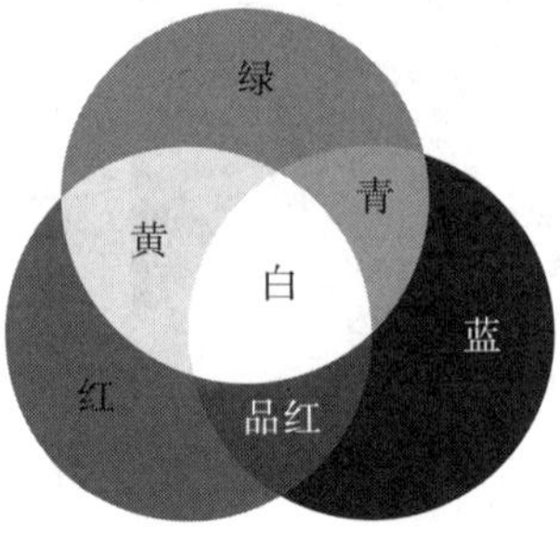

图 3-11 三原色混合效果图

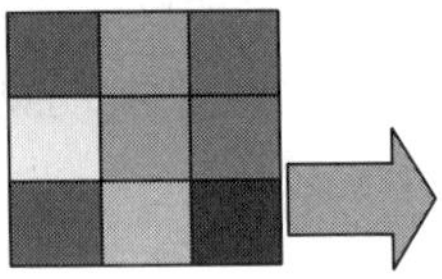

$$\boldsymbol{R}=\begin{bmatrix}255 & 240 & 240\\ 255 & 0 & 80\\ 255 & 0 & 0\end{bmatrix}\quad \boldsymbol{G}=\begin{bmatrix}0 & 160 & 80\\ 255 & 255 & 160\\ 0 & 255 & 0\end{bmatrix}\quad \boldsymbol{B}=\begin{bmatrix}0 & 80 & 160\\ 0 & 0 & 240\\ 255 & 255 & 255\end{bmatrix}$$

图 3-12 彩色图像的示意图

3.2 图像的数字化

3.2.1 采样

采样就是把在时间上和空间上连续的图像变换成为离散的采样点(即像素)集的一种操作。由于图像是一种呈二维分布的信息，为了对它完成采样操作，需要先将二维信号变为一维信号，再对一维信号进行采样。具体做法是：先沿垂直方向，以一定间隔由上到下顺序地沿水平方向按直线扫描的方式，取出各水平线上的灰度值形成一维扫描线，之后再对该一维扫描线信号按一定间隔采样得到离散信号。

对于运动图像(时间域的连续图像)，还需先在时间轴上采样，即先在时间轴上采样，再沿画面垂直方向采样，最后沿画面水平方向进行采样，从而完成采样操作。若采样结果每行(横向)像素为 M 个，每列(纵向)像素为 N 个，则整幅图像大小为 $M\times N$ 个像素。

在进行采样时，采样间隔的选取是一个非常重要的问题，它决定了采样后的图像真实地反映原图像的程度。或者说，采样间隔大小的选取要根据原图像中包含的灰度变化的程度来确定。一般来说，图像中细节越多，采样间隔越小。根据一维采样定理，若一维信号 $g(t)$ 的最大频率为 ω，且以 $T\leqslant 1/2\omega$ 为间隔进行采样后，则根据采样结果 $g(iT)$，$i=\cdots,-1,0,1,\cdots$ 能完全恢复 $g(t)$。当采样线的所有行间距相等，采样线的所有列间距也相等时，就是均匀采样。通常选取行间距等于列间距。图 3-13 为均匀采样示意图。采样时如果不考虑其他因素，我们总是希望图像的空间分辨率越高越好，事实上，当采样间隔减小，空间分辨率提高时，数据量急剧增加，要求的存储空间也相应增加，因此，在保证一定空间分辨率的条件下，可采取以自适应方式进行采样。具体做法是，在灰度过渡比较剧烈的区域进行密集采样，而在灰度变化比较平缓的区域采取稀疏采样，这种采样方式就是非均匀采样，非均匀采样既可保证灰度变化剧烈的区域的空间分辨率，又不增加数据量。图 3-14 为非均匀采样示意图。

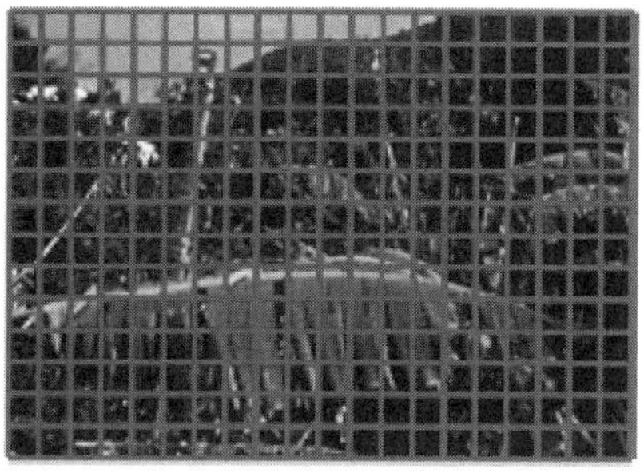

图 3-13　均匀采样示意图

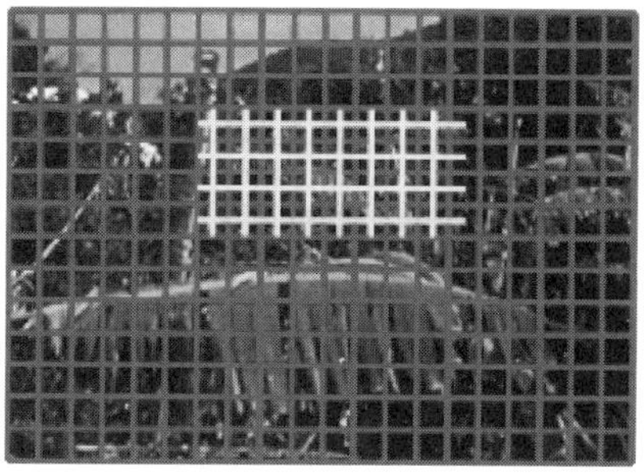

图 3-14　非均匀采样示意图

3.2.2　量化

经过采样，模拟图像已在时间、空间上离散化为像素。但采样结果所得的像素值(灰度值)仍是连续量。把采样后所得的这些连续量表示的像素值离散化为整数值的操作称为量化。若连续灰度值用 z 来表示，对于满足 $z_i \leqslant z \leqslant z_{i+1}$ 的 z 值，都量化为整数 q_i。如图 3-15(a)所示，q_i 称为像素的灰度值，z 与 q_i 的差称为量化误差。像素值量化后一般用一个字节(8 bit)来表示。如图 3-15(b)所示，把由黑—灰—白的连续变化的灰度值，量化为 0～255 共 256 级灰度值，灰度值的范围为 0～255，表示亮度从深到浅，对应图像中的颜色为从黑到白。

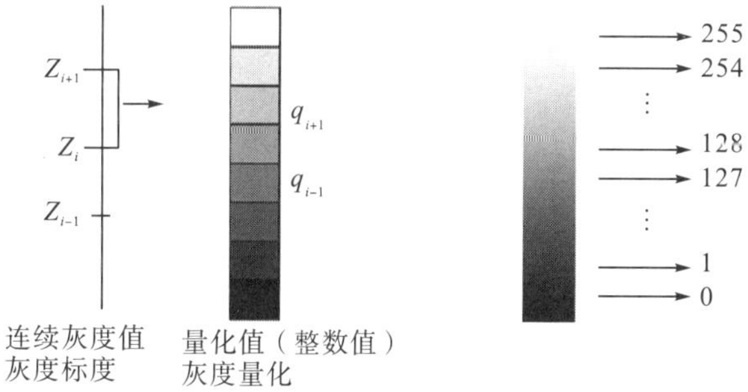

(a) 量化　　(b) 量化为8bit

图 3-15　量化示意图

3.2.3 空间和灰度分辨率

一幅图像在采样时，行、列的采样点与量化时每个像素量化的级数，既影响数字图像的质量，也影响该数字图像的数据量。图像在采样时，行、列的采样点数量，即采样值的大小就是图像的空间分辨率，它描述的是图像可辨别的最小细节。空间分辨率直接决定着图像的像素数。对于采样来讲，采样间隔越小，空间分辨率越高；采样间隔越大，空间分辨率越低。每个像素量化的级数就是灰度分辨率，它描述的是图像可以分辨的最小图像灰度变化。假定图像取 $M \times N$ 个样点，即空间分辨率为 $M \times N$，每个像素量化后的灰度二进制位数(即灰度分辨率)为 Q，一般 Q 总是取为 2 的整数幂，即 $Q = 2^k$，则存储一幅数字图像所需的二进制位数 b 为

$$b = M \times N \times Q \tag{3-2}$$

字节数 B 为

$$1\text{Byte}(B) = 8\text{bit}(b) \tag{3-3}$$

可见图像存储需要的空间大小由空间分辨率和灰度分辨率共同决定，它们成正比关系，即空间分辨率和灰度分辨率越大，需要的存储空间就越大，反之越小。

下面进一步讨论图像的空间分辨率和灰度分辨率与图像质量的关系。对一幅图像，当量化级数一定时(灰度分辨率不变)，采样点数(空间分辨率)对图像质量有着显著的影响。采样点数越多，图像质量越好；当采样点数减少时，图上的块状效应就逐渐明显。同理，当图像的采样点数一定时(空间分辨率不变)，采用不同量化级数(灰度分辨率)的图像质量也不一样。量化级数越少时，图像质量越差，量化级数最小的极端情况就是二值图像，图像出现假轮廓；量化级数越多，所得图像层次越丰富，灰度分辨率高，图像质量好，但数据量大。

【例 3-1】 数字图像中空间分辨率和灰度分辨率对图像的影响。

实验 1：这里选择 Lena 图像作为实验图像，其灰度分辨率保持不变，即采用 8bit 表示，分别给出空间分辨率为 256×256、64×64、32×32 和 16×16 的图像，具体如图 3-16(a)～图 3-16(d)所示。

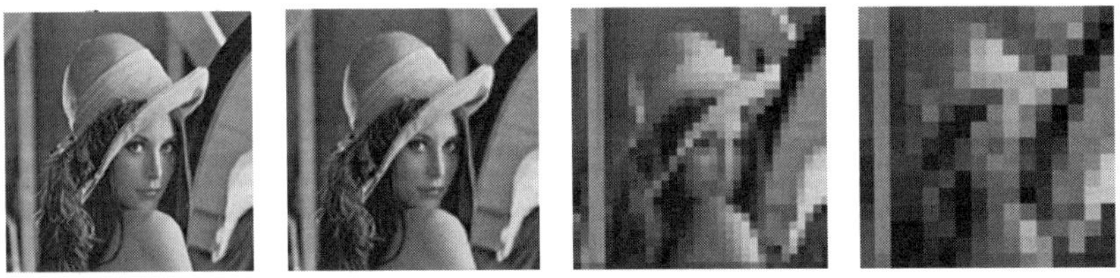

(a) 256×256　(b) 64×64　(c) 32×32　(d) 16×16

图 3-16 图像空间分辨率示意图

实验 2：这里选择 Lena 图像作为实验图像，其空间分辨率保持不变，即 256×256，分别给出灰度分辨率为 2 级、16 级和 256 级的图像，具体如图 3-17(a)～图 3-17(c)所示。

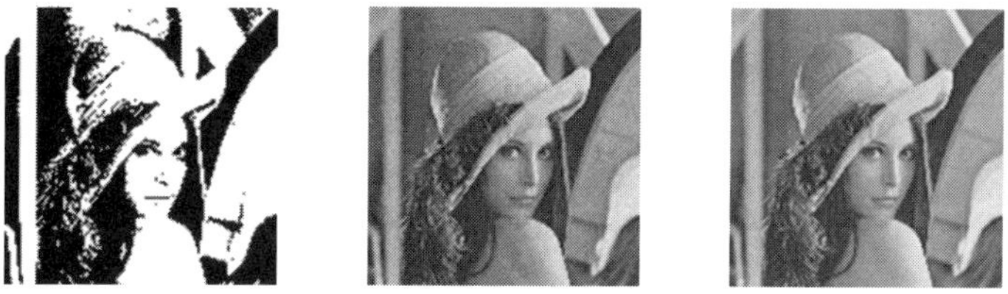

(a) 2级　(b) 16级　(c) 256级

图 3-17　图像灰度分辨率示意图

3.3　像素间的邻域和邻接

3.3.1　邻域

对于任意像素(i, j)，把像素的集合$\{(i+p, j+q)\}$(p, q 是一对适当的整数)称为像素(i, j)的邻域，即像素(i, j)附近的像素形成的区域。

1. p 的 4 邻域

坐标为(x, y)的 p 像素有 4 个水平和垂直的相邻像素，坐标分别为：$(x+1, y)$，$(x-1, y)$，$(x, y+1)$，$(x, y-1)$，这个像素集称为 p 的 4 邻域，用 $N_4(p)$ 表示，具体如图 3-18 所示。

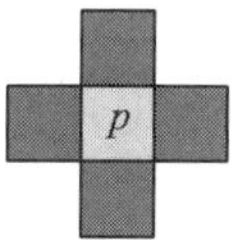

图 3-18　p 的 4 邻域示意图

2. p 的 4 对角邻域

坐标为(x, y)的 p 像素有 4 个对角线相邻像素，其坐标分别为：$(x+1, y+1)$，$(x-1, y-1)$，$(x-1, y+1)$，$(x+1, y-1)$，这个像素集称为 p 的 4 对角邻域，用 $N_D(p)$ 表示，具体如图 3-19 所示。

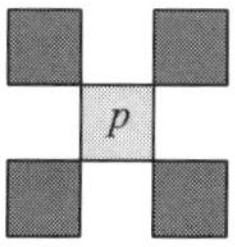

图 3-19　p 的 4 对角邻域示意图

3. p 的 8 邻域

坐标为 (x, y) 的 p 像素有上、下、左、右 4 个相邻像素和 4 个对角线相邻像素，这个像素集称为 p 的 8 邻域，用 $N_8(p)$ 表示，具体如图 3-20 所示。$N_8(p)$ 实质上就是 $N_4(p)$ 和 $N_D(p)$ 的并集，即

$$N_8(p)=N_4(p)\cup N_D(p)$$

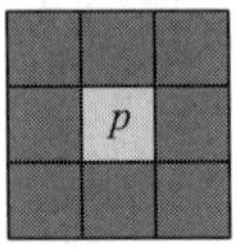

图 3-20　p 的 8 邻域示意图

注：如果 p 位于图像边界，则 $N_4(p)$、$N_D(p)$ 和 $N_8(p)$ 的某些点就会落到图像区域外。

3.3.2　邻接性

1. 邻接性

邻接性是描述区域和边界的重要概念，如果两个像素邻接，它们满足的条件是：两个像素的位置在某种情况下相邻，两个像素的值满足某种相似性(如灰度值相等)。

设 V 是具有特定相似性准则的灰度值集合，V 具有以下取值特点：①在二值图像中，如果把具有 1 值的像素归入邻接的，则集合 $V=\{1\}$；②在灰度图像中，V 一般包含更多元素，如对于灰度可能在 0～255 的像素邻接性，集合 V 可能是这 256 个值的任何一个子集。

这里为了方便，以二值图像为例进行说明，可以假定 $V=\{1\}$。

(1) 4 邻接：如果 q 在 $N_4(p)$ 中，具有 V 中数值的两个像素 p 和 q 是 4 邻接的。形式化定义：$p,q\in V$，且 q 的行、列坐标 $(s,t)\in N_4(p)$，则称 p 和 q 是 4 邻接(图 3-21)。同理，p 和 r 也是 4 邻接。

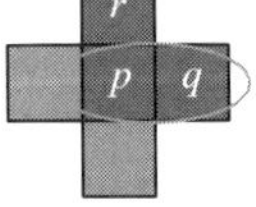

图 3-21　4 邻接示意图

(2) 8 邻接：如果 q 在 $N_8(p)$ 中，具有 V 中数值的两个像素 p 和 q 是 8 邻接的。形式化定义：$p,q\in V$，且 q 的行、列坐标 $(s,t)\in N_8(p)$，则称 p 和 q 是 8 邻接(图 3-22)。同理，p 和 r 也是 8 邻接。

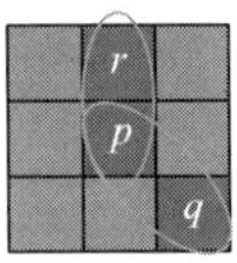

图 3-22　8 邻接示意图

注：4 邻接的像素必然是 8 邻接的，反之不一定成立。

(3) m 邻接：如果 q 在 $N_4(p)$ 中，或者 q 在 $N_D(p)$ 中，且集合 $N_4(p)\cap N_4(q)$ 没有 V 值的像素，则具有 V 值的像素 p 和 q 是 m 邻接的。形式化定义：$\exists p,q\in V$，$q\in N_4(p)$ 或 $q\in N_D(p)$，$N_4(p)\cap N_4(q)\subseteq V$，则称 p 和 q 是 m 邻接(图 3-23)。

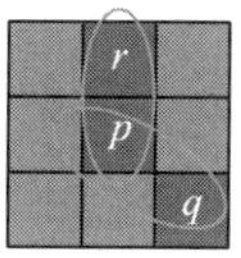

图 3-23　m 邻接示意图

m 邻接的引入是为了消除采用 8 邻接出现二义性的情况。这里通过图 3-24 来说明，图 3-24(a) 为一个 3×3 的图像，中间的那个值为“1”的像素可以有两条路到达右上角的那个“1”，如图 3-24(b) 所示，这就是所说的二义性，这个情况在边缘检测里面是很不希望的。如果改成 m 邻接后，从 m 连通的定义可知，中间值为“1”的像素和右上角的像素是 8 连通的却不是 m 连通的，如图 3-24(c) 所示，从而消除了这种二义性。m 邻接是 8 邻接的改进，其实质是当像素间同时存在 4 邻接和 8 邻接时，优先采用 4 邻接，屏蔽两个和同一个像素间存在 4 邻接的像素之间的 8 邻接。

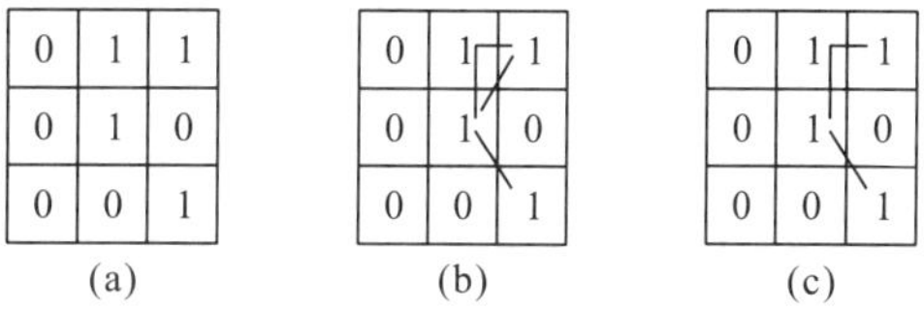

图 3-24　8 邻接的二义性示意图

2. 连接成分

(1) 连接成分，在一个二值图像中，如果把相互连接的像素汇集为一组，就产生了若干个“0”值像素组和“1”值像素组，分别称这些组为连接成分。

(2) 孔，在“0”连接成分中，如果存在与外围的一行、一列的像素不相连的成分，则把它称为孔。

(3) 单连接成分，不包含孔的“1”连接成分称为单连接成分。

(4) 孤立点，仅含有一个像素的单连接成分称为孤立点。

(5) 多重连接成分，含有孔的“1”连接成分称为多重连接成分。

3. 像素的连接数

像素的连接数 N_c，就是在中心为 x 的 3×3 邻域中，与 x 有连接关系的图形分量(不包括 x) 的个数。采用 4 邻接和 8 邻接时连接数分别用 N_c^4 和 N_c^8 表示。

某个像素区中的连接数，可以以这个像素的 8 邻域值 $f(x_0)$–$f(x_7)$ 按下式进行计算(图 3-25)：

$$N_c^4 = \sum_{k=0,2,4,6} [f(x_k) - f(x_k)\cdot f(x_{k+1})\cdot f(x_{k+2})]$$
$$N_c^8 = \sum_{k=0,2,4,6} \{[1-f(x_k)] - [1-f(x_k)]\cdot[1-f(x_{k+1})]\cdot[1-f(x_{k+2})]\} \tag{3-4}$$

x_3	x_2	x_1
x_4	x	x_0
x_5	x_6	x_7

图 3-25　连接数计算示意图

如果 $x_k = x_8$，则令 $x_8 = x_0$，通过对 x 像素 8 邻域一切可能存在的值进行计算，其连接数总是取 0～4。其中，不同的取值，像素所处的位置就不一样，具体如下：

$N_c^8 = 0$，孤立点或内部点；

$N_c^8 = 1$，端点；

$N_c^8 = 2$，连接点；

$N_c^8 = 3$，分支点；

$N_c^8 = 4$，交叉点。

像素 x 的连接数作为二值图像局部的特征量，有着多种多样的应用。为了能使读者更为直观地理解这个特征量，本书结合一个示例进行说明。

【例 3-2】　图 3-26 给出了一幅二值图像的取值情况，共有 11 个像素的取值为 1，没有标明取值的就是 0，这里给出其中连接数等于 4 的像素，即右上角的像素的连接数计算过程，其他的读者可以自己计算，这里直接标注在了图中。

$$\begin{aligned} N_c^8 &= \sum_{k=0,2,4,6} \{[1-f(x_k)] - [1-f(x_k)]\cdot[1-f(x_{k+1})]\cdot[1-f(x_{k+2})]\} \\ &= \{[1-f(x_0)] - [1-f(x_0)]\cdot[1-f(x_1)]\cdot[1-f(x_2)]\} \\ &\quad + \{[1-f(x_2)] - [1-f(x_2)]\cdot[1-f(x_3)]\cdot[1-f(x_4)]\} \\ &\quad + \{[1-f(x_4)] - [1-f(x_4)]\cdot[1-f(x_5)]\cdot[1-f(x_6)]\} \\ &\quad + \{[1-f(x_6)] - [1-f(x_6)]\cdot[1-f(x_7)]\cdot[1-f(x_0)]\} \\ &= 1+1+1+1 = 4 \end{aligned} \tag{3-5}$$

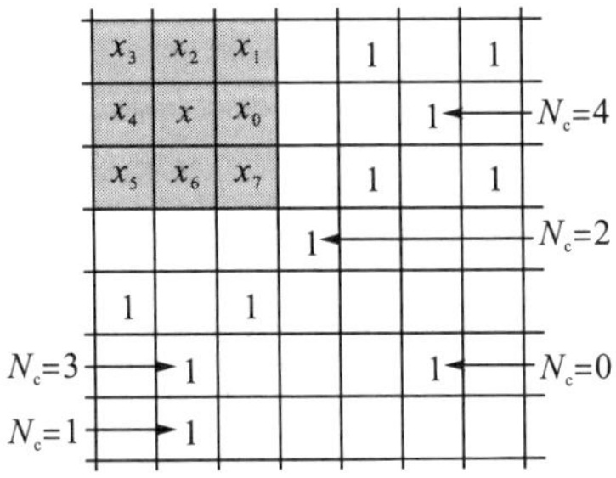

图 3-26　连接数计算

4. 像素的可删除性

像素的可删除性，当将一个像素值由 1 变成 0 时，整个图像连接成分的连接性不改变，则这个像素被称为是可删除的。连接性不变，是指各连接成分不分离、不结合，孔不消除也不生成。可以很直观地看到，可删除像素与连接数 $N_c=1$ 的情况是一致的。这里同样给出两个例子来说明这个问题。

【例 3-3】　表 3-1 中，中间像素的连接数都等于 1，即 $N_c^8=1$，如果把其像素值由 1 改为 0，可以看到其连接线不发生改变，因此是可以删除的。

表 3-1　像素可删除性示例

0 0 0 1 1 0 1 1 0	0 0 0 0 1 0 1 1 1	0 0 0 0 1 1 0 1 1
1 1 1 1 1 0 1 1 0	0 1 0 0 1 0 0 0 0	1 0 0 1 1 0 0 0 0

【例 3-4】　如图 3-27 所示，图 3-27(a)中，像素 *A* 和 *C* 可删除，*B* 和 *D* 不可删除。如果 *B* 被删除，可以使孔消除，从而改变了图的连接性；如果 *D* 被删除，就会产生新孔，同样图的连接性也会被改变。图 3-27(b)中，像素 *a*、*b* 的删除应慎重，因为像素 *a*、*b* 如果被删除，整个图像连接成分的连接性并没有改变，即没有产生分离、不结合和孔，但是它改变了连接成分的形状，这种情况需要结合具体应用具体讨论。

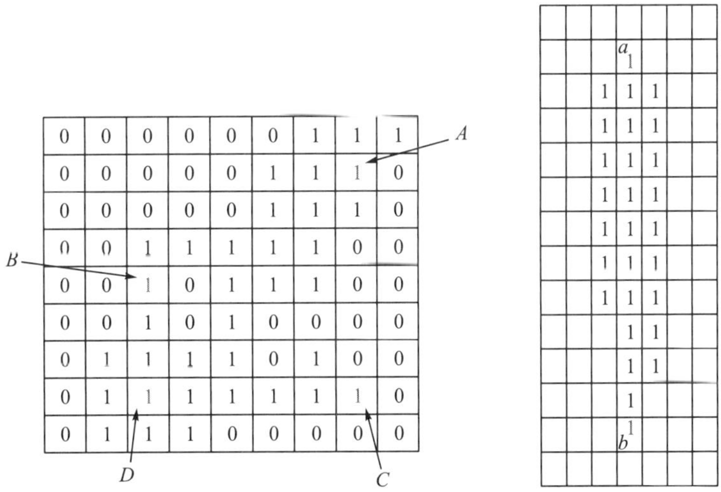

(a)　(b)

图 3-27　像素可删除性示例

因此应用像素连接数对二值图像进行删除操作时，除了 $N_c=1$ 这一条件外，有时还应考虑连接成分的某些物理性质。例如，对图 3-27(b)进行细化操作时，像素 *a*、*b* 的连接数都为 1，但都不能随意将它们删去。否则，细化线会缩短，导致重要信息丢失。

3.3.3 连通性和距离

1. 连通性

连通性反映两个像素间的空间关系。所谓通路，就是从具有坐标(x, y)的像素 p 到具有坐标(s, t)的像素 q 的通路特定像素序列，其坐标为

$$(x_0, y_0),(x_1, y_1),\cdots,(x_i, y_i),\cdots,(x_n, y_n) \tag{3-6}$$

式中，$(x,y)=(x_0,y_0)$，$(x_n,y_n)=(s,t)$，且像素(x_i,y_i)和(x_{i-1},y_{i-1})是邻接的，n 为通路长度。如果$(x_0,y_0)=(x_n,y_n)$，则该通路是闭合通路。

根据采样的邻接关系，通路包括 4 通路、8 通路和 m 通路。为了使读者能更好地掌握通路，这里给出一个示例。

【例 3-5】 有一个 3×3 的二值图像，如图 3-28 所示，在像素 s 和 t 之间是否存在通路，如果存在，是什么类型？

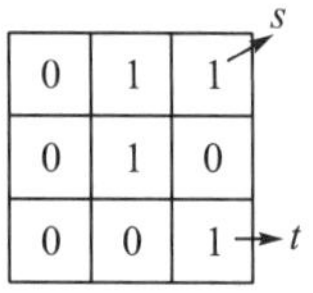

图 3-28 3×3 的二值图像

从图 3-28 中不难看到，s 和 t 之间存在的通路情况如下：

4 连通(4 邻域)：不存在；

4 连通(4 对角邻域)：不存在；

8 连通：2 条；

m 连通：1 条。

感兴趣的读者可判断图 3-29 中给出的三幅图中 p 和 q 之间分别是否存在通路，如果存在，是什么类型？

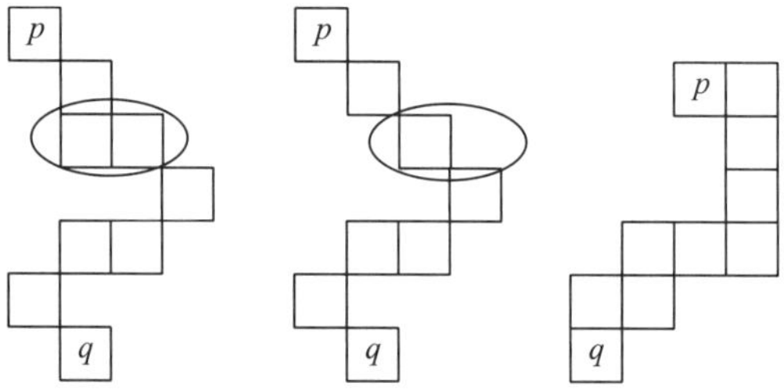

图 3-29 p-q 通路示意图

2. 连通性

1)像素之间距离的定义

给定 3 个像素 p、q 和 z，坐标分别为 (x, y)、(s, t) 和 (u, v)，如果下列条件满足：①$D(p, q) \geqslant 0$[$D(p, q) = 0$，当且仅当 $p = q$]；②$D(p, q) = D(q, p)$；③$D(p, z) \leqslant D(p, q) + D(q, z)$，则称 D 是距离函数或度量。

2)欧氏距离

欧氏距离(Euclidean distance)亦称模为 2 的距离，或 D_e 距离。

像素 $p(x, y)$ 和 $q(s, t)$ 间的欧氏距离定义如下：

$$D_e(p, q) = [(x - s)^2 + (y - t)^2]^{\frac{1}{2}} \tag{3-7}$$

根据这个距离量度，与 (x, y) 的距离小于或等于某个值 d 的像素都包括在以 (x, y) 为中心、d 为半径的圆中。

3)城区距离

城区距离(city-block distance)亦称模为 1 的距离，或 D_4 距离。

像素 $p(x, y)$ 和 $q(s, t)$ 之间的 D_4 距离定义为

$$D_4(p, q) = |x - s| + |y - t| \tag{3-8}$$

根据这个距离量度，与 (x, y) 的 D_4 距离小于或等于某个值 d 的像素组成以 (x, y) 为中心的菱形，具体如图 3-30 所示。

		2		
	2	1	2	
2	1	0	1	2
	2	1	2	
		2		

图 3-30　D_4 距离示意图

注：图中的数字表示与处于中心位置的像素的距离。

4)棋盘距离

棋盘距离(chess board distance)亦称模为无穷的距离(L_∞)，或 D_8 距离。

像素 $p(x, y)$ 和 $q(s, t)$ 之间的 D_8 距离定义为

$$D_8(p, q) = \max(|x - s|, |y - t|) \tag{3-9}$$

根据这个距离量度，与 (x, y) 的 D_8 距离小于或等于某个值 d 的像素组成以 (x, y) 为中心的正方形，具体如图 3-31 所示。

2	2	2	2	2
2	1	1	1	2
2	1	0	1	2
2	1	1	1	2
2	2	2	2	2

图 3-31 D_8 距离示意图

注：图中的数字表示与处于中心位置的像素的距离。

3.4 图像灰度直方图及其运算

3.4.1 灰度直方图

1. 灰度直方图概念

灰度直方图(histogram)是灰度级的函数，是图像最基本的统计特征。一个灰度级别在 $[0, L-1]$ 的数字图像的直方图是一个离散函数 $p(r_k)=n_k/n$，其中 n 是图像的像素总数，n_k 是图像中第 k 个灰度级的像素总数，r_k 是第 k 个灰度级，$k=0, 1, 2, \cdots, L-1$。

在图 3-32 中，灰度图像大小为 6×6，灰度级 L=6，每个灰度级 $n_i(i=1, 2, 3, 4, 5, 6)$ 的取值分别为：5、4、5、6、2 和 14，以灰度级为横轴，灰度出现的次数为纵轴，就可以得到灰度直方图。

1	2	3	4	5	6
6	4	3	2	2	1
1	6	6	4	6	6
3	4	5	6	6	6
1	4	6	6	2	3
1	3	6	4	6	6

1	2	3	4	5	6
5	4	5	6	2	14

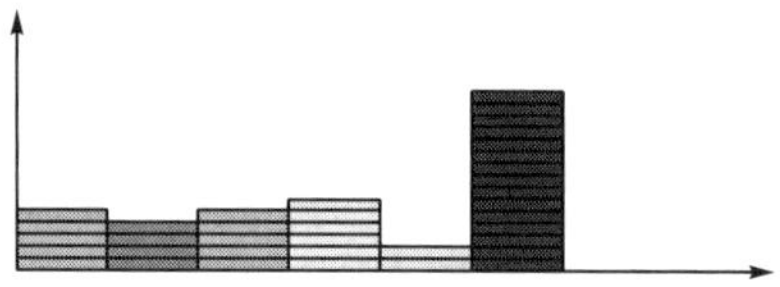

灰度直方图

图 3-32 灰度直方图示意图

从概率的观点来理解，灰度出现的频率可看作其出现的概率，这样直方图就对应于概率密度函数(probability density function)，而概率分布函数就是直方图的累计和，即概率密度函数的积分，如图 3-33 所示。

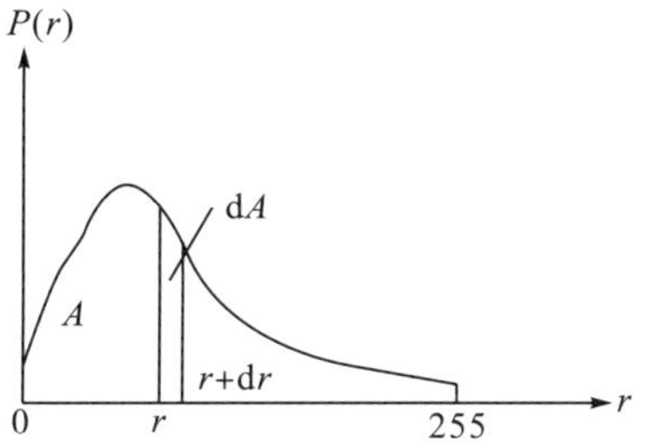

图 3-33　灰度直方图的概率密度函数

其中，横坐标为灰度级 r，纵坐标为灰度出现的概率 $P(r)$，则

$$P(r)=\int_0^r p(r)\mathrm{d}r, p(r)=\frac{\mathrm{d}p(r)}{\mathrm{d}r} \tag{3-10}$$

通过灰度直方图可以计算图像的亮度和对比度。

图像的亮度(brightness)，即图像矩阵的平均值，其值越小，图像越暗。亮度定义如下：

$$\text{brightness}=\frac{\sum_{y=0}^{M-1}\sum_{x=0}^{N-1}g(x,y)}{M\times N} \tag{3-11}$$

其中，M 表示图像的高度(行数)，N 表示图像的宽度(列数)。

图像的对比度(contrast)，即图像矩阵的均方差(标准差)，对比度越大，图像中黑白反差越明显。对比度定义如下：

$$\text{contrast}=\sqrt{\frac{\sum_{y=0}^{M-1}\sum_{x=0}^{N-1}(g(x,y)-\text{brightness})^2}{M\times N}} \tag{3-12}$$

2. 直方图的性质

(1) 直方图能反映图像的概貌，如图像中有几类目标，目标和背景的分布如何；通过直方图可以直接计算图像中的最大亮度、最小亮度、平均亮度、对比度以及中间亮度等。

(2) 使用直方图可以完成图像分割、目标检索等操作。因为不同的目标具有不同的颜色分布，使用归一化直方图进行目标匹配，不易受到目标翻转和目标大小变化的影响。

(3) 在图像查询系统中，直方图有很大的作用，用它存储目标的特征占有空间小，且执行速度快。

(4) 灰度直方图只能反映图像的灰度分布情况，不能反映图像像素的位置，即丢失了像素的位置信息。换句话说，当一幅二维图像被压缩为一维直方图后，所有的空间信息都丢失了。直方图描述了每个灰度级具有的像素个数，但不能为这些像素在图像中的位置提供任何线索。

(5) 一幅图像对应唯一的灰度直方图，反之不成立。不同的图像可对应相同或相近的直方图，甚至出现极不相同的图像也可能具有相同的直方图，其原因在于直方图无法表示目标的形状。从图 3-34 中可以看到，这三幅图像完全不同，但直方图却是一样的。

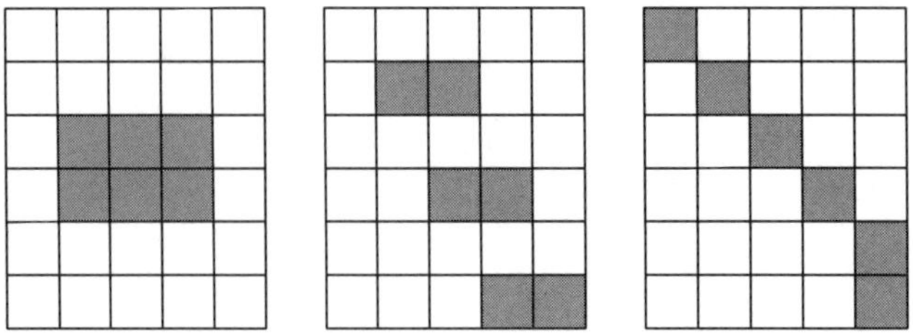

图 3-34　直方图与图像的对应关系示意图

(6)具有可加性。如果一幅图像由两个不连接的区域组成，并且每个区域的直方图已知，则整幅图像的直方图是这两个区域直方图的叠加。

3. 直方图与图像清晰性的关系

直方图与图像清晰性的关系如下：①暗图像对应的直方图倾向于灰度值较小的左侧；②明亮图像对应的直方图则倾向于灰度值较大的右侧；③对比度较低的图像对应的直方图窄且集中于灰度级的中部；④对比度高的图像对应的直方图分布范围很宽而且分布均匀。

3.4.2　灰度直方图的应用

1. 数字化参数

通过直方图可以直观判断一幅图像是否合理地利用了全部被允许的灰度级范围。一幅清晰的数字图像一般都利用全部或几乎全部可能的灰度级，图 3-35 给出了暗色图像、亮色图像、高对比度图像和低对比度图像的直方图。如果灰度级利用不充分，在量化的时候应该减小量化间隔来提高图像质量。一旦被数字化，图像的级数小于 256，丢失的信息(除非重新数字化)将不能被恢复。图 3-36 为图像清晰度与灰度级范围关系示意图，暗色图像(a)和高对比度图像(b)相对应的直方图如图 3-36(c)和图 3-36(d)所示，可见高对比度图像更清晰，其覆盖的灰度级范围比低对比度图像更广。

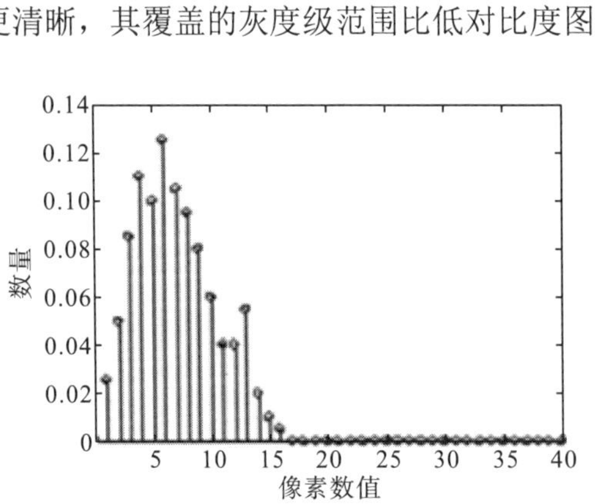

(a)暗色图像

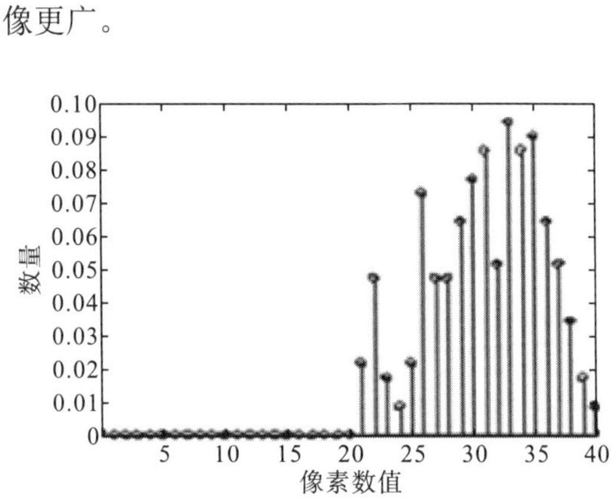

(b)亮色图像

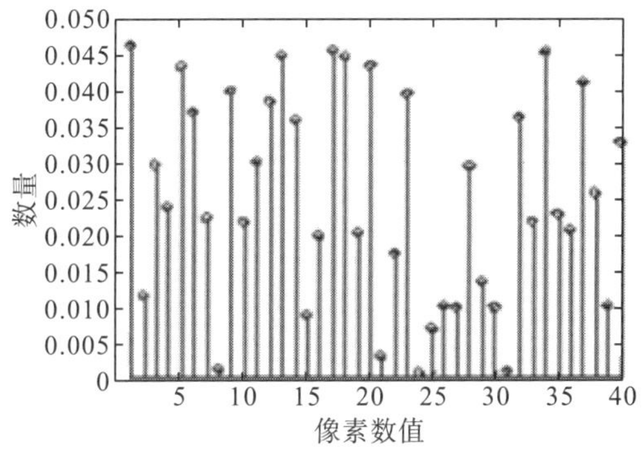

(c)高对比度图像

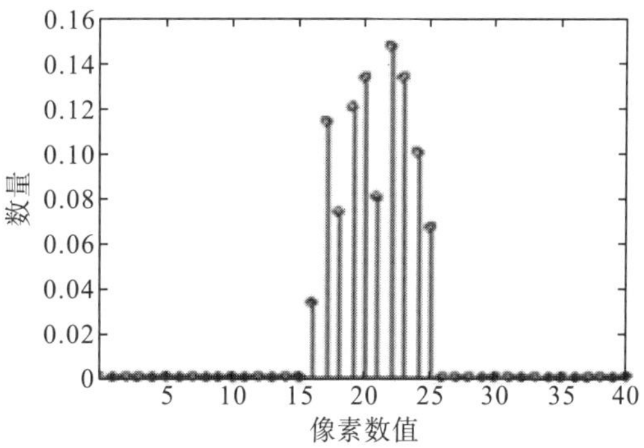

(d)低对比度图像

图 3-35　几种典型直方图

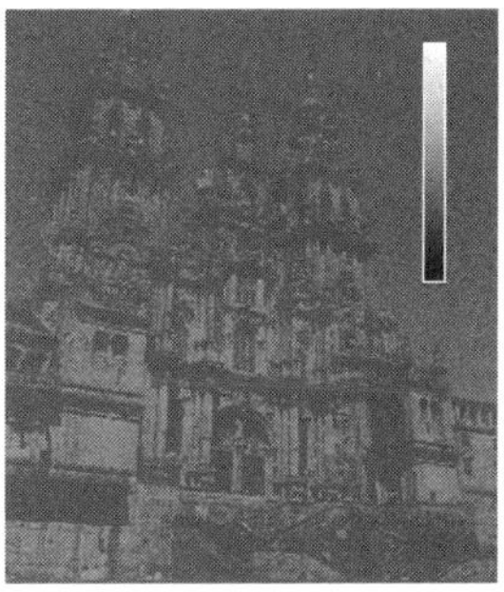

(a)暗色图像

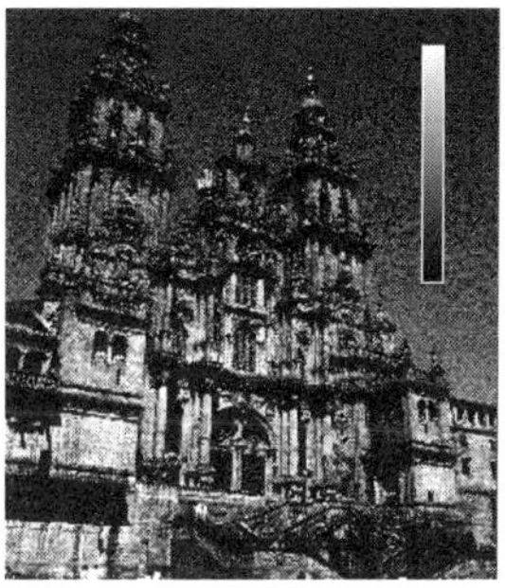

(b)高对比度图像

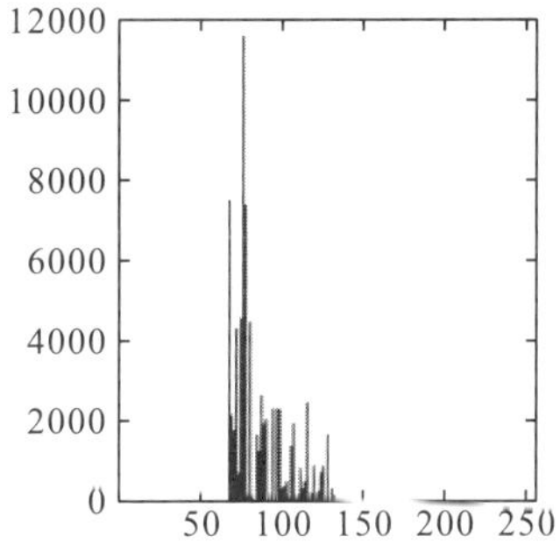

(c) 暗色图像直方图

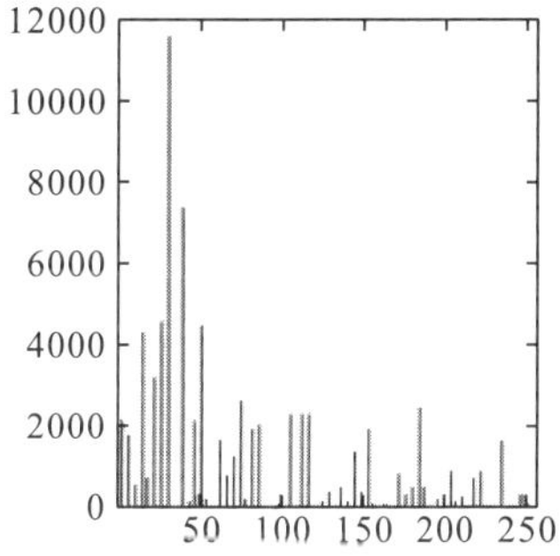

(d) 高对比度图像直方图

图 3-36　图像清晰度与灰度级范围关系示意图

这里需要说明的是，这种方法是检查图像量化的一种有效手段，如果灰度级范围太窄，可以增加灰度级来提高图像质量，但当图像已经形成后，可以通过灰度拉伸的方法来实现这种效果，关于灰度拉伸后文会做介绍。

2. 边界阈值选择

轮廓线提供了一个确立图像中简单物体边界的有效方法。使用轮廓线作为边界的技术被称为阈值化。

假定一幅图像背景是深色的，其中有一个浅色的物体。图 3-37 为该图像的直方图。物体中的浅色像素产生了直方图上的右峰，而背景中大量的深色像素产生了直方图上的左峰。物体边界附近具有两个峰值之间灰度级的像素数目相对较少，从而产生了两峰之间的谷底 T。

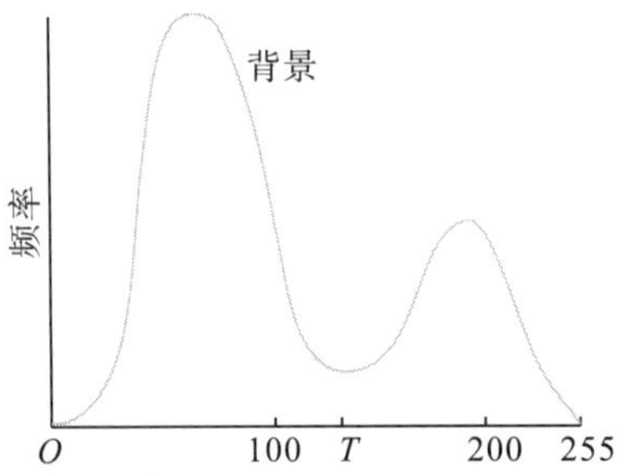

图 3-37 双峰直方图

对应于两峰之间的最低点谷底的灰度级作为阈值来确定边界是最适宜的。由直方图的定义可知，直方图是面积函数的导数。在谷底的附近，直方图的值相对较小，意味着面积函数随阈值灰度级的变化很缓慢。

3. 综合光密度

给出直方图后，可以从简单图像的直方图直接计算的量即综合光密度(integrated optical density，IOD)。它是反映图像质量的一种有用度量，对于数字图像，其定义为

$$\mathrm{IOD} = \sum_{k=K_1}^{K_2} kH(k) \tag{3-13}$$

式中，K_1 和 K_2 是所划定的图像区域的最小和最大灰度值；$H(k)$代表灰度级为 k 时所对应的像素的个数。该式为灰度级加权的直方图之和，相当于灰度×面积，面积一定时，灰度值高，则 IOD 也高。

3.4.3 灰度直方图的均衡化

1. 直方图均衡化

直方图均衡化的中心思想就是对图像进行非线性拉伸，重新分配图像像素值，使一定灰度范围内的像素数量大致相同，灰度直方图从比较集中的某个灰度区间变成在全部灰度范围内的均匀分布，然后按均衡直方图修正原图像。关于直方图均衡化，需要强调下面两点：①直方图均衡化实质上是减少图像的灰度级以换取对比度的加大；②在均衡过程中，原来的直方图上频数较小的灰度级被归入很少几个或一个灰度级内，故得不到增强。若这些灰度级所构成的图像细节比较重要，则需采用局部区域直方图均衡化。

直方图均衡化后，图像的直方图是平直的，即各灰度级具有相同的出现频数，那么由

于灰度级具有均匀的概率分布，图像看起来就更清晰了。

首先假定连续灰度级的情况，令 r、s 代表灰度值，$P(r)$、$P(s)$ 为概率密度函数。r、s 值已归一化，最大灰度值为 1。图 3-38 为连续灰度的直方图非均匀分布图，图 3-39 为连续灰度的直方图均匀分布图，直方图均衡化就是把非均匀分布的直方图变成均匀分布的直方图，如图 3-40 所示。

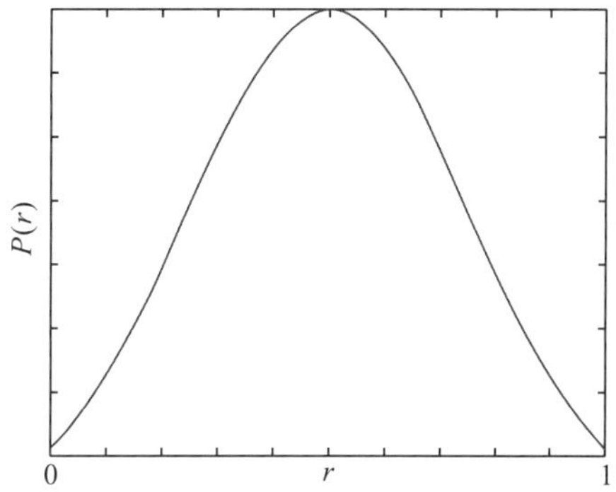

图 3-38　连续灰度的直方图非均匀分布图

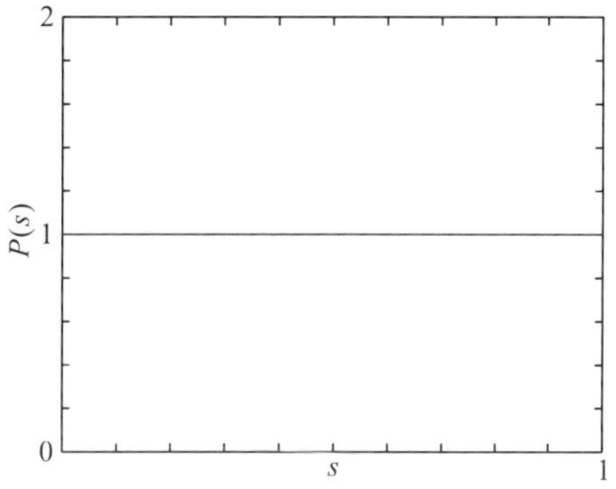

图 3-39　连续灰度的直方图均匀分布图

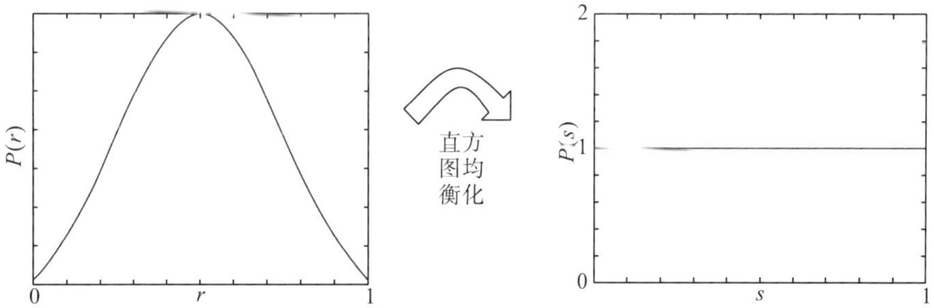

图 3-40　直方图均衡化目标

为了使读者能更好地理解这种变换，这里给出其原理示意图，在图 3-41 中，非均匀分布灰度直方图中，灰度级 r 由 r_j 增加到 $r_j + \Delta r$，其概率密度由 $P(r_j)$ 增加到 $P(r_j + \Delta r)$；

在均匀灰度分布直方图中，对应的灰度级由 s_j 增加到 $s_j+\Delta s$，其概率密度由 $P(s_j)$ 变化到 $P(s_j+\Delta s)$，$P(s_j+\Delta s)-P(s_j)=0$。从这个原理图中不难看到，在直方图均衡化的过程中，灰度级进行了合并。

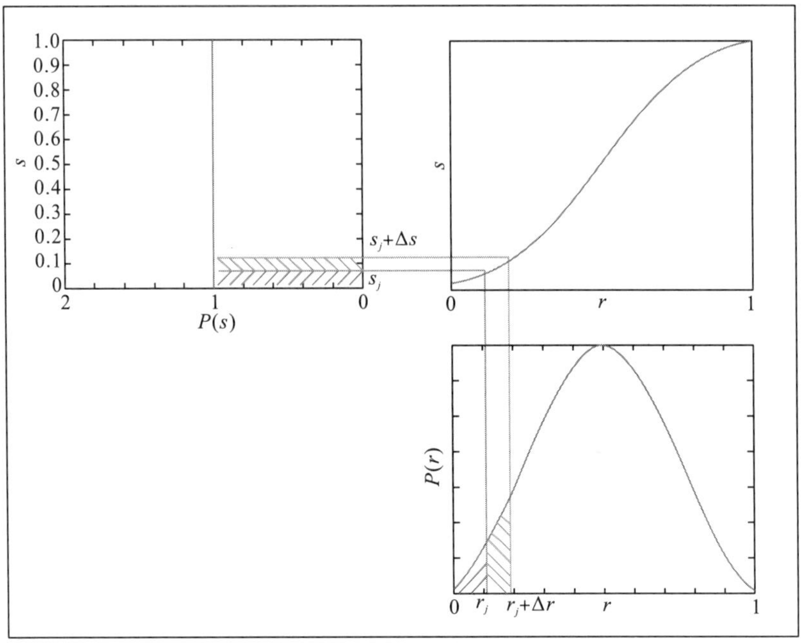

图 3-41 直方图均衡化原理

2. 直方图均衡化算法

下面给出直方图均衡化的算法步骤：

(1) 列出原始图像和变换后图像的灰度级个数 L 和像素个数 N_f。

(2) 统计原图像中各灰度级的像素个数 $h(i)$。

(3) 计算原始图像直方图 $h_s(i)=h(i)/N_f$。

(4) 计算累计直方图 $h_p(j)=h_s(1)+h_s(2)+\cdots+h_s(i)$，$i=1, 2, \cdots, j$。

(5) 利用灰度值变换函数 $j=\text{INT}[(L-1)\times h_p(j)+0.5]$ 计算变换后的灰度值，四舍五入取整，关于这个变换公式的解释：因为输出图像的灰度是等间隔的，其灰度级个数与输入图像的灰度级个数相同，亦为 L，其灰度级间隔为 $L-1$，所以需要计算 $h_p(j)$ 中有多少个 $\frac{1}{L-1}$，即 $j=h_p(j)\div\frac{1}{L-1}$，为了得到整数，可以给这个数加上 0.5 以后再进行四舍五入处理。

(6) 确定灰度变换关系 $i\to j$，据此将原图像的灰度值 $f(m, n)=i$ 修正为 $g(m, n)=j$。

(7) 统计变换后各灰度级像素个数 N_j。

(8) 计算变换后的图像直方图 $P_j=N_j/N$。

下面通过一个示例进一步说明这个算法的具体计算过程：

【例 3-6】　设 f、g 分别为原图像和处理后的图像，其中 f 为 5×5。

(1) 求出原图像 f 的灰度直方图，设为 h。h 为一个十维的向量(图 3-42)。

f

1	3	9	9	8
2	1	3	7	3
3	6	0	6	4
6	8	2	0	5
2	9	2	6	0

→ h

0	3
1	2
2	4
3	4
4	1
5	1
6	4
7	1
8	2
9	3

图 3-42　原图像的灰度值出现次数

(2) 求出原图像 f 的总体像素个数，本例为 25：

$$N_f = m \times n \tag{3-14}$$

式中，m、n 分别为图像的行数和列数。

(3) 计算每个灰度级的像素个数在整幅图像中所占的百分比(图 3-43)：

$$h_s(i) = h(i)/N_f \qquad (i = 0,1,\cdots,9) \tag{3-15}$$

h

0	3
1	2
2	4
3	4
4	1
5	1
6	4
7	1
8	2
9	3

→ h_s

0	0.12
1	0.08
2	0.16
3	0.16
4	0.04
5	0.04
6	0.16
7	0.04
8	0.08
9	0.12

(a)灰度频度

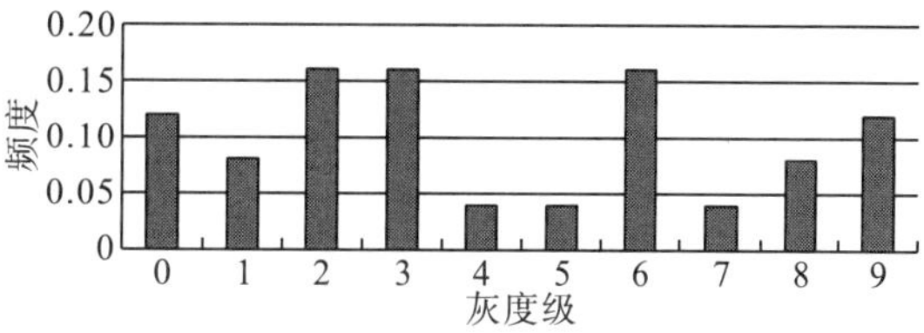

(b)原图像灰度频度直方图

图 3-43　原图像的灰度频度直方图

(4) 计算图像各灰度级的累计分布(图 3-44)：

$$h_p(i) = \sum_{k=0}^{i} h(k) \quad (i = 0,1,\cdots,9) \tag{3-16}$$

h_s

0	0.12
1	0.08
2	0.16
3	0.16
4	0.04
5	0.04
6	0.16
7	0.04
8	0.08
9	0.12

→ h_p

0	0.12
1	0.20
2	0.36
3	0.52
4	0.56
5	0.60
6	0.76
7	0.80
8	0.88
9	1.00

(a)灰度累计频度

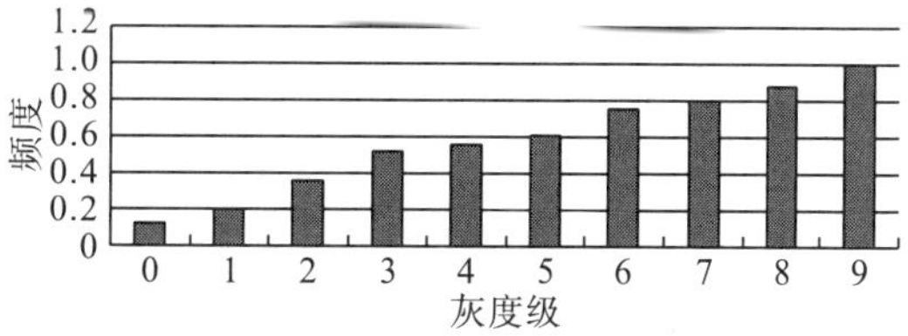

(b)灰度累计频度直方图

图 3-44　原图像的灰度累计频度直方图

(5)求变换后新图像 **g** 的灰度级：

$$j = \mathrm{INT}[(L-1)\times h_p(i)+0.5] \quad (i=0,1,\cdots,9) \tag{3-17}$$

其计算结果如表 3-2 所示，变换后的灰度直方图如图 3-45 所示。

表 3-2 灰度均衡化计算结果

灰度级	$h(i)$	$h_s(i)$	$h_p(i)$	变换后灰度值	灰度值修正	变换后图像直方图
0	3	0.12	0.12	0	1	5
1	2	0.08	0.20	1	1	
2	4	0.16	0.36	2	2	4
3	4	0.16	0.52	3	3	5
4	1	0.04	0.56	3	3	
5	1	0.04	0.60	4	4	1
6	4	0.16	0.76	5	5	5
7	1	0.04	0.80	5	5	
8	2	0.08	0.88	6	6	2
9	3	0.12	1.00	7	7	3

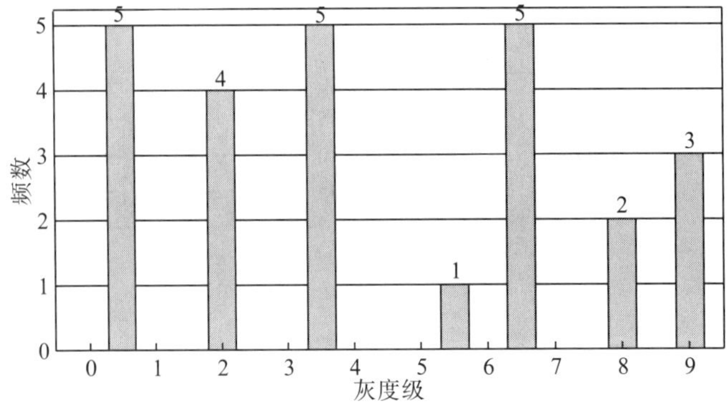

图 3-45 变换后图像的灰度直方图

下面给出一组医学数字图像的实验结果，图 3-46 为一幅 MRI 医学数字图像，其灰度值偏大，图像较亮，进行灰度直方图均衡化变换后，其结果如图 3-47 所示，可以看到，灰度图像的对比度明显增强。

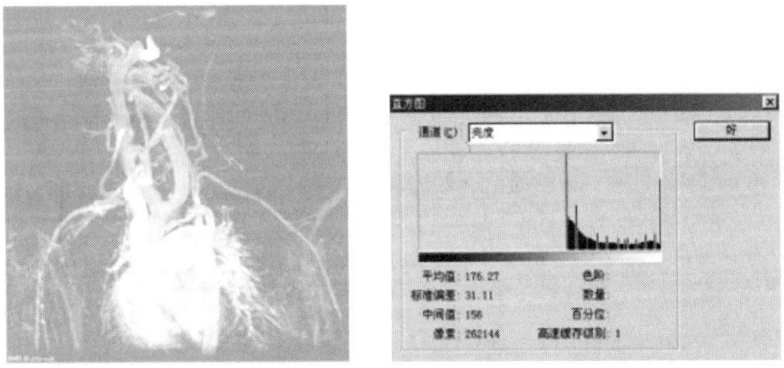

图 3-46 灰度值偏大的医学数字图像及灰度直方图

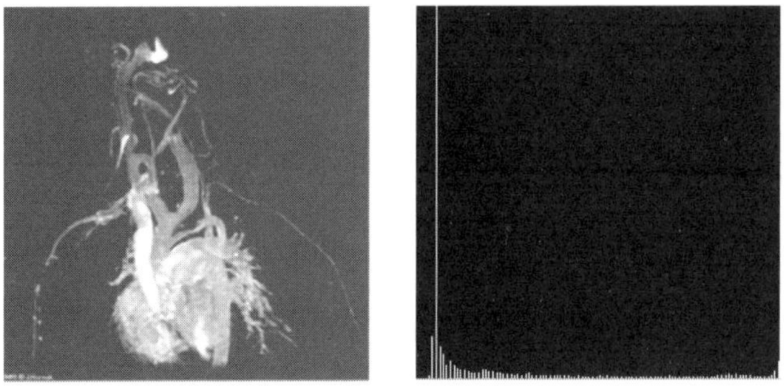

图 3-47　灰度值居中的医学数字图像及灰度直方图

3. 直方图均衡化的优缺点

直方图均衡化的优点：对于背景和前景都太亮或者太暗的图像非常有用，这种方法可以更好地展示 X 射线图像中的骨骼结构，以及曝光过度或者曝光不足照片的细节；该方法比较直观，且操作可逆，如果已知均衡化函数，那么就可以恢复原始的直方图，并且计算量也不大。

直方图均衡化的缺点：它对处理的数据不加选择，可能会增加背景的对比度，并且降低有用信号的对比度；变换后图像的灰度级减少，某些细节消失；某些图像，如直方图有高峰，经处理后对比度不自然地过分增强。

3.5　基于像素的图像运算

3.5.1　基于像素的灰度变换——点运算

当图像成像时曝光不足或过度，或由于成像设备的非线性和图像记录设备动态范围太窄等因素，都会产生对比度不足的弊病，使图像中的细节分辨不清，这时可将灰度范围线性扩展。基于像素的灰度变换就是把原图像的像素灰度经过某个变换函数变换成新的图像灰度。

基于像素的灰度变换又称为点运算、对比度增强、对比度拉伸、灰度变换等，设输入图像的灰度为$f(x,y)$，输出图像的灰度为$g(x,y)$，则灰度变换可以表示为

$$g(x,y)=T[f(x,y)] \tag{3-18}$$

其中，$T[\ ]$是对 f 在(x,y)点灰度值的一种数学运算，即灰度变换是一种基于像素的逐点运算，是灰度到灰度的映射过程。

从整体来看，基于像素的灰度变换具有五个方面的特点：①点运算针对图像中的每一个像素灰度，独立地进行灰度值的改变；②输出图像中每个像素点的灰度值，仅取决于相应输入像素点的值；③点运算不改变图像内的空间关系；④从像素到像素的操作；⑤点运算可完全由灰度变换函数或灰度映射表确定。

基于像素的灰度变换可以分为线性灰度变换、分段线性灰度变换、开窗运算和非线性灰度变换，这里进行简单介绍。

1. 线性灰度变换

设原图像 $f(x, y)$ 灰度为[a, b]，希望变换后图像 $g(x, y)$ 灰度扩展至[c, d]，则灰度线性变换(图 3-48)可表示为

$$g(x,y)=\begin{cases} d, & f(x,y)>b \\ \dfrac{d-c}{b-a}[f(x,y)-a]+c, & a\leqslant f(x,y)\leqslant b \\ c, & f(x,y)<a \end{cases} \tag{3-19}$$

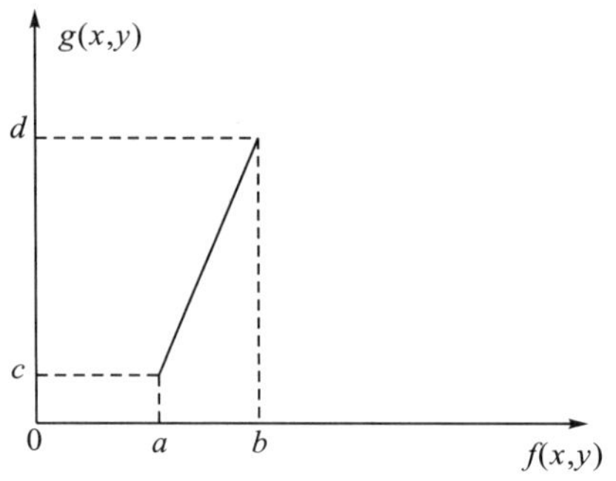

图 3-48　线性灰度变换示意图

其变换公式可以进一步化简为直线的截距式表达形式：

$$\begin{aligned} g(x,y) &= \frac{d-c}{b-a}f(x,y)-\left(\frac{d-c}{b-a}\times a+c\right) \\ &= \alpha f(x,y)+\beta \end{aligned} \tag{3-20}$$

式中，斜率 $\alpha=\dfrac{d-c}{b-a}$，截距 $\beta=\dfrac{d-c}{b-a}\times a+c$。这里给出斜率 α 和截距 β 不同取值对图像的影响结果：

(1) 当斜率 α=1、截距 β=0 时为恒等；

(2) 当斜率 α <0 时为黑白反转；

(3) 当斜率 $|\alpha|$ >1 时为增加对比度；

(4) 当斜率 $|\alpha|$ <1 时为降低对比度；

(5) 当截距 β >0 时为增加亮度；

(6) 当截距 β <0 时为降低亮度。

若变换后的灰度范围大于变换前的灰度范围，则尽管变换前后像素个数不变，但不同像素间的灰度差变大，因而对比度增强，图像更加清晰。

对于 8 位灰度图像，若 $a = d = 255$，$b = c = 0$，则使图像负像(即黑变白，白变黑)。当感兴趣的目标处于低灰度范围时，则可以利用负像增强图像效果。

【例 3-7】　有一幅灰度图像，如图 3-49 所示。

5	0	3	2
0	2	2	1
4	0	0	4
4	4	3	1
2	4	1	4

图 3-49　灰度图像

图 3-49 对应的灰度频度矩阵如图 3-50 所示。

0	1	2	3	4	5
4	3	4	2	6	1

图 3-50　灰度频度矩阵

图 3-49 对应的灰度直方图如图 3-51 所示。

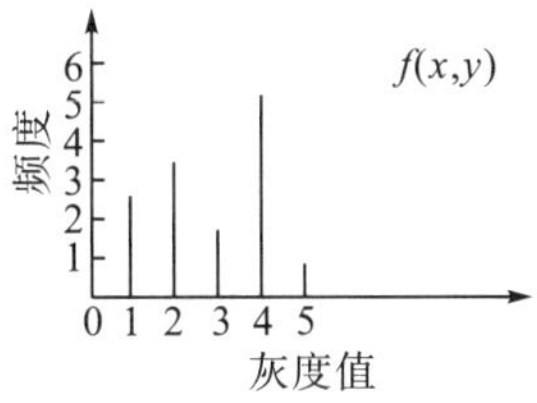

图 3-51　灰度直方图

线性灰度变换函数 $g(x,y)=2f(x,y)+2$，函数图像如图 3-52 所示。

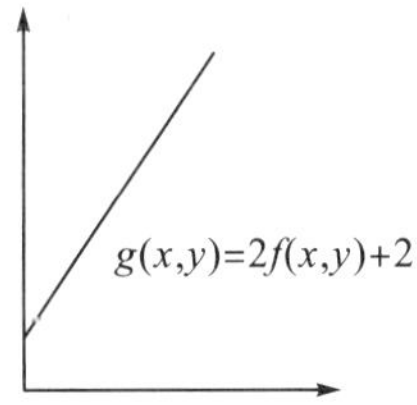

图 3-52　线性灰度变换函数图像

经过变换后，其灰度矩阵、灰度频度矩阵、灰度直方图如图 3-53～图 3-55 所示。

12	2	8	6
0	6	6	4
10	0	0	10
10	10	8	4
6	10	4	10

图 3-53　变换后灰度矩阵

0	2	4	6	8	10	12
3	1	3	4	2	6	1

图 3-54　变换后灰度频度矩阵

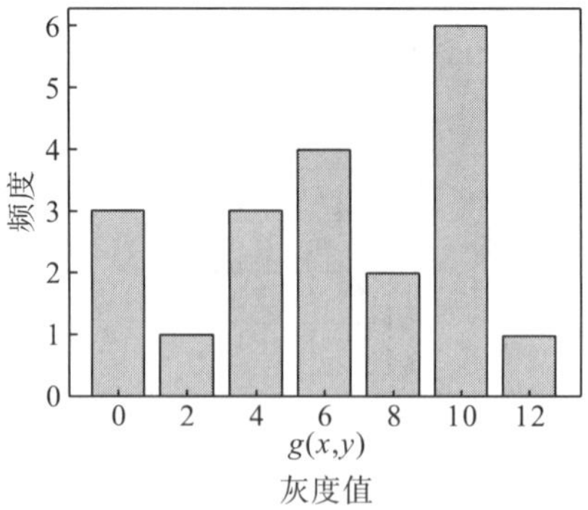

图 3-55　变换后灰度直方图

为了使读者能进一步理解线性变换对图像的影响，这里给出图像增强和削弱的实例。图 3-56 为一个利用线性变换对医学数字图像进行增强的实例，变换函数为 $g(x, y)=a\times f(x, y)+b$，其中图 3-56(a)是原始医学数字图像，图 3-56(b)是利用线性变换函数进行对比度增强的实验结果，其中变换系数 $a=2.42$，亮度调节系数 $b=0$；图 3-56(c)为增强亮度的实验结果，其中变换系数 $a=1$，亮度调节系数 $b=140$。

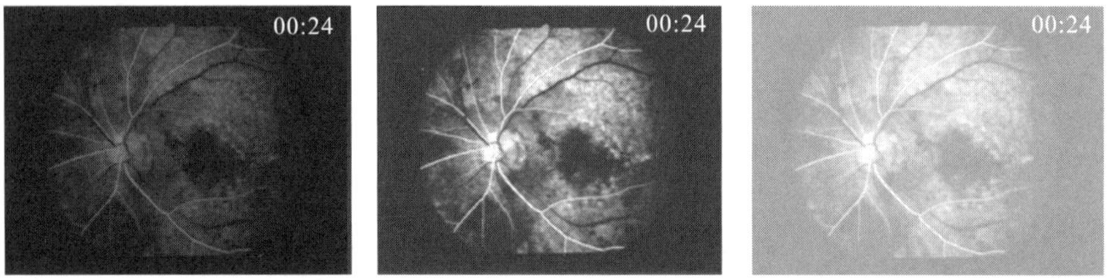

(a) 原始医学数字图像　(b)增强对比度　(c)增强亮度

图 3-56　医学数字图像的线性变换 I

图 3-57 为一个利用线性变换对医学数字图像亮度进行削弱的实例，变换函数为 $g(x, y)=a\times f(x, y)+b$，其中图 3-57(a)是原始医学数字图像，图 3-57(b)是利用线性变换函数进行降低对比度的实验结果，其中变换系数 $a=0.54$，亮度调节系数 $b=0$，可以看到图像变得暗淡，对比度减弱；图 3-57(c)为削弱图像亮度的实验结果，其中变换系数 $a=1$，亮度调节系数 $b=-99$，可以看到图像变得较暗，但对比度并没有改变。

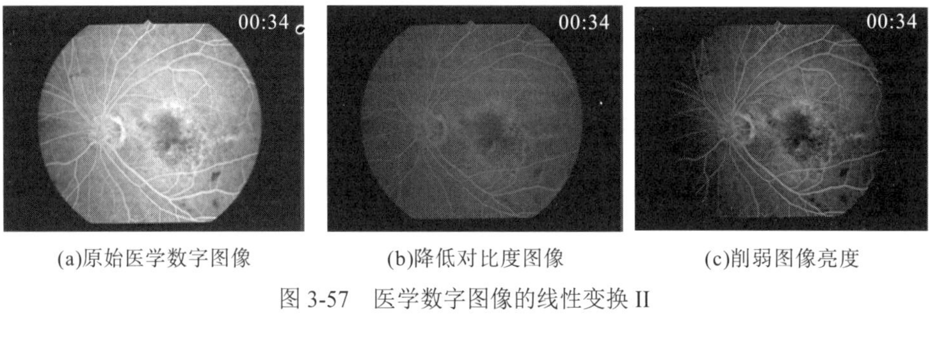

(a)原始医学数字图像　(b)降低对比度图像　(c)削弱图像亮度

图 3-57　医学数字图像的线性变换 II

2. 分段线性灰度变换

分段线性灰度变换是为了突出人们感兴趣的目标或亮度值区间，要求局部扩展亮度值范围。它可以有效地利用有限个灰度级，达到最大限度增强图像中有用信息的目的，即将感兴趣的灰度范围进行线性扩展，相对抑制不感兴趣的灰度区域。

分段线性灰度变换示意图如图 3-58 所示。设原图像 $f(x, y)$ 灰度范围为$[0, M_f]$，变换后的图像 $g(x, y)$ 灰度范围为$[0, M_g]$：

$$g(x,y)=\begin{cases}\dfrac{M_g-d}{M_f-b}[f(x,y)-b]+d, & b\leqslant f(x,y)\leqslant M_f\\ \dfrac{d-c}{b-a}[f(x,y)-a]+c, & a\leqslant f(x,y)<b\\ \dfrac{c}{a}f(x,y), & 0\leqslant f(x,y)<a\end{cases}\tag{3-21}$$

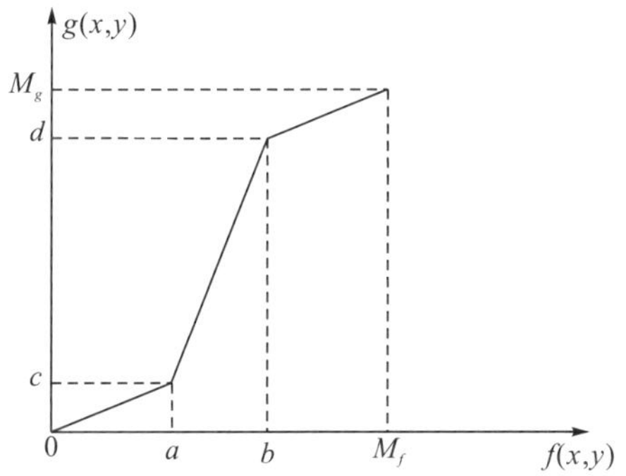

图 3-58　分段线性灰度变换示意图

(1) 通过调整折线拐点的位置及控制分段直线的斜率，可对任一灰度区间进行扩展或压缩。

(2) 当$[a, b]$区间的变换直线斜率大于 1 时，该灰度区间的动态范围增加，即对比度增强了，而另外两个区间的动态范围被压缩了。

(3) 当 $a = b$，$c = 0$，$d = M_f = M_g$ 时，式(3-21)就变成一个阈值函数，变换后将会产生一个二值图像。

为了使读者能进一步理解分段线性灰度变换对图像的影响，这里给出脑部 MRI 图像分段增强的实例。图 3-59(a)是脑部 MRI 图像，整体较暗，灰度值较小，这里在[30,100]的灰度范围内用线性灰度变换的方法进行灰度拉伸来提高对比度，而其他灰度范围不发生改变，其变换曲线如图 3-59(b)所示，分段线性变换的结果如图 3-59(c)所示，可以看到，变换后的图像保持低灰度像素不变，增强了中间灰度的对比度，压缩了高灰度的动态范围。

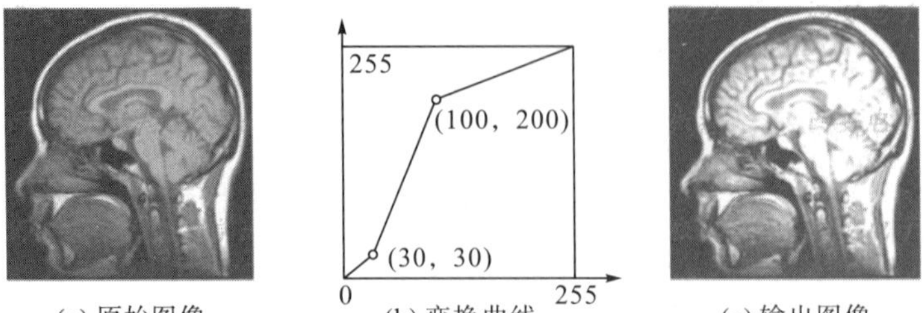

(a) 原始图像 (b) 变换曲线 (c) 输出图像

图 3-59 脑部 MRI 图像的分段线性灰度变换

3. 开窗运算

在临床诊断中，一般采用的是高精度医学数字图像，它具有较大的空间分辨率，如观察气胸和肺间质或骨骼的细微裂纹，在乳腺图像上发现微钙化点簇或对比度低的乳腺肿瘤时，都要求医学数字图像的空间分辨率为 4096×4096，其灰度分辨率为 12bit，通常使用的电脑显示器由于其灰度分辨率为 8bit，利用普通电脑显示器难以直接显示全部灰度信息。通过开窗显示技术，在不影响视觉效果的前提下将高精度医学数字图像的较大范围内的灰度值逐段映射为 0～255 灰度来显示。开窗显示就是在高精度医学数字图像的较大灰度范围内开设一个窗口，将这个窗口范围内的灰度值映射为 0～255 的灰度值来显示，并通过不断地调节窗宽和窗位将所有的高精度医学数字图像信息逐段显示出来。

图 3-60 给出了开窗运算示意图，其中横坐标 $G_0(n,k)$ 表示原始高精度医学数字图像 I_0 中像素点处的灰度值，纵坐标 $G_w(n,k)$ 表示开窗变换后图像 I_w 中像素点处的灰度值，$G_{0max}(n,k)$ 表示原始高精度医学数字图像中像素点处的最大灰度值，C_w 表示窗位，W_w 表示窗宽。其具体计算如下：

$$G_w(n,k)=\begin{cases}0, & G_0(n,k)\leqslant C_w-\dfrac{W_w}{2}\\ \dfrac{255\left[G_0(n,k)-C_w+\dfrac{W_w}{2}\right]}{W_w}, & C_w-\dfrac{W_w}{2}<G_0(n,k)<C_w+\dfrac{W_w}{2}\\ 255, & G_0(n,k)\geqslant C_w+\dfrac{W_w}{2}\end{cases} \tag{3-22}$$

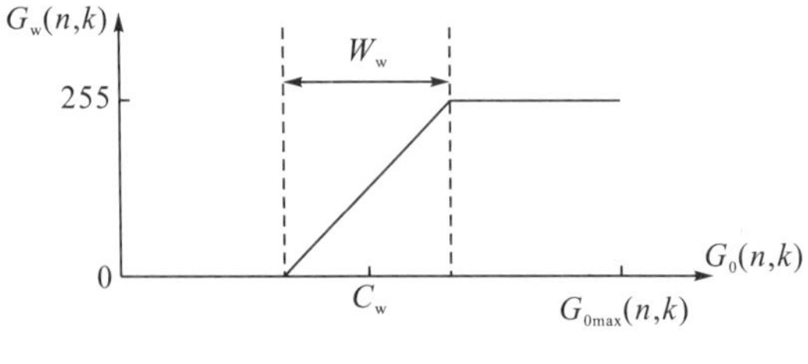

图 3-60 开窗运算示意图

【例 3-8】　已知高精度医学数字图像 I_0，写出开窗变换的公式和开窗变换后的图像 I_{w}，其中开窗变换的窗位为 1078，窗宽为 255。

$$I_0=\begin{bmatrix}1086 & 1102 & 1203 & 1274 & 1349\\ 123 & 321 & 578 & 816 & 974\\ 1052 & 1089 & 1109 & 1124 & 1090\\ 1130 & 1120 & 1116 & 1100 & 1084\end{bmatrix}$$

将窗位和窗宽的已知数值代入，可得高精度医学数字图像开窗变换的公式为

$$G_{\mathrm{w}}(n,k)=\begin{cases}0, & G_0(n,k)\leqslant 951\\ \dfrac{255\left[G_0(n,k)-951\right]}{255}, & 951<G_0(n,k)<1206\\ 255, & G_0(n,k)\geqslant 1206\end{cases}\tag{3-23}$$

可得开窗变换后的图像 I_{w} 为

$$I_{\mathrm{w}}=\begin{bmatrix}135 & 151 & 252 & 255 & 255\\ 0 & 0 & 0 & 0 & 23\\ 101 & 138 & 158 & 173 & 139\\ 179 & 177 & 165 & 149 & 133\end{bmatrix}$$

图 3-61 为窗宽一定的情况下的开窗运算。图像 3-61(a)的窗位是 600，窗宽是 255；图像 3-61(b)的窗位是 1014，窗宽是 255；图像 3-61(c)的窗位是 1178，窗宽是 255；图像 3-61(d)的窗位是 1433，窗宽是 255。可以看出，在窗宽一定的情况下，通过改变窗位能够将高精度医学数字图像的信息按一定的灰度范围逐段显示出来。

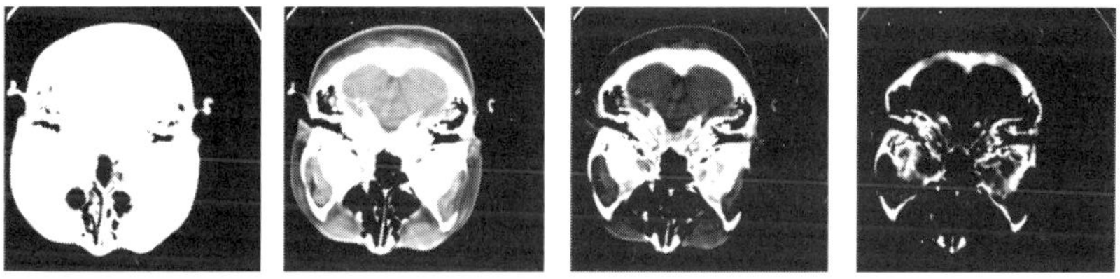

(a)　(b)　(c)　(d)

图 3-61　窗宽一定的情况下的开窗运算

图 3-62 为窗位一定的情况下的开窗运算。图 3-62(a)的窗位是 1014，窗宽是 135；图 3-62(b)的窗位是 1014，窗宽是 350；图 3-62(c)的窗位是 1014，窗宽是 750；图 3-62(d)的窗位是 1014，窗宽是 2430。可以看出，在窗位一定的情况下，通过改变窗宽能够将高精度医学数字图像的信息在某个信息点进行压缩和展开。

4. 非线性灰度变换

非线性灰度变换采用非线性变换函数，以满足特殊的处理需求。典型的非线性灰度变换函数有幂律变换函数、对数变换函数、指数变换函数、阈值变换函数、多值量化变换函数、窗口变换函数等(图 3-63)。

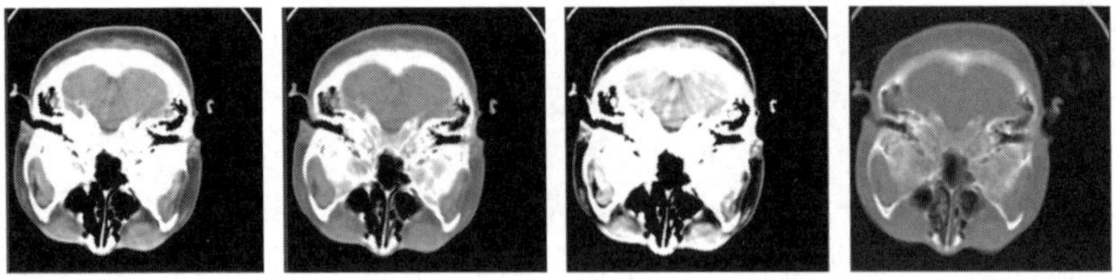

(a) (b) (c) (d)

图 3-62 窗位一定的情况下的开窗运算

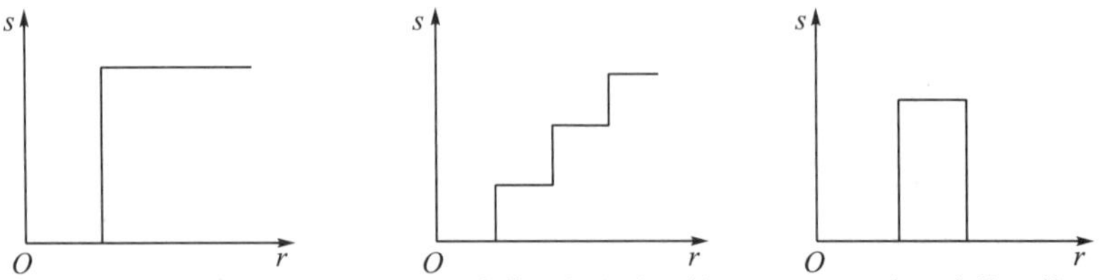

(a)阈值变换函数 (b)多值量化变换函数 (c)窗口变换函数

图 3-63 部分非线性灰度变换函数

非线性灰度变换中，常见的是对数变换、指数变换和幂律变换，这里详细介绍这三种变换。

1) 对数变换

当希望对图像的低亮度区有较大的扩展而对高亮度区进行压缩时，可采用对数变换函数(图 3-64)，即低灰度区扩展，高灰度区压缩。对数变换函数如下：

$$g(x,y)=a+\frac{\ln[f(x,y)+1]}{b\ln c} \tag{3-24}$$

式中，a、b、c 是按需要可以调整的参数。

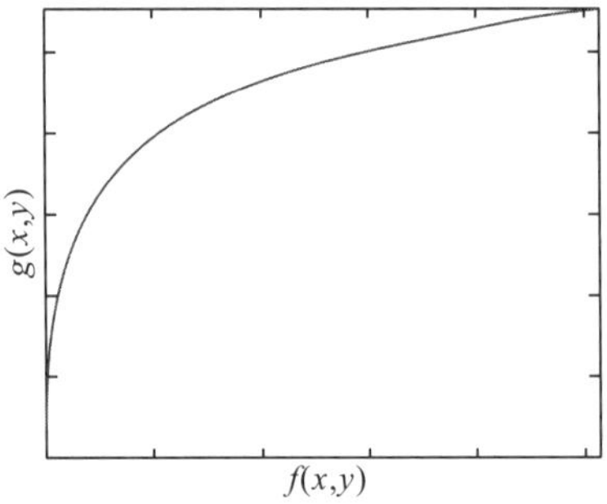

图 3-64 对数变换函数

2) 指数变换

与对数变换相反，当希望对图像的低亮度区有较大的压缩而对高亮度区进行扩展时，可采用指数变换函数(图 3-65)，即高灰度区扩展，低灰度区压缩。指数变换函数如下：

$$g(x,y)=b^{c[f(x,y)-a]}-1 \tag{3-25}$$

式中，a、b、c 是按需要可以调整的参数。

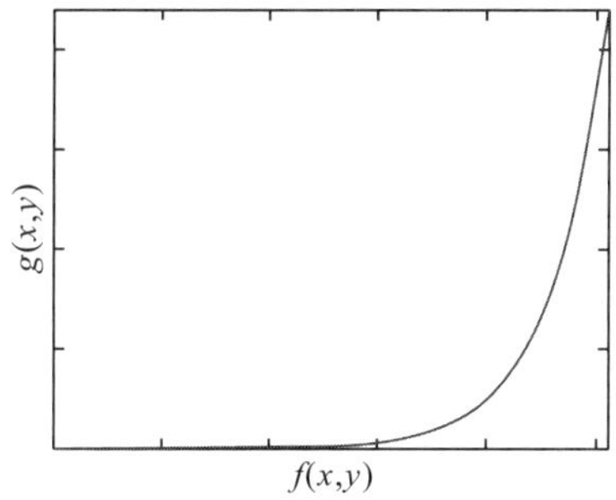

图 3-65　指数变换函数

3) 幂律变换

幂律变换函数如下：

$$g(x,y)=c[f(x,y)]^{\gamma} \tag{3-26}$$

式中，c、γ 是正常数。不同的 γ 系数对灰度变换具有不同的响应。图 3-66 给出了不同 γ 的 $s=cr^{\gamma}$ 曲线。r 为输入灰度级；s 为输出灰度级。

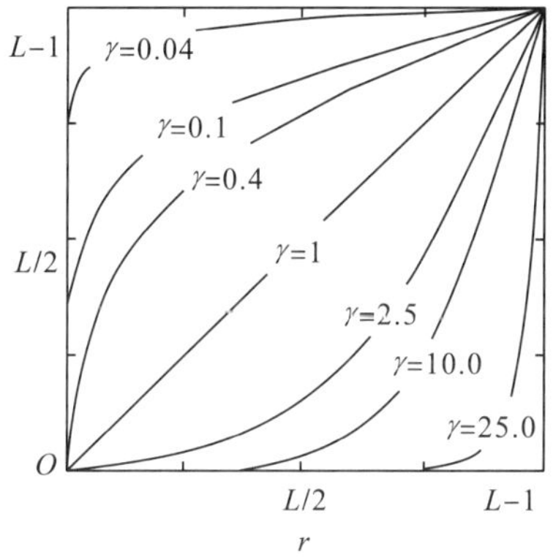

图 3-66　不同 γ 的 $s=cr^{\gamma}$ 曲线

$\gamma>1$ 时，它的函数曲线与指数变换类似，能实现对图像的低亮度区有较大的压缩而对高亮度区进行扩展；$\gamma<1$ 时，它的函数曲线与对数变换类似，能实现对图像的低亮度区有较大的扩展而对高亮度区进行压缩；$\gamma=1$ 时，属于线性变换，其变换函数斜率为 c，截距为 0。可见幂律变换实际上综合了三种灰度变换，在具体应用的时候，读者可以灵活掌握。

图 3-67 为一幅原始图像(爱因斯坦头像)，图 3-68 为利用非线性灰度变换中的对数变换得到的结果，图 3-69 为利用非线性灰度变换中的指数变换得到的结果。

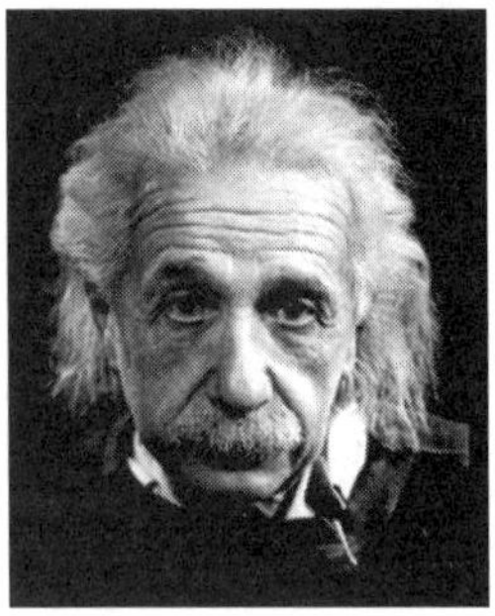

图 3-67 原始图像

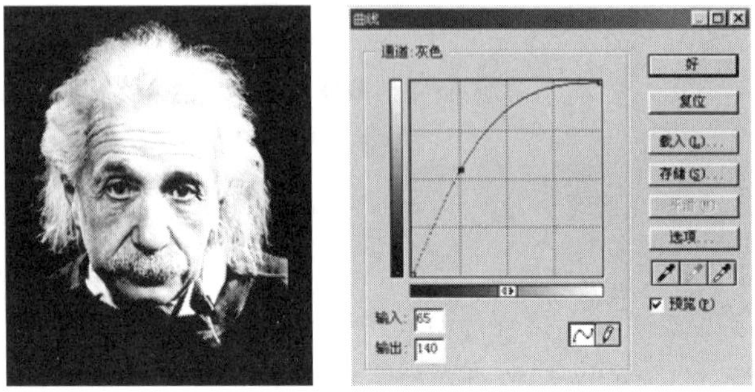

图 3-68 非线性灰度变换对数效应

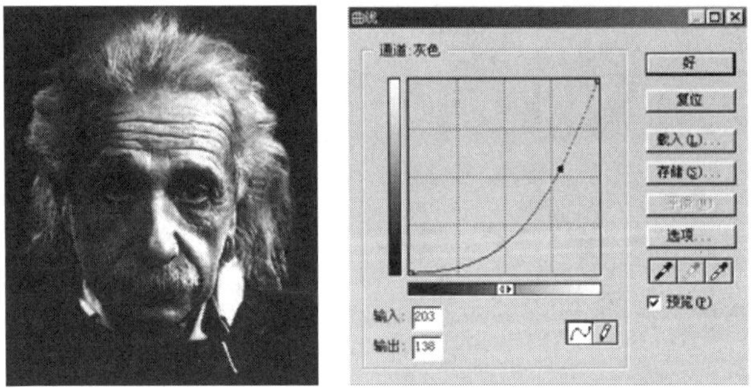

图 3-69 非线性灰度变换指数效应

3.5.2 基于像素的图像代数运算

代数运算是指将两幅或多幅图像通过对应像素之间的加、减、乘、除运算得到输出图像的方法，要求所有信息都是图像且灰度值都是非负整数值。设输入图像为 $A(x,y)$ 和 $B(x,y)$，输出图像为 $C(x,y)$，则图像的代数运算有如下四种形式：

$$\begin{cases} C(x,y) = A(x,y) + B(x,y) \\ C(x,y) = A(x,y) - B(x,y) \\ C(x,y) = A(x,y) \times B(x,y) \\ C(x,y) = A(x,y) / B(x,y) \end{cases} \tag{3-27}$$

在四种算术运算中，减法与加法多用于图像增强处理。下面分别介绍这四种运算。

1. 加法运算

在具体应用中，加法运算可以去除叠加性随机噪声和生成图像叠加效果。

1) 去除叠加性随机噪声

对于原始图像 $f(x,y)$，有一个混入噪声的图像 $g_i(x,y)$，其中 $i=1,2,\cdots,M$，随机噪声为 $e_i(x,y)$，因此有 $g_i(x,y)=f(x,y)+e_i(x,y)$。

M 个图像的均值为

$$\begin{aligned}\bar{g}(x,y)&=\frac{1}{M}\sum_{i=1}^{M}\left[f_i(x,y)+e_i(x,y)\right]\\&=f(x,y)+\frac{1}{M}\sum_{i=1}^{M}e_i(x,y)\end{aligned}\tag{3-28}$$

当噪声 $e_i(x,y)$ 为互不相关，且均值为 0 时，计算图像均值将降低噪声的影响。

$$\begin{aligned}E\left\{\bar{g}(x,y)\right\}&=E\left\{\frac{1}{M}\sum_{i=1}^{M}g_i(x,y)\right\}=\frac{1}{M}\sum_{i=1}^{M}E\left\{g_i(x,y)\right\}\\&=\frac{1}{M}\sum_{i=1}^{M}\left\{E\left[f_i(x,y)\right]+E\left[e_i(x,y)\right]\right\}\\&=\frac{1}{M}\sum_{i=1}^{M}f_i(x,y)=f(x,y)\end{aligned}\tag{3-29}$$

则 $\bar{g}(x,y)$ 是 $f(x,y)$ 的无偏估计。

利用同一景物的多幅图像取平均、消除噪声。取 M 个图像相加求平均得到 1 幅新图像，一般选 8 幅图像取平均。图 3-70 给出了 M 分别为 1、2、4、16 的情况下，图像叠加求平均去噪的效果图。

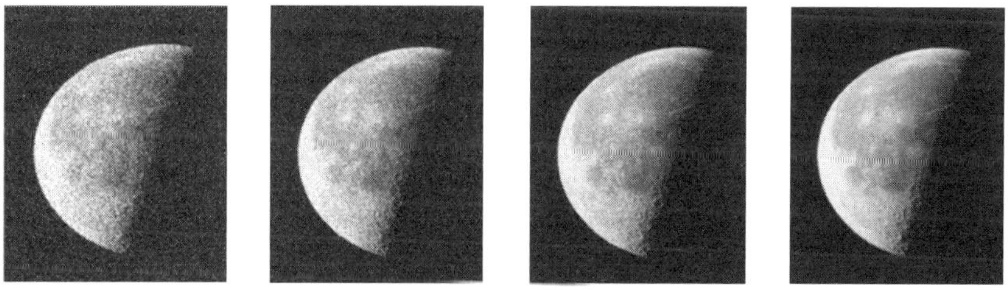

M=1　　M=2　　M=4　　M=16

图 3-70　M 个图像叠加求平均去噪

2) 生成图像叠加效果

通过两幅图像的算术加运算，可以得到各种图像合成的效果，也可以用于两张图片的衔接。图 3-71 为两幅图像叠加后的效果，其中图 3-71 (a) 和图 3-71 (b) 是原图像，图 3-71 (c) 是叠加后的效果图。

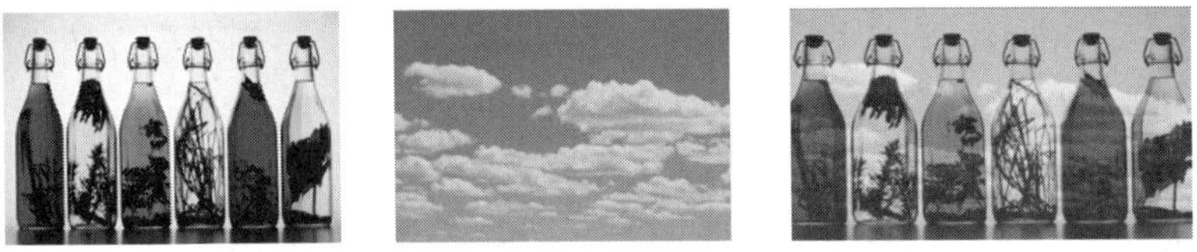

(a) (b) (c)

图 3-71 两幅图像的叠加

2. 减法运算

将同一景物在不同时间拍摄的图像或同一景物在不同波段的图像相减，就是图像的减法运算，常称为差影法。差值图像提供了图像间的差值信息，其主要应用于去除不需要的叠加性图案、检测同一场景两幅图像之间的变化和混合图像的分离等。这里通过 3 个示例说明其主要的应用。

1）检测同一场景两幅图像之间的变化

如图 3-72 所示，设 T_1 时刻的图像为 $T_1(x,y)$，T_2 时刻的图像为 $T_2(x,y)$，其变化在于粉色区域中的矩形区域随着时间的增加，从左至右的移动，其差值图像 $g(x,y)$ 为

$$g(x,y)=T_2(x,y)-T_1(x,y) \tag{3-30}$$

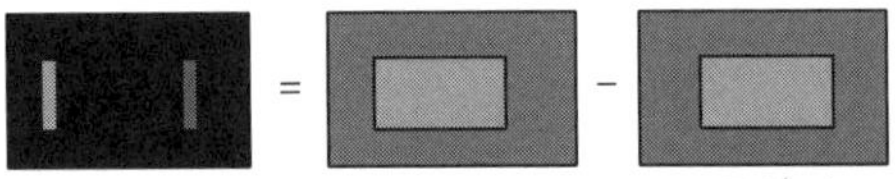

$g(x,y)$ $T_2(x,y)$ $T_1(x,y)$

图 3-72 检测同一场景两幅图像之间的变化

2）混合图像的分离

图 3-73(a) 为两幅图像（轮胎图像和钱币图像）混合的结果，从图 3-73(a) 中减去图 3-73(b)（轮胎图像），就可以得到差值图像，即图 3-73(c)（钱币图像）。

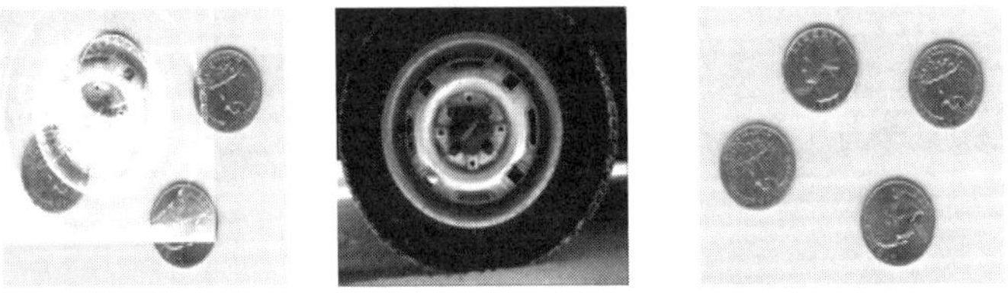

(a) 混合图像 (b) 被减图像 (c) 差值图像

图 3-73 混合图像的分离示意图

3）去除不需要的叠加性图像

图 3-74(a) 为背景图像 $b(x,y)$（从患者头顶向下拍摄的 X 光片），图 3-74(b) 为碘元素

注入后拍摄的 X 光片与背景图像 $b(x,y)$ 的差值，从结果可以看到，图像对比度明显增强。

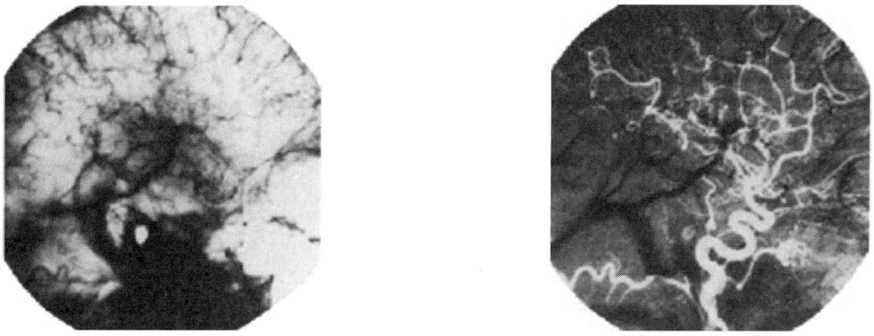

(a)从病人头顶向下拍摄的X光片　(b)碘元素注入后拍摄的X光片与背景图像的差值

图 3-74　去除不需要的叠加性图像示意图

3. 乘法运算

乘法运算主要应用于图像的局部显示和改变图像的灰度级。这里给出两个示例来说明：图 3-75 为用二值蒙板图像与原图像做乘法，使得图像的局部(蝴蝶)显示；图 3-76 中，通过给原图像乘以不同的系数，从而改变图像的灰度级。

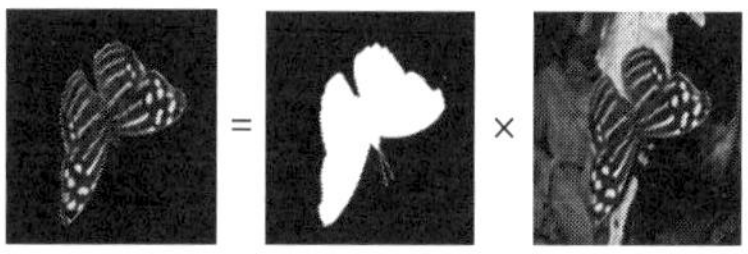

图 3-75　二值蒙板图像与原图像做乘法

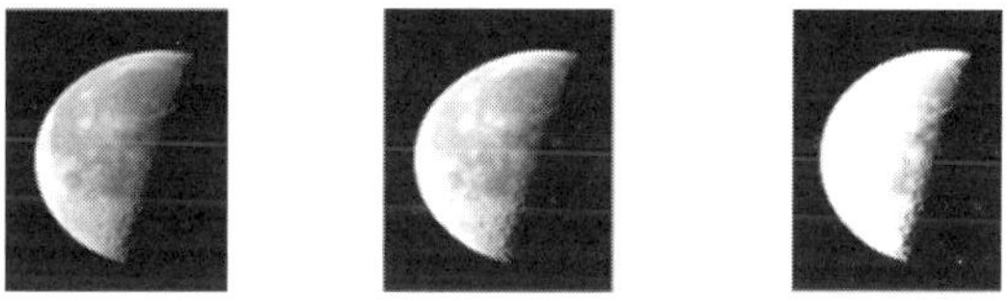

(a) 原图像　(b) 乘以1.2　(c) 乘以2

图 3-76　乘法运算改变图像的灰度级

4. 除法运算

简单的除法运算可用于改变图像的灰度级，常用于遥感图像处理中。由于应用得不多，这里不做介绍。

3.5.3　基于像素的图像逻辑运算

逻辑运算是指将两幅或多幅图像通过对应像素之间的逻辑与、或、非运算得到输出图像的方法。图像的逻辑运算常用于图像理解与分析。运用这种方法可以为图像提供模板，与其他运算方法结合起来可以获得某种特殊的效果。

1. 反运算

设 $f(x,y)$ 为原图像，R 是 $f(x,y)$ 的灰度级，$f(x,y)$ 的“反”图像可以定义为

$$g(x,y)=R-f(x,y) \tag{3-31}$$

图像的反运算主要应用于获得一个图像的负像和补图像。图 3-77 是一个利用反运算求图像的负像的例子，图 3-78 是利用反运算求图像的补图像的例子。

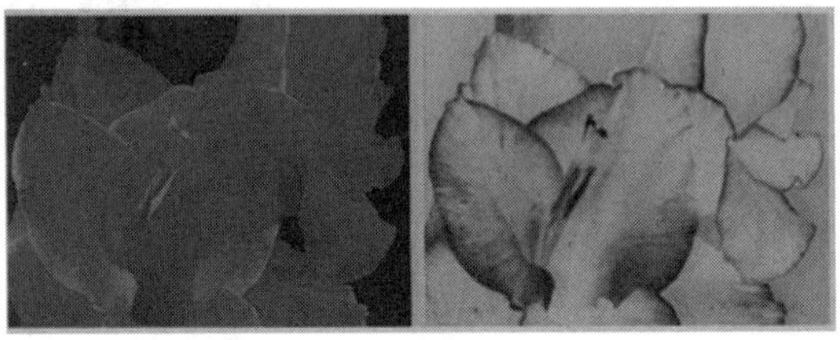

(a) 原图像 (b) 负像

图 3-77 利用反运算求图像的负像

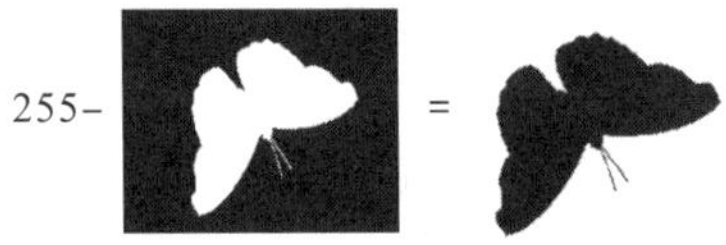

图 3-78 利用反运算求图像的补图像

2. 异或运算

设 $f(x,y)$ 和 $h(x,y)$ 为原图像，$f(x,y)$ 和 $h(x,y)$ 的“异或”图像 $g(x,y)$ 定义为

$$g(x,y)=f(x,y)\oplus h(x,y) \tag{3-32}$$

图像的异或运算主要应用于获得相交子图像，图 3-79 为利用异或运算获得相交子图像的示意图。

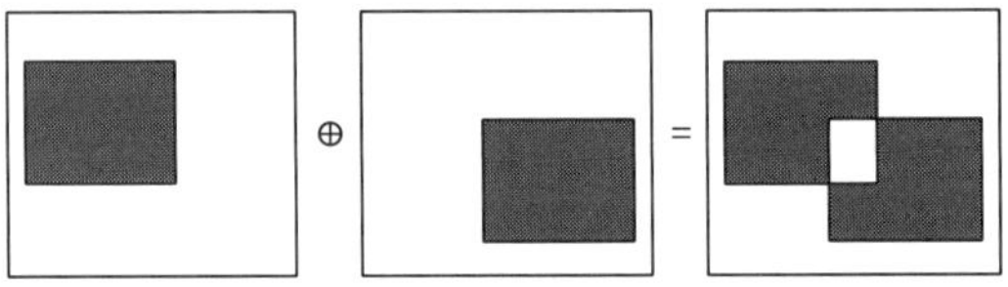

图 3-79 利用异或运算获得相交子图像

3. 或运算

设 $f(x,y)$、$h(x,y)$ 为原图像，$f(x,y)$ 和 $h(x,y)$ 的“或”图像 $g(x,y)$ 定义为

$$g(x,y)=f(x,y)\vee h(x,y) \tag{3-33}$$

图像的或运算主要应用于获得合并子图像，图 3-80 为利用或运算获得合并子图像的示意图。

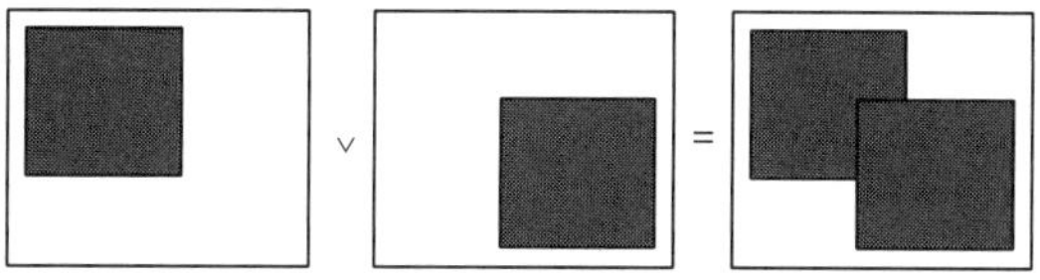

图 3-80　利用或运算获得合并子图像

4. 与运算

设 $f(x, y)$、$h(x, y)$ 为原图像，$f(x, y)$ 和 $h(x, y)$ 的“与”图像 $g(x, y)$ 定义为

$$g(x, y)=f(x, y) \wedge h(x, y) \tag{3-34}$$

图像的与运算主要应用于获得两个子图像的相交图像，图 3-81 给出了利用与运算获得相交图像的示意图。

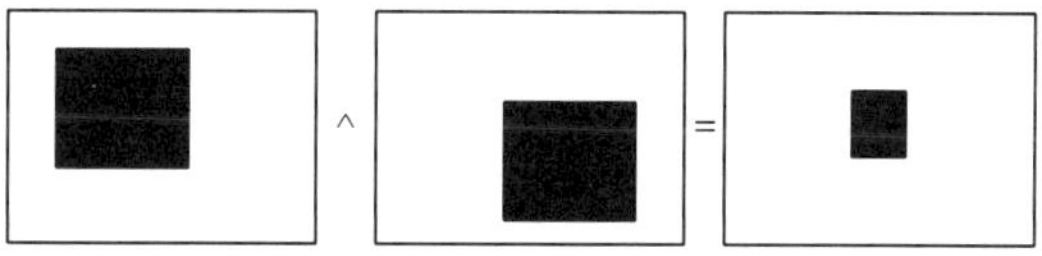

图 3-81　利用与运算获得相交图像

3.5.4　基于像素的图像几何运算

1. 几何运算定义

几何运算不改变像素值，仅改变图像中物体对象（像素）之间的空间关系。从变换性质来分，几何变换可以分为图像的位置变换（平移、镜像、旋转）、形状变换（放大、缩小）及图像的复合变换等。

这里首先给出几何运算的定义，设原图像为 $f(x,y)$，目标图像为 $g(u,v)$，原图像与目标图像的坐标变换函数为 $u=a(x,y)$、$v=b(x,y)$，图像几何运算的一般定义为

$$g(u,v)=f[a(x,y),b(x,y)] \tag{3-35}$$

式中，$u=a(x,y)$、$v=b(x,y)$ 唯一地描述了空间变换，即将输入图像 $f(x,y)$ 从 $X\text{-}Y$ 坐标系变换为 $U\text{-}V$ 坐标系的输出图像 $g(u,v)$。

另外这里再介绍一下齐次坐标，2D 图像中的点坐标 (x, y) 表示成齐次坐标 (H_x, H_y, H)，当 $H=1$ 时，则 $(x, y, 1)$ 就称为点 (x, y) 的规范化齐次坐标。规范化齐次坐标的前两个数是相应二维点的坐标，没有变化，仅在原坐标中增加了 $H=1$ 的附加坐标。由点的齐次坐标 (H_x, H_y, H) 求点的规范化齐次坐标 $(x, y, 1)$，可按如下公式进行：

$$x=\frac{H_x}{H},\quad y=\frac{H_y}{H} \tag{3-36}$$

齐次坐标的几何意义相当于点(x, y)落在 3D 空间 $H = 1$ 的平面上，如果将 XOY 平面内的三角形 abc 的各顶点表示成齐次坐标$(x_i, y_i, 1)$的形式($i = 1, 2, 3$)，就变成 $H = 1$ 平面内的三角形 $a_1b_1c_1$ 的各顶点。图 3-82 为齐次坐标的几何意义示意图。

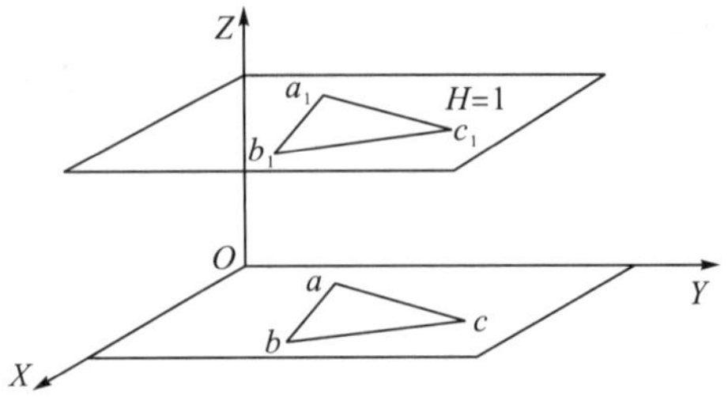

图 3-82　齐次坐标的几何意义示意图

几何运算具有两个方面的特征。

(1)坐标空间的变化：①范围发生变化；②大小发生变化。

(2)像素值的变化：①像素值不发生变化——位置改变；②像素值发生变化——旋转、缩放。

2. 图像的平移

图像的平移如图 3-83 所示。设 $a(x,y) = x + x_0$，$b(x,y) = y + y_0$，有 $g(x',y') = f(x+x_0, y+y_0)$，用齐次方程表示为

$$\begin{bmatrix} x' \\ y' \\ 1 \end{bmatrix} = \begin{bmatrix} a(x,y) \\ b(x,y) \\ 1 \end{bmatrix} = \begin{bmatrix} 1 & 0 & x_0 \\ 0 & 1 & y_0 \\ 0 & 0 & 1 \end{bmatrix} \begin{bmatrix} x \\ y \\ 1 \end{bmatrix} \tag{3-37}$$

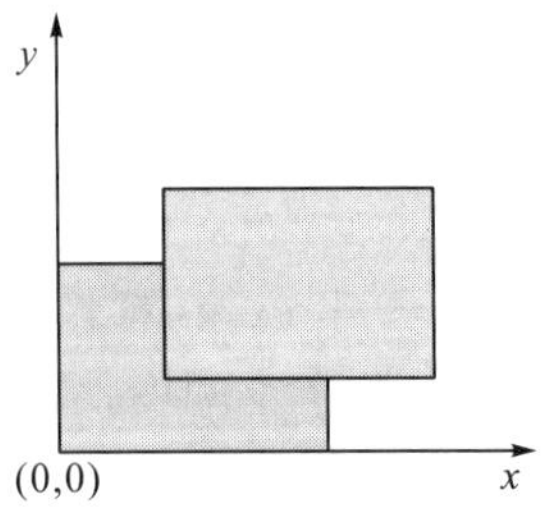

图 3-83　图像的平移

图 3-84 为图像的平移示例：图 3-84(a)是原始图像；图 3-84(b)是原始图像向右下角移动，由于画布没有扩大，移出部分被截掉，移动后的图像与原图像大小相等；图 3-84(c)是在第一次移动的基础上扩大了画布，文件大小随之改变。

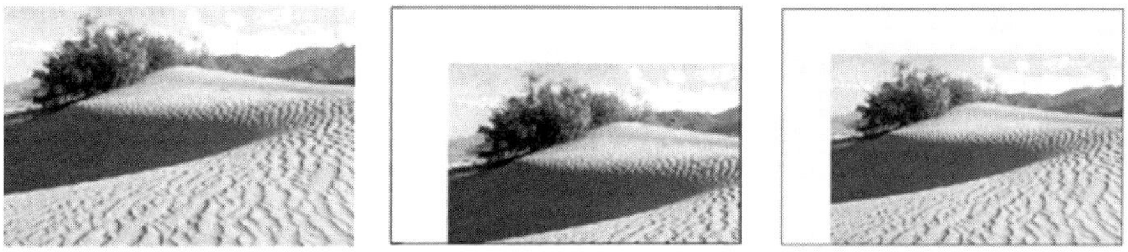

(a)原始图像　(b)向右下角移动(不扩大画布)　(c)向右下角移动(扩大画布)

图 3-84　图像平移示例

【例 3-9】　有一幅 3×3 的图像，如图 3-85(a)所示，其坐标为 $x=[1,2,3]$，$y=[1,2,3]$，现在平移整幅图像，即下移 1 行，右移 2 列，$\Delta x=2$，$\Delta y=1$，画布不扩大的情况下，平移结果如图 3-85(b)所示，可以看到由于画布没有扩大，移出部分被截掉。现在扩大画布，使得其坐标范围变为 $x=[1,2,3,4,5]$，$y=[1,2,3,4]$，平移结果如图 3-85(c)所示，图像所在的坐标范围变为 $x'=[3,4,5]$，$y'=[2,3,4]$，可见画布扩大后，原图像平移后仍然在画布中，没有出现信息丢失现象。

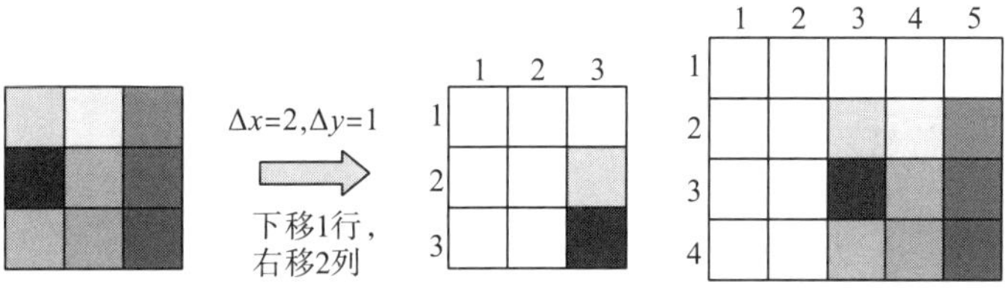

(a)　(b)　(c)

图 3-85　画布平移示例

3. 图像的镜像

图像的镜像是指原始图像相对于某一参照面旋转 180°的图像。设原始图像的宽为 w，高为 h，原始图像中的点为 (x_0, y_0)，对称变换后的点为 (x_1, y_1)。

1) 水平镜像

水平镜像就是原始图像围绕 y 轴旋转 180°后的图像，其定义如下：

$$\begin{cases} x_1 = a(x,y) = -x_0 + w \\ y_1 = b(x,y) = y_0 + w \end{cases} \tag{3-38}$$

其变换公式用齐次方程表示为

$$\begin{bmatrix} x_1 \\ y_1 \\ 1 \end{bmatrix} = \begin{bmatrix} a(x,y) \\ b(x,y) \\ 1 \end{bmatrix} = \begin{bmatrix} -1 & 0 & w \\ 0 & 1 & 0 \\ 0 & 0 & 1 \end{bmatrix} \begin{bmatrix} x_0 \\ y_0 \\ 1 \end{bmatrix} \tag{3-39}$$

图 3-86 为水平旋转示意图。

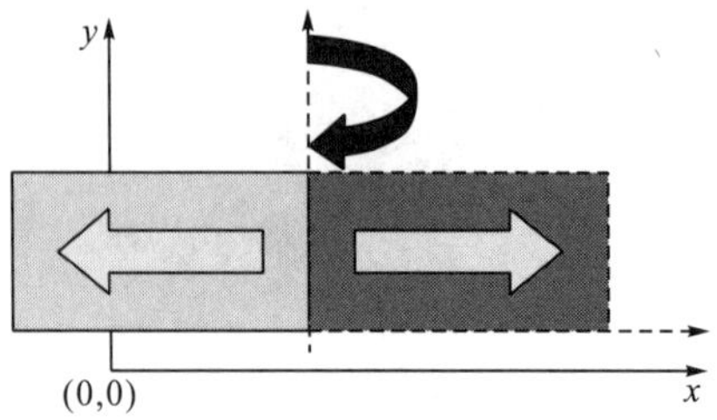

图 3-86 水平旋转示意图

2)垂直镜像

垂直镜像就是原始图像围绕 x 轴旋转 180°后的图像，其定义如下：

$$\begin{cases} x_1 = a(x,y) = x_0 + w \\ y_1 = b(x,y) = -y_0 + w \end{cases} \tag{3-40}$$

其变换公式用齐次方程表示为

$$\begin{bmatrix} x_1 \\ y_1 \\ 1 \end{bmatrix} = \begin{bmatrix} a(x,y) \\ b(x,y) \\ 1 \end{bmatrix} = \begin{bmatrix} 1 & 0 & w \\ 0 & -1 & 0 \\ 0 & 0 & 1 \end{bmatrix} \begin{bmatrix} x_0 \\ y_0 \\ 1 \end{bmatrix} \tag{3-41}$$

图 3-87 为垂直旋转示意图。

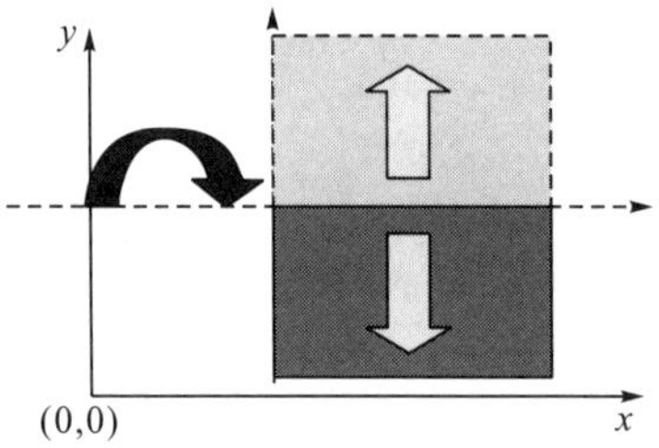

图 3-87 垂直旋转示意图

4. 图像的旋转

1)图像旋转的定义及解释

图像的旋转是以图像的中心为原点，旋转一定的角度，即将图像上的所有像素都旋转一个相同的角度。设原始图像的任意点 $A_0(x_0, y_0)$ 经旋转角度β 以后到新的位置 $A(x, y)$ ，为表示方便，采用极坐标形式表示，原始的角度为α，如图 3-88 所示。

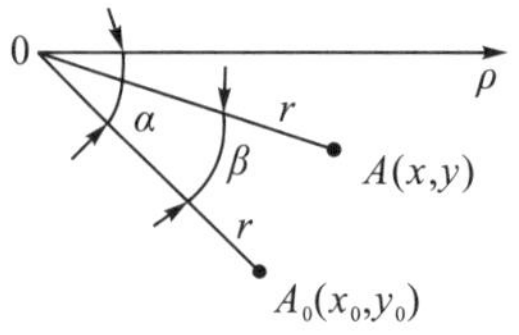

图 3-88 图像绕原点逆时针旋转β

原始图像的点 $A_0(x_0, y_0)$ 的坐标如下：

$$\begin{cases} x_0 = r\cos\alpha \\ y_0 = r\sin\alpha \end{cases} \tag{3-42}$$

旋转到新位置以后点 $A(x, y)$ 的坐标如下：

$$\begin{cases} x = a(x,y) = r\cos(\alpha-\beta) = r\cos\alpha\cos\beta + r\sin\alpha\sin\beta \\ y = b(x,y) = r\sin(\alpha-\beta) = r\sin\alpha\cos\beta - r\cos\alpha\sin\beta \end{cases}$$
$$\begin{cases} x = x_0\cos\beta + y_0\sin\beta \\ y = -x_0\sin\beta + y_0\cos\beta \end{cases} \tag{3-43}$$

图像旋转用矩阵表示如下：

$$\begin{bmatrix} x \\ y \\ 1 \end{bmatrix} = \begin{bmatrix} a(x,y) \\ b(x,y) \\ 1 \end{bmatrix} = \begin{bmatrix} \cos\beta & \sin\beta & 0 \\ -\sin\beta & \cos\beta & 0 \\ 0 & 0 & 1 \end{bmatrix} \begin{bmatrix} x_0 \\ y_0 \\ 1 \end{bmatrix} \tag{3-44}$$

如图 3-89(a) 的图像旋转后，如果画布不扩大就会出现出界的现象[图 3-89(b)]，扩大画布后，图像随之变大[图 3-89(c)]。

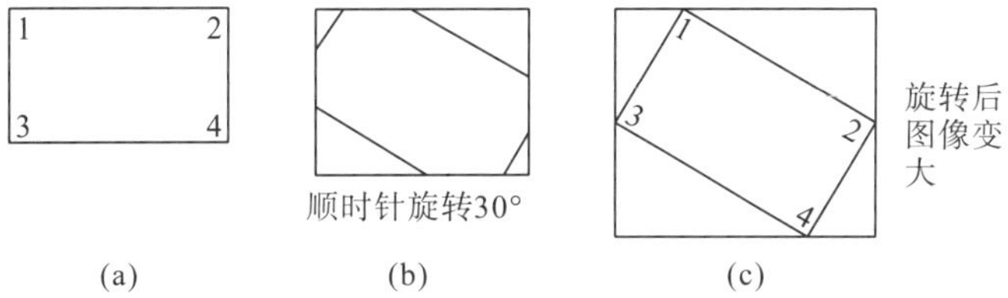

图 3-89　图像旋转出界

图 3-90 为 Lena 图像两次旋转的结果。

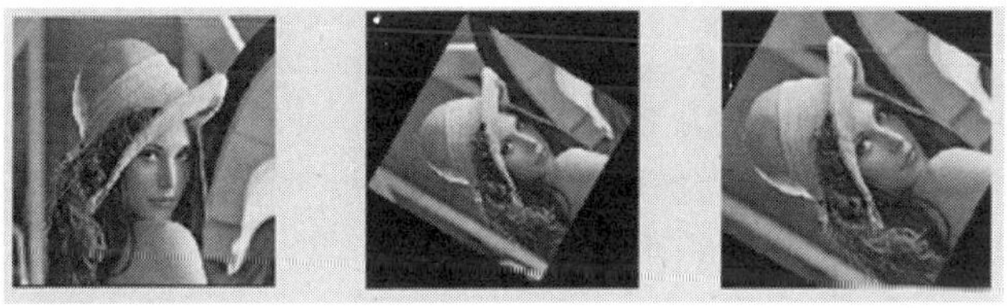

(a) 原图　(b) 旋转后保持图像大小不变　(c) 旋转后图像变大

图 3-90　Lena 图像的两次旋转

2) 图像旋转的其他问题

(1) 图像旋转之后，会出现两个问题：①像素的排列不是完全按照原有的相邻关系，这主要是因为数字图像中相邻像素之间最多只能有 8 个方向，更多方向是无法表达的；②会出现许多的空洞点。图像旋转出现的两个问题，本质上都是因为像素值的填充不连续，即数字化本身造成的，是数字图像这种存储方式无法避免的现象。为了进一步说明这个问题，这里给出一个示例来解释。

【例 3-10】　有一幅大小为 3×3 的图像，如图 3-91 所示，逆时针旋转 30°，请计算其旋转以后的图像。

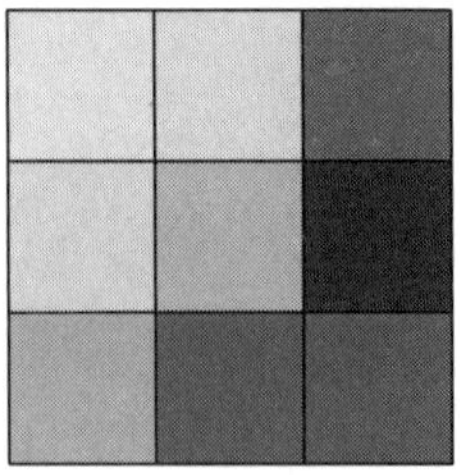

图 3-91　3×3 的图像

为了使读者能清晰看到计算步骤之间的逻辑关系，这里把整个计算过程放到一张图中，如图 3-92 所示。

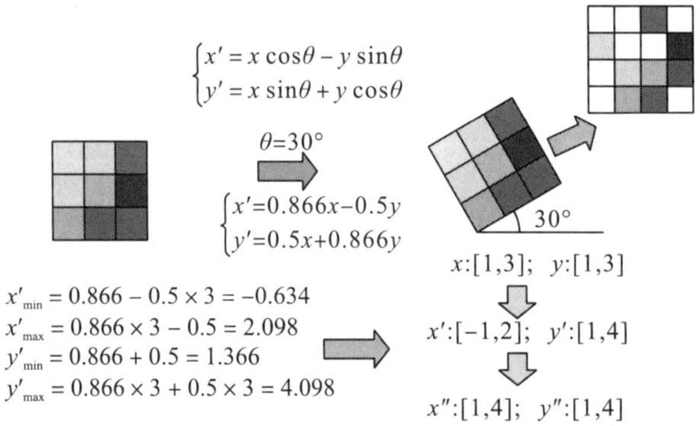

图 3-92　3×3 图像逆时针旋转计算过程

从图 3-92 中可以看到，图像旋转之后，由于数字图像的坐标值必须是整数，计算过程中有四舍五入的问题，这不仅会破坏原有像素之间的相邻关系，导致图像结构扭曲，还会因旋转后图像尺寸扩大而使原有图像的像素无法填充新位置，从而又出现空洞现象。因此，任意角度的旋转会损失图像信息，在医学数字图像处理中，通常不允许图像信息的损失。为了解决这个问题，在实际的应用中，一般不支持任意旋转，只支持特定角度旋转，如 90°、180°和 270°，其中最基本和最常用的是旋转 90°。

⑵图像旋转步骤。为了有效解决图像旋转后出现的问题，一般默认旋转是绕坐标轴原点(0, 0)进行的，如果是绕某一个指定点(a, b)旋转，则先要将坐标系平移到原点，再进行旋转，然后将旋转后的图像平移回原坐标系。所以图像在旋转时一般遵循下述步骤：①图像中心平移到原点；②顺时针旋转；③图像中心平移回原位置。

如图 3-93 所示，以图像的中心为旋转中心，因此先要进行第一步，即图像中心平移到原点，然后顺时针旋转，旋转结束后，再把图像中心平移回原位置，这里可以看到，旋转后图像出界的问题需要通过调整画布大小来解决。

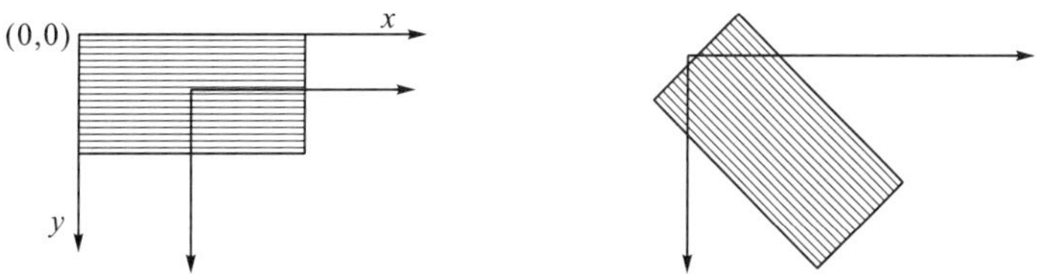

(a) 图像中心平移到原点　　(b) 图像中心平移回原位置

图 3-93　图像旋转步骤

图像旋转之后，会出现许多空洞点，因此需要对这些空洞点进行灰度级的填充处理，否则图像旋转后的效果不好，一般称这种操作为插值处理，可采用行或列插值方法。

5. 插值运算

数字图像在表达方向的能力方面的局限，使得旋转与放大图像时，产生了新的像素点（空洞点）。为了解决这个问题，一般采用插值的方法来填充。所谓插值，就是利用邻域的像素来估计新的像素值。常见的插值运算有最近邻插值法、双线性插值法。

1) 最近邻插值法

最近邻插值法，也称为零阶插值，就是令变换后像素的灰度值等于距它最近的输入像素的灰度值。设二维函数 $F(x, y)$ 为一幅图像，如果把 F_w、F_h 设为原始图像的宽度和高度；把 G_w、G_h 设为目标图像的宽度和高度。那么原图像坐标与目标图像坐标的关系如下：

$$\begin{aligned} F(x) &= G(x)\times(F_w / G_w) \\ F(y) &= G(y)\times(F_h / G_h) \end{aligned} \tag{3-45}$$

图 3-94 为利用最近邻插值法进行插值的示例，图 3-94(a) 是一个 3×3 灰度图像，F_w=F_h=3；填充后的目标图像是 4×4 灰度图像，G_w=G_h=4。以目标原点为例，用公式就可以找到对应原图的坐标了：[0×(3/4),0×(3/4)] → (0×0.75, 0×0.75) → (0,0)。

计算目标图像的对应坐标，就可以把原图像中坐标为(0,0)处的 232 像素值填到目标图的(0,0)这个位置。

(0,0)　X　Y

232	87	56
97	112	45
67	73	34

(a) 3 × 3 灰度图像

(0,0)　X　Y

232	87	56	56
97	112	45	45
67	73	34	34
67	73	34	34

(b) 填充后的4 × 4灰度图像

图 3-94　最近邻插值法示例

同理计算出目标图像(0,1)处对应的原图像坐标：(0×0.75,1×0.75) → (0,0.75) → (0,1)，那么目标图像(0,1)处的灰度值就为 87。需要说明的是这里计算出现了小数，需要四舍五入，所以 0.75 就变成 1。其他像素按照这个方法进行计算，就得到图 3-94(b)，即填充以后的图像。

最近邻插值法是一种基本且简单的图像插值方法，具有简单快速的优点，但当图像中的像素灰度级有细微变化时，该方法会在图像中产生马赛克效应(图 3-95)，因为最近邻插值方法引入了较为严重的使图像失真的像素填充策略，如图 3-94 中，计算目标图像(0,1)处对应的原图像坐标为(0, 0.75)，简单地采用四舍五入的方法直接获得最接近的像素的值，这种方法是很不科学的，目标像素值其实应该根据原始图像中虚拟的点四周的 4 个真实的点按照一定的规律计算出来，这样才能达到更好的缩放效果。

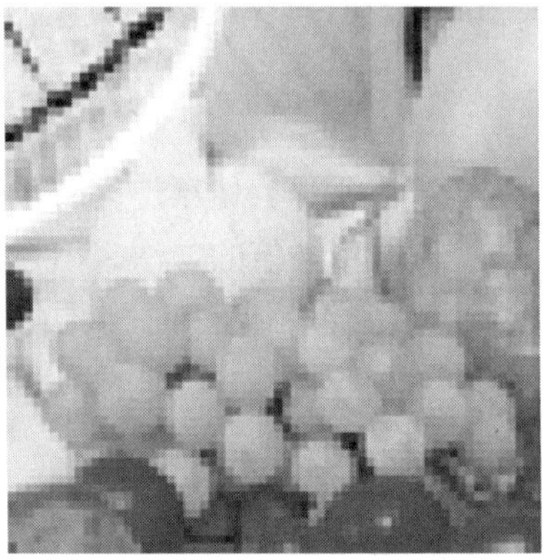

图 3-95 最近邻插值法产生的马赛克效应

2) 双线性插值法

双线性插值法，又称为双线性内插。在数学上，双线性插值由有两个变量的插值函数的线性插值扩展，其核心思想是在两个方向分别进行一次线性插值。双线性插值法和最近邻插值法相比，可以产生一个能保持连续性和连通性的光滑映射，产生更令人满意的效果。

在双线性插值法中，目标图像中新产生的像素值，是由原图像位置在它附近的 2×2 区域的 4 个邻近像素的值通过加权平均计算出来的。对于任何一个目标像素，设坐标通过反向变换得到的浮点坐标为 $(x+i, y+j)$ (其中 x、y 均为浮点坐标的整数部分，i、j 为浮点坐标的小数部分，i、j 的取值为[0,1])，则这个像素的值 $F(x+i, y+j)$ 可由原图像中坐标为 (x, y)、$(x+1, y)$、$(x, y+1)$、$(x+1, y+1)$ 所对应的周围 4 个像素的值决定。

$$\begin{aligned} G(x,y) &= F(x+i,y+j) \\ &= (1-i)(1-j)F(x,y)+(1-i)jF(x,y+1)+i(1-j)F(x+1,y)+ijF(x+1,y+1) \end{aligned} \tag{3-46}$$

仍然以图 3-94 为例，目标图像 3-94(b) 坐标(1, 0)对应原图像 3-94(a) 坐标(0.75,0)，此时不对 0.75 进行四舍五入，令 $x=0$，$y=0$，$i=0.75$，$j=0$，并放入浮点坐标，即 $F(x+i, y+j)=(0+0.75，0+0)$，代入公式得

$$\begin{aligned} F(0+0.75,0+0) &= 0.25\times F(0,0)+0.25\times 0\times F(0,1)+0.75\times F(1,0)+0.75\times 0\times F(1,1) \\ &= 0.25\times F(0,0)+0.75\times F(1,0) \end{aligned} \tag{3-47}$$

因此，目标坐标(1,0)位置应填入 0.25×232+0.75×87=123.25(约 124)，由于目标坐标的

y 轴为 0，这就导致浮点坐标的小数部分为 0，所以坐标(0,1)和坐标(1,1)并未参与计算。

结合最近邻插值法所得到的结果，我们发现，双线性插值法得到的值并不是直接使用近似的 87，而是通过该区域的 4 个邻近像素值加权计算所得，这样就使得双线性插值法放大后的图像质量较高，不会出现像素值不连续的情况。然而此算法具有低通滤波器的性质，使高频分量受损，所以可能会使图像轮廓在一定程度上变得模糊。

6. 图像的缩放

数字图像的全比例缩放是指将给定的图像在 X 方向和 Y 方向按相同的比例 a 缩放，从而获得一幅新的图像。在临床上，通过缩放，医生可以对医学数字图像的概貌和病变细节进行浏览和观察，便于医生及时、准确地做出诊断。设原图像为 $F(x_0,y_0)$，缩放后的图像为 $G(x_1,y_1)$，其坐标之间的变换关系如下所示：

$$\begin{bmatrix} x_1 \\ y_1 \\ 1 \end{bmatrix} = \begin{bmatrix} a(x_0,y_0) \\ b(x_0,y_0) \\ 1 \end{bmatrix} = \begin{bmatrix} \frac{1}{c} & 0 & 0 \\ 0 & \frac{1}{d} & 0 \\ 0 & 0 & 1 \end{bmatrix} \begin{bmatrix} x_0 \\ y_0 \\ 1 \end{bmatrix} \tag{3-48}$$

如果 c、d 取值相等时，按比例缩放；c、d 取值不相等时，不按比例缩放，即几何畸变。下面分别介绍图像缩小和放大运算。

1) 图像缩小

图像缩小实际上就是对原有的多个数据进行挑选或处理，获得期望缩小尺寸的数据，并且尽量保持原有的特征不丢失。图像的缩小一般分为按比例缩小和不按比例缩小两种。按比例缩小，最简单的是减小一半，这样只需取原图的偶(奇)数行和偶(奇)数列构成新的图像；不按比例缩小，这种操作因为在 X 方向和 Y 方向的缩小比例不同，一定会带来图像的几何畸变。图像缩小后，因为承载的信息量小了，所以画布可相应缩小。图 3-96 为图像按比例缩小 75%的示意图。

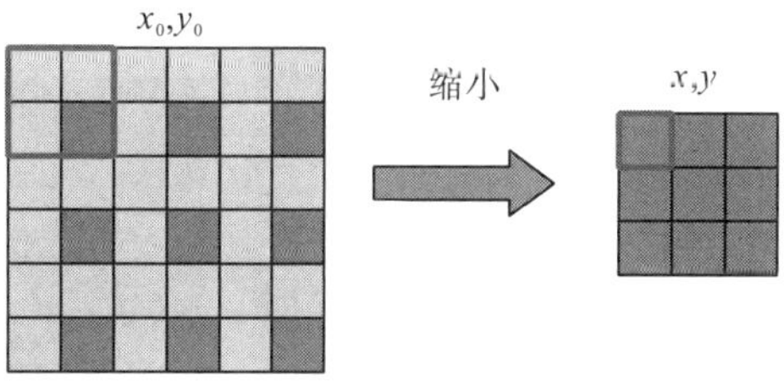

图 3-96　图像按比例缩小 75%的示意图

【例 3-11】　有一幅 6×6 的图像，具体如图 3-97 所示，其 X 方向和 Y 方向的缩放系数分别为 $c = 0.6$，$d = 0.74$，原始图像的坐标为 $x = [1,6]$，$y = [1,6]$，根据变换公式，变换后 X 方向和 Y 方向的坐标变为 $x = [1,6×0.6] = [1,4]$，$y = [1,6×0.75] = [1,5]$，Y 方向共计取四行，其计算结果是 $x = [1/0.6,2/0.6,3/0.6,4/0.6] = [1.67,3.33,5,6.67] = [i_2,i_3,i_5,i_6]$，$X$ 方向

共计取五行，其计算结果是 $y=[1/0.75,2/0.75,3/0.75,4/0.75,5/0.75]=[j_1,j_3,j_4,j_5,j_6]$。图 3-98 为图像缩小的计算过程。

1	2	3	4	5	6
7	8	9	10	11	12
13	14	15	16	17	18
19	20	21	22	23	24
25	26	27	28	29	30
31	32	33	34	35	36

图 3-97 6×6 的原始图像

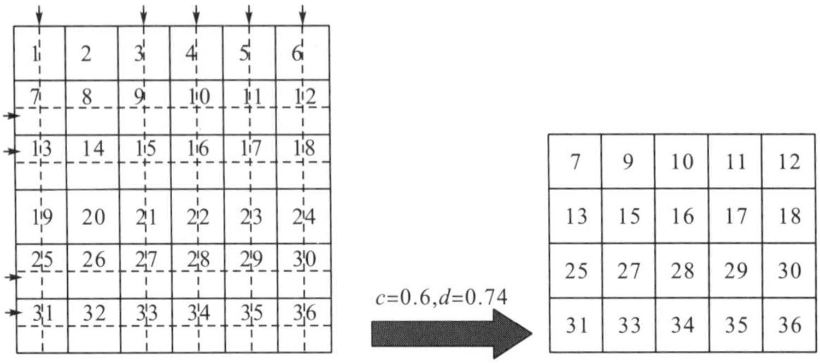

图 3-98 图像缩小的计算过程

图 3-99(a)为原始 MRI 图像，图 3-99(b)是缩放系数为 0.8 的缩小图像，图 3-99(c)是缩放系数为 0.5 的缩小图像，图 3-99(d)是缩放系数为 0.3 的缩小图像。

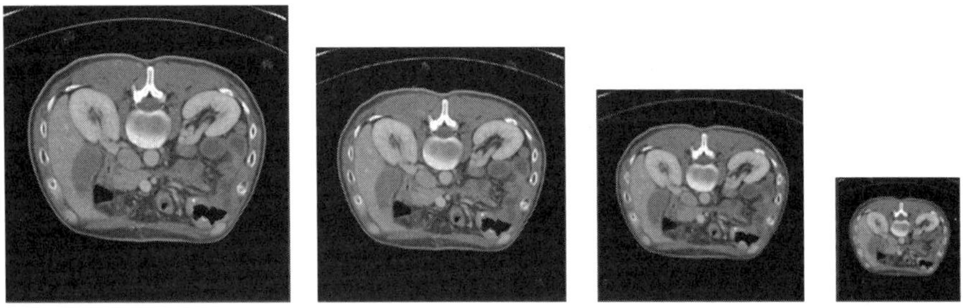

(a) (b) (c) (d)

图 3-99 图像的缩小

2) 图像放大

图像放大从字面上看，是图像缩小的逆操作，但是，从信息处理的角度来看，两者难易程度完全不一样。在图像的缩小操作中，是在现有的信息里挑选所需要的有用信息；而在图像的放大操作中，则需对尺寸放大后所多出来的空格填入适当的值，这是信息的估计问题，所以比图像的缩小要复杂一些。图像的放大一般分为按比例放大和不按比例放大两种。

这里首先介绍一种最简单的按比例放大，即如果将原图像放大 k 整数倍，则将原图像中的每个像素值，填在新图像中对应的 $k \times k$ 大小的子块中。图 3-100 为图像按比例放大 5 倍示意图。

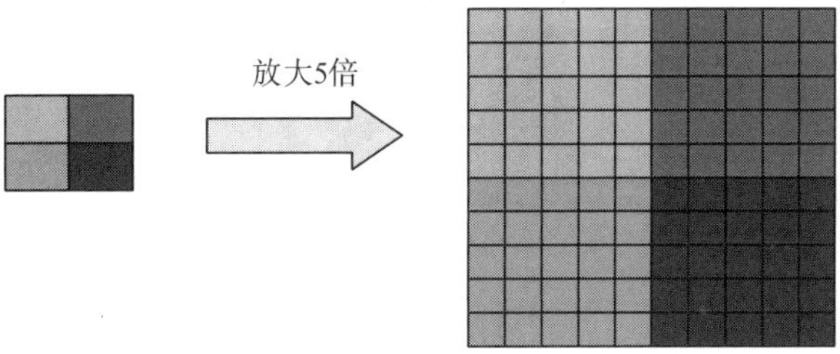

图 3-100　图像按比例放大 5 倍示意图

当 k 不为整数倍时，上述方法就不适用，图像放大其本质就是图像空间尺寸的变大，是通过某种映射关系将原始图像的坐标映射到另一坐标中，并用对应的像素值给映射后的图像赋值。将图像放大为原图像的 $c \times d$ 倍，就是将原图像中的一个像素点扩展为 $c \times d$ 个像素点。

【例 3-12】　有一幅 2×3 的图像，如图 3-101 所示，其 X 方向和 Y 方向的放大系数分别为 $c = 1.5$，$d = 1.2$，原始图像的坐标范围为 $x = [1,3]$，$y = [1,2]$，根据变换公式，变换后 X 方向和 Y 方向的坐标范围变为 $x = [1,3\times1.2] = [1,4]$，$y = [1,2\times1.5] = [1,3]$，原始图像由三列放大到四列，其计算结果是：$x = [1/1.5,2/1.5,3/1.5,4/1.5] = [j_1, j_2, j_3, j_4]$。原始图像由两行放大到三行，其计算结果是：$y = [1/1.2,2/1.2,3/1.2] = [i_1,i_1,i_2]$，图 3-102 为图像放大后的结果。

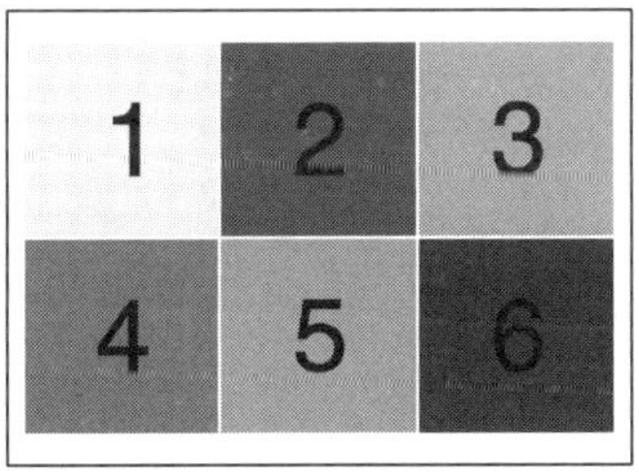

图 3-101　2×3 的图像

1	2	3	3
1	2	3	3
4	5	6	6

图 3-102　图像按比例放大结果图

图 3-103(a)是原始 X 射线图像，图 3-103(b)是缩放系数为 2 的放大图像，图 3-103(c)是缩放系数为 3 的放大图像，图 3-103(d)是缩放系数为 4 的放大图像。

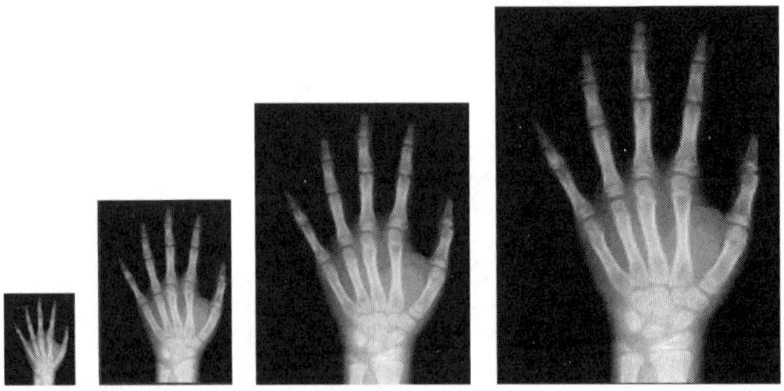

(a) (b) (c) (d)

图 3-103 图像的放大

与缩小不同的是，图像放大后出现了很多空像素需要填充，这里介绍的几种方法是应用简单的方法进行像素填充，这些方法容易模糊图像的细节，在实际应用中往往采用插值的方法进行填充，如最近邻插值法和双线性插值法等，这两种插值方法前面已做介绍，这里不再叙述。

3.6 小结

医学数字图像处理主要内容包括数字图像的表示、图像的数字化、邻域和邻接关系、连结性和距离、直方图和算术逻辑运算等内容，本章围绕这些内容，结合大量的图例进行了较为详细的阐述，力求用通俗的语言来解释这些常见的概念，为后续的学习奠定基础。

参考文献

聂生东，邱建峰，郑建立，2010. 医学图像处理[M]. 上海：复旦大学出版社.

宋余庆，2008. 数字医学图像[M]. 北京：清华大学出版社.

章毓晋，1999. 图象工程(上册)：图象处理和分析[M]. 北京：清华大学出版社.

周涛，陆惠玲，2015. 医学数字图像处理[M]. 北京：科学出版社.

第4章 医学数字图像增强

4.1 概　　述

为了提高视觉效果，便于人或机器对医学数字图像的分析理解，根据医学数字图像的特点、存在的问题或应用目的等，通过加强医学数字图像某些特征的措施来提高医学数字图像质量的方法称为医学数字图像增强。因此，医学数字图像增强就是指按特定的需要突出一幅医学数字图像中的某些信息，同时，削弱或去除某些不需要的信息的处理方法。医学数字图像增强技术不考虑图像降质的问题，只将医学数字图像中感兴趣的特征有选择地突出，而衰减不需要的特征，故改善后的医学数字图像不一定要去逼近原医学数字图像。例如，突出目标病灶的轮廓，去除各类噪声，将黑白图像转换为伪彩色图像等，图像增强已经成为医学数字图像实际应用中不可或缺的一项工作。

关于医学数字图像增强，这里需要说明以下四点。

(1) 医学数字图像增强处理并不能增加原始图像的信息，其结果只能增强对某种信息的辨别能力，而这种处理肯定会损失一些其他信息。

(2) 强调根据具体应用，呈现更"好"、更"有用"的视觉效果图像，以适合人眼理解图像。

(3) 医学数字图像增强处理最大的困难是对增强后医学数字图像质量的判断，主要依靠人的主观视觉来评定，也就是说，增强后的图像质量难以定量描述。

(4) 描述图像增强的数学模型(方法)不完善，所以到目前为止还不能用数学语言描述图像增强。

导致医学数字图像不清晰的原因很多，为了使读者进一步理解增强的意义，图4-1给出了几种不清晰的图像。图4-1(a)是灰度分布不合理，没有充分利用灰度动态范围导致的不清晰，主要是曝光不足、曝光过度、对比过于强烈等造成的；图4-1(b)是噪声干扰导致的不清晰；图4-1(c)是图像模糊导致的不清晰。

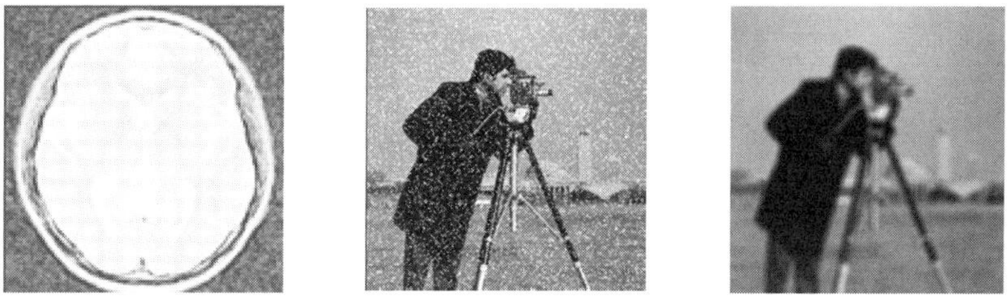

(a) 灰度分布不合理　　(b) 噪声干扰　　(c) 图像模糊

图4-1　几种不清晰的图像

图 4-2 为乳腺 X 射线图像增强，图 4-2(a)是原始图像，图 4-2(b)是增强图像，可以看到，通过增强处理，乳腺 X 射线图像对比度得到了很大程度的改善。

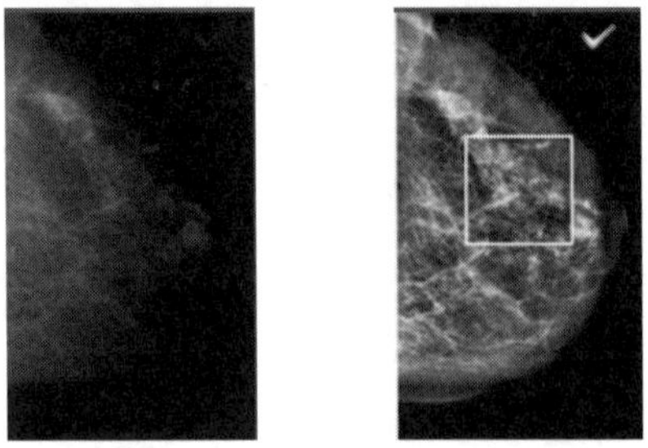

(a)原始图像 (b)增强图像

图 4-2 乳腺 X 射线图像增强

从总体上说，图像增强技术可以分为空域增强和频域增强两大类，具体如图 4-3 所示。空域增强是直接对图像平面中的像素进行处理，直方图均衡化、图像的代数运算等方法都属于空域增强技术；频域增强是将定义在图像空间中的图像以某种形式转换[傅里叶(Fourier)变换]到其他空间(频率域)中，利用该空间的特有性质进行图像处理，处理完后再传回原图像空间中。空域增强包括对比度增强和空域滤波两部分，而对比度增强本书在第 3 章已经做了详细介绍，所以本章就不再阐述。本章主要介绍空域滤波增强和频域增强。

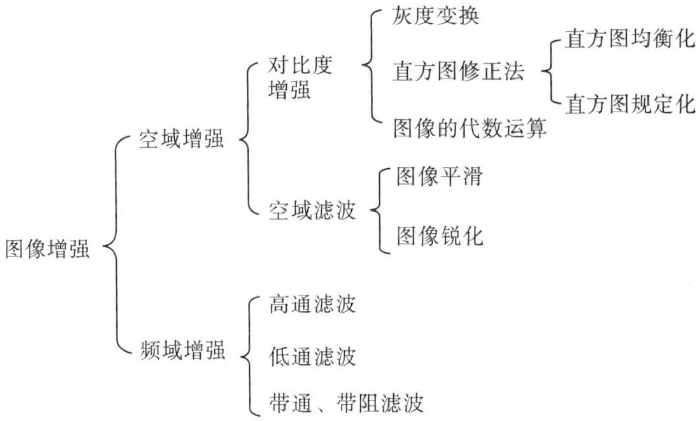

图 4-3 图像增强分类

4.2 医学数字图像的空域增强

4.2.1 空域增强

空域增强(spatial domain enhancement)是直接根据图像的空间信息(像素位置和灰度)进行处理，使用的增强算子定义在像素的一个邻域内，以灰度映射变换为基础，所用的映射变换取决于增强的目的。因此所谓的空域增强就是基于邻域处理的增强方法，它应用某一模板对每个像素与其周围邻域的所有像素进行某种数学运算，得到该像素新的灰度值，新的灰度值不仅与该像素的灰度值有关，而且还与其邻域内像素的灰度值有关。

图 4-4 为空域示意图，图 4-4(a) 是原始图像 f，任给一个像素 (x, y)，其灰度值为 $f(x, y)$，图 4-4(b) 为像素 (x, y) 的 3×3 邻域（邻域规模可以变化，最小可以是 1×1，即基于单个像素的计算，2×2 以上的都是基于模板或滤波的计算），这个像素 (x, y) 的 3×3 邻域在不同的研究领域、不同的著作中有很多不同的名称，比如 filter（滤波器）、mask（掩模）、kernel（核）、template（模板）或 window（窗口）等。通过在这个 3×3 邻域内定义一个增强算子 T，就可以得到增强后的图像在像素 (x, y) 处的灰度值 $g(x, y)$，具体如图 4-5 所示。

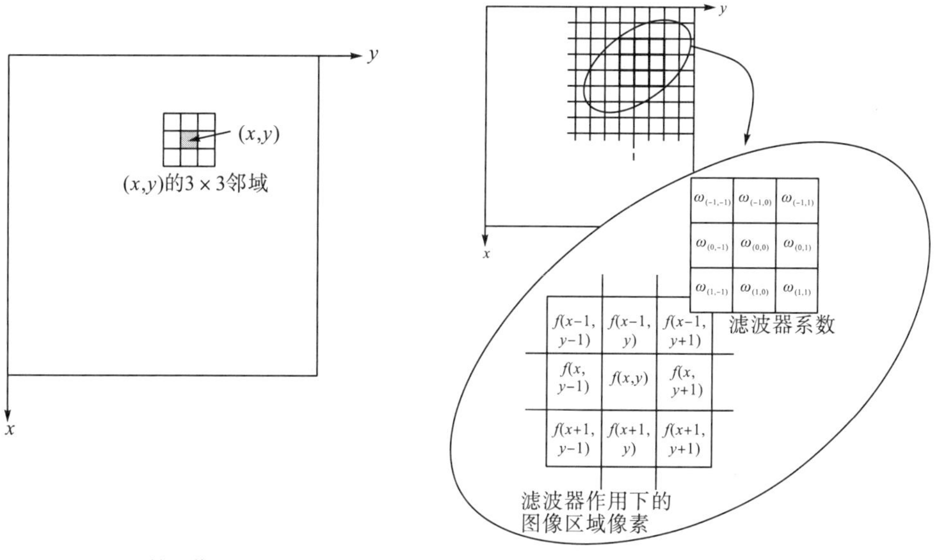

(a)原始图像f　　(b)像素(x,y)的3×3邻域

图 4-4　空域示意图

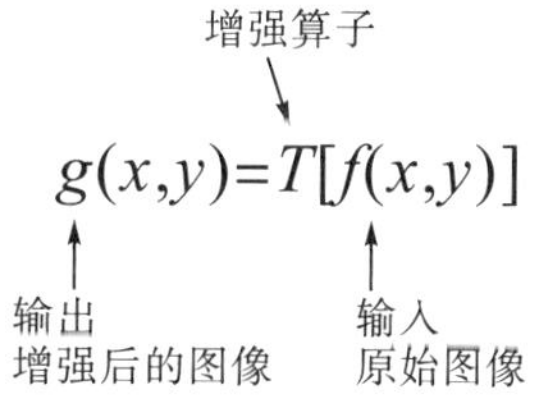

图 4-5　图像空域增强原理示意图

下面给出空域增强的一般形式，给定输入图像 $f(x, y)$ 和尺寸为 $m \times n$ 的模板 $w(i, j)$，则滤波后的输出图像 $g(x, y)$ 为

$$g(x, y) = \sum_{s=-a}^{a} \sum_{t=-b}^{b} w(s,t) f(x+s, y+t)$$

式中，$a=\dfrac{m-1}{2}$；$b=\dfrac{n-1}{2}$。

注意，为了使 a、b 的值为整数，m 和 n 通常取奇数。根据前面的介绍，这里的模板亦称为卷积核(convolution kernel)、滤波器、掩模等。通俗地讲，空域增强就是利用模板进行卷积运算，主要步骤为：

(1)将模板 $w(i,j)$ 放在图像 $f(x,y)$ 中漫游，并将模板中心与图中某个像素位置重合。

(2)将模板上系数与模板下对应像素相乘。

(3)将所有乘积相加。

(4)将和(模板的输出响应)赋给图中对应模板中心位置的像素。

图 4-6 为空域增强计算示意图，图 4-6(a)是图像的一部分，图 4-6(b)是 3×3 模板，将 k_0 的位置与图中灰度值为 s_0 的像素重合[即将模板中心放在图中 (x,y) 位置]，模板的输出响应 R 为

$$R=k_0s_0+k_1s_1+k_2s_2+k_3s_3+k_4s_4+k_5s_5+k_6s_6+k_7s_7+k_8s_8 \tag{4-1}$$

将 R 赋给增强图，作为在 (x,y) 位置的灰度值，如图 4-6(c)所示。

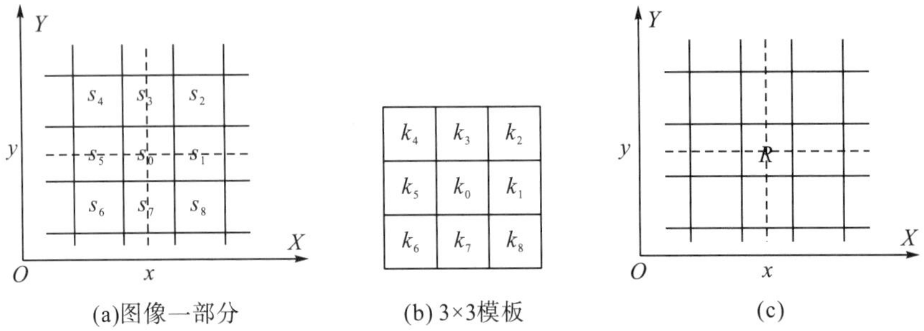

图 4-6 空域增强计算示意图

在指定图像中用模板进行滤波的时候，对于边界像素，会出现模板出界的问题，如图 4-7 所示，图 4-7(a)是 3×3 模板，图 4-7(b)是 8×8 图像模板出界，当模板放到(2, 1)像素或(2,8)像素时，模板出界了(当然不止这两个像素，边界上的像素都存在这个问题)，处理边界问题一般有以下三种方法。

(1)对边界部分不予处理，只对距离边界大于 $(n-1)/2$ 的像素滤波。滤波后的图像比原始图像小(图 4-8)。外围标为绿色的像素不进行滤波处理，这样直接导致滤波后图像比原图像小了一圈。

(2)对边界部分用模板的一半滤波。滤波后的图像与原始图像大小相等(图 4-9)。标为粉红色的像素只用标为绿色的模板内像素进行滤波，白色的 3 个像素不参加滤波，这样得到的滤波后的图像与原始图像大小相同。

(3)把图像向外延拓几个像素后，再滤波。这种方法相对来说操作比较复杂，且效果不是很理想，所以实际应用中使用得较少。

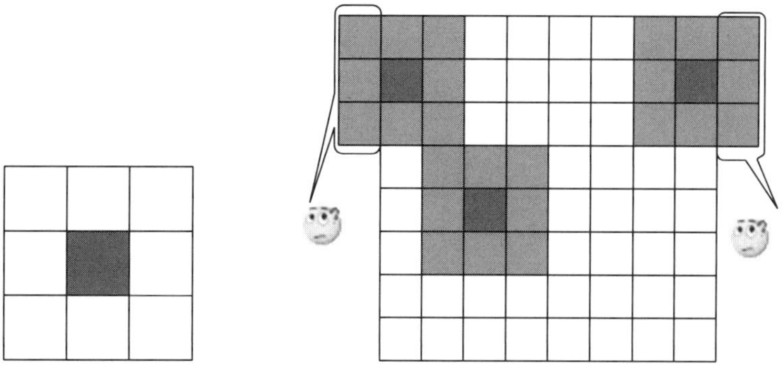

(a)3×3模板　　(b)8×8图像模板出界

图 4-7　空域增强模板出界

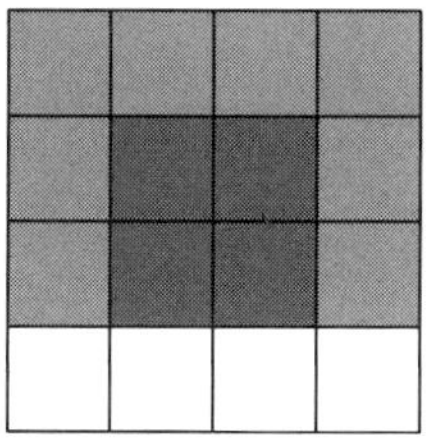

图 4-8　第一种情况

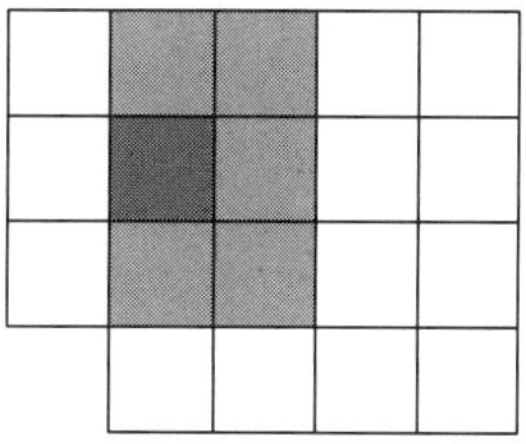

图 4-9　第二种情况

在空域图像增强中，常用的方法有四类，如图 4-10 所示，即简单灰度变换(线性变换、指数变换、对数变换等)、基于直方图的灰度变换、基于多幅图像的方法和空域滤波，前两种方法在第 3 章已经做了介绍(基于多幅图的方法较为简单，这里放到最后进行介绍)，本章主要介绍空域滤波。在介绍之前，有几个常见的概念需要强调一下：①高频分量，对应图像中的区域边缘或噪声；②低频分量，对应图像中灰度值缓慢变化的区域；③平滑，减弱或消除图像中的高频分量，平滑图像，消除噪声；④锐化，减弱或消除图像中的低频分量，增加图像的反差，突出边缘。

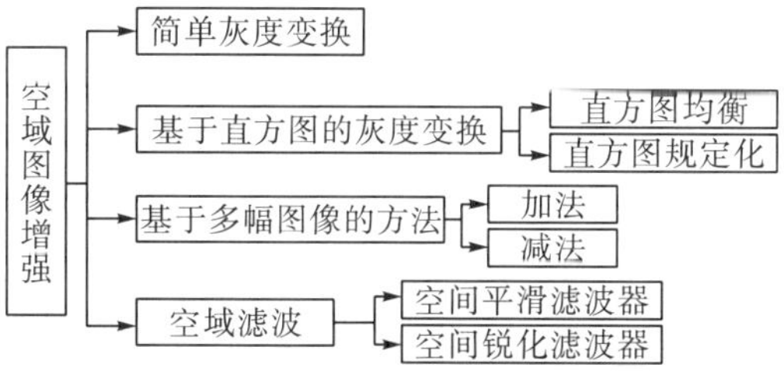

图 4-10　空域图像增强方法分类

空间平滑滤波器，就是消除或减弱图像中灰度值具有较大较快变化部分的影响，这些部分对应频域中的高频分量，所以可用频域低通滤波来实现。空间锐化滤波器，就是消除或减弱图像中灰度值缓慢变化的部分，这些部分对应频域中的低频分量，所以可用频域高通滤波来实现。

4.2.2　空间平滑滤波器

医学数字图像处理系统在图像的采集、获取、传送和转换(如成像、复制扫描、传输以及显示等)过程中，均处在复杂的环境中，光照、电磁多变，医学数字图像均不同程度地被可见或不可见的噪声干扰。噪声源包括电子噪声、光子噪声、斑点噪声和量化噪声。如果信噪比低于一定的水平，噪声逐渐变成可见的颗粒形状，导致图像质量下降。除了视觉上质量下降，噪声同样可能掩盖重要的图像细节，此时，就需对图像进行平滑处理。图像空间平滑滤波是在图像噪声模型未知时消除噪声的一种常规办法，其作用是消除或减少噪声、提高图像质量。从整体来看，图像平滑滤波可以分为空域平滑和频域平滑两种。常用空间平滑滤波法如下。

1. 邻域平均法(均值滤波)

一幅图像往往受到各种噪声源的干扰(如电传感器和传输误差等)，这种噪声常常为一些孤立的像素点，使图像被污染，噪声是叠加在图像上的随机噪声，而图像灰度应该相对连续变化，一般不会突然变大或变小，这种噪声可以用邻域平均法使它得到抑制。邻域平均法是简单的空域处理方法。这种方法的基本思想是用几个像素灰度的平均值代替每个像素的灰度。假定有一幅大小为 $N\times N$ 的图像 $f(x,y)$，选择一个 $L\times L$ 的窗口 M，窗口 M 就称为 $f(x,y)$ 的邻域，平滑处理后得到一幅图像 $g(x,y)$，$g(x,y)$ 由下式决定：

$$g(x,y)=\frac{1}{M}\sum_{(m,n)\in S}f(m,n) \tag{4-2}$$

式中，$x, y=0, 1, 2, \cdots, N-1$；$S$ 是点 (x,y) 邻域中点的坐标的集合，但其中不包括点 (x,y)，M 是集合内坐标点的总数。

图 4-11 为平滑滤波计算示意图，其中 M 是 3×3 的模板，式(4-2)说明平滑图像 $g(x,y)$ 中的每个像素的灰度值均由包含 (x,y) 的预定邻域中的 $f(x,y)$ 的几个像素的灰度值的平均值决定。在邻域平均法里，图像降噪是通过邻域内像素的算术平均计算实现的，如果图像中的噪声是随机不相关的加性噪声，窗口内各点噪声是独立同分布的，经过上述平滑后，信号与噪声的方差可提高 $\sqrt{MN}$ 倍。

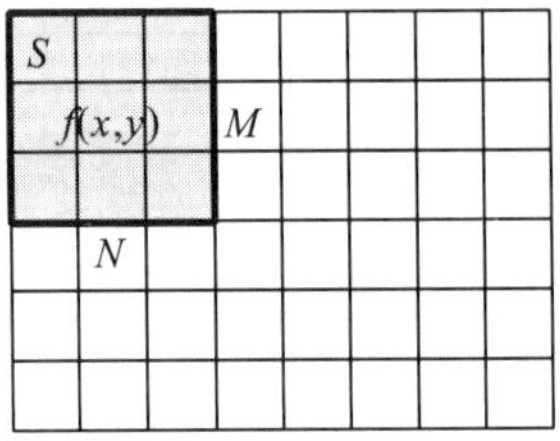

图 4-11　平滑滤波计算示意图

通过以上分析可以看到，以邻域平均为特点的图像平滑就是将当前像素邻域内各像素的灰度平均值作为其输出值的去噪方法。哪些像素参与平均是由邻域 M 决定的，掩模不同，中心点或邻域的重要程度也不相同，因此，应根据问题的需要选取合适的掩模。但不管什么样的掩模，必须保证全部权系数之和为单位值，这样可保证输出图像灰度值在许可范围内，不会产生“溢出”现象。因此，邻域的选择对邻域平均法就变得至关重要，图 4-12 为两种常见的邻域。

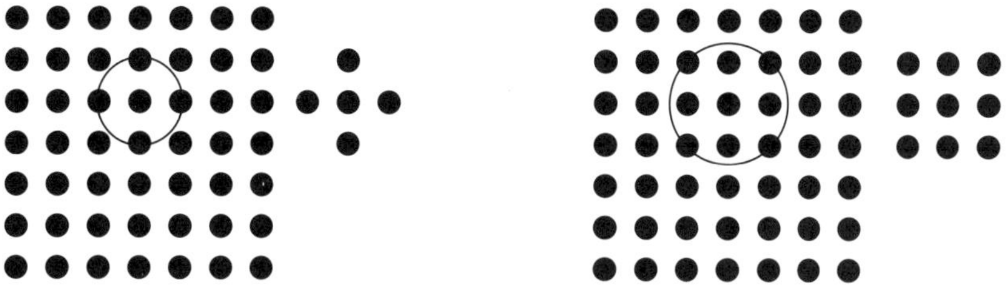

(a) 4邻域　　(b) 8邻域

图 4-12　常见的邻域

在均值滤波中，往往有两种形式，即等权形式和加权形式。如果选择的邻域都是 8 邻域，前面介绍的其实就是等权形式的邻域平均，即邻域内像素全部相加，再平均即可。图 4-13 为等权形式邻域赋值的情况，具体计算如下：

$$R=\sum_{i=1}^{9}\frac{1}{9}z_i=\frac{1}{9}\sum_{i=1}^{9}z_i \tag{4-3}$$

$$\frac{1}{9}\times\begin{bmatrix}1 & 1 & 1\\ 1 & 1 & 1\\ 1 & 1 & 1\end{bmatrix}$$

图 4-13　等权形式邻域赋值

加权形式的邻域平均其实质是不同像素乘的系数不同，一般来讲，距离中心越近则权重越大，图 4-14 为加权形式邻域赋值情况，具体计算如下。

$$R=\sum_{i=1}^{9}w_i z_i \tag{4-4}$$

$$\frac{1}{16}\times\begin{bmatrix}1 & 2 & 1\\ 2 & 4 & 2\\ 1 & 2 & 1\end{bmatrix}$$

图 4-14　加权形式邻域赋值

这种算法最大的优势就是简单，计算迅速，但它的主要缺点是在降低噪声的同时使图像产生模糊，特别在边缘和细节处。而且邻域越大，在去噪能力增强的同时模糊程度越严重。为了说明这个问题，这里给出一个示例，如图 4-15 所示，分别选择 3×3 的模板、5×5 的模板、9×9 的模板、15×15 的模板和 35×35 的模板对原始图像进行均值滤波，从实验结果可以看到，利用 3×3 的模板进行均值滤波，由于较好地抑制了原始图像的噪声，使得结果变得更加清晰，但是随着模板变得越来越大，实验结果变得越来越差。图 4-16 为模板尺寸与去除噪声、模糊图像的关系，当模板尺寸越来越大时，均值滤波去除噪声的能力也在逐渐下降，图像也变得越来越模糊，因此在用均值滤波时，模板尺寸的选择对结果有很重要的影响，要合理选择。为克服简单局部平均法的弊病，目前已提出许多保边缘、细节的局部平滑算法。它们的出发点都集中在如何选择邻域的大小、形状、方向、参加平均的点数以及邻域各点的权重系数等。

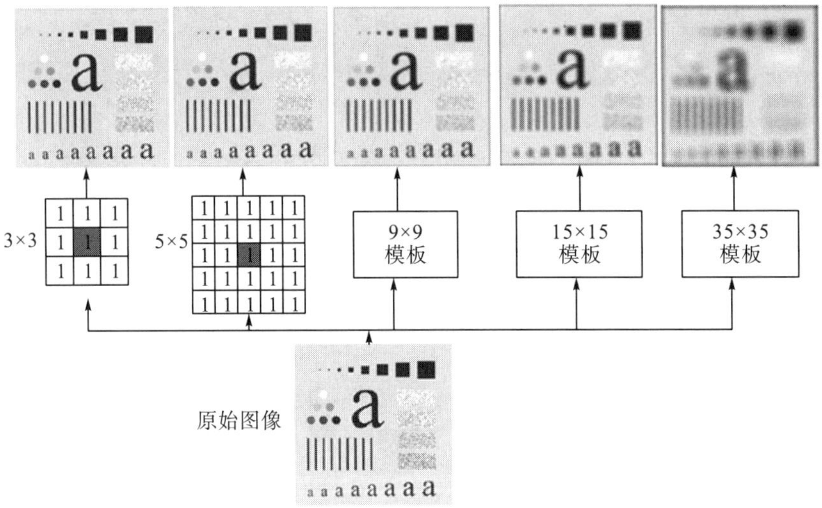

图 4-15 邻域大小与去噪能力的关系

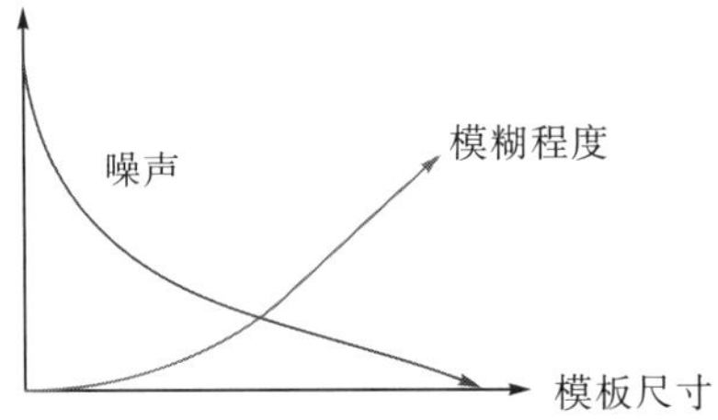

图 4-16 模板尺寸与去除噪声、模糊图像的关系

2. 超限像素平滑法

上述选择邻域的方法对抑制噪声是有效的，但是随着邻域的加大，图像的模糊程度也

会越严重。为克服这一缺点，一种比较典型的改进就是采用阈值法减少由于邻域平均所产生的模糊效应。对邻域平均法稍加改进，可得到超限像素平滑法。它是将 $f(x, y)$ 和邻域平均 $g(x, y)$ 差的绝对值与选定的阈值进行比较，根据比较结果决定点 (x, y) 的最后灰度 $g'(x, y)$。其表达式为

$$g'(x,y)=\begin{cases}\dfrac{1}{M}\sum\limits_{(m,n)\in S} f(m,n), & g(x,y)>T \\ f(x,y), & g(x,y)\leqslant T\end{cases} \tag{4-5}$$

式中，$g(x,y)=\dfrac{1}{M}\sum\limits_{(m,n)\in S} f(m,n)$；$T$ 为规定的非负阈值，$T=\left|f(x,y)-\dfrac{1}{M}\sum\limits_{(m,n)\in S} f(m,n)\right|$。

这个表达式的物理概念是，当一些点和其邻域内的点的灰度平均值的差不超过规定阈值 T 时，仍然保持其原灰度值不变；如果大于阈值 T 时就用它们的平均值代替该点的灰度值。这样就可以大大降低模糊的程度。这种算法对抑制椒盐噪声比较有效，对保护仅有微小灰度差的细节及纹理也有效。可见随着邻域增大，去噪能力增强，模糊程度也变大。与邻域平均法相比，超限像素平滑法去椒盐噪声效果更好。

为了说明超限像素平滑法去椒盐噪声的优势，图 4-17 给出了超限像素平滑法和邻域平均法的对比实验，图 4-17(a) 是原始图像，图 4-17(b) 是对图 4-17(a) 加椒盐噪声的图像，图 4-17(c) 是 3×3 邻域平滑，图 4-17(d) 是 5×5 邻域平滑，图 4-17(e) 是使用 3×3 超限像素平滑，其中阈值 T=64，图 4-17(f) 是使用 5×5 超限像素平滑，其中阈值 T=48。

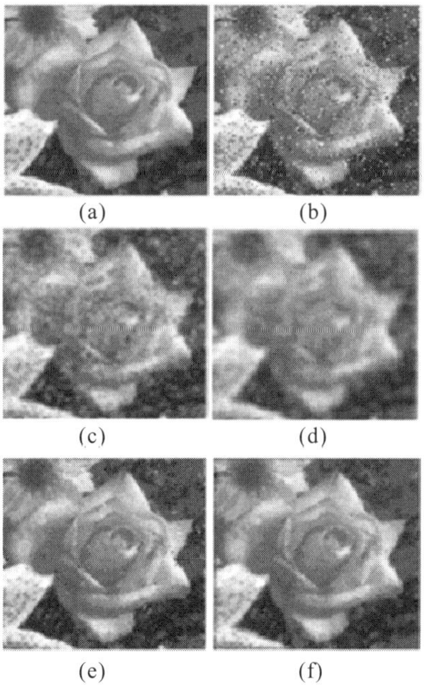

图 4-17　超限像素平滑法实验结果

3. 中值滤波法

前面使用的邻域平均法属于低通滤波的处理方法。它在抑制噪声的同时使图像变得模糊，即图像的细节(如边缘信息)被削弱，如果既要抑制噪声又要保持细节，可以使用中值滤波。中值滤波是一种非线性处理技术，由于它在实际运算过程中并不需要知道图像的统计特性，所以比较方便。中值滤波最初是应用在一维信号处理技术中，后来被二维的图像信号处理技术所引用。在一定的条件下，中值滤波可以克服线性滤波器所带来的图像细节模糊问题，而且对滤除脉冲干扰及图像扫描噪声非常有效。但是，对一些细节多，特别是点、线、尖顶细节较多的图像则不宜采用中值滤波的方法。中值滤波的目的是在保护图像边缘的同时，去除噪声。

1) 中值滤波的原理

中值滤波实际上就是用一个含有奇数个像素的滑动窗口，将窗口正中点的灰度值用窗口内各点的中值代替。设有一个一维序列$f_1, f_2, \cdots, f_n$，用长度为m(m为奇数，以便得到窗口中心)的窗口对该序列进行中值滤波，就是从输入序列$f_1, f_2, \cdots, f_n$中相继抽出m个数$f_{i-v}, \cdots, f_{i-1}, f_i, f_{i+1}, \cdots, f_{i+v}$，其中$f_i$为窗口的中心值，$v=(m-1)/2$，再将这$m$个点的值按其数值大小排列，取序号为正中间的那个值作为滤波器的输出。用数学公式可表示为

$$Y_i = M\{f_{i-v}, \cdots, f_{i-1}, f_i, f_{i+1}, \cdots, f_{i+v}\}, \quad i \in Z, v=(m-1)/2 \tag{4-6}$$

具体来说，如果窗口长度为5，窗口中像素的灰度值分别为80、90、200、110、120，则中值为110，因为如果按从小到大排列，结果为80、90、110、120、200，其中间位置的值为110。于是原来窗口正中的灰度值200就由110代替。如果200是一个噪声的尖峰，则将被滤除；如果它是一个信号，那么此方法处理的结果将会造成信号的丢失。

2) 中值滤波的工作步骤

中值滤波的工作步骤如下：

(1) 将窗口放在图中移动。

(2) 读取窗口内各对应像素的灰度值。

(3) 将这些灰度值从小到大排成一列。

(4) 找出这些值里排在中间的灰度值。

(5) 将这个中间值赋给对应窗口中心位置的像素。

这里给出一个实例来详细说明中值滤波的工作程序。

【例4-1】 设有一幅图像$f(x, y)$，如图4-18(a)所示，取一个3×3窗口M，窗口内9个像素的灰度值如图4-18(b)所示，其中间的像素灰度值为202，把这9个像素从小到大排列成一维向量，结果如下：

198 200 201 202 <u>205</u> 206 207 208 212

可以看到，这9个像素从小到大排完序后，其中间值为205，因此用205来代替3×3窗口M的中间像素灰度值202，具体如图4-18(c)所示。

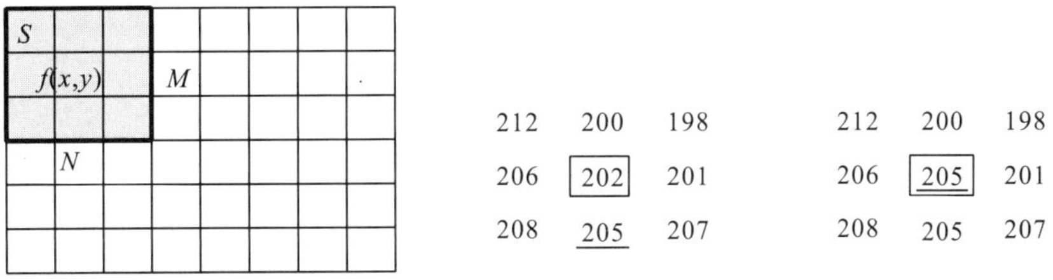

(a) 原始图像　　(b) 3×3窗口M　　(c) 滤波结果

图 4-18　中值滤波实例

下面以一维离散阶跃、斜坡、单脉冲、双脉冲、三脉冲和三角形信号为例，给出中值滤波的结果($N=5$)。图 4-19 是一维离散阶跃信号的中值滤波，由于阶跃信号的宽度是 5，大于窗口长度的 1/2，所以信号没有受到影响。图 4-20 是一维离散斜坡信号的中值滤波，这种情况下信号也没受到中值滤波的影响。图 4-21 是一维离散单脉冲信号的中值滤波，由于单脉冲信号的宽度是 1，小于窗口长度的 1/2，所以通过中值滤波以后，这个脉冲信号通过取中值被抑制了，这个单脉冲就可以理解为噪声。图 4-22 是一维离散双脉冲信号的中值滤波，由于与单脉冲信号类似，也被理解为噪声，故也被抑制了，可见某个信号是否是噪声，主要是看信号的宽度是否大于某个阈值，如果大于阈值，就可以认为它不是噪声，否则就是噪声。图 4-23 是一维离散三脉冲信号的中值滤波，与单脉冲和双脉冲信号不同，其信号的宽度是 3，大于窗口长度的 1/2，所以信号没有受到影响，这可以理解为是正常的信号，而不是噪声，从而得以保留。图 4-24 是一维离散三角形信号的中值滤波，离散三角信号的顶部被削平了。

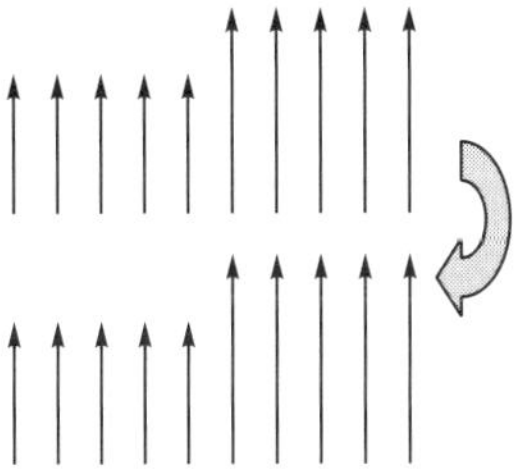

图 4-19　一维离散阶跃信号的中值滤波

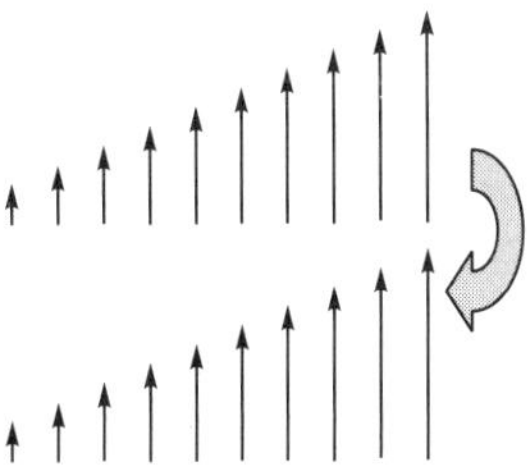

图 4-20　一维离散斜坡信号的中值滤波

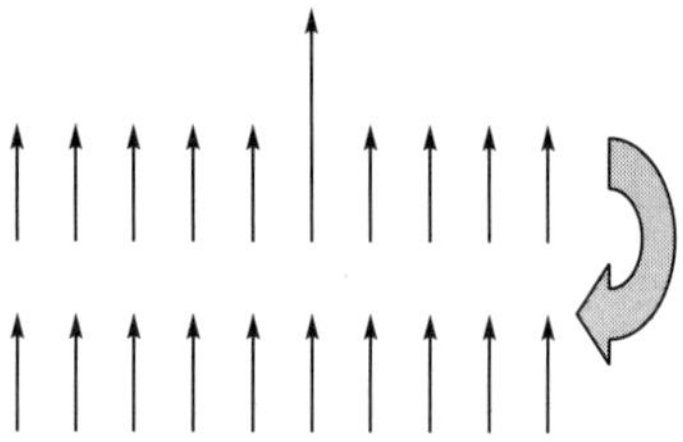

图 4-21 一维离散单脉冲信号的中值滤波

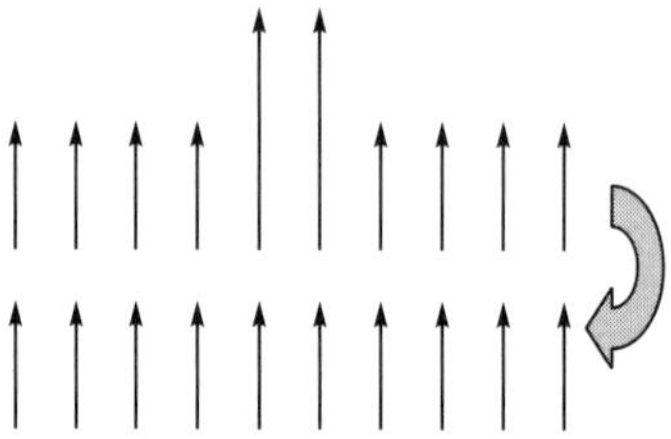

图 4-22 一维离散双脉冲信号的中值滤波

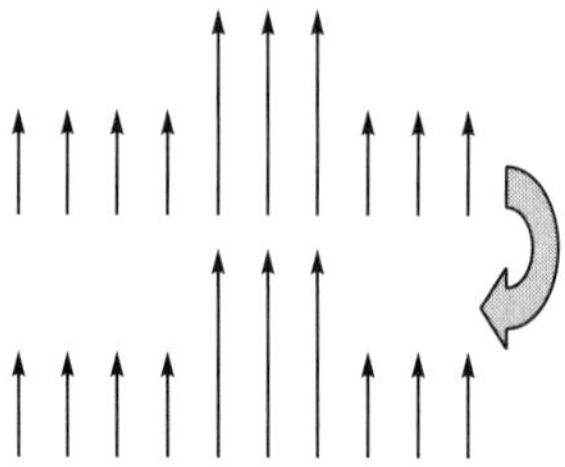

图 4-23 一维离散三脉冲信号的中值滤波

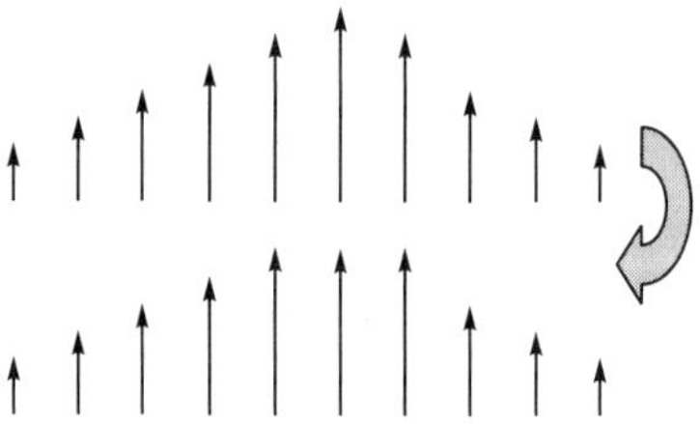

图 4-24 一维离散三角形信号的中值滤波

一维中值滤波的概念很容易推广到二维。一般来说，二维中值滤波器比一维中值滤波器更能抑制噪声。在二维中值滤波器中，选择的窗口形状可以有线状、方形、十字形、圆形、菱形等，具体如图 4-25 所示。

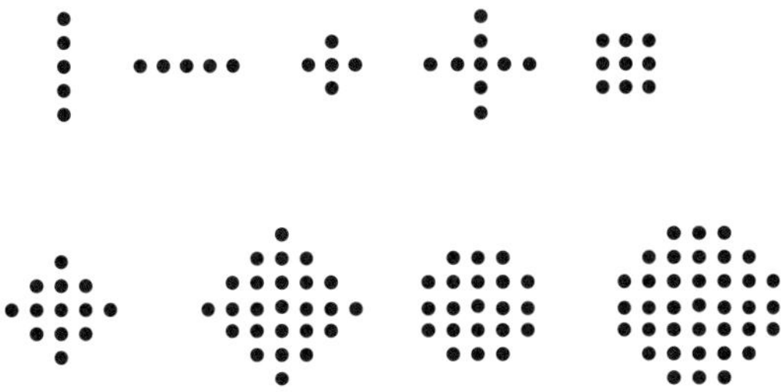

图 4-25　二维中值滤波器的窗口形状

不同形状的窗口产生不同的滤波效果，使用时必须根据图像的内容和不同的要求加以选择。从以往的经验看，方形或圆形窗口适宜于外轮廓线较长的物体图像，而十字形窗口对有尖顶角状的图像效果好。

3) 中值滤波的一些特性

(1) 对某些输入信号中值滤波具有不变性，对某些特定的输入信号，中值滤波的输出保持输入信号值不变，如输入信号在窗口 $2n+1$ 内单调增加或者单调减少的序列。二维序列的中值滤波不变性要复杂得多，它不但与输入信号有关，还与窗口的形状有关。一般地，与窗口对顶角线垂直的边缘经滤波后将保持不变。利用这个特点，可以使中值滤波既能去除图像中的噪声，又能保持图像中一些物体的边缘。

另外，一维的周期性二值序列，如 $\{x_n\}=\cdots, +1, +1, -1, -1, +1, +1, -1, -1, \cdots$，当滤波窗口长度为 9 时，经过中值滤波此序列将保持不变。对于一个二维序列，这一类不变性更为复杂，但它们一般也是二值的周期性结构，即为周期性网格结构的图像。

(2) 对于中值滤波的去噪声性能，中值滤波可以用来减弱随机干扰和脉冲干扰。由于中值滤波是非线性的，因此对随机输入信号的数学分析比较复杂。中值滤波的输出与输入噪声的概率密度分布有关，而邻域平均法的输出与输入分布无关。中值滤波在抑制随机噪声上要比邻域法差一些，但对于脉冲干扰(特别是脉冲宽度小于 $m/2$ 且相距较远的窄脉冲干扰)，中值滤波是非常有效的。

(3) 对大的边缘高度，中值滤波较邻域平均法好得多，而对于较小的边缘高度，两种滤波只有很小的差别。

4.2.3　空间锐化滤波器

1. 空间锐化滤波器基本原理

空间锐化滤波器主要是加强高频或减弱低频，图像锐化加强了细节和边缘，对图像有去模糊的作用，使灰度反差增强。由于空间锐化滤波器是根据一阶导数和二阶导数的定义给出的，所以在介绍锐化滤波器之前，首先分析一阶导数和二阶导数，并通过一个实例分析一阶导数和二阶导数的特点，由此得到锐化滤波器的定义。令 $f(x)$ 为一维函数，其一

阶导数定义为

$$\left.\frac{\partial f(x)}{\partial x}\right|_{x=x_0}=\lim_{\Delta x\to 0}\frac{f(x_0+\Delta x)-f(x_0)}{\Delta x},x\in\mathbb{R} \tag{4-7}$$

当$\Delta x=1$时，

一阶导数近似为

$$\frac{\partial f(x)}{\partial x}=f(x+1)-f(x),x\in\mathbb{N} \tag{4-8}$$

二阶导数近似为

$$\begin{aligned}\frac{\partial^2 f}{\partial x^2}&=f'(x)-f'(x-1)\\&=\left[f(x+1)-f(x)\right]-\left[f(x)-f(x-1)\right]\\&=f(x+1)+f(x-1)-2f(x)\end{aligned} \tag{4-9}$$

一阶导数和二阶导数的特点为

$$\begin{aligned}f'(x)&=f(x+1)-f(x)\\f''(x)&=f'(x)-f'(x-1)\\&=f(x+1)+f(x-1)-2f(x)\end{aligned} \tag{4-10}$$

上述推导给出了一阶导数和二阶导数离散计算形式，但是还是不能清晰看到它们具有什么特点。图 4-26 为一维信号的一阶导数和二阶导数示意图，从上至下包括 5 个部分，函数$f(x)$的一段离散取值为：6、6、6、6、5、4、3、2、1、1、1、1、1、1、6、6、6、6、6，绘制函数曲线如图 4-26 最上面一部分所示，可见函数曲线包括两个平坦区域[$f(x)=(6, 6, 6, 6)$，$f(x)=(6, 6, 6, 6, 6)$]、一个斜坡区域[$f(x)=(6, 5, 4, 3, 2, 1)$]和一个阶跃区域[$f(x)=(1, 6)$部分]，对应的一阶导数为：0, 0, −1, −1, −1, −1, −1, 0, 0, 0, 0, 0, 5, 0, 0, 0, 0，对应的二阶导数为：0, 0, −1, 0, 0, 0, 0, 1, 0, 0, 0, 0, 5, −5, 0, 0, 0，绘制二阶导数函数曲线如图 4-26 最下面的部分所示。平坦区域，一阶导数处处为 0，二阶导数处处为 0；在斜坡区域，一阶导数处处非零，二阶导数只在斜坡两端非零（上充/下充），其他部分均为 0；在阶跃区域，一阶导数有正突变，二阶导数有一个从正极值到负极值的快速过渡，产生双刃效应。

换句话说，这里的平坦区域就是图像中灰度值稳定不变的区域，斜坡区域就是灰度值逐渐变化的区域，阶跃区域是图像灰度开始变化或变换剧烈的区域，对于平坦区域和渐变区域，二阶导数不敏感，等于 0，但对于灰度剧烈变化的区域，其二阶导数敏感。那么一幅图像二阶导数包含了什么信息呢？不难得到，其中包含了图像的高频信息，即图像的细节和边缘信息，而锐化滤波器正是根据这个原理工作的，通过计算图像的二阶导数图像，得到图像的细节和边缘信息，然后再与原始图像进行叠加，从而使原始图像的边缘信息得到强化，即锐化。

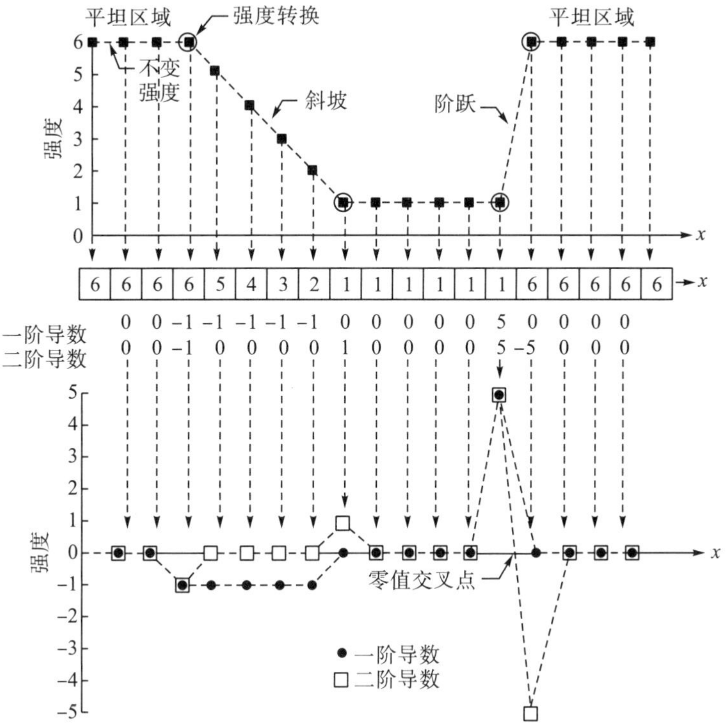

图 4-26　一维信号的一阶导数和二阶导数示意图*

图 4-27 为基于二阶导数增强图像的基本思想，$f(x,y)$ 是输入图像，计算输入图像 $f(x,y)$ 的二阶导数 $\nabla^2 f(x,y)$，由前面分析可知，这个二阶导数 $\nabla^2 f(x,y)$ 中包含了图像 $f(x,y)$ 的高频信息，即细节和边缘，通过把二阶导数 $\nabla^2 f(x,y)$ 图像与原始图像叠加，从而加强原始图像的高频信息，起到锐化的效果。

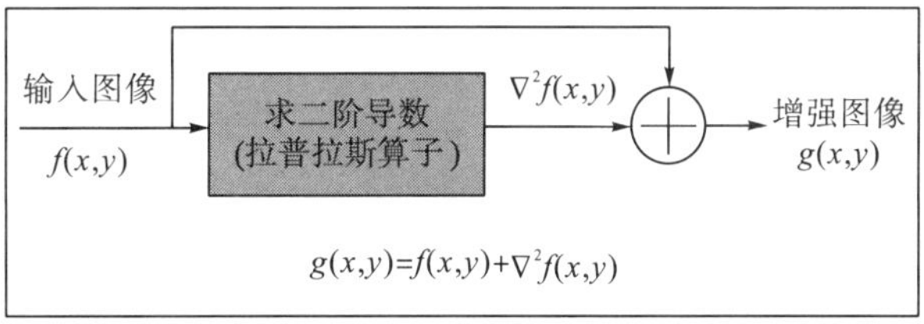

图 4-27　基于二阶导数增强图像的基本思想

现在的问题是，如何计算二阶导数 $\nabla^2 f(x,y)$ 呢？这里以拉普拉斯算子(Laplacian)为例给出计算过程。

函数 $f(x, y)$ 的拉普拉斯算子定义为

$$\nabla^2 f = \frac{\partial^2 f}{\partial x^2} + \frac{\partial^2 f}{\partial y^2} \tag{4-11}$$

* 本图参考了天津大学电子信息工程学院庞彦伟的《数字图像处理》课件，在此特别表示感谢。

数字图像的二阶偏导为

$$\frac{\partial^2 f}{\partial x^2}=f(x+1,y)+f(x-1,y)-2f(x,y)$$
$$\frac{\partial^2 f}{\partial y^2}=f(x,y+1)+f(x,y-1)-2f(x,y) \tag{4-12}$$

故数字图像的拉普拉斯算子为

$$\nabla^2 f=\left[f(x+1,y)+f(x-1,y)+f(x,y+1)+f(x,y-1)\right]-4f(x,y) \tag{4-13}$$

分析这个拉普拉斯算子，不难看到，函数 $f(x,y)$ 二阶导数 $\nabla^2 f(x,y)$ 对应的图像相当于函数 $f(x,y)$ 与图 4-28 给出的模板的卷积运算，拉普拉斯算子实际上是给出了这个模板。

0	1	0
1	−4	1
0	1	0

图 4-28 拉普拉斯算子的模板

这样的二阶导数实际上只考虑了水平方向和垂直方向，即

$$\nabla^2 f=\boxed{\begin{array}{c}\text{水平方向}\\\text{二阶偏导}\end{array}}+\boxed{\begin{array}{c}\text{垂直方向}\\\text{二阶偏导}\end{array}} \tag{4-14}$$

而在实际应用中，仅仅考虑水平方向和垂直方向是不够的，应该考虑更多的方向，在 3×3 的模板中，可以加上 45°和 135°的两条对角线，即

$$\nabla^2 f=\boxed{\begin{array}{c}\text{水平方向}\\\text{二阶偏导}\end{array}}+\boxed{\begin{array}{c}\text{垂直方向}\\\text{二阶偏导}\end{array}}+\boxed{\begin{array}{c}45^\circ\text{方向}\\\text{二阶偏导}\end{array}}+\boxed{\begin{array}{c}135^\circ\text{方向}\\\text{二阶偏导}\end{array}} \tag{4-15}$$

这样得到的模板如图 4-29 所示。

1	1	1
1	−8	1
1	1	1

图 4-29 拉普拉斯算子的 4 方向模板

对应的拉普拉斯算子可以修改为

$$\begin{aligned}\nabla^2 f=&[f(x+1,y)+f(x-1,y)+f(x,y+1)+f(x,y-1)\\&+f(x-1,y-1)+f(x-1,y+1)+f(x+1,y-1)+f(x+1,y+1)]-8f(x,y)\end{aligned} \tag{4-16}$$

至此，已经详细介绍图像锐化的基本原理，在实际应用中，有基于一阶导数和基于二阶导数的图像锐化方法，下面针对基于一阶导数的图像锐化增强进行具体介绍。

2. 基于一阶导数的图像锐化增强

在图 4-26 中，一阶导数其实就是图像的梯度，图 4-30 为基于一阶导数增强图像的基本思想。

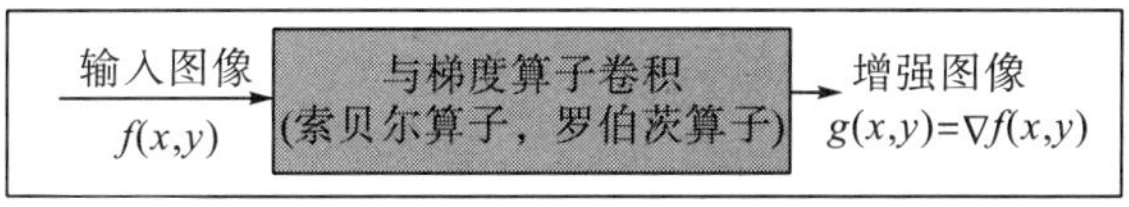

图 4-30　基于一阶导数增强图像的基本思想

令 $f(x,y)$ 为输入图像， $f(x,y)$ 的梯度计算如下。

函数的梯度是一个向量：

$$\operatorname{grad} f(x,y)=\begin{pmatrix} f_x' \\ f_y' \end{pmatrix}=\begin{pmatrix} \dfrac{\partial f(x,y)}{\partial x} \\ \dfrac{\partial f(x,y)}{\partial y} \end{pmatrix} \tag{4-17}$$

梯度是一个矢量，其大小和方向如下。

大小：

$$\operatorname{grad}(x,y)=\sqrt{f_x'^2+f_y'^2}=\sqrt{\left(\frac{\partial f(x,y)}{\partial x}\right)^2+\left(\frac{\partial f(x,y)}{\partial y}\right)^2} \tag{4-18}$$

方向：

$$\theta=\arctan\frac{f_y'}{f_x'}=\arctan\left(\frac{\partial f(x,y)}{\partial y}\Big/\frac{\partial f(x,y)}{\partial x}\right) \tag{4-19}$$

常用梯度的幅度代替梯度本身：

$$\operatorname{grad} f=\operatorname{mag}(\operatorname{grad} f)-\left\{\left(\frac{\partial f(x,y)}{\partial x}\right)^2+\left(\frac{\partial f(x,y)}{\partial y}\right)^2\right\}^{1/2} \tag{4-20}$$

也常用绝对值代替平方：

$$\operatorname{grad} f=\operatorname{mag}(\operatorname{grad} f)\approx\left|\frac{\partial f(x,y)}{\partial x}\right|+\left|\frac{\partial f(x,y)}{\partial y}\right| \tag{4-21}$$

梯度算子 $\operatorname{grad} f\approx\left|\dfrac{\partial f(x,y)}{\partial x}\right|+\left|\dfrac{\partial f(x,y)}{\partial y}\right|=|G_x|+|G_y|$，其实质就是卷积时的模板。

梯度算子 grad f 的实现方式不同，就对应着不同的锐化方法，如在罗伯茨(Roberts)算子中， $\operatorname{grad} f\approx|G_x|+|G_y|\approx|f(x+1,y+1)-f(x,y)|+|f(x,y+1)-f(x+1,y)|$ ，具体如图 4-31 所示。

−1	0
0	1

0	−1
1	0

图 4-31　罗伯茨算子的模板

在索贝尔(Sobel)算子(图 4-32)中，

$$
\begin{aligned}
\text{grad}\, f &\approx |G_x| + |G_y| \\
&= \left|[f(x-1,y+1)+2f(x,y+1)+f(x+1,y+1)]-[f(x-1,y-1)+2f(x,y-1)+f(x+1,y-1)]\right| \\
&\quad + \left|[f(x-1,y+1)+2f(x,y+1)+f(x+1,y+1)]-[f(x-1,y-1)+2f(x-1,y)+f(x-1,y+1)]\right|
\end{aligned}
\tag{4-22}
$$

−1	−2	−1
0	0	0
1	2	1

−1	0	1
−2	0	2
−1	0	1

图 4-32 索贝尔算子的模板

关于常见的模板，将在第 5 章医学数字图像分割中做详细介绍。通过求一阶导数，得到的是图像 $f(x, y)$ 的梯度信息，梯度是个矢量，方向是 $f(x, y)$ 在该点灰度变换率最大的方向。对于一幅图像中突出的边缘区，其梯度值较大；对于平滑区，其梯度值较小；对于灰度级为常数的区域，其梯度值为 0。图 4-33 为二值图像与梯度图像，图 4-34 为脑部灰度图像与梯度图像。从图 4-33 和图 4-34 中可以清晰地看到，梯度信息就是边缘信息、高频信息。

(a) 二值图像　　(b) 梯度图像

图 4-33 二值图像与梯度图像

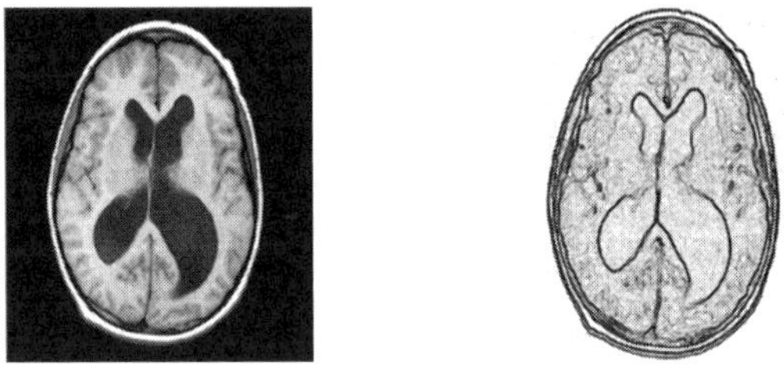

(a) 灰度图像　　(b) 梯度图像

图 4-34 脑部灰度图像与梯度图像

根据梯度的计算原理，选择不同的算子，如罗伯茨算子、索贝尔算子、普瑞维特(Prewitt)算子等，即确定好卷积模板后，就可以计算梯度了。一旦梯度算出后，就可以根据不同的需要生成不同的增强图像。

令 $f(x, y)$ 为输入图像，$g(x, y)$ 为增强图像，$\text{grad}(x, y)$ 为梯度图像。

第 1 种增强图像——直接以梯度值代替，就是增强图像 $g(x, y)$ 等于梯度图像，即

$$
g(x, y) = \text{grad}(x, y) \tag{4-23}
$$

此法的缺点是增强的图像仅显示灰度变化比较陡的边缘轮廓，而灰度变化比较平缓或均匀的区域则呈黑色。

第 2 种增强图像——辅以阈值判断，就是梯度图像与增强图像满足如下关系：

$$g(x,y)=\begin{cases}\mathrm{grad}(x,y), & \mathrm{grad}(x,y)\geqslant T\\ f(x,y), & \mathrm{grad}(x,y)<T\end{cases} \tag{4-24}$$

式中，T 是一个非负的阈值。适当选取 T，既可使明显的边缘轮廓得到突出，又不会破坏原来灰度比较平缓的背景。

第 3 种增强图像——给边缘规定一个特定的灰度级，就是梯度图像与增强图像满足如下关系：

$$g(x,y)=\begin{cases}L_{\mathrm{G}}, & \mathrm{grad}(x,y)\geqslant T\\ f(x,y), & \mathrm{grad}(x,y)<T\end{cases} \tag{4-25}$$

式中，L_{G} 是根据需要指定的一个灰度级，它将明显边缘用固定的灰度级 L_{G} 来表现。

第 4 种增强图像——给背景规定特定的灰度级，就是梯度图像与增强图像满足如下关系：

$$g(x,y)=\begin{cases}\mathrm{grad}(x,y), & \mathrm{grad}(x,y)\geqslant T\\ L_{\mathrm{B}}, & \mathrm{grad}(x,y)<T\end{cases} \tag{4-26}$$

此方法将背景用一个固定的灰度级 L_{B} 来表现，便于研究边缘灰度的变化。

第 5 种增强图像——二值图像，就是梯度图像与增强图像满足如下关系：

$$g(x,y)=\begin{cases}L_{\mathrm{G}}, & \mathrm{grad}(x,y)\geqslant T\\ L_{\mathrm{B}}, & \mathrm{grad}(x,y)<T\end{cases} \tag{4-27}$$

这种方法将明显边缘和背景分别用灰度级 L_{G} 和 L_{B} 表示，生成二值图像，便于研究边缘所在的位置。

为了让读者对这 5 种增强图像的输出方式有直观的印象，图 4-35 为分别由这 5 种增强图像的输出方式得到的图像。

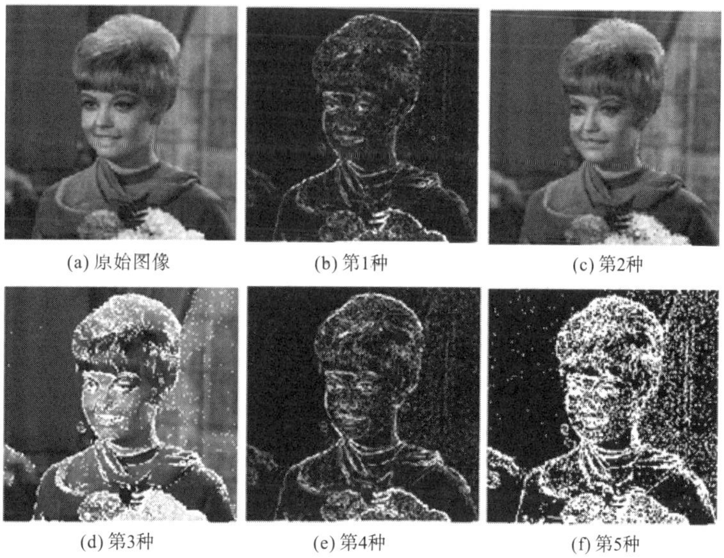

(a) 原始图像　(b) 第1种　(c) 第2种

(d) 第3种　(e) 第4种　(f) 第5种

图 4-35　增强图像的 5 种输出方式

4.2.4　基于多幅图像的平均方法

如果一幅图像包含加性噪声，这些噪声对于每个坐标点是不相关的，并且其平均值为0，在这种情况下可以采用多图像平均法达到去除噪声的目的。设 $g(x,y)$ 为有噪声图像，$n(x,y)$ 为噪声，$f(x,y)$ 为原始图像，噪声图像可表示为

$$g(x,y)=f(x,y)+n(x,y) \tag{4-28}$$

多图像平均法是把一系列有噪声的图像 $\{g_i(x,y)\}$ 叠加起来，然后再取平均值以达到平滑的目的，如图4-36所示。具体做法如下：取 M 幅内容相同但含有不同噪声的图像，将它们叠加起来，然后做平均计算，即

$$\overline{g}(x,y)=\frac{1}{M}\sum_{j=0}^{M}g_j(x,y) \tag{4-29}$$

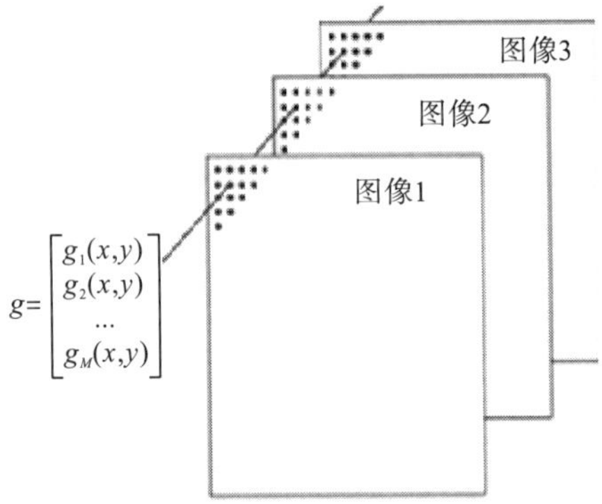

图4-36　多幅图像平均示意图

由此可得

$$\begin{aligned}&\mathrm{E}\{\overline{g}(x,y)\}=f(x,y)\\&\sigma_g^2(x,y)=\frac{1}{M}\sigma_n^2(x,y)\end{aligned} \tag{4-30}$$

式中，$\mathrm{E}\{\overline{g}(x,y)\}$ 是 $\overline{g}(x,y)$ 的数学期望；$\sigma_g^2(x,y)$ 和 $\sigma_n^2(x,y)$ 是 $\overline{g}$ 和 n 在 (x,y) 坐标的方差。

在平均图像中任一点的均方差可由下式得到：

$$\sigma_g(x,y)=\frac{1}{\sqrt{M}}\sigma_n(x,y) \tag{4-31}$$

由式(4-31)可见，随着 M 的增加，像素值的方差减小，这说明平均的结果使得由噪声造成的像素灰度值的偏差变小。同时可以看出，当作平均处理的噪声图像数目增加时，其统计平均值逐渐接近原始无噪声图像。因此，多图像的算术平均方法是一种简单可行的去噪方法，但这种方法在实际应用中的最大困难是多幅图像像素的严格对应，即多幅图像的配准，以便使相应的像素能正确地对应排列。

4.3　医学数字图像的频域增强

频域增强技术是在图像的频域空间对图像进行滤波，因此需要将图像从空域变换到频域，一般通过傅里叶变换即可实现。在频域空间的滤波与空域滤波一样可以通过卷积实现，因此傅里叶变换和卷积理论是频域滤波技术的基础。这里对傅里叶级数、傅里叶级数的指数（复数）形式、傅里叶变换等基本概念进行简单概述。

4.3.1　傅里叶变换及图像的频域特征

1. 傅里叶级数

任何周期（周期为 $2l$）函数均可表示成不同频率的正弦函数和余弦函数的加权和：

$$f(x)=\frac{a_0}{2}+\sum_{n=1}^{\infty}\left(a_n\cos\frac{n\pi x}{l}+b_n\sin\frac{n\pi x}{l}\right) \tag{4-32}$$

其中，

$$\begin{aligned} a_n&=\int_{-l}^{l}f(x)\cos\frac{n\pi x}{l}\mathrm{d}x,\quad (n=0,1,2,\cdots)\\ b_n&=\int_{-l}^{l}f(x)\sin\frac{n\pi x}{l}\mathrm{d}x,\quad (n=1,2,3,\cdots)\end{aligned} \tag{4-33}$$

图 4-37 为傅里叶级数示意图，周期函数 $f(x)$ 可以用上面不同周期的正、余弦函数的和表示。

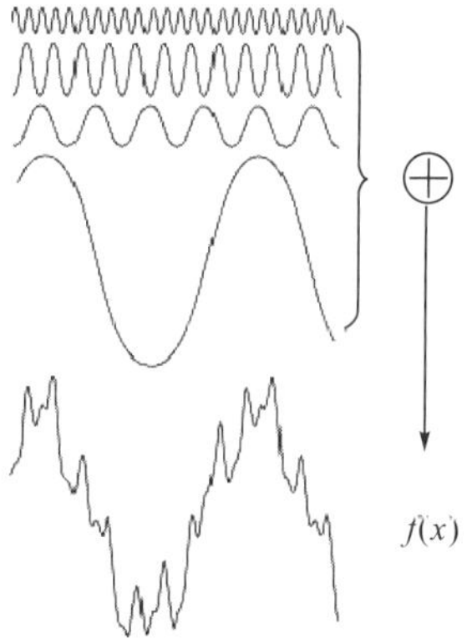

图 4-37　傅里叶级数示意图

2. 傅里叶级数的指数（复数）形式

在傅里叶级数中，如果用 $\mathrm{e}^{\mathrm{i}\theta}$ 代替 $\cos\theta$ 和 $\sin\theta$，根据欧拉公式：

$$\mathrm{e}^{\mathrm{i}\theta}=\cos\theta+\mathrm{i}\sin\theta \tag{4-34}$$

可以得到 $\cos\theta$、$\sin\theta$ 用 $e^{i\theta}$ 表示的形式为

$$\cos\theta=\frac{1}{2}\left(e^{i\theta}+e^{-i\theta}\right),\quad \sin\theta=\frac{1}{2}\left(e^{i\theta}-e^{-i\theta}\right) \tag{4-35}$$

因此，傅里叶级数可以改写为

$$\begin{aligned}f(x)&=\frac{a_0}{2}+\sum_{n=1}^{\infty}\left(a_n\cos\frac{n\pi x}{l}+b_n\sin\frac{n\pi x}{l}\right)\\&=\frac{a_0}{2}+\sum_{n=1}^{\infty}\left\{\frac{a_n}{2}\left[e^{i\left(\frac{n\pi x}{l}\right)}+e^{-i\left(\frac{n\pi x}{l}\right)}\right]+\frac{b_n}{2}\left[e^{i\left(\frac{n\pi x}{l}\right)}-e^{-i\left(\frac{n\pi x}{l}\right)}\right]\right\}\\&=\frac{a_0}{2}+\sum_{n=1}^{\infty}\left[\frac{a_n-ib_n}{2}e^{i\left(\frac{n\pi x}{l}\right)}+\frac{a_n+ib_n}{2}e^{-i\left(\frac{n\pi x}{l}\right)}\right]\end{aligned} \tag{4-36}$$

令 $\frac{a_0}{2}=c_0$，$\frac{a_n-ib_n}{2}=c_n$，$\frac{a_n+ib_n}{2}=c_{-n}$，得傅里叶级数复数形式：

$$\begin{aligned}f(x)&=\sum_{n=-\infty}^{\infty}c_n e^{i\frac{n\pi x}{l}}\\c_n&=\int_{-l}^{l}f(x)e^{-i\frac{n\pi x}{l}}dx,\quad (n=0,\pm1,\pm2,\cdots)\end{aligned} \tag{4-37}$$

傅里叶级数的两种形式本质上是一样的。但指数形式比较简洁，且只用一个算式计算系数。

3. 傅里叶变换

傅里叶级数仅用来表示周期(periodic)函数，而傅里叶变换一个重要的特点就是可以表示非周期(non-periodic)函数。

一维傅里叶变换对(Fourier transform pair)如下。

从时域到频域：

$$F(u)=\int_{-\infty}^{\infty}f(x)e^{-j2\pi ux}dx \tag{4-38}$$

从频域到时域：

$$f(x)=\int_{-\infty}^{\infty}F(u)e^{j2\pi ux}du \tag{4-39}$$

二维傅里叶变换对如下。

从空域到频域：

$$F(u,v)=\int_{-\infty}^{\infty}\int_{-\infty}^{\infty}f(x,y)e^{-j2\pi(ux+vy)}dxdy \tag{4-40}$$

从频域到空域：

$$f(x,y)=\int_{-\infty}^{\infty}\int_{-\infty}^{\infty}F(u,v)e^{j2\pi(ux+vy)}dudv \tag{4-41}$$

上面给出的都是连续函数的时空变换对，针对图像这种二维离散函数，其傅里叶变换对如下。

二维连续函数的傅里叶变换对：

$$F(u,v)=\int_{-\infty}^{\infty}\int_{-\infty}^{\infty}f(x,y)e^{-j2\pi(ux+vy)}dxdy \tag{4-42}$$

$$f(x,y)=\int_{-\infty}^{\infty}\int_{-\infty}^{\infty}F(u,v)\mathrm{e}^{\mathrm{j}2\pi(ux+vy)}\mathrm{d}u\mathrm{d}v \tag{4-43}$$

二维图像(二维离散函数)的傅里叶变换对：

$$\begin{aligned}F(u,v)&=\frac{1}{MN}\sum_{x=0}^{M-1}\sum_{y=0}^{N-1}f(x,y)\mathrm{e}^{-\mathrm{j}2\pi(ux/M+vy/N)}\\ f(x,y)&=\sum_{u=0}^{M-1}\sum_{v=0}^{N-1}F(u,v)\mathrm{e}^{\mathrm{j}2\pi(ux/M+vy/N)}\end{aligned} \tag{4-44}$$

式中，N 是图像的高度；M 是图像的宽度。

4. 图像的频域(频谱)特征

$F(u, v)$ 的幅度 $|F(u, v)|$ 称为频谱：

$$|F(u,v)|=\left[R^2(u,v)+I^2(u,v)\right]^{\frac{1}{2}}$$

(1) 频谱原点的值 $F(0, 0)$ 等于图像的均值，$F(0, 0)$ 称为图像直流分量：

$$F(0,0)=\frac{1}{MN}\sum_{x=0}^{M-1}\sum_{y=0}^{N-1}f(x,y)\mathrm{e}^{-\mathrm{j}2\pi(ux/M+vy/N)}\overset{u=0}{\underset{v=0}{=\!=}}\frac{1}{MN}\sum_{x=0}^{M-1}\sum_{y=0}^{N-1}f(x,y) \tag{4-45}$$

(2) 频域中的频率反映了空间域中图像灰度的变化程度：①$F(0, 0)$ 表示图像的直流(不变化)分量；②(u, v) 越远离频域中心 $(0, 0)$，$F(u, v)$ 对应的空域的灰度变化就越强烈；③低频对应图像的平坦区域，高频对应图像的剧烈变化区域(边缘或噪声等细节)。

(3) 图像的边缘方向能在频域中得到反映。

(4) 一般地，图像的能量集中在低频段，低频对应图像的平坦区域，高频对应图像边缘或噪声。

5. 图像边缘的方向在频域中的体现

在图像频域分解后的各个方向子带图像，它们在时域方向上也表现出一定的方向性，而傅里叶变换分解的方向主要是频域性的方向，在频域上面表现出一定的方向。因此通过数学证明得出了图像边缘纹理时域方向与图像边缘频域方向有相互正交的关系。本书做了两组实验来验证结论，实验 1 的结果如图 4-38 所示，图中给出了 45°斜线图像以及对应的幅度谱和功率谱的图像，图 4-38(a) 是 45°斜线图像，图 4-38(b) 是对应的幅度谱，图 4-38(c) 是对应的功率谱，可见幅度谱和功率谱的图像基本上与 45°斜线相垂直；实验 2 的结果如图 4-39 所示，图中给出了任意角度斜线图像以及对应的幅度谱和功率谱的图像，图 4-39(a) 是任意角度斜线图像，图 4-39(b) 是对应的幅度谱，图 4-39(c) 是对应的功率谱，可见幅度谱和功率谱的图像基本上与任意角度斜线相垂直。在幅度谱和功率谱的图像中，比较亮的区域对应图像的高能量区。因此，图像的高能量区，即各功率谱图中白色谱线所在的区域对应纹理图像的各方向边缘和直线特征。换句话说，即时域纹理图像的方向分量和图像频域的能量是一一对应的。

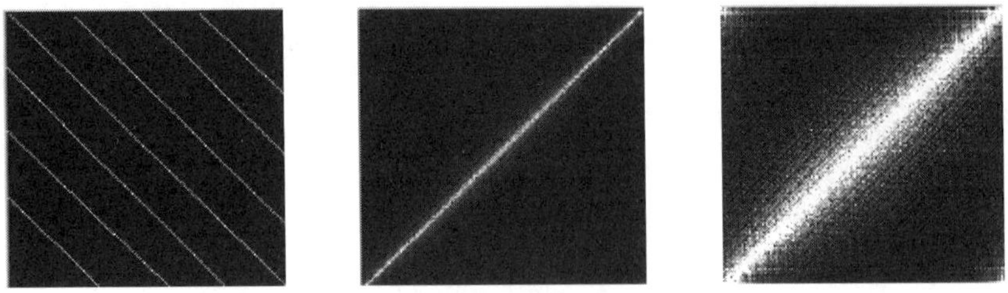

(a) 45°斜线图像 (b) 幅度谱 (c) 功率谱

图 4-38 45°斜线图像以及对应的幅度谱和功率谱的图像

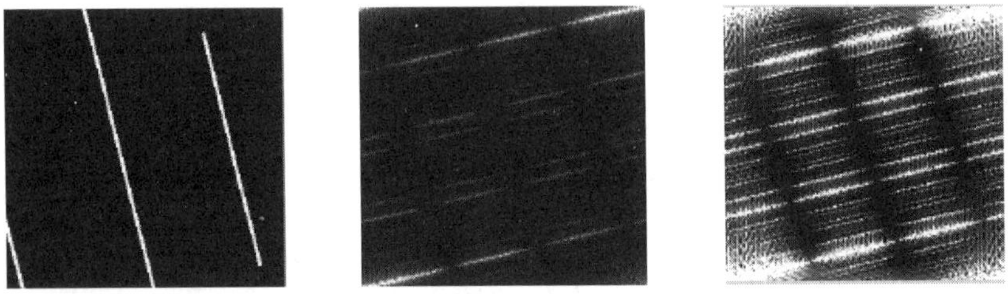

(a) 任意角度斜线图像 (b) 幅度谱 (c)功率谱

图 4-39 任意角度斜线图像以及对应的幅度谱和功率谱的图像

图像的上述频域特征是频域图像增强的基础，特别是低频对应图像平坦区域，高频对应图像细节。

4.3.2 频域增强

通过 4.3.1 节的阐述，不难看到频率平面与图像空域特性的关系如下：①图像变化平缓的部分靠近频率平面的圆心，这个区域为低频区域；②图像中的边、噪声、变化陡峭的部分，以放射方向离开频率平面的圆心，这个区域为高频区域。

为了使读者理解这种关系，这里给出一个频率平面与图像空域特性的关系示意图，如图 4-40 所示。在靠近圆心部分，是空域图像的低频区域，而图形中区域的边界、噪声等变化剧烈的部分都以放射方向离开频率平面的圆心，这些区域是空域图像的高频区域。

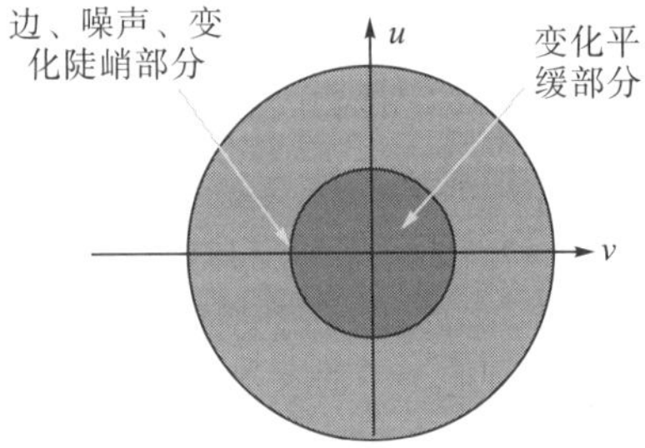

图 4-40 频率平面与图像空域特性的关系

因为图像的边缘和其他灰度变化剧烈的部分对应着频域的高频成分(high-frequency components)，所以可以通过减弱高频成分实现图像的平滑(模糊)。在频域增强中，假定原图像为 $f(x,y)$，经傅里叶变换为 $F(u,v)$。频域增强就是选择合适的滤波器 $H(u,v)$ 对 $F(u,v)$ 的频谱成分进行处理，然后经逆傅里叶变换得到增强的图像 $g(x,y)$。图 4-41 给出了频域增强流程图。

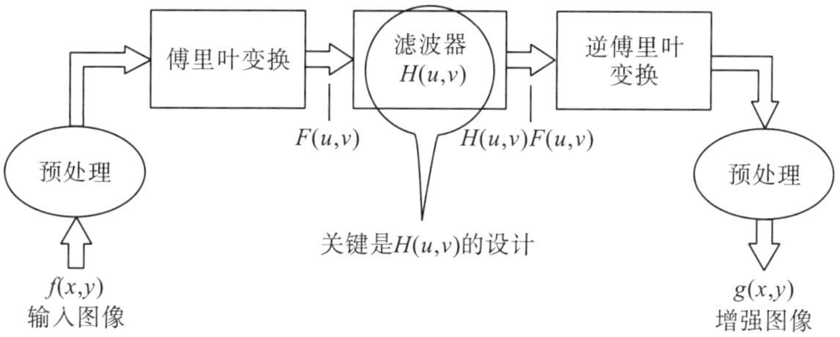

图 4-41　频域增强流程图

从频域增强流程图中不难看到，频域增强的核心就是在频域中使用低通滤波，即频域相乘，计算如下：

$$G(u,v)=H(u,v)F(u,v) \tag{4-46}$$

增强图像：

$$g(x,y)=F^{-1}\left[G(u,v)\right]=F^{-1}\left[H(u,v)F(u,v)\right] \tag{4-47}$$

这里进一步讨论空域滤波和频域滤波的区别。

在空域滤波中，设原始图像是 $f(x,y)$，处理后的图像是 $g(x,y)$，而 $h(x,y)$ 是处理系统中的冲激响应(模板)，那么，处理过程可由下式表示：

$$g(x,y)-h(x,y)*f(x,y) \tag{4-48}$$

如果 $G(u,v)$，$H(u,v)$ 和 $F(u,v)$ 分别是 $g(x,y)$，$h(x,y)$ 和 $f(x,y)$ 的傅里叶变换，上面的卷积关系可表示为变换域的乘积关系，即

$$G(u,v)=H(u,v)F(u,v) \tag{4-49}$$

式中，$H(u,v)$ 为传递函数。

在增强问题中，$f(x,y)$ 是给定的原始数据，经傅里叶变换可得到 $F(u,v)$，选择合适的 $H(u,v)$，使得

$$g(x,y)=F^{-1}[H(u,v)F(u,v)] \tag{4-50}$$

通过两种滤波方式，都能得到增强后的图像 $g(x,y)$，$g(x,y)$ 与 $f(x,y)$ 相比，在某些特性方面更鲜明、突出，因而更容易识别、解释。这两种滤波方式初衷是一致的，不同之处在于频域变换把图像变换到了频域空间中，在空域和频域中进行的核心运算都是卷积运算，这一点又是相同的。在空域中卷积运算后直接能得到结果，而频域中需要进行一个逆变换才能得到结果。

4.3.3　频域平滑滤波器

图像的平滑除了在空域中进行外，也可以在频域中进行。由于噪声主要集中在高频部分，为去除噪声提高图像质量，平滑滤波器采用低通滤波器 $H(u, v)$ 来抑制高频成分，通过低频成分，然后再进行逆傅里叶变换获得滤波图像，就可达到平滑图像的目的。

在空域滤波中，讨论最多的就是模板的设计，不同的模板具有不同的作用，因此在频域滤波中，毫无疑问，最为关键的仍然是模板的 $H(u, v)$ 的设计，使用不同的 $H(u, v)$ 能够得到不同的结果，图 4-42 给出了三种典型的频域平滑滤波器(亦称低通滤波器) $H(u, v)$ 的设计方法，下面逐一做介绍。

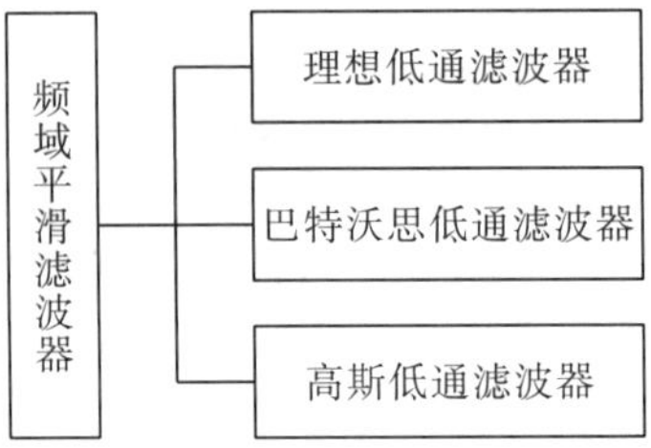

图 4-42　低通滤波器 $H(u, v)$ 类型

1. 理想低通滤波器

理想低通滤波器(ideal lowpass filters)是指当频率小于或等于一个给定阈值频率 D_0 时，滤波器 $H(u, v)$ 不做任何处理，赋值为 1；当大于给定阈值频率 D_0 时，滤波器 $H(u, v)$ 赋值为 0。这样就使得变换后的频率从阈值处直接截断，保留低频部分，集中在高频的噪声等就被平滑掉了。其计算公式如下：

$$H(u,v)=\begin{cases}1, & D(u,v)\leqslant D_0\\ 0, & D(u,v)>D_0\end{cases} \tag{4-51}$$

式中，$D(u,v)=\left[\left(u-\dfrac{M}{2}\right)^2+\left(v-\dfrac{N}{2}\right)^2\right]^{1/2}$，是频率平面原点到点 (u, v) 的距离，$D(u, v)$ 是用来计算频率大小的。

图 4-43 给出了理想低通滤波器 $H(u, v)$，其中图 4-43(a)是理想低通滤波器转移函数剖面图，图 4-43(b)是低通滤波器 $H(u, v)$ 的平面显示，图 4-43(c)是 $H(u, v)$ 的曲线，其中的 $D(u, v)$ 是 (u, v) 到原点 $(0, 0)$ 的距离，D_0 是截止频率。

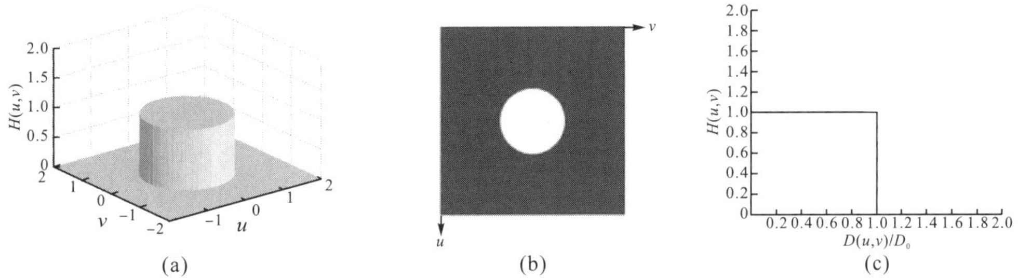

图 4-43　理想低通滤波器 $H(u, v)$

在理想低通滤波器 $H(u, v)$ 中，如何选择截止频率 D_0(阈值)就是其中的一个关键问题，一般来讲，用能量比 α 选择截止频率 D_0(丢弃高频能量)，能量比 α 的具体计算如下：

$$\alpha = \frac{\text{图像区域能量}}{\text{图像所有能量}} = \frac{\sum_{r=0}^{D_0}\sum_{\theta=0}^{2\pi}\left|F(r,\theta)\right|^2}{\sum_{r=0}^{D_{m\pi}}\sum_{\theta=0}^{2\pi}\left|F(r,\theta)\right|^2} \times 100\% \tag{4-52}$$

高频能量为 $1-\alpha$ 。

【例 4-2】　图 4-44 是一个选取截止频率 D_0，丢弃大于 D_0 的高频能量示意图。图 4-44(a)是原始图像，图 4-44(b)是对应的傅里叶频谱图像，利用低频能量计算公式计算能量比 α，第一条红线示意的低频区域能量比 $\alpha = 92.0\%$，第二条蓝线示意的低频区域能量比 $\alpha = 94.6\%$，第三条绿线示意的低频区域能量比 $\alpha = 96.4\%$，第四条紫线示意的低频区域能量比 $\alpha = 98.0\%$，第五条黄线示意的低频区域能量比 $\alpha = 99.5\%$，选择的 D_0 在右侧的图像中画了出来，从上至下，阈值频率 D_0 逐渐增大，保留的低频信息越来越多，截断的高频信息越来越少。

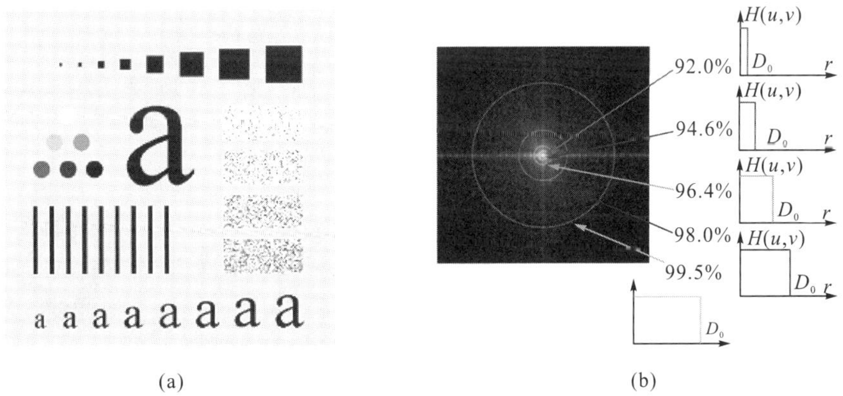

图 4-44　选取截止频率 D_0

那么是不是保留的低频信息越多越好呢，换句话说，就是 D_0 是不是越大越好呢？让我们来看下面一组实验。

图 4-45 为四种不同截止频率 D_0 对图像质量的影响，其中图 4-45(a)的截止能量比 $\alpha=100\%$，图 4-45(b)的截止能量比 $\alpha=95.7\%$，图 4-45(c)的截止能量比 $\alpha=93.1\%$，图 4-45(d)的截止能量比 $\alpha=87.0\%$。从图 4-45(a)～图 4-45(d)可知，丢弃的高频信息越来越多，图像在被平滑的时候，也变得越来越模糊，甚至出现了较为明显的振铃效应(ringing effect)。振铃效应是影响复原图像质量的众多因素之一，其典型表现是在图像灰度剧烈变化的邻域出现类吉布斯(Gibbs)分布(满足给定约束条件且熵最大的分布)的振荡。振铃效应产生的直接原因是图像退化过程中信息量的丢失，尤其是高频信息的丢失。图 4-46 是平滑程度和振铃效应的矛盾示意图，随着丢弃的高频信息越来越多，噪声得到了有效的平滑，但是振铃效应越来越明显，使得图像质量明显下降。可见截止频率 D_0 的选择对低通滤波十分重要：D_0 太小，噪声得不到有效抑制；D_0 太大，虽然抑制掉了噪声，但同时引入了振铃效应，使图像质量反而变差。关于这个问题，这里不再叙述，感兴趣的读者可参考相关文献。

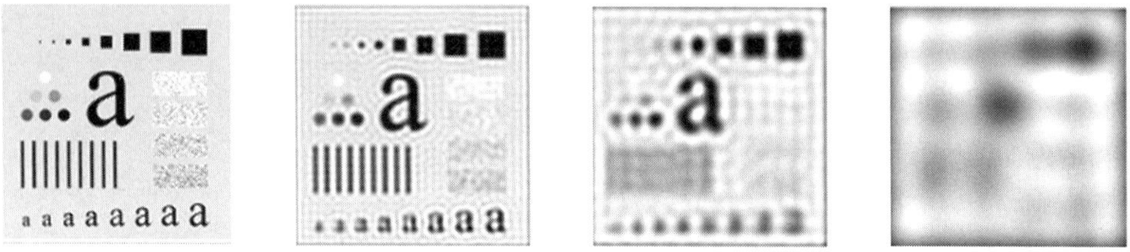

1−100%=0 (a)　1−95.7%=4.3% (b)　1−93.1%=6.9% (c)　1−87.0%=13.0% (d)

图 4-45　不同截止频率 D_0 对图像质量的影响

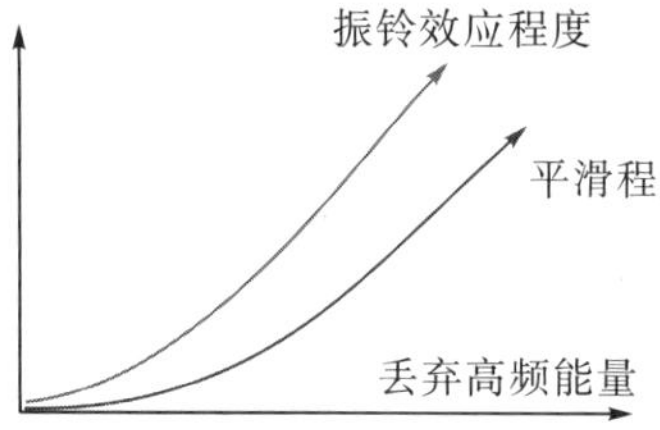

图 4-46　平滑程度和振铃效应的矛盾示意图

那么为什么会有振铃效应呢？可以通过观察 $H(u,v)$ 的空域形式找到直观解释。图 4-47 为低通滤波器 $H(u,v)$ 函数的曲线，其中图 4-47(a)为函数曲线本身，图 4-47(b)指示了低通滤波器 $H(u,v)$ 函数中起到平滑作用的部分，图 4-47(c)指出了低通滤波器 $H(u,v)$ 函数中起到振铃效应的部分，可见所有的滤波器 $H(u,v)$ 函数都存在振铃效应。

那么这些内容在图像中怎么体现呢，这里再给出示例，通过观察低通滤波器 $H(u,v)$ 的空域形式，来进一步解释这个问题。图 4-48 中的原始图像是黑色背景上有 5 个脉冲(用 5 个红色的圆圈指出)，用低通滤波器 $H(u,v)$ 进行滤波，得到滤波图像，5 个白色的亮斑区域周围都呈现出明显的周期性波动。

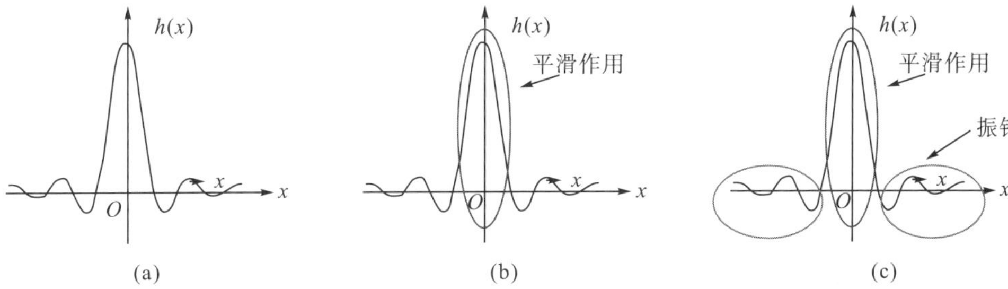

图 4-47　低通滤波器 $H(u, v)$ 函数的曲线*

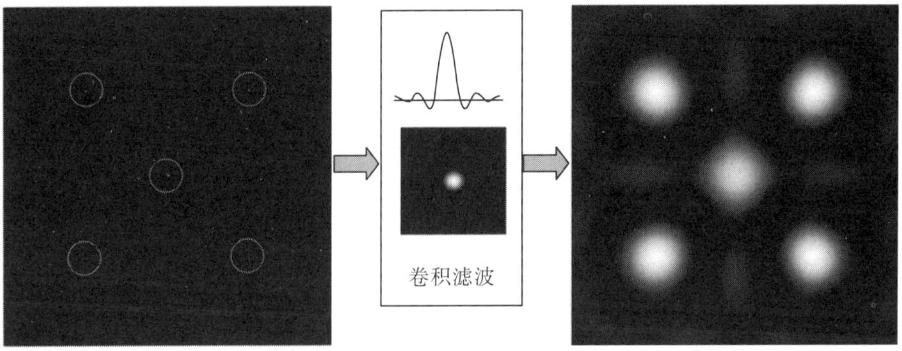

图 4-48　低通滤波器 $H(u, v)$ 的振铃效应

怎样才能在平滑的同时又没有振铃效应呢?这里介绍的巴特沃思(Butterworth)低通滤波器和高斯(Gaussian)低通滤波器在一定程度上能缓解这个问题。他们的基本思想是，使理想低通滤波器的频域下降沿变得光滑，从而使得空域滤波器(点扩展函数)的旁瓣变小，使得振铃效应减弱或消失。

2. 巴特沃思低通滤波器

巴特沃思低通滤波器 $H(u, v)$ 的设计如下：

$$H(u,v) = \frac{1}{1+\left[D(u,v)/D_0\right]^{2n}} \tag{4-53}$$

式中，$D(u,v)=\left[\left(u-\dfrac{M}{2}\right)^2+\left(v-\dfrac{N}{2}\right)^2\right]^{1/2}$；$n$ 为阶数。

图 4-49 为巴特沃思低通滤波器 $H(u, v)$ 的特性，图 4-49(a)是 $H(u, v)$ 的三维形式，图 4-49(b)是 $H(u, v)$ 的频谱图，图 4-49(c)是 $H(u, v)$ 与 $D(u, v)$ 的关系曲线。从图 4-49(c)中可以看到，$H(u, v)$ 随着距离中心 $H(u, v)$ 的值增加而逐渐减小，并且与理想低通滤波器不同的是，其下降是逐步下降的，不是阶跃的。

* 此处参考天津大学庞彦伟老师的《数字图像处理》课件，在此特别表示感谢。

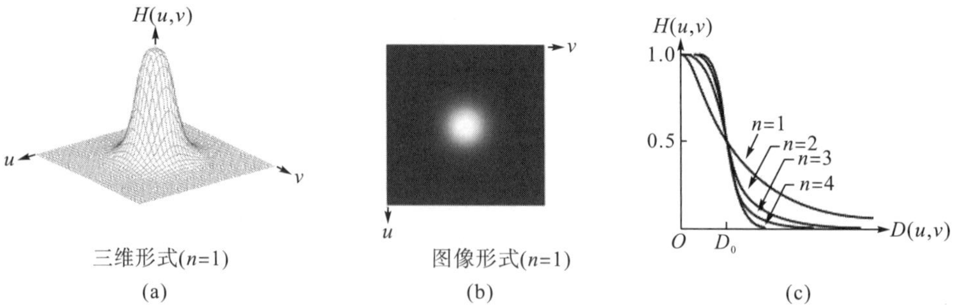

图 4-49　巴特沃思低通滤波器 $H(u, v)$ 的特性

从理论上来讲，巴特沃思滤波器仍存在些许振铃效应，为了让读者能够直观看到这一点，我们取 $n = 1, 2, 5, 20$，分别绘制出 $H(u, v)$ 的频谱图，如图 4-50 所示。图 4-50(a) 是 $n = 1$ 的频谱图，平滑效果不是很明显；图 4-50(b) 是 $n = 2$ 的频谱图，平滑效果好，振铃效应不明显；图 4-50(c) 和图 4-50(d) 分别是 $n = 5$ 和 $n = 20$ 的频谱图，平滑作用大，但振铃效应也大，同时也越来越像理想低通滤波器。

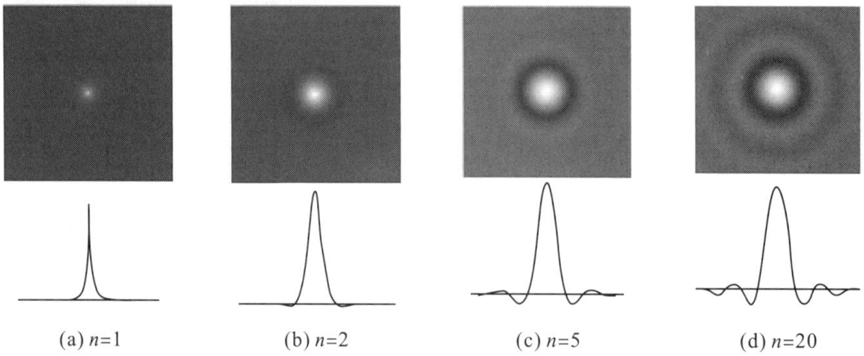

图 4-50　巴特沃思低通滤波器剖面图和透视图

整体来看，巴特沃思低通滤波器是理想低通滤波器的改进，具有以下特点：①没有明显的跳跃；②模糊程度减小；③尾部含有较多的高频，对噪声的平滑效果不如理想低通滤波器。

3. 高斯低通滤波器

是否存在完全没有振铃效应的低通滤波器？答案是肯定的，这种低通滤波器就是高斯低通滤波器。在介绍高斯低通滤波器之前，先介绍高斯及其发现的高斯函数。高斯(图 4-51)是德国著名数学家、物理学家、天文学家、大地测量学家。高斯有“数学王子”的美称，被认为是人类有史以来“最伟大的四位数学家之一”。爱因斯坦评论说：“高斯对于近代物理学的发展，尤其是对于相对论的数学基础所做的贡献(指曲面论)，其重要性是超越一切的，是无与伦比的。”

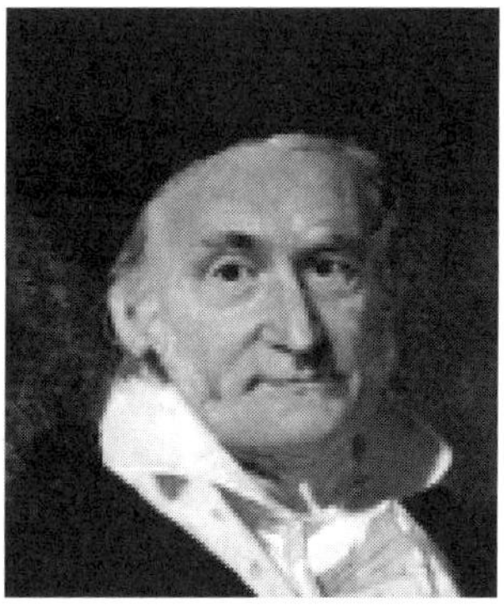

图 4-51　卡尔・弗里德里希・高斯（1977～1855 年）

他提出的高斯函数具有神奇的特性：①自然界中很多事件均服从高斯分布；②高斯函数的导数还是高斯函数；③高斯函数的傅里叶变换还是高斯函数；④高斯函数的逆傅里叶变换还是高斯函数。

正是由于高斯函数的优点，基于高斯函数定义的低通滤波器 $H(u, v)$ 也同样具有优秀的品质，即高斯函数的逆傅里叶变换还是高斯函数，因此高斯低通滤波器不会产生振铃效应。高斯低通滤波器 $H(u, v)$ 定义为

$$H(u,v) = \mathrm{e}^{\frac{-D^2(u,v)}{2\sigma^2}} \xlongequal{\sigma=D_0} \mathrm{e}^{\frac{-D^2(u,v)}{2D_0^{\ 2}}} \tag{4-54}$$

式中，$D(u,v) = \left[\left(u-\dfrac{M}{2}\right)^2 + \left(v-\dfrac{N}{2}\right)^2\right]^{1/2}$。

图 4-52 为高斯低通滤波器 $H(u, v)$ 的特性，图 4-52(a) 是 $H(u, v)$ 的三维形式，图 4-52(b) 是 $H(u, v)$ 的频谱图，图 4-52(c) 是 $H(u, v)$ 与 $D(u, v)$ 的关系曲线。从图 4-52(c) 中可以看到，$H(u, v)$ 随着距离中心 $D(u, v)$ 的值增加而逐渐减小，并且与理想低通滤波器不同的是，其下降是逐步下降的，不是阶跃的，关于这一点，高斯低通滤波器与巴特沃思低通滤波器是相同的，比较图 4-49(c) 和图 4-52(c) 就可以看到。高斯低通滤波器可以从根本上消除振铃效应，但巴特沃思低通滤波器不能彻底消除振铃效应，高斯函数在截止频率处的变化不如巴特沃思函数的变化快，因此，如果对高频到低频的快速过渡要求高，则宜选用巴特沃思低通滤波器，如果绝对不允许振铃效应出现（如医学诊断），则宜选用高斯低通滤波器。

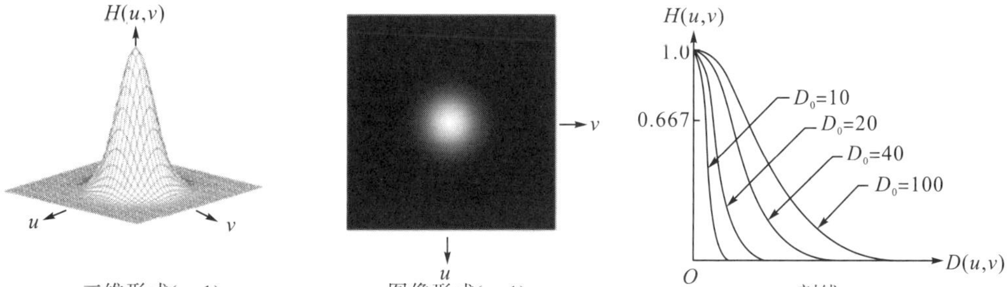

三维形式(n=1)　　图像形式(n=1)　　剖线

(a)　　(b)　　(c)

图 4-52　高斯低通滤波器 $H(u, v)$ 的特性

图 4-53 为高斯低通滤波示例，D_0 的取值分别选择 5、15、30、80、230，得到的滤波图像没有振铃效应。

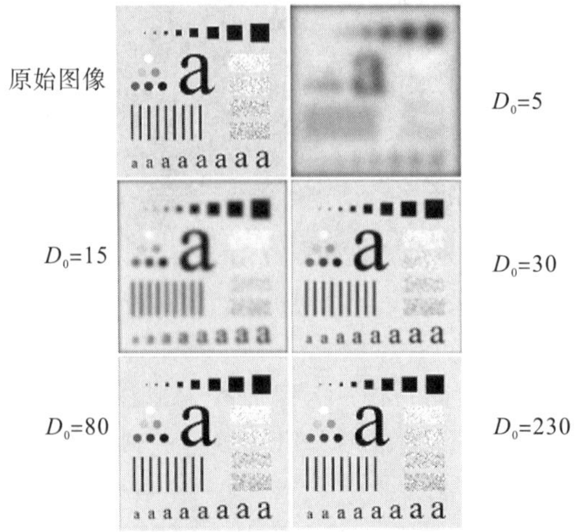

图 4-53 高斯低通滤波示例

4.3.4 频域锐化滤波器

频域平滑滤波器是通过衰减图像的高频成分并保留低频成分来实现的，由于高频成分得到不同程度的抑制，所以能够起到去噪的目的；频域锐化滤波器刚好与平滑滤波器相反，是通过衰减图像低频成分并保留高频成分来实现的，由于图像轮廓是灰度陡然变化的部分，包含着丰富的空间高频成分，高频分量相对突出，从而使图像的细节(如边缘)得到锐化，轮廓清晰，故图像锐化可以通过高通滤波实现。

频域锐化滤波器使高频分量相对突出，而低频分量和甚高频分量则相对抑制。其定义可以借鉴低通滤波器的定义：

$$H_{\mathrm{hp}}(u,v)=1-H_{\mathrm{lp}}(u,v) \tag{4-55}$$

式中，$H_{\mathrm{lp}}(u,v)$ 是低通滤波器，那么式(4-55)就可以理解为：高通滤波器 = 1− 低通滤波器。

低通滤波器主要有理想低通滤波器、巴特沃思低通滤波器和高斯低通滤波器，与此相对应，高通滤波器主要有理想高通滤波器、巴特沃思高通滤波器和高斯高通滤波器等，下面分别进行介绍。

1. 理想高通滤波器

设 D_0 为指定的截止频率，则理想高通滤波器(ideal highpass filters)传递函数 $H_{\mathrm{hp}}(u, v)$ 为

$$H_{\mathrm{hp}}(u,v)=\begin{cases}0, & D(u,v)\leqslant D_0\\ 1, & D(u,v)>D_0\end{cases} \tag{4-56}$$

式中，$D(u,v)=\left[\left(u-\frac{M}{2}\right)^2+\left(v-\frac{N}{2}\right)^2\right]^{1/2}$。

图 4-54 为理想低通滤波器和理想高通滤波器的关系，可见，二者的定义形式基本相同，不同之处在于 $D(u,v)$ 与截止频率 D_0 比较时，一个去掉的是大于截止频率 D_0 的部分，另一个去掉的是小于截止频率 D_0 的部分。本节介绍的高通滤波都存在这个特点，所以在后续的介绍中，我们着重介绍与低通滤波器的不同之处。

低通　$H_{lp}(u,v)=\begin{cases}1, & D(u,v)\leqslant D_0\\ 0, & D(u,v)>D_0\end{cases}$

↓　　$H_{lp}(u,v)=1-H_{hp}(u,v)$

高通　$H_{hp}(u,v)=\begin{cases}1, & D(u,v)>D_0\\ 0, & D(u,v)\leqslant D_0\end{cases}$

图 4-54　理想低通滤波器和理想高通滤波器的关系

图 4-55 为理想高通滤波器的图像显示，包括理想高通滤波器转移函数剖面图、高通滤波器 $H(u,v)$ 的平面显示及 $H(u,v)$ 曲线，其中 $D(u,v)$ 是 (u,v) 到原点 $(0,0)$ 的距离，D_0 是截止频率。

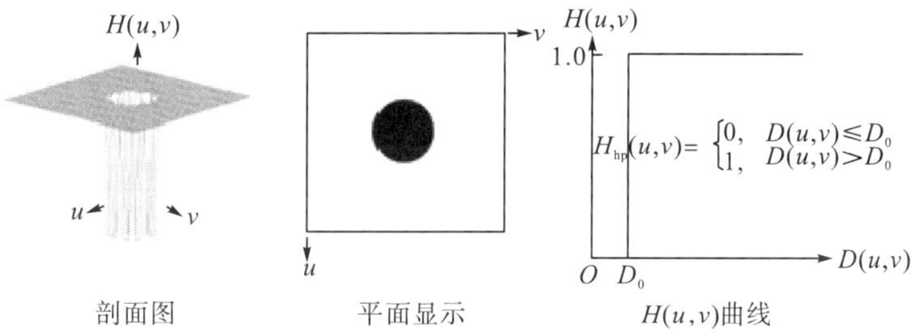

图 4-55　埋想高通滤波器的图像显示

理想高通滤波器有振铃效应吗？答案是肯定的，因为与理想低通滤波器相比，一个去掉的是高频信息，一个去掉的是低频信息，所用的方法都是阈值的方法，所以理想高通滤波器仍然存在振铃效应。

图 4-56 为一个理想高通滤波器示例，图 4-56(a)是原始图像，图 4-56(b)是截止频率 $D_0=15$ 的滤波效果图，图 4-56(c)是截止频率 $D_0=30$ 的滤波效果图，图 4-56(d)是截止频率 $D_0=80$ 的滤波效果图，在理想高通滤波器中，理想目标应该是平坦区域全部变为黑色(低频信息)，变化部分变为白色(高频信息)，图 4-56 中也能看到这一点，在不同的截止频率下，滤波后的图像出现了明显的振铃效应。

(a) 原图　(b) D_0=15　(c) D_0=30　(d) D_0=80

图 4-56　理想高通滤波器示例

2. 巴特沃思高通滤波器

巴特沃思高通滤波器传递函数定义为

$$H(u,v)=\frac{1}{1+\left[D_0/D(u,v)\right]^{2n}} \tag{4-57}$$

式中，$D(u,v)=\left[\left(u-\dfrac{M}{2}\right)^2+\left(v-\dfrac{N}{2}\right)^2\right]^{1/2}$；$D_0$是指定的截止频率；$n$是阶数。图 4-57 为巴特沃思高通滤波器 $H(u,v)$的特性，其中包括 $H(u,v)$的三维图像、$H(u,v)$的频谱图和 $H(u,v)$与 $D(u,v)$的关系曲线。

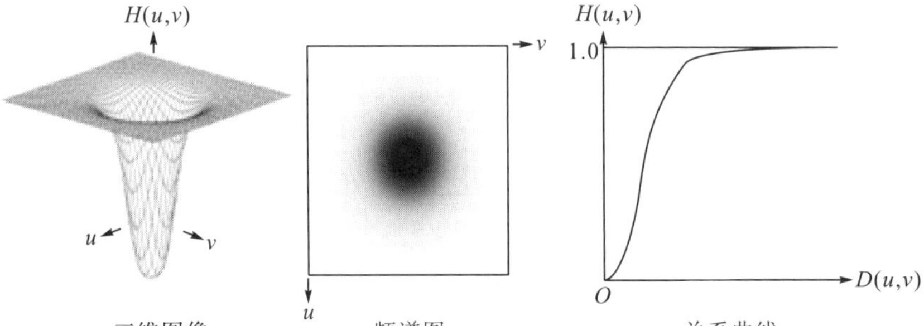

三维图像　频谱图　关系曲线

图 4-57　巴特沃思高通滤波器的特性

图 4-58 为巴特沃思高通滤波器示例，图 4-58(a)是原始图像，图 4-58(b)是 $n=2$，$D_0=15$ 的滤波图像，图 4-58(c)是 $n=2$，$D_0=30$ 的滤波图像，图 4-58(d)是 $n=2$，$D_0=80$ 的滤波图像。在巴特沃思高通滤波器中，理想目标应该是平坦区域全部变为黑色(低频信息)，变化部分变为白色(高频信息)，图 4-58 中也能看到这一点，在不同的参数下，滤波后的图像高频信息得到了不同程度的锐化，几乎没有振铃效应。

(a) 原始图像　(b) n=2,D_0=15　(c) n=2,D_0=30　(d) n=2,D_0=80

图 4-58　巴特沃思高通滤波器示例

3. 高斯高通滤波器

高斯高通滤波器定义如下：

$$H(u,v)=1-e^{\frac{-D^2(u,v)}{2D_0^2}} \tag{4-58}$$

式中，$D(u,v)=\left[\left(u-\dfrac{M}{2}\right)^2+\left(v-\dfrac{N}{2}\right)^2\right]^{1/2}$。

图 4-59 为高斯高通滤波器示例，图 4-59(a) 是原始图像，图 4-59(b) 是 $D_0=15$ 时的滤波图像，图 4-59(c) 是 $D_0=30$ 时的滤波图像，图 4-59(d) 是 $D_0=80$ 时的滤波图像。在高斯高通滤波器中，理想目标应该是平坦区域全部变为黑色（低频信息），变化部分变为白色（高频信息），图 4-59 中也能看到这一点，在不同的参数下，滤波后的图像高频信息得到了不同程度的锐化，没有振铃效应，滤波效果比巴特沃思高通滤波器更光滑。

(a) 原始图像　(b) D_0=15　(c) D_0=30　(d) D_0=80

图 4-59　高斯高通滤波器示例

4. 高频加强滤波

图像经过高通滤波器处理后，许多低频信号没了，因此图像的平滑区基本上消失。对于这个问题可以用高频加强滤波来弥补。高频加强滤波，就是在设计滤波器变换函数时，加上一个大于 0 且小于 1 的常数 c，具体定义如下：

$$H'(u,v)=H(u,v)+c \tag{4-59}$$

这里给出几组实验来说明这个问题，图 4-60 为脑病 MRI 图像的理想高通滤波器与高频加强滤波器的比较，图 4-60(a) 是原始图像，图 4-60(b) 是高通滤波结果，由于低频信号被截断了，因此平滑区基本消失，图 4-60(c) 是高频加强滤波结果，通过增加一个常数，使得图像丢失的低频平滑区得到一定程度的补充，从而使图像效果更好。

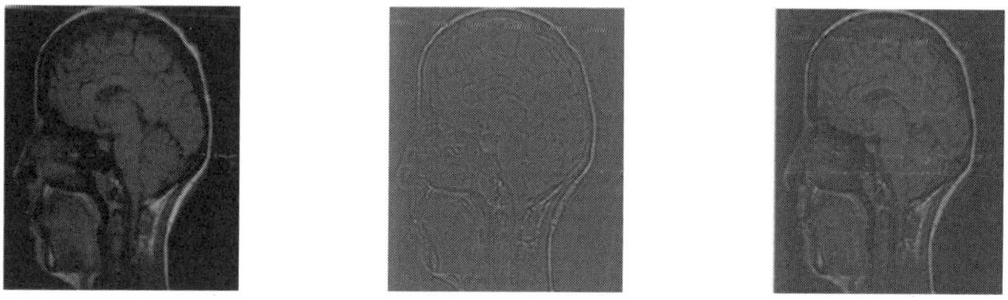

(a)原始图像　(b)高通滤波　(c)高频加强滤波

图 4-60　理想高通滤波器与高频加强滤波器的比较

4.4 小　结

医学数字图像增强就是指按特定的需要突出一幅医学数字图像中的某些信息，同时，削弱或去除某些不需要的信息的处理方法。本章主要介绍了常见的图像增强方法，如空域增强中的空间平滑滤波器、空间锐化滤波器，频域增强中的平滑滤波器和锐化滤波器等，当然，这些方法都是最基础的图像增强方法，本章给出了大量示例来详细解释这些方法。通过本章的学习，希望读者能够轻松掌握这些方法，为学习其他图像增强方法奠定基础。

参考文献

李杏梅，严国萍，陈亮，2012. 图像时域方向与频域方向的关系研究[J]. 计算机工程与应用，48(23)：128-130.

宋余庆，2008. 数字医学图像[M]. 北京：清华大学出版社.

章毓晋，1999. 图象工程(上册)：图象处理和分析[M]. 北京：清华大学出版社.

第 5 章　医学数字图像分割

5.1　医学数字图像分割概念

医学数字图像分割就是把图像划分成各具特性的区域并提取出感兴趣目标的技术和方法，是从图像处理过渡到图像分析的关键步骤。分割结果的准确性直接影响对图像的理解，因此对图像分割进行研究具有十分重要的意义。多年来，人们对图像分割提出了不同的解释，这里给出形式化的定义和表述，借助集合概念，图像分割可定义如下。

令集合 R 代表整个图像区域，对 R 的分割可看作将 R 分成 N 个满足以下五个条件的非空子集(子区域) $R_1, R_2, \cdots, R_N$：

(1) $\bigcup_{i=1}^{N} R_i = R$（完备性）。

(2) 对所有的 i 和 j，$i \neq j$，有 $R_i \cap R_j = \varnothing$（独立性：各个子区域互不重叠）。

(3) 对 $i = 1, 2, \cdots, N$，有 $P(R_i) = \text{TRUE}$（单一性：同一子区域具有某些相同特性）。

(4) 对 $i \neq j$，有 $P(R_i \cup R_j) = \text{FALSE}$（互斥性：不同子区域具有某些不同特性）。

(5) 对 $i =1, 2, \cdots, N$，R_i 是连通的区域（连通性：同一子区域像素具有连通性）。

其中 $P(R_i)$ 是对所有在集合 R_i 中元素的逻辑谓词，$\varnothing$代表空集。

上述定义不仅用集合形式解释了图像分割的概念，而且对图像分割给出了概括性的准则。从定义可知，分割就是根据特定的分割准则，将具有相似性的特征合并到一个区域内实现分割。因此，特征提取算法在图像分割算法中起到至关重要的作用，特征选取的准则决定了算法解决问题的视角，不同的视角代表不同分割任务的侧重点。在实际图像分割中，我们总是希望这种侧重或倾向程度可以反映不同区域所属类别间的差异，使分割效果达到最优。因此，在图像分割中，特征的选取也在很大程度上影响着分割结果。

图像分割的本质是通过特征提取，形成模式特征空间，然后根据模式分类或模型匹配在特征空间上实现分割，在计算机视觉领域，图像分割所采用的典型特征包括灰度、边缘、纹理、空间关系等，下面对各种分割特征的优点及不足进行介绍。

灰度特征：灰度特征描述了图像或图像区域所对应目标的像素特征，一般灰度特征表征了像素点的性质，此时所有属于图像或图像区域内的像素都有各自的贡献。由于灰度忽略了图像或图像区域的方向、大小等变化，因此灰度特征只能体现近邻域内的像素差异特征，而很难体现图像局部的结构特征。

边缘特征：边缘是图像的最基本特征之一。边缘是指特定邻域内像素灰度存在阶跃变化或屋脊变化的像素点的集合。边缘往往对应着图像灰度分布上的不连续区域，这种不连续可能是由场景中的深度间断、表面法线间断、反射间断等所引起的，它往往存在于目标与背景、目标与目标，以及目标内部不同区域的交界处。边缘特征的特点是操作简单、易于检测，但这种特征受灰度变化和噪声影响明显。在低对比度、高噪声条件下很难完成分割任务。

纹理特征：纹理描述了图像或图像区域所对应景物的纹理分布特征，与灰度特征不同，纹理特征不是基于单个像素的计算，它需要在包含多个像素点的区域内进行统计，计算区域内像素的分布状态。在图像分割过程中，这种区域性的特征具有较大的优势，它不会因局部的偏差而影响整体的分割效果。作为一种统计特征，纹理特征具有旋转不变性，并具有较强的抗噪能力。但是，纹理特征也有其自身的不足，由于纹理反映的只是目标物体局部的分布特性，并不能完全反映物体的本质属性，所以仅利用纹理特征是无法获得高层次图像内容的。一个很明显的缺点是当分割目标包含多纹理分布时，会产生过分割现象。另外，纹理特征与灰度特征一样受光照强度影响明显。

空间关系特征：指图像分割过程中的多个目标之间的相对空间位置或相对方向的关系特征，这些关系也可分为连接/邻接关系、交叠/重叠关系和包含/包容等关系。通常空间位置信息可以分为两类：相对空间位置信息和绝对空间位置信息。前一种信息强调的是目标之间的相对情况，如上下、左右关系等；后一种信息强调的是目标之间的距离以及方位。空间关系特征的引入，为精确地分割图像创造了条件，但其主要的缺点是计算标准和作用范围难以确定，这大大限定了空间关系特征的使用。

综上所述，在分割图像时，我们希望得到的特征应当既可以反映像素点的本质信息，又可以反映邻域的结构信息，同时还希望其具有良好的抗噪性和旋转、平移不变性等优点。但上述四类特征都存在自己的优势和不足，单一使用任何一种特征都不足以完成分割任务。因此，针对不同的分割任务，合理利用和设计分割特征的形式仍是目前图像处理的研究热点。

从图像分割研究的历史来看，图像分割的研究有四个明显的趋势。

(1) 对原有算法的不断改进。

(2) 新方法、新概念的引入和多种方法的合理综合运用。人们逐渐认识到现有的任何一种单独的图像分割算法都难以对一般图像获得令人满意的分割效果，因而，很多学者在把新方法和新概念不断地引入图像分割领域的同时，也更加重视把各种方法综合起来运用。

(3) 交互式分割研究的深入。由于很多场合需要对目标图像进行边缘分割分析，如对医学数字图像的分析等，因此，需要进行交互式分割研究。

(4) 对特殊图像分割的研究越来越重视。当前，有很多对立体图像、彩色图像、多光谱图像以及多视场图像分割的研究，也有对运动图像及视频图像中目标分割的研究，还有对深度图像、纹理图像、计算机断层扫描、核磁共振图像、共聚焦激光扫描显微镜图像、合成孔径雷达图像等特殊图像的分割技术的研究等。

由于不同图像的分割策略太多，对现有的分割算法的归类方案也层出不穷，本章给出较为常见的分割算法分类：基于阈值的分割方法、基于边缘检测的分割方法、基于边界跟踪的分割方法以及基于其他理论的分割方法。

5.2　基于阈值的分割方法

5.2.1　基于阈值的分割方法定义和特点

1. 定义

基于阈值的分割方法可追溯到 40 多年前，现已提出大量的相关算法。简单地说，对灰度图像的阈值分割就是先确定一个处于图像灰度取值范围之中的灰度阈值，然后将图像中各个像素的灰度值都与这个灰度阈值相比较，并根据比较结果将对应的像素(分割)划为两类：像素的灰度值大于阈值的为一类，像素的灰度值小于阈值的为另一类(灰度值等于阈值的像素可归于这两类之一)。这两类像素一般分属图像中的两个区域，所以对像素根据阈值分类达到了区域分割的目的。由此可见，基于阈值的分割方法主要有两个步骤：①确定需要的分割阈值；②将分割阈值与像素值比较以划分像素。

以上步骤中，确定阈值是分割的关键，如果能确定一个合适的阈值就可方便地将图像分割开来。而在阈值确定后，将阈值和像素值进行比较和划分可并行进行，分割的结果可直接给出图像区域。

在利用基于阈值方法来分割灰度图像时一般都对图像有一定的假设，换句话说，是基于一定的图像模型的。最常用的模型可描述如下：假设图像由具有单峰灰度分布的目标和背景组成，处于目标和背景内部相邻像素间的灰度值是高度相关的，但处于目标和背景交界处两边的像素在灰度值上有很大的差别。如果一幅图像满足这些条件，它的灰度直方图基本上可以看作是由分别对应目标和背景的两个单峰直方图混合构成的。进一步，如果这两个分布大小(数量)接近且均值相距足够远，而且两部分均方差也足够小，则直方图应为较明显的双峰。类似地，如果图像中有多个单峰灰度分布的日标，则直方图有可能表现为较明显的多峰。对这类图像常可用取阈值的方法来进行较好的分割。

要把图像中各种灰度的像素分成两个不同的类需要确定一个阈值。如果要把图像中各种灰度的像素分成多个不同的类，那么需要选择一系列阈值以将每个像素分到合适的类别中去。如果只用一个阈值分割称为单阈值分割，如果用多个阈值分割称为多阈值分割。单阈值分割可以看作是多阈值分割的特例，许多单阈值分割算法被推广以进行多阈值分割。一幅图像 $f(x,y)$ 的单阈值分割取单阈值 t，分割后的图像 $g(x,y)$ 可定义为

$$g(x,y)=\begin{cases}1, & f(x,y)\geqslant t\\ 0, & f(x,y)<t\end{cases} \text{或} \; g(x,y)=\begin{cases}1, & f(x,y)\leqslant t\\ 0, & f(x,y)>t\end{cases} \tag{5-1}$$

另外，还可以将阈值设置为一个灰度范围 $[t_1,\ t_2]$，凡是灰度在该范围内的像素都变为 1，否则皆变为 0，即

$$g(x,y)=\begin{cases}1, & t_1\leqslant f(x,y)\leqslant t_2\\ 0, & \text{其他}\end{cases} \tag{5-2}$$

某种特殊情况下，等于和高于阈值 t 的像素保持原灰度级，小于阈值上的像素都变为0，称为半阈值法，分割后的图像可表示为

$$g(x,y)=\begin{cases}f(x,y), & f(x,y)\geqslant t\\ 0, & f(x,y)<t\end{cases} \tag{5-3}$$

阈值选取是阈值分割技术的关键，如果阈值过高，则过多的目标点被误归为背景；如果阈值过低，则会出现相反的情况。

2. 阈值分割法的特点

阈值分割法的特点是：①对于物体与背景有较强对比的图像分割特别有效；②计算简单；③总可以得到封闭且连通区域的边界；④具有并行性；⑤可以推广到非灰度特征，如果物体同背景的区别不是灰度值，而是其他特征，如纹理等，可以先计算非灰度特征，再转化为灰度图，最后利用阈值分割技术。

阈值化算法是图像分割算法中数量最多的一类。多年来人们一直在关注和研究阈值化算法，并已提出许多方法，章毓晋根据阈值选取本身的特点将阈值分割方法分为三类：①基于点的全局阈值方法；②基于区域的全局阈值方法；③局部阈值方法和多阈值方法。

5.2.2 简单直方图分割法

图像的灰度级范围为 $0,1,\cdots,L-1$，设一幅图像的灰度级 i 的像素数为 n_i，总像素 N 为

$$N=\sum_{i=0}^{L-1}n_i \tag{5-4}$$

灰度级 i 出现的概率定义为

$$p_i=n_i/N \tag{5-5}$$

反映一幅图像上灰度分布的统计特性，成为利用像素灰度作属性的分割方法的基础。20 世纪 60 年代中期，Prewitt 提出了直方图双峰法，即如果灰度直方图呈明显的双峰状，则选取两峰之间的谷底所对应的灰度级作为阈值。直方图分割法示意图如图 5-1 所示。

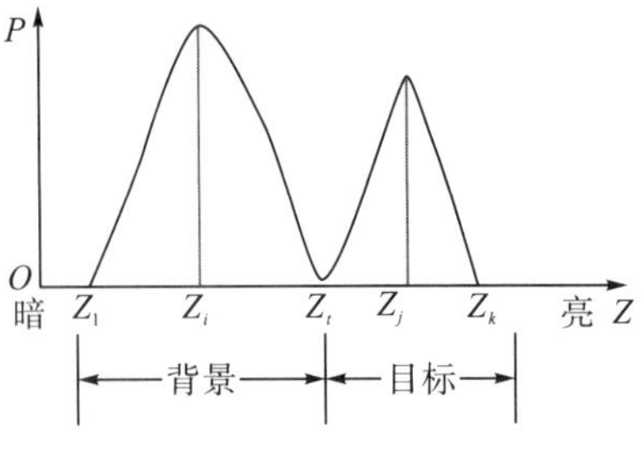

图 5-1 直方图分割法示意图

需要强调的是，应用灰度直方图双峰法来分割图像，也需要一定的图像先验知识，因为同一个直方图可以对应若干个不同的图像，直方图只表明图像中各个灰度级上有多少个像素，并不描述这些像素的任何位置信息。该方法不适合直方图中双峰差别很大或双峰间的谷比较宽广而平坦的图像，以及单峰直方图的情况。

双峰法选取阈值的缺点：会受到噪声的干扰，最小值不是预期的阈值，而是偏离期望的值。改进办法：①取两个峰值之间某个固定位置。如中间位置，由于峰值代表的是区域内外的典型值，一般情况下，比选谷底更可靠，可排除噪声的干扰；②加强对噪声的处理。对直方图进行平滑处理，如最小二乘法等补点插值。

5.2.3　最佳阈值分割法

最佳阈值是指图像中目标物与背景的分割错误最小的阈值。

设某一图像只由目标物和背景组成，已知其灰度级分布概率密度分别为 $P_1(Z)$ 和 $P_2(Z)$，目标物体像素占全图像素比为θ，因此该图像总的灰度级概率密度分布 $P(Z)$ 可用式(5-6)表示：

$$P(Z)=\theta P_1(Z)+(1-\theta)P_2(Z) \tag{5-6}$$

设选用的灰度级门限为 Z_t，图像由亮背景上的暗物体所组成，因此凡是灰度级小于 Z_t 的像素都被认为是目标物，大于 Z_t 的像素皆作为背景。

如图 5-2 所示，如选定 Z_t 为分割阈值，则将背景像素错认为是目标物像素的概率为

$$E_1(Z_t)=\int_{-\infty}^{Z_t} P_2(Z)\mathrm{d}Z \tag{5-7}$$

将目标物像素错认为是背景像素的概率为

$$E_2(Z_t)=\int_{Z_t}^{\infty} P_1(Z)\mathrm{d}Z \tag{5-8}$$

因此，总的错误概率 $E(Z_t)$ 为

$$E(Z_t)=(1-\theta)E_1(Z_t)+\theta E_2(Z_t) \tag{5-9}$$

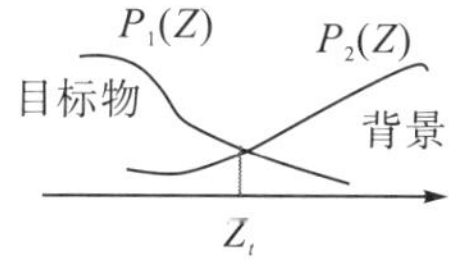

图 5-2　最佳阈值分割法示意图 1

最佳阈值就是使 $E(Z_t)$ 为最小值时的 Z_t，将 $E(Z_t)$ 对 Z_t 求导，并令其等于 0，可得

$$\theta P_1(Z_t)=(1-\theta)P_2(Z_t) \tag{5-10}$$

设 $P_1(Z_t)$ 和 $P_2(Z_t)$ 均为正态分布函数，其灰度均值分别为 μ_1 和 μ_2，对灰度均值的标准偏差分别为 σ_1 和 σ_2，即

$$P_1(Z)=\frac{1}{\sqrt{2\pi}\sigma_1}\exp\left[\frac{-(Z-\mu_1)^2}{2\sigma_1^2}\right]$$
$$P_2(Z)=\frac{1}{\sqrt{2\pi}\sigma_2}\exp\left[\frac{-(Z-\mu_2)^2}{2\sigma_2^2}\right] \tag{5-11}$$

将式(5-11)代入式(5-10)，且对两边求对数，得

$$\ln(\sigma_1)+\ln(1-\theta)-\frac{(Z_t-\mu_2)^2}{2\sigma_2^2}=\ln(\sigma_2)+\ln(\theta)-\frac{(Z_t-\mu_1)^2}{2\sigma_1^2} \tag{5-12}$$

简化为

$$AZ_t^2+BZ_t+C=0 \tag{5-13}$$

式(5-13)是 Z_t 的一个二次方程式，有两个解，因此，要使分割误差最小，需要设置两个阈值，即式(5-13)的两个解。如果设 $\sigma_2=\sigma_{12}=\sigma_{22}$，即方差相等，则式(5-13)存在唯一解，即

$$Z_t=\frac{\mu_1+\mu_2}{2}+\frac{\sigma^2}{\mu_1-\mu_2}\ln\left(\frac{1-\theta}{\theta}\right) \tag{5-14}$$

如果设 $\theta=1-\theta$，即 $\theta=1/2$ 时，

$$Z_t=\frac{\mu_1+\mu_2}{2} \tag{5-15}$$

从前面可以看出，假如图像的目标物和背景像素灰度级概率呈正态分布，且偏差相等($\sigma_{12}=\sigma_{22}$)，背景和目标物像素总数也相等($\theta=1/2$)，则这个图像的最佳分割阈值就是目标物和背景像素灰度级两个均值的平均(图 5-3)。

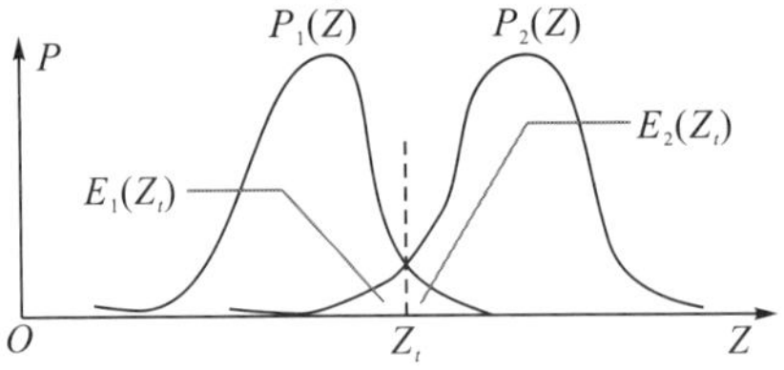

图 5-3 最佳阈值分割法示意图 2

5.2.4 Otsu 算法

Otsu 算法是利用方差来度量图像灰度分布均匀性进行分割的一种阈值化方法。该方法在一定条件下不受图像的对比度与亮度变化的影响，适用于图像二值化(用单阈值分割图像)，被认为是阈值自动选取的最有效方法之一。其基本原理是将直方图在某一阈值处分割成两组，一组对应于背景，一组对应于目标。当被分成的两组物体组间方差最大时，得到最佳分割阈值。这种确定阈值的方法，也称为最大类间方差法或大律算法。大津算法(Otsu algorithm)选取出来的阈值非常理想，在各种情况下的表现都较为良好，可以说是很稳定的分割方法。

1. Otsu 单阈值算法原理

设 X 是一幅具有 L 灰度级的图像，其中第 i 级像素为 N_i 个，图像总的像素点为 $N=\sum_{i=0}^{L-1}N_i$，第 i 级像素出现的概率为 $P_i=\frac{N_i}{N}$。选定一个阈值 k 将所有的像素分为 c_0、c_1（目标和背景）两类。其中，c_0 类的像素灰度级为 0～k，c_1 类的像素灰度级为 $(k+1)$～$(L-1)$。

图像的总平均灰度级为 $\mu_T=\sum_{i=1}^{L}iP_i$，c_0 类的平均灰度级为 $\mu_0(k)=\sum_{i=0}^{k}iP_i$，$c_1$ 类的平均灰度级为 $\mu_1(k)=\mu_T-\mu_0(k)$。两部分图像所占面积的比例分别为

$$\omega_0=\sum_{i=T_2+1}^{m}P_i,\omega_1=\sum_{i=k+1}^{L-1}P_i=1-\omega_0 \tag{5-16}$$

令 $\mu_0=\mu_0(k)/\omega_0$，$\mu_1=\mu_1(k)/\omega_1$，类间方差定义为 $\sigma_k{}^2=\omega_1(\mu_1-\mu_T)^2+\omega_0(\mu_0-\mu_T)^2$；令 k 从 1 到 L 变化，计算不同 k 值下的类间方差 $\sigma^2(k)$，使 $\sigma^2(k)$ 最大的 k 值就是所求的最优阈值。因为方差是像素灰度分布均匀性的一种量度，方差越大，说明均匀性越差，图像中的目标和背景的差别越大。当部分目标错分为背景或者部分背景错分为目标时，都会使两部分的差别变小，因此类间方差最大的分割意味着错分概率最小，即分割效果最好。

2. Otsu 单阈值算法扩展

设一幅图像的灰度值分为 0～m 级，灰度值为 i 的像素数为 n_i，则总像素数为 $N=\sum_{i=0}^{m}n_i$，各灰度值出现的概率为 $P_i=n_i/N$，整幅图像的灰度平均值 $\mu=\sum_{i=0}^{m}iP_i$。将全部灰度值分为三类：

$$c_0=\{0\sim T_1\},\quad c_1=\{T_1+1\sim T_2\},\quad c_2=\{T_2+1\sim m\} \tag{5-17}$$

设 c_0 出现的概率为 ω_0，其灰度值的平均值为 μ_0；c_1 出现的概率为 ω_1，其灰度值的平均值为 μ_1；c_2 出现的概率为 ω_2，其灰度值的平均值为 μ_2，则

$$\begin{aligned}
&\omega_0=\sum_{i=0}^{T_1}P_i,\mu_0=\sum_{i-0}^{T_1}iP_i/\omega_0\\
&\omega_1=\sum_{i=T_1+1}^{T_2}P_i,\mu_1=\sum_{i=T_1+1}^{T_2}iP_i/\omega_1\\
&\omega_2=\sum_{i=T_2+1}^{m}P_i=1-\omega_0-\omega_1,\mu_2=\sum_{i=T_2+1}^{m}iP_i/\omega_2=\frac{\mu-\omega_0\mu_0-\omega_1\mu_1}{\omega_2}
\end{aligned} \tag{5-18}$$

这样 Otsu 算法求取阈值的公式就扩展为

$$g(T_1,T_2)=\omega_0(\mu_0-\mu_T)^2+\omega_1(\mu_1-\mu_T)^2+\omega_2(\mu_2-\mu_T)^2 \tag{5-19}$$

令 T_1 在 0～$m-2$ 变化，T_2 在 T_1+1～$m-1$ 变化，求出每次对应的 $g(T_1,T_2)$，其中的最大值对应的 (T_1,T_2) 即为 Otsu 双阈值法求取的最佳阈值。

【例 5-1】 现有 10×10 灰度图像矩阵如图 5-4 所示。

32	45	87	99	21	157	234	221	100	87
0	12	43	65	127	87	99	103	203	221
211	255	34	54	83	128	239	7	12	221
89	74	88	78	27	24	36	89	99	107
210	251	170	124	150	221	201	39	40	59
94	37	81	27	99	100	241	177	87	63
83	87	91	211	249	3	18	231	87	7
73	74	18	95	74	99	128	255	31	54
93	84	122	77	85	93	8	145	1	231
32	1	55	183	94	164	174	84	91	92

图 5-4 10×10 灰度图像矩阵

将图像分成两类，c_0：0～m，c_1：m+1～L−1，图像的总平均灰度级为 $\mu_{\mathrm{T}}=\sum_{i=1}^{L} iP_i$，$c_0$ 类的平均灰度级为 $\mu_0(k)=\sum_{i=0}^{k} iP_i$，$c_1$ 类的平均灰度级为 $\mu_1(k)=\mu_{\mathrm{T}}-\mu_0(k)$。两部分图像所占面积的比例分别为 $\omega_0=\sum_{i=T_2+1}^{m} P_i$，$\omega_1=\sum_{i=k+1}^{L-1} P_i=1-\omega_0$。

令 $\mu_0=\mu_0(k)/\omega_0$，$\mu_1=\mu_1(k)/\omega_1$

类间方差为

$$\sigma_k{}^2=\omega_1\left(\mu_1-\mu_{\mathrm{T}}\right)^2+\omega_0\left(\mu_0-\mu_{\mathrm{T}}\right)^2 \tag{5-20}$$

所以，根据图像灰度矩阵，得

$$\mu_{\mathrm{T}}=\sum_{i=1}^{L} iP_i=(32+45+87+\cdots+92)/100$$

$$\omega_0=\sum_{i=T_2+1}^{m} P_i=\sum_{i=0}^{m} n_i/N=(1+2+\cdots+m)/100$$

$$\omega_1=\sum_{i=k+1}^{L-1} P_i=1-\omega_0=\sum_{i=m+1}^{L-1} n_i/N=(m+1+m+2+\cdots+L-1)/100$$

$$\mu_0(k)=\sum_{i=0}^{k} iP=\sum_{i=0}^{m} in_i\Big/\sum_{i=0}^{m} n_i=(n_1+2n_2+3n_3+\cdots+mn_m)/(n_1+n_2+n_3+\cdots+n_m) \tag{5-21}$$

$$\begin{aligned}\mu_1(k)&=\sum_{i=m+1}^{L-1} iP_i\\&=\sum_{i=0}^{m} in_i\Big/\sum_{i=0}^{m} n_i\\&=\left[(m+1)n_{m+1}+(m+2)n_{m+2}+\cdots+(L-1)n_{L-1}\right]\big/\left(n_{m+1}+n_{m+2}+\cdots+n_{L-1}\right)\end{aligned}$$

$$\sigma_k^2=\omega_1\left(\mu_1-\mu_T\right)^2+\omega_0\left(\mu_0-\mu_T\right)^2$$

$$=\left(\frac{m+1+m+2+\cdots+L-1}{100}\right)\left(\frac{(m+1)n_{m+1}+(m+2)n_{m+2}+\cdots+(L-1)n_{L-1}}{n_{m+1}+n_{m+2}+\cdots+n_{L-1}}-\frac{32+45+87+\cdots+92}{100}\right)^2$$

$$+\left(\frac{1+2+\ldots+m}{100}\right)\left(\frac{n_1+2n_2+3n_3+\cdots+mn_m}{n_1+n_2+n_3+\cdots+n_m}-\frac{32+45+87+\cdots+92}{100}\right)^2$$

将灰度矩阵中的值代入，使得 $\sigma^2(k)$ 取得最大值的 m 值就为最佳阈值，最后当 m=125 时 ω_0=0.71，ω_1=0.29，μ_0=63.90，μ_1=198.93，μ_T=103.06，类间方差 σ_k^2 取得最大值 $\sigma_k^2=$ 3747.53。

3. 基于信息熵的多阈值 OSTU 算法

克劳德·艾尔伍德·香农(Claude Elwood Shannon)把信息(熵)定义为离散随机事件的出现概率。一般而言，当一种信息出现概率更高的时候，表明它被传播得更广泛，或者说，被引用的程度更高。可以认为，从信息传播的角度来看，信息熵可以表示信息的价值。这样就有一个衡量信息价值高低的标准，可以做出关于知识流通问题的更多推论。图像信息熵的计算方法如下。

设 $f(x,y)$ 为一幅具有 k 个灰度级的图像，其中第 i ($i\in 1,2,\cdots,k$) 级灰度出现的概率为 p_i，它所含的信息量为 $I(i)=p_i\log(I/p_i)=-p_i\log(p_i)$；整幅图像的信息熵为 $H=\sum_{i=1}^{k}I(i)=-\sum_{i=1}^{k}p_i\log(p_i)$。

熵代表了图像中的信息量，当图像中所有的灰度级具有相同概率时，图像的信息熵值最大，此时图像含有最大的信息量。当图像的灰度分布集中时，图像的信息熵值变小，图像的信息量减少。因此当某区域同时包含目标图像与背景图像时，由于其所含信息复杂，信息量就大，信息熵的计算结果高于单一的背景区域或单一的目标区域。

基于信息熵的多阈值 Ostu 算法就是运用 Otsu 单阈值算法以及单阈值算法扩展计算出单阈值、双阈值、三阈值分割后的图像，然后用信息熵对三幅图像进行信息量的评价，选中最优阈值图像的方法。以 CT 图像为例，这里给出具体步骤如下：

(1) 读入 CT 图像 I；

(2) 设初始熵 q=0；

(3) 将灰度值分为 n 类 $c_0,c_1,c_2,\cdots,c_n$；

(4) 求出 $c_0,c_1,c_2,\cdots,c_n$ 的概率 $\omega_0,\omega_1,\omega_2,\cdots,\omega_n$，灰度平均值 $\mu_1,\mu_2,\mu_3,\cdots,\mu_n$；

(5) 求得 Otsu 公式为

$$g(T_1,T_2,\cdots,T_n)=\omega_0(\mu_0-\mu_T)^2+\omega_1(\mu_1-\mu_T)^2+\cdots+\omega_n(\mu_n+\mu_T)^2 \tag{5-22}$$

(6) 令 T_1 在 0～m−1 上变化，T_2 在 T_1～m−1 上变化，T_n 在 T_{n-1}～m−1 上变化；

(7) 求出 $g(T_1,T_2,\cdots,T_n)$ 的值，$g(T_1,T_2,\cdots,T_n)$ 就为最大阈值；

(8) 得到分割后的图像 J_1；

(9) 计算图像 J_1 的信息熵 p_1；

(10) 如果 $p_1>q$，令 $q=p_1$，返回(2)循环计算；求出最大熵，循环结束。

图 5-5(a)为一中央型肺癌晚期、右下叶支气管鳞癌、已扩散的患者 CT 影像；图 5-5(b)

为单阈值分割后图像，阈值为122，信息熵为1.2281；图5-5(c)为双阈值分割后图像，阈值为75、200，信息熵为1.3984；图5-5(d)为三阈值分割后图像，阈值为50、120、180，信息熵为1.6008。

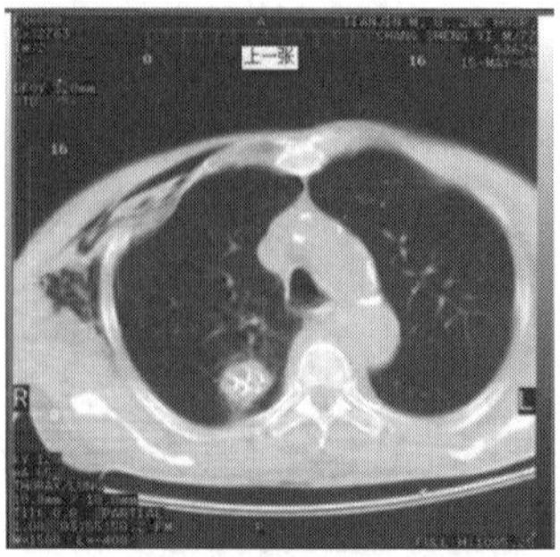

(a) 中央型肺癌CT图像

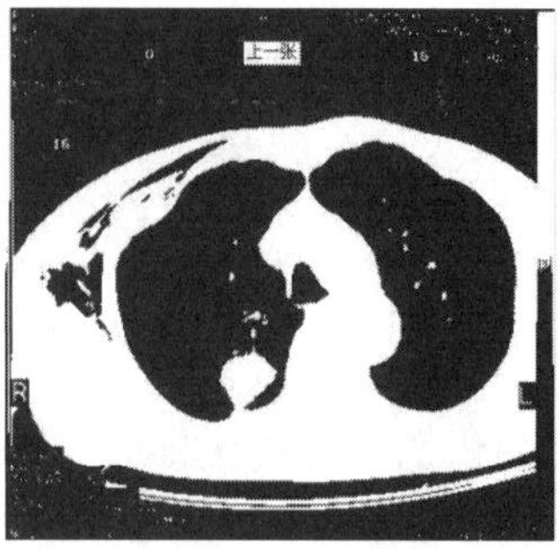

(b) 单阈值分割后图像

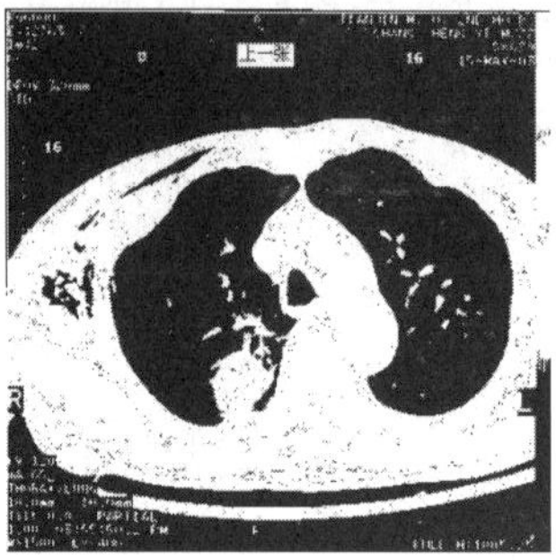

(c) 双阈值分割后图像

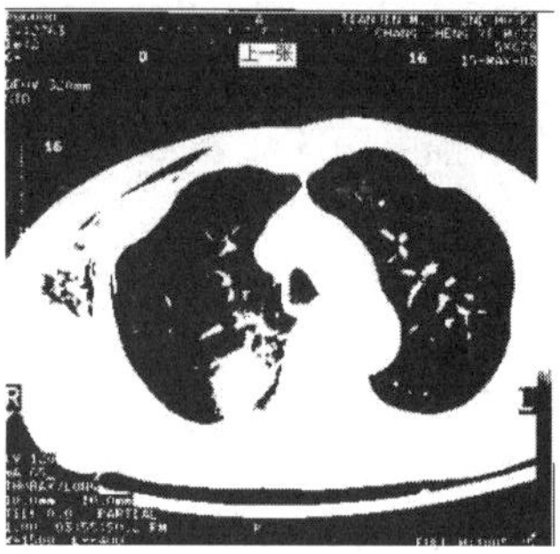

(d) 三阈值分割后图像

图5-5　中央型肺癌图像的OSTU分割

分割结果显示，三阈值分割能清楚表现出右下叶支气管处肿瘤，并且已扩散为全肺。由于患者是中央型肺癌晚期，癌变已扩散至整个肺部，所以通过三阈值分割后的图像就能够清晰地看到肿瘤病发部位以及扩散部位呈不规则条状分布在肺叶内，而单阈值与双阈值分割后的图像，只能看到肿瘤病发部位而不能清晰看到扩散的情况。

5.3　基于边缘检测的分割方法

5.3.1　图像边缘定义

图像边缘就是图像局部特性的不连续性(相邻区域的交界)，也可以表达为“边缘是图像中亮度突然变化的区域”“图像灰度构成的曲面上的陡峭区域”“像素灰度存在阶跃变化或屋脊状变化的像素的集合”等。边缘是最基本的图像特征之一，它可以表达物体的特征、对图像的变化不敏感(几何变化、灰度变化、光照方向变化等)、能为物体检测提供有用的信息，因此边缘是一种典型的图像预处理过程，提取边缘是图像从图像处理过渡到图像分析的关键步骤。一般来讲，图像边缘的产生是由物体的边界、表面方向的改变、不同颜色或材质、光照明暗的变化产生。图 5-6 为图像边缘的灰度分布特性，从灰度值的角度来看，边缘就是灰度值突然大幅变化的区域。

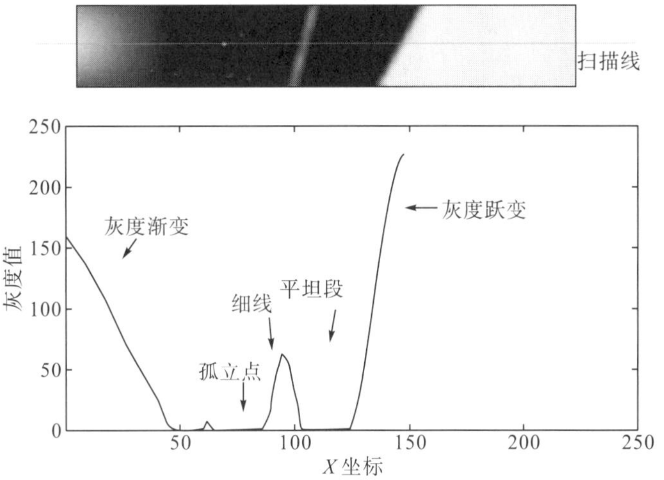

图 5-6　图像边缘的灰度分布特性

图 5-7(a)为一幅原始图像，图 5-7(b)是原始图像二值化结果，在这幅图像中，分别标明了物体的边界、表面方向变化、不同颜色区域、光照明暗区域等，通过这个实例，读者可以更直观地理解边缘。

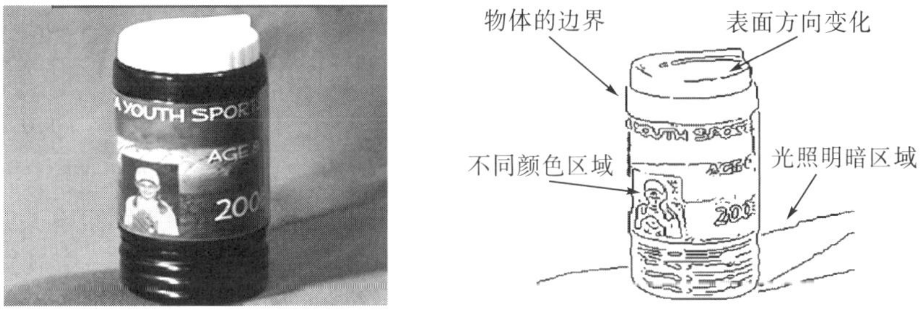

(a) 原始图像　(b) 原始图像二值化结果

图 5-7　图像边缘提取

图像边缘类型繁多，但整体来看可以分为阶梯式边缘(包括灰度突变和渐变式，斜升斜降)、屋顶式边缘和线条状边缘。图 5-8 为常见的图像边缘类型。

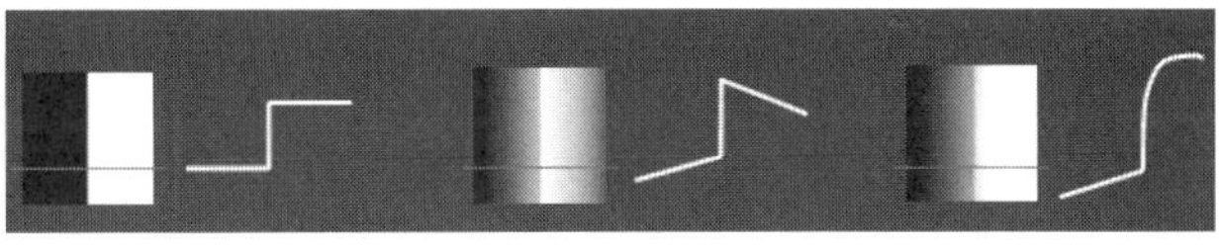

(a)阶梯式边缘

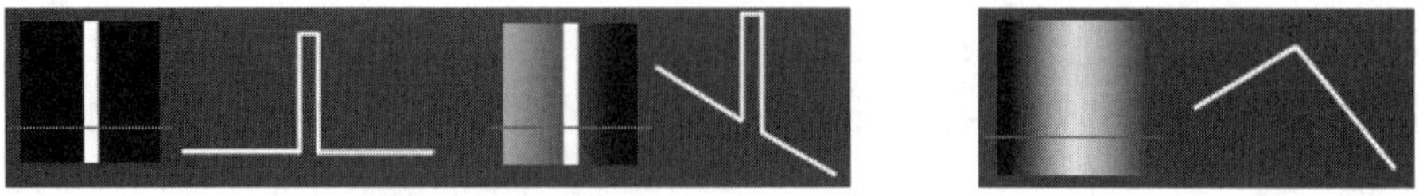

(b)线条状边缘 (c)屋顶式边缘

图 5-8 图像边缘类型

图 5-9 为各种类型边缘的水平方向剖面、一阶导数、二阶导数的特点，具体如下。

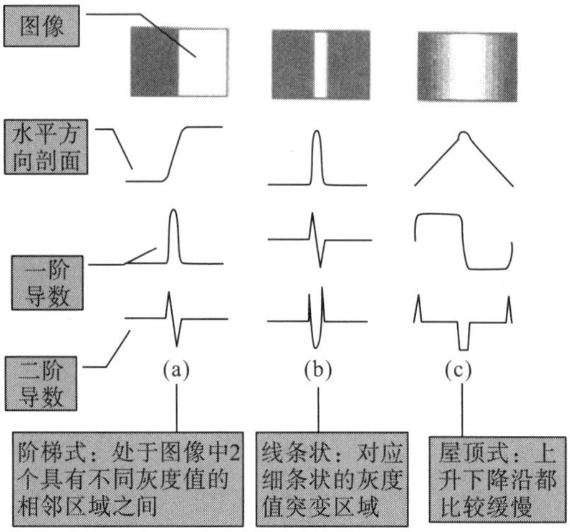

图 5-9 各种类型边缘的水平方向剖面一阶导数、二阶导数的特点

对阶梯式边缘图 5-9(a)，其一阶导数在图像由暗变明的位置处有 1 个向上的阶跃，而其他位置都为 0，这表明可用一阶导数的幅度值来检测边缘的存在，幅度峰值一般对应边缘位置；其二阶导数在一阶导数的阶跃上升区有 1 个向上的脉冲，而在一阶导数的阶跃下降区有 1 个向下的脉冲，在这两个脉冲之间有 1 个过 0 点，它的位置正对应原始图像中边缘的位置，所以可用二阶导数的过 0 点检测边缘位置，而用二阶导数在过 0 点附近的符号确定边缘像素在图像边缘的暗区或明区。

对线条状边缘图 5-9(b)，其剖面边缘与图 5-9(a)的一阶导数形状相同，所以图 5-9(b)的一阶导数形状与图 5-9(a)的二阶导数形状相同，而它的 2 个二阶导数过 0 点正好分别对应脉冲的上升沿和下降沿，通过检测脉冲剖面的 2 个二阶导数过 0 点就可确定脉冲的范围。

对屋顶式边缘图 5-9(c)而言，屋顶状边缘的剖面可看作是将脉冲边缘底部展开得到，所以它的一阶导数是将图 5-9(b)脉冲剖面的一阶导数的上升沿和下降沿展开得到的，而它的二阶导数是将脉冲剖面二阶导数的上升沿和下降沿拉开得到的，通过检测屋顶状边缘剖面的一阶导数过 0 点，可以确定屋顶位置。

图 5-10 为灰度图像边缘提取的过程，具体来讲，主要包括：抑制噪声(低通滤波、平滑、去噪、模糊)，增强边缘(高通滤波、锐化)和边缘定位三个方面的内容。

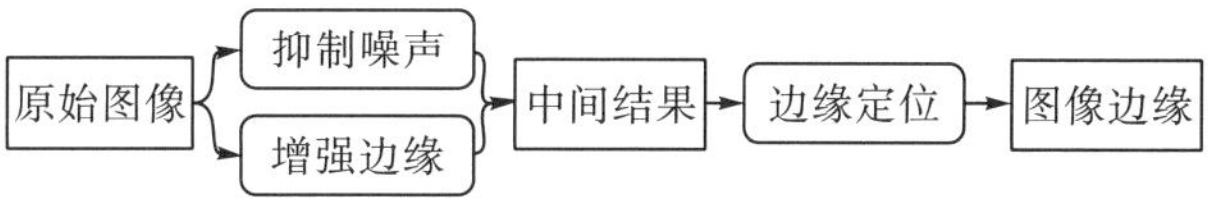
原始图像
抑制噪声
增强边缘
中间结果
边缘定位
图像边缘

图 5-10　灰度图像边缘提取的过程

5.3.2　图像边缘与导数(微分)的关系

因为边缘和轮廓都位于灰度突变的地方。所以图像边缘检测的实现是基于微分运算的。图 5-11 为图像边缘与导数(微分)的关系，这里以屋顶式边缘为例，给出了屋顶式边缘的剖面图，以及对应的一阶导数和二阶导数函数曲线图。在一阶导数函数曲线图中，红色圆圈表示的是一阶导数的极值点，第一个是极大值，第二个是极小值；在二阶导数函数曲线图中，红色圆圈表示的是二阶导数的过 0 点(拐点)，第一个过 0 点是从正值向负值变化，第二个过 0 点是从负值向正值变化，这里需要强调的是，二阶导数仅仅等于 0 不够，常数函数也为 0，必须存在符号改变的情况。

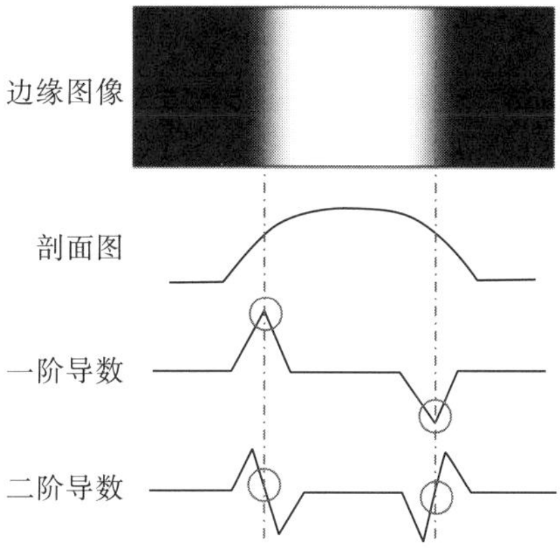

图 5-11　图像边缘与导数(微分)的关系

一阶导数的极大值点为

$$\mathrm{Edge} = \{p = (x, y) \mid p = \arg(\max(|\nabla I(p)|))\} \tag{5-23}$$

其中，图像梯度向量为

$$\nabla I(x, y) = \left(\frac{\partial I}{\partial x}, \frac{\partial I}{\partial y}\right) \tag{5-24}$$

梯度幅值表示边缘的强弱为

$$|\nabla I(x, y)| = \sqrt{\left(\frac{\partial I}{\partial x}\right)^2 + \left(\frac{\partial I}{\partial y}\right)^2} \tag{5-25}$$

梯度方向代表灰度变化最快的方向：

$$\Phi(x, y) = \arctan\left(\frac{\partial I}{\partial y} \bigg/ \frac{\partial I}{\partial x}\right) \tag{5-26}$$

二阶导数的过 0 点为

$$\text{Edge} = \{p = (x, y) \mid \Delta I(p) = 0, \text{zero crossing}\} \tag{5-27}$$

拉普拉斯算子为

$$\Delta I = \nabla^2 I = \frac{\partial^2 I}{\partial x^2} + \frac{\partial^2 I}{\partial y^2} \tag{5-28}$$

注意：仅仅等于 0 不够，常数函数也为 0，必须存在符号改变。

根据边缘与导数(微分)的关系，边缘检测可以分为：一阶微分法(梯度算子)和二阶微分法(拉普拉斯算子)，下面逐一进行介绍。

5.3.3 一阶微分锐化

1. 单方向一阶微分锐化

单方向一阶微分锐化是指对某个特定方向上的边缘信息进行增强，使用差分运算在数值上近似一阶微分运算，具体如下。

水平方向：

$$\frac{\partial I}{\partial x} \approx \frac{I(x+1, y) - I(x-1, y)}{2} \tag{5-29}$$

垂直方向：

$$\frac{\partial I}{\partial y} \approx \frac{I(x, y+1) - I(x, y-1)}{2} \tag{5-30}$$

一阶微分：

$$\nabla I(x, y) = \left(\frac{\partial I}{\partial x}, \frac{\partial I}{\partial y}\right) \tag{5-31}$$

单方向一阶微分锐化主要包括水平方向微分锐化、垂直方向微分锐化和对角线微分锐化，下面逐一进行介绍。

1) 水平方向锐化

水平方向锐化是通过一个可以检测出水平方向上的像素值的变化模板来实现。图 5-12 为水平方向锐化原理示意图，***H*** 是一个水平方向上的 3×3 模板。图 5-13 为水平方向锐化示例，左边是原始图像，***H*** 是采用的模板，以(2,2)像素为例，原始值为 1，锐化后的值为−3。

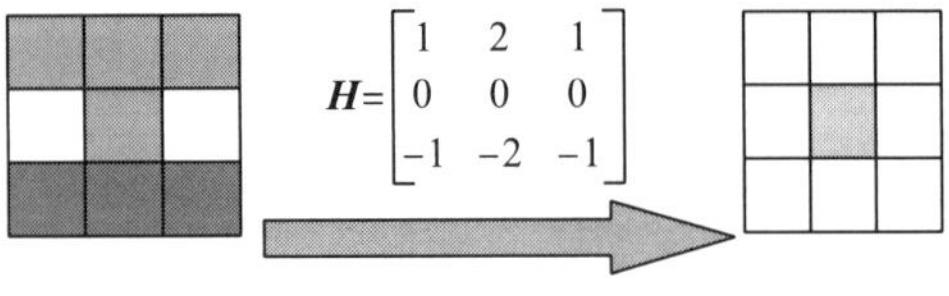

图 5-12 水平方向的锐化原理示意图

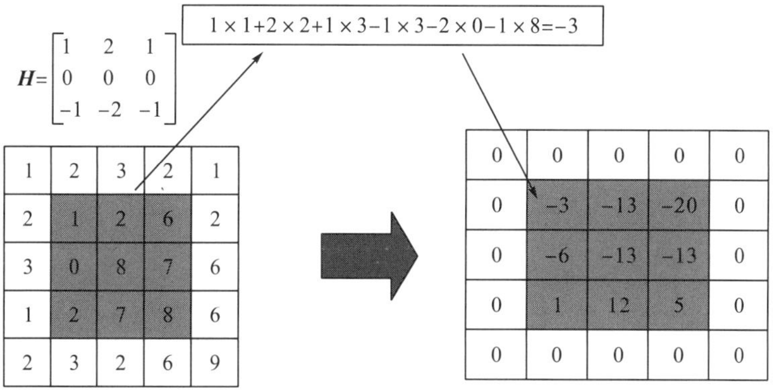

图 5-13　水平方向锐化示例

2) 垂直方向锐化

垂直方向锐化的思想与水平方向锐化相同，垂直方向锐化也是通过一个可以检测出垂直方向上的像素值的变化模板来实现。图 5-14 为垂直方向的锐化原理示意图，**H** 是一个垂直方向上的 3×3 模板。图 5-15 为垂直方向锐化示例，左边是原始图像，**H** 是采用的模板，以 (2,2) 像素为例，原始值为 1，锐化后的值为−7。

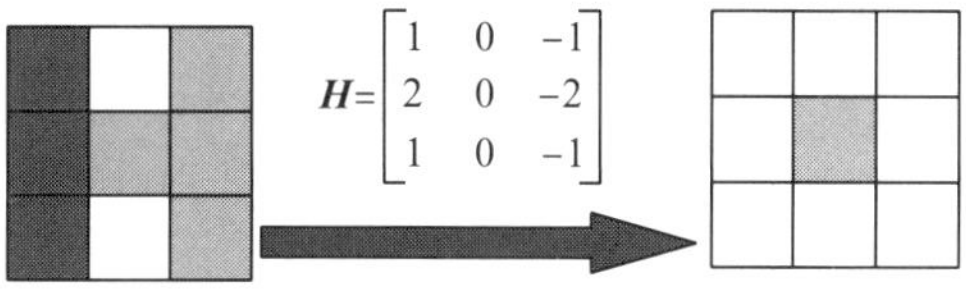

图 5-14　垂直方向锐化原理示意图

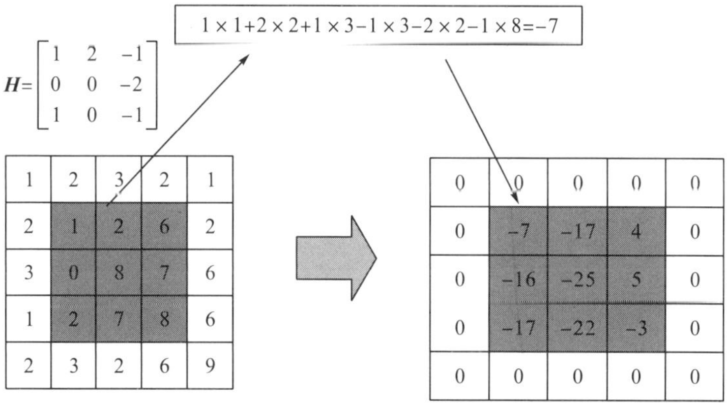

图 5-15　垂直方向锐化示例

3) 对角线方向锐化

对角线方向锐化的思想与水平方向锐化和垂直方向锐化基本相同，就是邻域内的对角线像素做差，也称交叉微分。图 5-16 为对角线方向交叉锐化原理示意图，具体计算公式如下：

$$
\begin{aligned}
f'_x &= |f(x+1,y+1)-f(x-1,y-1)| \\
f'_y &= |f(x-1,y+1)-f(x+1,y-1)|
\end{aligned}
\tag{5-32}
$$

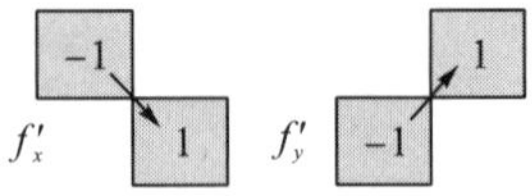

图 5-16　对角线方向交叉锐化原理示意图

2. 像素值小于 0 的讨论

从图 5-13 和图 5-15 可以看到，水平方向锐化和垂直方向锐化后都容易使图像的像素值出现小于 0 的情况，一般情况下，有下面两种方法消除像素值为负的情况。

方法 1：整体加一个正整数，以保证所有的像素值均为正。图 5-17 为方法 1 的示例，这样做的结果是可以获得类似浮雕的效果。

0	0	0	0	0
0	−3	−13	−20	0
0	−6	−13	−13	0
0	1	12	5	0
0	0	0	0	0

→

20	20	20	20	20
20	17	7	0	20
20	14	7	7	20
20	21	32	25	20
20	20	20	20	20

图 5-17　方法 1 示例

方法 2：将所有的像素值取绝对值，图 5-18 为方法 2 的示例，这样做的结果是可以获得边缘的方向提取。

0	0	0	0	0
0	−3	−13	−20	0
0	−6	−13	−13	0
0	1	12	5	0
0	0	0	0	0

→

0	0	0	0	0
0	3	13	20	0
0	6	13	13	0
0	1	12	5	0
0	0	0	0	0

图 5-18　方法 2 示例

3. 典型一阶微分算子

1) 罗伯茨算子

罗伯茨算子是一种利用局部差分算子寻找边缘的算子，由下式给出：

$$
g(x,y)=\left\{\left[\sqrt{f(x,y)}-\sqrt{f(x+1,y+1)}\right]^2+\left[\sqrt{f(x+1,y)}-\sqrt{f(x,y+1)}\right]^2\right\}^{1/2} \tag{5-33}
$$

式中，$f(x,y)$ 是具有整数像素坐标的输入图像，平方根运算使该处理类似在人类视觉系统中发生的过程。

罗伯茨算子边缘定位准，但是对噪声敏感，适用于边缘明显而且噪声较小的图像分割，在应用中经常用罗伯茨算子来提取道路信息。

2) 索贝尔算子

用索贝尔算子进行锐化的计算公式如下：

$$g(i,j)=\{d_x^2(i,j)+d_y^2(i,j)\}^{\frac{1}{2}}$$
$$d_x=\begin{bmatrix}-1 & 0 & 1\\ -2 & 0 & 2\\ -1 & 0 & 1\end{bmatrix},\quad d_y=\begin{bmatrix}-1 & -2 & -1\\ 0 & 0 & 0\\ 1 & 2 & 1\end{bmatrix} \tag{5-34}$$

索贝尔算子认为邻域的像素对当前像素产生的影响不是等价的，所以距离不同的像素具有不同的权值，对算子结果产生的影响也不同。一般来说，距离越大，产生的影响越小。

3) Prewitt 算子

Prewitt 算子的计算公式如下：

$$g(i,j)=\{d_x^2(i,j)+d_y^2(i,j)\}^{\frac{1}{2}}$$
$$d_x=\begin{bmatrix}-1 & 0 & 1\\ -1 & 0 & 1\\ -1 & 0 & 1\end{bmatrix},\quad d_y=\begin{bmatrix}-1 & -1 & -1\\ 0 & 0 & 0\\ 1 & 1 & 1\end{bmatrix} \tag{5-35}$$

Prewitt 算子在一个方向求微分，而在另一个方向求平均，因而对噪声相对不敏感，有抑制噪声作用。但是像素平均相当于对图像的低通滤波，所以 Prewitt 算子对边缘的定位不如罗伯茨算子。

图 5-19 为常见的梯度算子，主要有四种，图 5-19(a) 是 2×2 的罗伯茨算子，图 5-19(b) 是 3×3 的 Prewitt 算子，图 5-19(c) 是 3×3 的索贝尔算子，图 5-19(d) 是 4×4 的 Prewitt 算子。

(a)
$$\Delta_1:\begin{matrix}0 & 1\\ -1 & 0\end{matrix}\qquad \Delta_2:\begin{matrix}1 & 0\\ 0 & -1\end{matrix}$$

(b)
$$\Delta_1:\begin{matrix}-1 & 0 & 1\\ -1 & 0 & 1\\ -1 & 0 & 1\end{matrix}\qquad \Delta_2:\begin{matrix}1 & 1 & 1\\ 0 & 0 & 0\\ -1 & -1 & -1\end{matrix}$$

(c)
$$\Delta_1:\begin{matrix}-1 & 0 & 1\\ -2 & 0 & 2\\ -1 & 0 & 1\end{matrix}\qquad \Delta_2:\begin{matrix}1 & 2 & 1\\ 0 & 0 & 0\\ -1 & -2 & -1\end{matrix}$$

(d)
$$\Delta_1:\begin{matrix}-3 & -1 & 1 & 3\\ -3 & -1 & 1 & 3\\ -3 & -1 & 1 & 3\\ -3 & -1 & 1 & 3\end{matrix}\qquad \Delta_2:\begin{matrix}3 & 3 & 3 & 3\\ 1 & 1 & 1 & 1\\ -1 & -1 & -1 & -1\\ -3 & -3 & -3 & -3\end{matrix}$$

图 5-19　常见的梯度算子

综合比较这几种一阶微分算子，它们具有以下特点：①罗伯茨算法的模板为2×2，提取的信息较弱；②索贝尔算子锐化的边缘信息较强；③与索贝尔相比，Prewitt 算子有一定的抗干扰性，能抑制噪声的影响，图像效果比较干净；④索贝尔算子与 Prewitt 算子的思路相同，属于同一类型，因此处理效果基本相同；⑤罗伯茨单方向锐化经过处理之后，也可以对边界进行增强。

图 5-20 为一组一阶锐化方法的实验结果，图 5-20(a)是原始图像，图 5-20(b)是索贝尔算子结果，图 5-20(c)是 Prewitt 算子结果，图 5-20(d)是罗伯茨算子结果，图 5-20(e)是水平方向锐化结果，图 5-20(f)是垂直方向锐化结果。

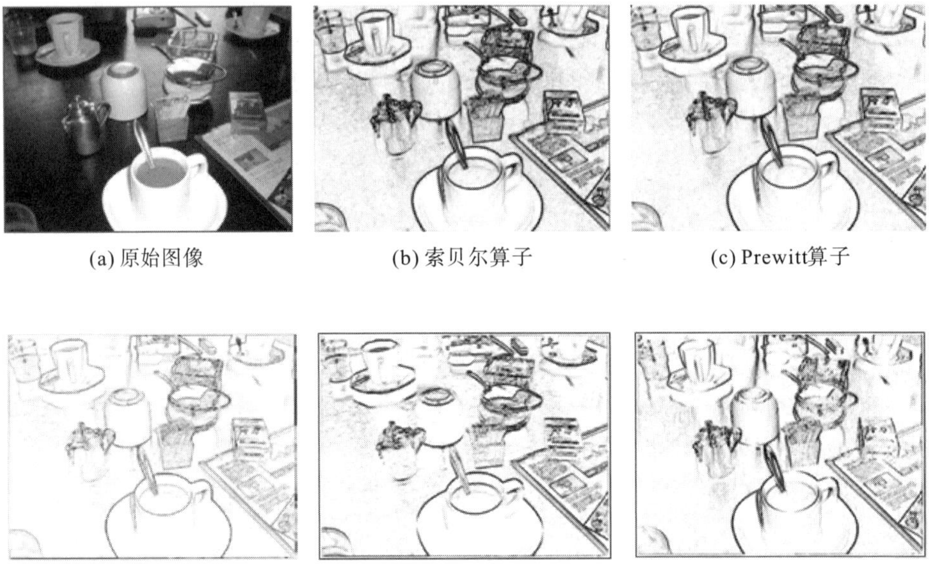

(a) 原始图像　(b) 索贝尔算子　(c) Prewitt算子

(d) 罗伯茨算子　(e) 水平锐化　(f) 垂直锐化

图 5-20　一阶锐化实验结果

5.3.4　二阶微分锐化

从图像景物细节的灰度分布特性可知，有些灰度变化特性一阶微分的描述不是很明确，为此，采用二阶微分能够获得更丰富的景物细节。二阶微分锐化与景物细节对应存在如下关系：①对于突变形的细节，通过一阶微分的极大值点、二阶微分的过 0 点均可以检测出来；②对于细线形的细节，通过一阶微分的过 0 点、二阶微分的极小值点均可以检测出来；③对于渐变的细节，一般情况下很难检测，但二阶微分的信息比一阶微分的信息略多。

二阶微分锐化的算法推导如下：

$$\because \nabla^2 f = \frac{\partial^2 f}{\partial x^2} + \frac{\partial^2 f}{\partial y^2}$$

$$\begin{aligned}\frac{\partial^2 f}{\partial x^2} &= [f_x(i,j) - f_x(i+1,j)] \\ &= [f(i,j) - f(i-1,j)] - [f(i+1,j) - f(i,j)] \\ \frac{\partial^2 f}{\partial y^2} &= [f_y(i,j) - f_y(i,j+1)] \\ &= [f(i,j) - f(i,j-1)] - [f(i,j+1) - f(i,j)] \end{aligned} \tag{5-36}$$

$$\therefore \nabla^2 f = 4f(i,j) - f(i+1,j) - f(i-1,j) - f(i,j+1) - f(i,j-1)$$

1. 拉普拉斯算子

拉普拉斯算子是一种二阶边缘检测算子，它是一个线性的、移不变算子，是对二维函数进行运算的二阶导数算子，对一个连续函数 $f(x,y)$，其在图像中的位置为 (x,y)，拉普拉斯值定义为

$$\nabla^2 f = \frac{\partial^2 f}{\partial x^2} + \frac{\partial^2 f}{\partial y^2} \tag{5-37}$$

拉普拉斯算子利用二阶导数信息，具有各向同性，即与坐标轴方向无关，坐标轴旋转后梯度结果不变。使得图像经过二阶微分后，在边缘处产生一个陡峭的零交叉点，根据这个零交叉点判断边缘。拉普拉斯算子是借助图像与模板进行卷积实现的，所以拉普拉斯算子的计算只需要一个模板，这里对模板的基本要求是对应中心像素的系数应是负的，而对应中心像素邻近像素的系数应是正的，且所有系数的和应为 0，这样就不会产生灰度偏移。其 4 邻域系统和 8 邻域系统的拉普拉斯算子的模板分别如图 5-21(a) 和图 5-21(b) 所示。

0	1	0
1	−4	1
0	1	0

(a) 4 邻域系统拉普拉斯算子

1	1	1
1	−8	1
1	1	1

(b) 8 邻域系统拉普拉斯算子

图 5-21　邻域拉普拉斯算子

拉普拉斯算子具有各向同性、线性和位移不变以及对细线和孤立点检测效果较好的优点；但它也有缺点，如对噪声敏感，即对噪声有双倍加强作用；不能检测出边的方向；常产生双像素的边缘。正是因为拉普拉斯算子对噪声比较敏感，对图像中的某些边缘产生双重响应，所以图像一般先经过平滑处理，通常把拉普拉斯算子和平滑算子结合起来生成一个新的模板。

2. 高斯-拉普拉斯(Laplacian of Gaussian，LoG)算子

LoG 算子是一种利用图像强度二阶导数的零交叉点来求边缘点的算法。因为拉普拉斯算子计算结果对噪声十分敏感，所以在边缘增强前应滤除噪声。为此，马尔(Marr)和希尔

得勒斯(Hildreth)根据人类视觉特性提出了一种边缘检测的方法，该方法将高斯滤波和拉普拉斯检测算子结合在一起进行边缘检测，故称为高斯-拉普拉斯算子，也称为拉普拉斯高斯算法。该算法的主要思路和步骤如下。

(1)滤波：首先对图像 $f(x,y)$ 进行平滑滤波，其滤波函数根据人类视觉特性选为高斯函数，即

$$G(x,y)=\frac{1}{2\pi\sigma^2}\exp\left[-\frac{1}{2\pi\sigma^2}(x^2+y^2)\right] \tag{5-38}$$

式中，$G(x,y)$ 是一个圆对称函数，其平滑的作用可通过σ来控制。

将图像$G(x,y)$ 与 $f(x,y)$ 进行卷积，可以得到一个平滑的图像，即

$$g(x,y)=f(x,y)*G(x,y) \tag{5-39}$$

(2)增强：对平滑图像 $g(x,y)$ 进行拉普拉斯运算，即

$$h(x,y)=\nabla^2\left[f(x,y)*G(x,y)\right] \tag{5-40}$$

(3)检测：边缘检测判据是二阶导数的零交叉点[即 $h(x,y)=0$ 的点]并对应一阶导数的较大峰值。

这种方法的特点是图像首先与高斯滤波器进行卷积，这样既平滑了图像又降低了噪声，孤立的噪声点和较小的结构组织将被滤除。但是由于平滑会造成图像边缘的延伸，因此边缘检测只考虑那些具有局部梯度最大值的点为边缘点。这一点可以用二阶导数的零交叉点来实现。拉普拉斯函数采用二维二阶导数的近似，是因为它是一种无方向算子。在实际应用中为了避免检测出非显著边缘，应选择一阶导数大于某一阈值的零交叉点作为边缘点。因对平滑图像 $g(x,y)$ 进行拉普拉斯运算可等效为 $G(x,y)$ 的拉普拉斯运算与 $f(x,y)$ 的卷积，故上式变为

$$h(x,y)=f(x,y)*\nabla^2G(x,y) \tag{5-41}$$

式中，$\nabla^2G(x,y)$ 称为 LoG 滤波器，其为

$$\nabla^2G(x,y)=\frac{\partial^2G}{\partial x^2}+\frac{\partial^2G}{\partial y^2}=\frac{1}{\pi\delta^4}\left(\frac{x^2+y^2}{2\delta^2}-1\right)\exp\left[-\frac{1}{2\delta^2}\left(x^2+y^2\right)\right] \tag{5-42}$$

这样就有两种方法求图像边缘：

(1)先求图像与高斯滤波器的卷积，再求卷积的拉普拉斯的变换，然后再进行过 0 判断；

(2)求高斯滤波器的拉普拉斯的变换，再求与图像的卷积，然后再进行过 0 判断。

这两种方法在数学上是等价的。式(5-42)就是马尔和希尔得勒斯提出的边缘检测算子(简称 M-H 算子)，由于 LoG 滤波器在$(x,\ y)$空间中的图形与墨西哥草帽形状相似，所以又称为墨西哥草帽算子。

拉普拉斯算子对图像中的噪声相当敏感。它常产生双像素宽的边缘，还不能提供边缘方向的信息。高斯-拉普拉斯算子是效果较好的边沿检测器，常用的 5×5 模板的高斯-拉普拉斯算子如图 5-22 所示。

−2	−4	−4	−2
−4	0	8	−4
−4	8	2	−4
−4	0	8	−4
−2	−4	−4	−2

0	0	−1	0
0	−1	−2	0
−1	−2	16	−1
0	−1	−2	0
0	0	−1	0

图 5-22　高斯-拉普拉斯算子

高斯-拉普拉斯算子把高斯平滑滤波器和拉普拉斯锐化滤波器结合起来，先平滑掉噪声，再进行边缘检测，所以效果更好。

3. 坎尼(Canny)算子

1)坎尼算子基本原理

检测阶跃边缘的基本思想是在图像中找出具有局部最大梯度幅值的像素点。图像边缘检测必须满足两个条件：一是必须能有效地抑制噪声；二是必须尽量精准确定边缘的位置，既要提高边缘检测算子对边缘的敏感性，也要提高对噪声的敏感度。一阶微分算子既能滤去噪声，又能保持边缘特性的边缘检测，因此，在坎尼算子中，采用二维高斯函数的任意方向上的一阶方向导数为噪声滤波器，通过与图像卷积进行滤波；然后对滤波后的图像寻找图像梯度的局部最大值，以此来确定图像边缘。根据对信噪比与定位乘积进行测度，得到最优化逼近算子。这就是坎尼算子，它也属于先平滑后求导数的方法。

2)坎尼边缘检测算法

(1)用高斯滤波器平滑图像。
(2)用一阶偏导的有限差分来计算梯度的幅值和方向。
(3)对梯度幅值进行非极大值抑制。
(4)用双阈值算法检测和连接边缘。
其数学描述如下。
(1)二维高斯函数为

$$G(x,y)=\frac{1}{2\pi\delta^2}\exp\left[-\frac{\left(x^2+y^2\right)}{2\delta^2}\right] \tag{5-43}$$

在某一方向 $\boldsymbol{n}$ 上是 $G(x,y)$ 的一阶方向导数：

$$G_n=\frac{\partial \boldsymbol{G}}{\partial \boldsymbol{n}}=\boldsymbol{n}\nabla \boldsymbol{G}$$

$$\boldsymbol{n}=\begin{bmatrix}\cos\theta\\ \sin\theta\end{bmatrix},\quad \nabla\boldsymbol{G}=\begin{bmatrix}\dfrac{\partial \boldsymbol{G}}{\partial x}\\ \dfrac{\partial \boldsymbol{G}}{\partial y}\end{bmatrix} \tag{5-44}$$

式中，$\boldsymbol{n}$ 是方向矢量；$\nabla\boldsymbol{G}$ 是梯度矢量。

将图像 $f(x,y)$ 与 G_n 作卷积，同时改变 $\boldsymbol{n}$ 的方向，$G_n * f(x,y)$ 取得最大值时的 $\boldsymbol{n}$ 就是正交于检测边缘的方向。

(2) 如式(5-45)所示

$$E_x = \frac{\partial \boldsymbol{G}}{\partial x} * f(x,y), \quad E_y = \frac{\partial \boldsymbol{G}}{\partial y} * f(x,y)$$
$$A(x,y) = \sqrt{E_x^{\ 2} + E_y^{\ 2}}, \quad \theta = \arctan\left(\frac{E_x}{E_y}\right) \tag{5-45}$$

式中，$A(x,y)$ 反映了图像 (x,y) 点处的边缘强度；θ 是图像 (x,y) 点处的法向矢量。

(3) 仅仅得到全局的梯度并不足以确定边缘，因此，为确定边缘必须保留局部梯度最大的点，并进行非极大值抑制(non-maximum suppression，NMS)(图 5-23)。解决方法为利用梯度的方向。

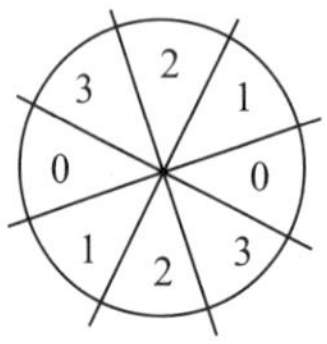

1	2	3
8	M	4
7	6	5

图 5-23　非极大值抑制

四个扇区的标号为 0～3，对应 3×3 邻域的四种可能组合。在每一点上，邻域的中心像素 M 与沿着梯度线的两个像素相比，如果 M 的梯度值不比沿梯度线的两个相邻像素梯度值大，则令 M=0。

(4) 减少假边缘段数量的典型方法是对 $G(x,y)$ 使用一个阈值。将低于阈值的所有值赋零值。但问题是如何选取阈值？解决方法为采用双阈值算法进行边缘判别和连接边缘。

边缘判别：凡是边缘强度大于高阈值的一定是边缘点；凡是边缘强度小于低阈值的一定不是边缘点；如果边缘强度大于低阈值又小于高阈值，则观察这个像素的邻接像素中有没有超过高阈值的边缘点，如果有，它就是边缘点，如果没有，它就不是边缘点。

连接边缘：双阈值算法中有两个阈值 τ_1 和 τ_2，且 $2\tau_1 \approx \tau_2$，从而可以得到两个阈值边缘图像 $G_1(x,y)$ 和 $G_2(x,y)$。由于 $G_2(x,y)$ 使用高阈值得到，因而含有很少的假边缘，但有间断(不闭合)。双阈值算法要在 $G_2(x,y)$ 中把边缘连接成轮廓，当到达轮廓的端点时，该算法就在 $G_1(x,y)$ 的 8 邻域点位置寻找可以连接到轮廓上的边缘，这样，算法不断地在 $G_1(x,y)$ 中收集边缘，直到将 $G_1(x,y)$ 连接起来为止。

实际上，还有多种边缘点判别方法，如将边缘的梯度分为四种：水平、竖直、45°方向、135°方向，各个方向用不同的邻接像素进行比较，以决定局部极大值。若某个像素的灰度值与其梯度方向上前后两个像素的灰度值相比并不是最大的，那么将该像素置为 0，即不是边缘。

坎尼算子检测方法的优点：①低误码率，很少把边缘点误认为非边缘点；②高定位精度，即精确地把边缘点定位在灰度变化最大的像素上；③抑制虚假边缘。

5.3.5　微分锐化实现程序

(1) 5×5 模板的邻域平均法平滑图像：

```
I=imread('lena.bmp');     %读原始图像
J=imnoise(I, 'gaussian ', 0.02); %添加均值为 0、方差为 0.02 的噪声
H=ones(5, 5)/25;    %定义邻域为 5x5
I2=imfilter(J, H);     %邻域平均
subplot(1, 2, 1);
imshow(J);
subplot (1, 2, 2);
imshow(I2);          %邻域平均后的图像
```

(2) 边缘检测程序（Prewitt 边缘算子、索贝尔边缘算子、罗伯茨边缘算子、坎尼算子）：

```
I=imread('lena.bmp');
imshow(I);
title('原始图像');
BW1=edge(I, 'Roberts', 0.00); %edge 调用罗伯茨算子，判别阈值为 0.00
figure, imshow(BW1);
title( '阈值为 0.00 的罗伯茨算子边缘检测图像');
BW10=edge(I, 'Roberts', 0.05); %edge 调用罗伯茨算子，判别阈值为 0.05
figure, imshow(BW10);
title( '阈值为 0.05 的罗伯茨算子边缘检测图像');
BW11=edge(I, 'Roberts', 0.1); %edge 调用罗伯茨算子，判别阈值为 0.1
figure, imshow(BW11);
title( '阈值为 0.1 的罗伯茨算子边缘检测图像');
BW12=edge(I, 'Roberts', 0.3); %edge 调用罗伯茨算子，判别阈值为 0.3
figure, imshow(BW12);
title( '阈值为 0.3 的罗伯茨算子边缘检测图像');
BW2=edge(I, 'Sobel ', 0.00); %edge 调用索贝尔算子，判别阈值为 0.00
figure, imshow(BW2);
title( '阈值为 0.00 的索贝尔算子边缘检测图像');
BW20=edge(I, 'Sobel', 0.05); %edge 调用索贝尔算子，判别阈值为 0.05
figure, imshow(BW20);
title( '阈值为 0.05 的索贝尔算子边缘检测图像');
BW21=edge(I, 'Sobel', 0.1); %edge 调用索贝尔算子，判别阈值为 0.1
figure, imshow(BW21);
title( '阈值为 0.1 的索贝尔算子边缘检测图像');
```

```
BW22=edge(I, 'Sobel', 0.3); %edge 调用索贝尔算子，判别阈值为 0.3
figure, imshow(BW22);
title( '阈值为 0.3 的索贝尔算子边缘检测图像');
BW3=edge(I,'Prewitt',0.00); %edge 调用 Prewitt 算子,判别阈值为 0.00
figure, imshow(BW3);
title( '阈值为 0.00 的 Prewitt 算子边缘检测图像');
BW31=edge(I,'Prewitt',0.05);%edge 调用 Prewitt 算子,判别阈值为 0.05
figure, imshow(BW31);
title( '阈值为 0.05 的 Prewitt 算子边缘检测图像');
BW32=edge(I, 'Prewitt', 0.1); %edge 调用 Prewitt 算子，判别阈值为 0.1
figure, imshow(BW32);
title( '阈值为 0.1 的 Prewitt 算子边缘检测图像');
BW33=edge(I, 'Prewitt ', 0.3); %edge 调用 Prewitt 算子，判别阈值为 0.3
figure, imshow(BW33);
title( '阈值为 0.3 的 Prewitt 算子边缘检测图像');
I=imread('lena.bmp');
BW4= edge(I, 'Canny', 0.00) ; %edge 调用坎尼算子，判别阈值为 0.00
figure, imshow(BW4);
title( '阈值为 0.00 的坎尼算子边缘检测图像 ');
BW40= edge(I, 'Canny', 0.05) ; %edge 调用坎尼算子，判别阈值为 0.05
figure, imshow(BW40);
title( '阈值为 0.05 的坎尼算子边缘检测图像');
BW41= edge(I, 'Canny', 0.1) ; %edge 调用坎尼算子，判别阈值为 0.1
figure, imshow(BW41);
title( '阈值为 0.1 的坎尼算子边缘检测图像');
BW42= edge(I, 'Canny', 0.3) ; %edge 调用坎尼算子，判别阈值为 0.3
figure, imshow(BW42);
title( '阈值为 0.3 的坎尼算子边缘检测图像');
```

(3)Log 的边缘检测算法:

```
I=imread ('lena.bmp');
BW1=edge(I, 'log', 0.00);
figure, imshow(BW1);
title('阈值为 0.00 的 LOG 算子边缘检测图像');
BW11=edge(I, 'log', 0.01);
figure, imshow(BW11);
title('阈值为 0.01 的 LOG 算子边缘检测图像');
```

```
BW2= edge(I, 'log', 0.05);
figure, imshow(BW2);
title('阈值为 0.05 的 LOG 算子边缘检测图像');
BW22= edge(I, 'log', 0.1);
figure, imshow(BW22);
title('阈值为 0.1 的 LOG 算子边缘检测图像');
```

(4)坎尼的边缘检测算法：

```
I=imread('lena.bmp');
imshow(I);
title('原始图像');
BW1= edge(I, 'Canny', 0.00); %edge 调用坎尼算子，判别阈值为 0.00
figure, imshow(BW1);
title( '阈值为 0.00 的坎尼算子边缘检测图像 ');
BW2= edge(I, 'Canny', 0.05); %edge 调用坎尼算子，判别阈值为 0.05
figure, imshow(BW2);
title( '阈值为 0.00 的坎尼算子边缘检测图像');
BW21= edge(I, 'Canny', 0.1); %edge 调用坎尼算子，判别阈值为 0.01
figure, imshow(BW21);
title( '阈值为 0.1 的坎尼算子边缘检测图像');
BW22= edge(I, 'Canny', 0.3); %edge 调用坎尼算子，判别阈值为 0.3
figure, imshow(BW22);
title( '阈值为 0.3 的坎尼算子边缘检测图像')。
```

5.4　基于边界跟踪的分割方法

5.4.1　边界跟踪原理

边界跟踪是指从灰度图像中的一个边缘点出发，依次搜索并连接相邻边缘点，从而逐步检测出边界的方法。在边缘提取时，由于存在噪声，边界的特征很少能够被完整地描述，在亮度不一致的地方会中断，因此典型的边检测算法总要伴随着连接过程和其他边界检测过程，用来归整边像素，成为有意义的边缘。基于边界跟踪的分割方法就是要把间断的边连接起来形成封闭的边界。边界跟踪主要包括三步：①确定作为搜索起点的边缘点(通常采用梯度值最大的点)；②采取一种合适的数据结构和搜索机理，在已经发现的边界点基础上确定新的边界点；③确定搜索终结的准则或终止条件。

这里以 8 邻域搜索跟踪法为例，在 3×3 邻域中选取边界点，并限制没有大于 45°的转折，具体如图 5-24 所示，其中 C 为中心点，P 为它的 8 邻域像素点。

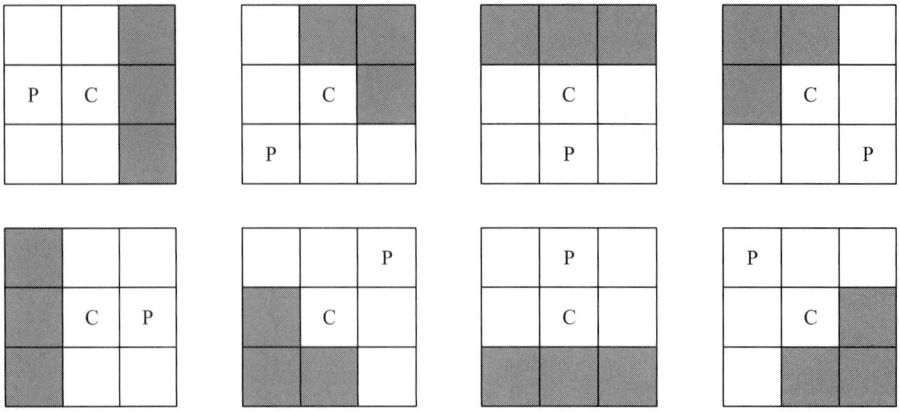

图 5-24 3×3 邻域中选取边界点

5.4.2 边界跟踪基本方法

基于边界跟踪的局部连接处理的原理是，对边检测后的图像的每个点 (x, y) 的特性进行分析；在一个小的邻域(3×3 或 5×5)中把所有相似的点连接，形成一个享有共同特性像素的边界；其相似性可用比较梯度算子的响应强度和梯度方向来确定，并判断两个点是否同属于一条边。

图 5-25 是一个边检测后的图像，在图中有两个点 (x', y') 和 (x, y)，判断点 (x', y') 与边界点 (x, y) 是否连接，主要有下面三步。

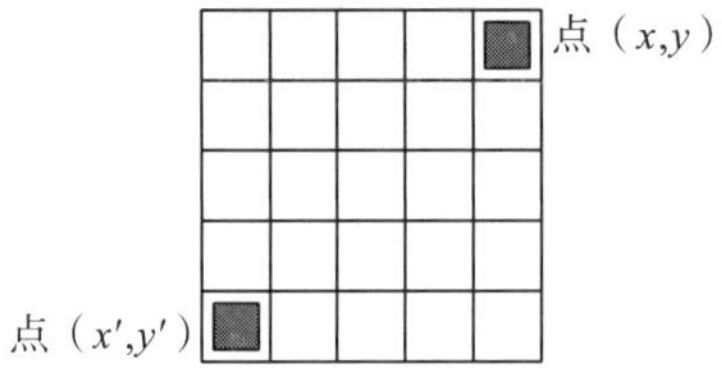

图 5-25 基于边界跟踪的局部连接处理原理示意图

(1) 通过比较梯度，确定两个点的连接性。

对于点 (x', y')，判断其是否与邻域内的点 (x, y) 相似，当

$$|\nabla f(x, y) - \nabla f(x', y')| \leqslant T \tag{5-46}$$

式中，T 是一个非负的阈值。

(2) 比较梯度向量的方向角。

对于点 (x', y')，判断其是否与邻域内的点 (x, y) 的方向角相似，当

$$|\alpha(x, y) - \alpha(x', y')| < A \tag{5-47}$$

式中，A 是一个角度阈值。

(3) 比较梯度向量的方向角。

当梯度值和方向角都是相似的，则点 (x', y') 与边点界 (x, y) 是连接的。

连接算法步骤：①设定 A、T 的阈值大小，确定邻域的大小；②对图像上每一个像素的邻域点进行分析，判断是否需要连接；③记录像素连接的情况，另开一个空间，给不同的边以不同的标记；④删除孤立线段，连接断开的线段。

5.4.3　基于光栅跟踪的边界分割方法

由于存在噪声，边界的特征很少能够被完整地描述，在亮度不一致的地方会中断。边缘跟踪可将检测的边缘点连接成线，形成有意义的边界。光栅跟踪是一种采用电视光栅行扫描顺序，结合门限检测，对遇到的像素进行分析，从而确定是否为边界的跟踪方法。

具体步骤如下：

(1) 确定一个比较高的阈值 d，把高于该阈值的像素作为对象点，称该阈值为检测阈值。

(2) 用检测阈值 d 对图像第一行像素进行检测，凡超过 d 的点都接收为对象点，并作为下一步跟踪的起始点。

(3) 选取一个比较低的阈值作为跟踪阈值，该阈值可以根据不同准则来选择。例如，取相邻对象点之间灰度差的最大值作为跟踪阈值，有时还利用其他参考准则，如梯度方向、对比度等。

(4) 确定跟踪邻域。取像素 (i, j) 的下一行像素 $(i+1, j-1)$，$(i+1, j)$，$(i+1, j+1)$ 为跟踪邻域。

(5) 扫描下一行像素，凡和上一行已检测出来的对象点相邻接的像素，其灰度差小于跟踪阈值的，都接受为对象点，反之去除。

(6) 对于已检测出的某一对象点，如果在下一行跟踪邻域中，没有任何一个像素被接受为对象点，那么，这一条曲线的跟踪便可结束。如果同时有两个，甚至三个邻域点均被接受为对象点，则说明曲线发生分支，跟踪将对各分支同时进行。如果若干分支曲线合并成一条曲线，则跟踪可集中于一条曲线上进行。一条曲线跟踪结束后，采用上述步骤从第一行的其他检出点开始下一条曲线的跟踪。

(7) 对于未被接受为对象点的其他各行像素，再次用检测阈值进行检测，并以新检出的点为起始点，重新使用跟踪阈值程序，以检测出不是从第一行开始的其他曲线。

(8) 当扫描完最后一行时，跟踪便可结束。

为了能更好地说明基于光栅跟踪的边缘分割，这里给出一个示例，具体如图 5-26 所示，图 5-26(a) 是输入图像，图 5-26(b) 是取阈值 7 对图 5-26(a) 进行阈值化处理的结果，图 5-26(c) 是取阈值 4 对图 5-26(a) 进行阈值化处理的结果，图 5-26(d) 是检测阈值 $d = 7$、跟踪阈值 $t = 7$ 的结果。

9		5		8		4	5		3
	5				6		4	2	
		9		1	5			5	
6			5			7		2	
	3		6	2		9			7
4		6			5		3		5
		5		2	6			6	
6	4		3		7			4	2

(a)

1				1					
		1							
						1			
						1			1
					1				

(b)

1		1		1		1	1		
	1				1		1		
		1			1			1	
1			1			1			
			1			1			1
1		1			1				1
		1			1			1	
1	1				1			1	

(c)

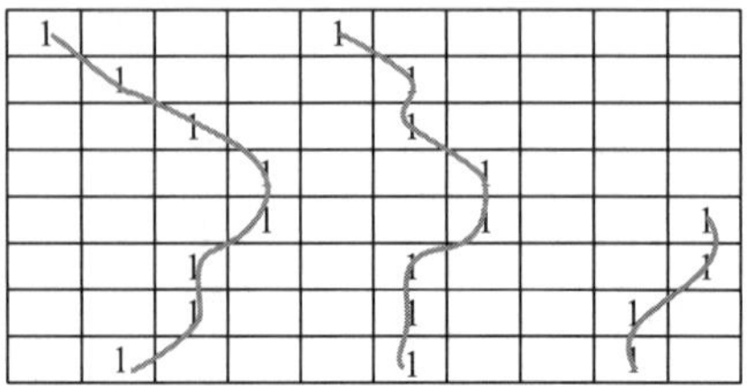

(d)

图 5-26 基于光栅跟踪的边缘分割示例

由图 5-26 可以看出，原始图像中存在三条曲线，两条从顶端开始，一条从中间开始。然而，如果不用跟踪法，只用一种阈值 d 或 t 检测均不能得到满意的结果。基于光栅跟踪的边界分割需要注意以下三个方面。

(1) 检测和跟踪所选择的特征可以不是灰度值，而是其他反映局部性质的量，如对比度、梯度等。此外，每个点所对应的邻域也可以取其他的定义，不一定是紧邻的下一行像素，稍远一些的邻域也许对于弥合曲线的间隙更有好处。

(2) 跟踪准则也可以不仅仅针对每个已检测出的点，而是针对已检出的一组点。这时，可以对先后检出的点赋予不同的权，如后检出的点给予较大的权，而早先检出的点赋予相对小一些的权，利用被检测点性质和已检出点性质的加权均值进行比较，以决定接收或拒绝。总之，应根据具体问题灵活加以运用。

(3) 光栅扫描跟踪和扫描方向有关，因此最好沿其他方向再跟踪一次，如逆向跟踪，并将两种跟踪的结果综合起来得到更好的结果。另外，若边缘和光栅扫描方向平行时效果不好，则最好在垂直扫描方向跟踪一次，它相当于把图像转置 90°后再进行光栅扫描跟踪。

5.5 基于区域的分割方法

上述方法都在寻找区域的边界，本节的方法是直接构成区域。根据图像分割定义可知，分割就是把图像分解为若干个有意义的子区域，而这种分割是基于物体有平滑、均匀的表面，与图像中强度恒定或缓慢变化的区域相对应，即每个子区域都具有一定的均匀性质。前面所讨论的基于边缘和阈值的分割没有明显使用分割定义中的均匀测度度量的概念，区域分割是直接根据事先确定的相似性准则，分割出若干特征相近或相同像素组成区域。常用的区域分割方法有：区域增长(区域生长)、区域分裂-合并等方法。

5.5.1　区域生长

区域生长的基本思想是将具有相似性质的像素集合起来构成区域。

具体步骤：先对每个需要分割的区域找一个种子像素作为生长起点，然后将种子像素周围邻域中与种子像素有相同或相似性质的像素(根据某种事先确定的生长或相似准则来判定)合并到种子像素所在的区域中。将这些新像素当作新的种子像素继续进行上面的过程，直到再没有满足条件的像素可被包括进来，这样一个区域就长成了。可见基于种子的区域生长算法关键点有三个方面：种子的选择、相似性准则和终止准则。在进行种子选择时，选择具有聚类中心灰度值的像素为种子；相似性准则，所考虑的像素与种子像素灰度值差的绝对值小于某个门限；终止准则，没有像素加入。根据这三个方面选择的准则不同，常见的区域生长方法主要有：基于区域灰度差、基于区域内灰度分布统计性质和基于区域形状。

1. 基于区域灰度差

基于区域灰度差的方法采用的生长准则是区域的灰度差(或是灰度均值的差)，其主要有如下步骤(单连接区域增长技术)：①对图像进行逐行扫描，找出尚没有归属的像素；②以该像素为中心检查其邻域像素，即将邻域中的像素逐个与其进行比较，如果灰度差小于预先确定的阈值，将它们合并；③以新合并的像素为中心，返回步骤②，检查新像素的邻域，直到区域不能进一步扩张；④返回步骤①，继续扫描直到不能发现没有归属的像素，则结束整个生长过程。

采用上述方法得到的结果，对区域生长起点的选择(即种子的选择)有较大依赖性，为克服这个问题，可采用下列改进方法：①设灰度差的阈值为 0，用上述方法进行区域扩张，使灰度相同像素合并；②求出所有邻域区域之间的平均灰度差，并合并具有最小灰度差的邻接区域；③设定终止准则，通过反复进行上述步骤②中的操作将区域依次合并，直到满足终止准则为止。

这种方法较简单，但由于仅考虑了从一个像素到另一个像素的特性是否相似，因此对于有噪声的或复杂的图像，使用这种方法会引起不希望的区域出现，即如果区域间边缘的灰度变化很平缓，如图 5-27(a)所示，或者对比度弱的两个相交区域，如图 5-27(b)所示，采用这种方法，区域 1 和区域 2 将会被合并，从而产生错误。

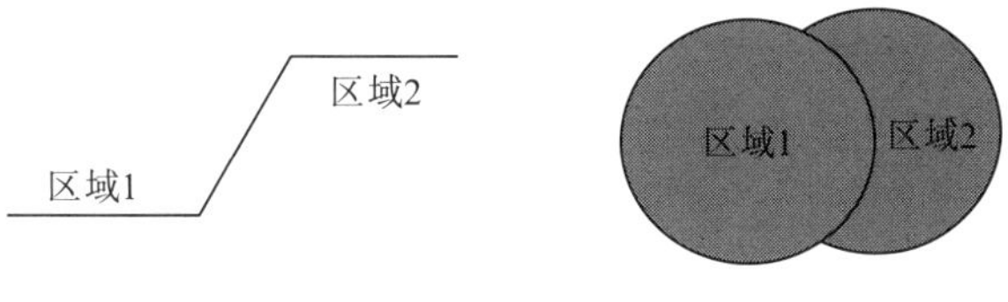

(a)　　　　(b)

图 5-27　误合并示意图

为了克服这个问题，可不用新像素的灰度值去和邻域像素的灰度值比较，而用新像素所在区域的平均灰度值去和各邻域像素的灰度值进行比较。

对于一个含 N 个像素的图像区域 R，其灰度均值为

$$m=\sum_{R} f(x,y)/N \tag{5-48}$$

对像素的比较测试可表示为

$$\max_{R}|f(x,y)-m|<T \tag{5-49}$$

式中，T 为给定的阈值。

考虑两种情况：

(1) 设区域为均匀的，各像素灰度值为均值 m 与一个 0 均值高斯噪声的叠加，当用式(5-49)测试某个像素时，条件不成立的概率为 $P(T)=s\int_{T}^{\infty}\exp[-z^2/(2\sigma^2)]\mathrm{d}z/\sqrt{2\pi}\sigma$，这就是误差函数，当 T 取 3 倍方差时，误判概率为 $1-(99.7\%)^N$，这表明，当考虑灰度均值时，区域内的灰度变化应尽量小。

(2) 设区域为非均匀的，且由两部分像素构成。这两部分像素在 R 中所占的比例分别为 q_1 和 q_2，灰度值分别为 m_1 和 m_2，则区域均值为 $q_1m_1+q_2m_2$。对灰度值为 m_1 的像素，它与区域灰度均值的差为

$$S_m=m_1-(q_1m_1+q_2m_2) \tag{5-50}$$

根据测试准则，可知正确判决的概率为

$$P(T)=[P(|T-S_m|)+P(|T+S_m|)]/2 \tag{5-51}$$

这表明，当考虑灰度均值时，不同部分像素间的灰度差应尽量大。可见，这种区域增长技术已经由单连接区域增长技术变成了混合连接区域增长技术。

【例 5-2】 设一幅图像，如图 5-28(a)所示，检测灰度为 9 和 7，平均灰度均匀测度度量中阈值 K 取 2，分别进行区域增长。

在图 5-28(a)中，以 9 为起点开始区域增长，第一次区域增长得到 3 个灰度值为 8 的邻点，灰度差值为 1，如图 5-28(b)所示，此时这 4 个点的平均灰度为(8＋8+8+9)/4=8.25，由于阈值取 2，因此第 2 次区域增长灰度值为 7 的邻点被接受，如图 5-28(c)所示，此时 5 个点的平均灰度级为(8＋8＋8＋9＋7)/5=8。在该区域的周围无灰度值大于 6 的邻域，即均匀测度为假，停止区域增长。图 5-28(d)和图 5-28(e)是以 7 为起点的区域增长结果。

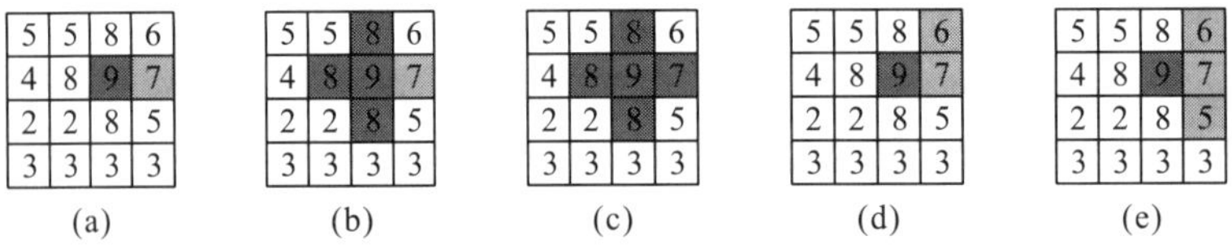

图 5-28 基于区域灰度差增长的示例

2. 基于区域内灰度分布统计性质

基于区域内灰度分布统计性质的方法采用的生长准则是灰度分布相似性，把

$\max\limits_{z}|h_1(z)-h_2(z)|$ 的均匀性准则用在将一个区域当作非均匀区域时可能会导致错误的场景，如常常出现大量的小区域，似乎在图像中，但并没有任何真实的对应物，利用相似统计特性寻找具有均匀性的区域可以避免出现这种情况。这种方法是通过将一个区域上的统计特性与在该区域的各个部分上计算的统计特性进行比较来判断区域的均匀性，如果它们相互接近，那么这个区域可能是均匀的，这种方法对于纹理分割很有用。

具体的计算步骤：①把图像分成互不重叠的小区域；②比较邻接区域的累计灰度直方图，根据灰度分布的相似性进行区域合并；③设定终止准则，通过反复进行步骤②中的操作将各个区域依次合并，直到满足终止准则。

这里的灰度分布统计特性采用常见的直方图，其相似性检测的方法如下。

令 $h_1(z)$、$h_2(z)$ 分别为两邻接区域的累计灰度直方图。

(1) 科尔莫戈罗夫-斯米尔诺夫 (Kolmogorov-Smirnov) 检验 (K-S 检验)：

$$\max_{z}|h_1(z)-h_2(z)| \tag{5-52}$$

计算区域 $h_1(z)$ 与相邻区域的累计灰度直方图的差，得到差最大的区域 $h_2(z)$，并且这个差小于给定的阈值，则这两个区域合并。

(2) 平滑-差异 (smoothed-difference) 检验 (S-D 检验)：

$$\sum_{z}|h_1(z)-h_2(z)| \tag{5-53}$$

如果检验结果小于某个给定的阈值，则将两区域合并。

对上述两种方法有两点说明：①小区域的尺寸对结果可能有较大的影响，尺寸太小时检验可靠性降低，尺寸太大时则得到的区域形状不理想，小的目标也可能漏掉；②K-S 检验和 S-D 检验方法在检验直方图相似性方面较优，因为它考虑了所有灰度值。

3. 基于区域形状

在决定对区域是否进行合并时，也可以利用对目标形状的检测结果 (图 5-29)，常用的方法有以下两种。

(1) 把图像分割成灰度固定的区域，设两邻接区域的周长分别为 P_1 和 P_2，把两区域共同的边界线两侧灰度差小于给定阈值的那部分长度设为 L，T_1 为阈值，如果 $L/\min\{P_1,P_2\}>T_1$，则两区域合并。

(2) 把图像分割成灰度固定的区域，设两邻域的共同边界长度为 B，把两邻域共同边界线两侧灰度差小于给定阈值的那部分长度设为 L，T_2 为阈值，如果 $L/B>T_2$，则两区域合并。

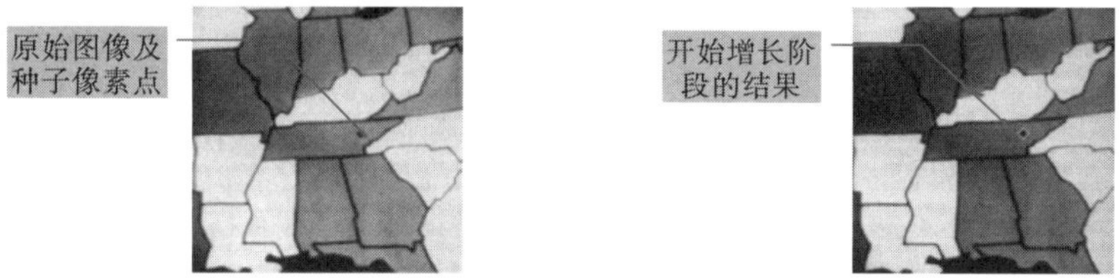

(a) 种子像素　　(b) 开始增长

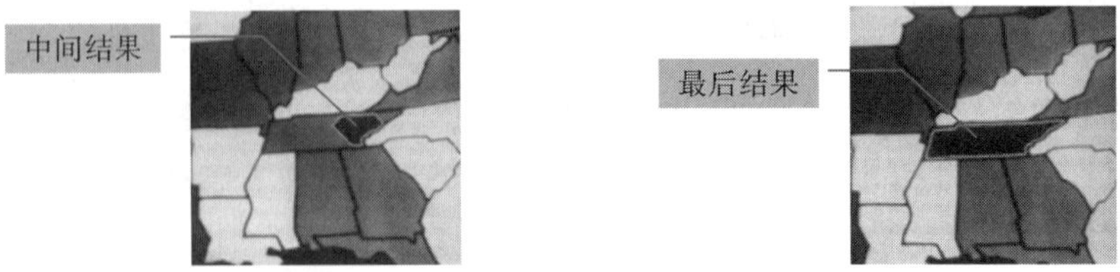

(c) 开始增长中间阶段　　(d) 最后结果

图 5-29　基于区域形状的区域合并示例

两种方法的区别：①第一种是合并两邻接区域的共同边界中对比度较低部分占整个区域边界份额较大的区域；②第二种是合并两邻接区域的共同边界中对比度较低部分比较多的区域。

5.5.2　区域分裂-合并

区域生长方法是从单个种子像素开始通过不断接纳新像素，最后得到整个区域。另一种分割的方法是从整幅图像开始通过不断分裂，得到各个区域(在实际中，先将图像分成任意大小且不重叠的区域，然后再合并或分裂这些区域，以满足分割的要求)，在这类方法中，常根据图像的统计特性(区域的边缘信息来决定是否对区域进行合并或分裂)设定图像区域属性的一致性测度(基于灰度统计特性)。

区域分裂-合并方法就是利用了图像数据的金字塔或四叉树结构的层次概念，将图像划分为一组任意不相交的初始区域，即可以从图像的这种金字塔或四叉树数据结构的任一中间层开始，根据给定的均匀性检测准则，进行分裂和合并这些区域，逐步改善区域划分的性能，直到最后将图像分成数量最少的均匀区域为止。

设原始图像 $f(x, y)$ 的尺寸为 $2^N \times 2^N$，在金字塔数据结构中，最底层就是原始图像，上一层的图像数据结构的每一个像素灰度值就是该层图像数据相邻四点的平均值，因此上一层的图像尺寸比下层的图像尺寸小，分辨率低，但上层图像所包含的信息更具有概括性。图 5-30(a)为区域分裂-合并的金字塔数据结构，图 5-30(b)为区域四叉树数据结构。

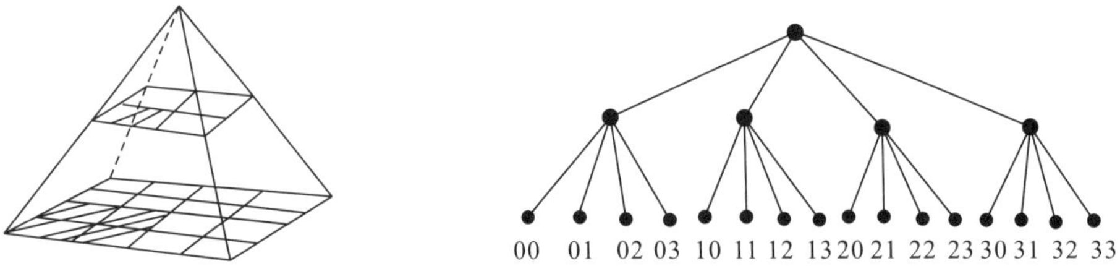

(a) 金字塔数据结构　　(b) 四叉树数据结构

图 5-30　区域分裂-合并金字塔数据结构及四叉树数据结构

区域分裂-合并算法可以利用图像四叉树来表达，设 R 代表整个正方形图像区域，P 代表逻辑谓词。从最高层开始，把 R 连续分裂成越来越小的 1/4 的正方形子区域 R_i，并且始终是 $P(R_i)$=TRUE。也就是说，如果 $P(R)$=FALSE，那么就将图像四等分；如果 $P(R_i)$=FALSE，那么就将 R_i 四等分，如此类推，直到 R_i 为单个像素。其中 $P(R_i)$ 的一种常用定义为：

(1) 区域内多于 80%的像素满足不等式 $|z_j - m_i| \leqslant 2\sigma_i$，其中，$z_j$ 是区域 R_i 中第 j 个点的灰度值，m_i 是该区域的平均灰度值，σ_i 是区域灰度值的标准方差。

(2) 当 $P(R_i)$=TRUE 时，将区域内所有像素的灰度值置为 m_i。

图 5-31 给出了整个区域分裂-合并的过程。

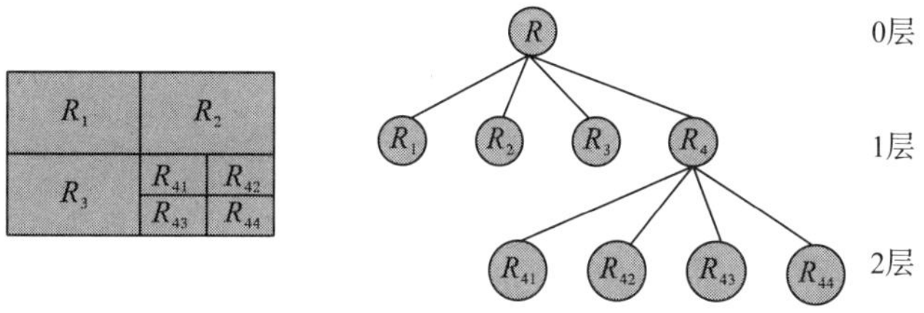

图 5-31　四叉树数据结构

如果仅仅允许使用分裂，最后有可能出现相邻的两个区域，具有相同的性质，但并没有合成一体的情况。为解决这个问题，在每次分裂后，允许其后继续分裂或合并。这里合并只合并那些相邻且合并后组成的新区域满足逻辑谓词 P 的区域。也就是说，如果能满足条件 $P(R_i \cup R_j)$=TRUE，则将 R_i 和 R_j 合并。区域分裂-合并算法步骤：①对任一区域 R_i，如果 $P(R_i)$=FALSE，就将其四等分；②对相邻的两个区域 R_i 和 R_j（它们可以大小不同，即不在同一层），如果条件 $P(R_i \cup R_j)$=TRUE，就将它们合并；③如果进一步的分裂或合并都不可能，则结束。

【例 5-3】　图 5-32 为一个分裂或合并示例，其中红色区域为目标，其他区域为背景，它们都具有常数灰度值。

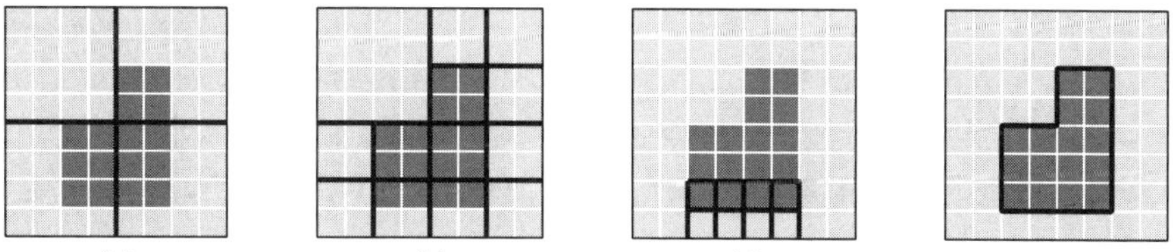

图 5-32　分裂或合并示例

对整个图像 R，$P(R)$=FALSE[$P(R)$=TRUE 代表在 R 中的所有像素都具有相同的灰度值，没有用前面给出的定义]，所以先将其分裂成如图 5-32(a) 所示的四个正方形区域，由于左上角区域满足 P，所以不必继续分裂，其他三个区域继续分裂而得到图 5-32(b)，此时除包括目标下部的两个子区域外，其他区域都可分别按目标和背景合并。对下面的两个子区域继续分裂可得到图 5-32(c)，因为此时所有区域都已满足 P，所以最后一次合并可得到图 5-32(d)的分割结果。

5.6 基于轮廓模型的分割方法

在边缘检测时，易受局部噪声影响而产生虚假边缘，或者是不连续的间断边缘，无法保证分割或者提取的结果就是连续光滑的闭合轮廓。此外，基于底层信息的轮廓跟踪，一方面对二值化过程的依赖性比较大，另一方面，对于间断的边缘，使用上述简单方法将会跟踪失败。这些都是传统计算机视觉中分层处理模型所无法解决的问题。因此，医学数字图像分割迫切需要一种灵活的框架，能将基于图像本身的层次视觉属性(边缘、纹理、灰度、色彩等)与人们对待分割目标的知识和经验(如目标形状的描述、亮度、色彩的经验统计及医生的经验等)以一种有机的方式整合起来，得到待分割区域的完整表达。Snake 模型[又称为主动轮廓模型(active contour model)]的图像分割方法正是在这种需要之下出现的，并得到广泛的关注。Snake 模型的兴起最初源于 1987 年卡斯(Kass)的论文“*Snakes: Active Contour Models*”。Snake 模型具有人机交互及良好的提取和跟踪特定区域内目标轮廓的能力，在医学数字图像(如 CT 和 MR 图像)分割中具有明显的优势。

5.6.1 Snake 模型

Snake 模型以构成具有一定形状的一些控制点为初始轮廓线，这条曲线在内部力、外部力和约束力的作用下，主动地向感兴趣的目标区域附近的轮廓边界移动，通过求解轮廓曲线能量函数的极小化来完成对图像的分割。简单地来讲，Snake 模型就是一条可变形的参数曲线及相应的能量函数，以最小化能量目标函数为目标，控制参数曲线变形，具有最小能量的闭合曲线就是目标轮廓。

首先在感兴趣区域附近定义一条参数化的轮廓曲线 $v(s)=[x(s), y(s)]$，$s\in[0,1]$，通过设计一个由内部约束能量 E_{int}、图像能量 E_{image} 和外部约束能量 E_{con}(其中 E_{image} 和 E_{con} 合称外部能量 E_{ext})构成的能量函数 $E_{\text{Snake}}=E_{\text{int}}+E_{\text{ext}}$，使得在进行图像分割时，高层机制(如先验知识等)可以通过将图像特征推向一个适当的图像极值点而与模型进行交互，当靠近目标轮廓时能量函数 E_{Snake} 取得极小值，进而在底层特征和高层机制的双重约束下对图像进行分割。

$$E_{\text{Snake}}=\int_0^1\left\{\frac{1}{2}\left[\alpha(s)\left|v'(s)\right|^2+\beta(s)\left|v''(s)\right|^2\right]+E_{\text{ext}}[v(s)]\right\}\mathrm{d}s \tag{5-54}$$

其中内部能量 E_{int} 定义为

$$E_{\text{int}}=\frac{1}{2}\int_0^1\left[\alpha\left|v'(s)\right|^2+\beta\left|v''(s)\right|^2\right]\mathrm{d}s \tag{5-55}$$

一阶导数项为弹性能量项，控制变形曲线的伸缩；二阶导数项为刚性能量项，控制曲线的弯曲。$\alpha(s)$ 和 $\beta(s)$ 分别为弹性和刚性系数，控制着弹性和刚性能量的大小。增大 α，有利于变形模型抵抗拉伸，增大 β，有利于变形模型抵抗弯曲。在实际应用中，可根据先验知识人为确定，也可在分割过程中自适应地确定。

外部能量 E_{ext} 定义为

$$E_{ext}=E_{image}[v(s)]+E_{con}[v(s)]=-\lambda\left|\nabla I[v(s)]\right|^2 \tag{5-56}$$

外部能量 E_{ext} 决定着 Snake 轮廓曲线的移动方向，它是图像能量 E_{image} 和约束能量 E_{con} 的统一。E_{image} 与图像的特性有关，一般由图像数据(如灰度、梯度等)构造，其在图像边缘处具有较小的值，在非边缘处值较大。E_{con} 在存在某种具体问题时予以考虑：当蛇点远离目标轮廓时 E_{con} 作用于蛇点，将其拉向目标轮廓附近；当蛇点接近目标轮廓时，E_{con} 停止作用，转而由 E_{image} 将蛇点准确引导至目标轮廓。这样做的优点在于，算法受初始轮廓位置的影响较小，在蛇点距离真实轮廓较远时，可以较少地受到图像噪声的影响，而当靠近真实轮廓时，又可较少受到约束力影响，从而更准确地找到真实轮廓。

图 5-33 为参数可变形模型的模型迭代变化过程，其中虚线为 Snake 起始解，实线为物体真实边缘。图 5-33(a) 为 Snake 模型的起始解，图 5-33(b) 表示能量最小化过程，图 5-33(c) 为模型能量最小化的结果，表示一直重复 Snake 能量最小化，最后会找到物体边缘。

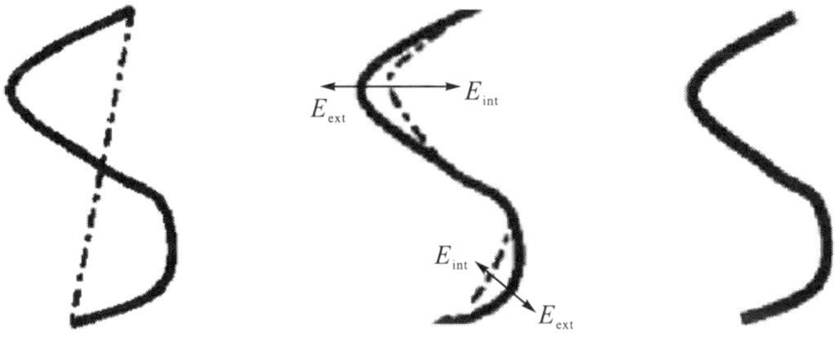

(a) Snake模型起始解　(b) Snake模型能量最小化过程　(c) 能量最小结果

图 5-33　参数可变形模型的模型迭代变化过程

能量最小化方程还可以视为力平衡方程：

$$F_{int}=F_{ext} \tag{5-57}$$

式中，F_{int} 表示 Snake 模型受到的内力作用，它控制曲线的收缩及平滑等内部特性；F_{ext} 表示模型所受到的外力作用，外力指导 Snake 模型曲线收敛到真实的目标轮廓。

因此可以从力的平衡角度对 Snake 模型的工作原理进行解释：Snake 轮廓曲线在外力 F_{ext} 的吸引下不断地向真实目标轮廓移动，内力 F_{int} 在保持对 Snake 形状约束的同时，随着 Snake 轮廓曲线的移动而变化，最终内外力之和为零，达到平衡状态。此时，Snake 轮廓曲线就停留在真实的目标轮廓上，完成提取目标轮廓的任务。

5.6.2　传统 Snake 模型的离散形式

在实际的数字图像处理中，将主动轮廓线模型离散化为若干 Snake 控制点集合，轮

廓曲线 $v(s)$ 用一系列 Snake 模型控制点来表示：$v_1, v_2, \cdots, v_n$。曲线积分可以转化为求和的形式：

$$E_{\text{Snake}} = \sum_{i=1}^{n} \{E_{\text{int}}[v(s_i)] + E_{\text{ext}}[v(s_i)]\} \tag{5-58}$$

使用 $E_{\text{int}1} = \frac{1}{2}\alpha|v_i - v_{i-1}|^2$，$E_{\text{int}2} = \frac{1}{2}\beta|v_{i-1} - 2v_i + v_{i+1}|^2$ 分别作为弹性能量和刚性能量的近似，但使用 $\frac{1}{2}\alpha|v_i - v_{i-1}|^2$ 会造成曲线收缩，并使控制点汇聚到轮廓线中曲率较高的部分，所以采用 $E_{\text{int}1} = \frac{1}{2}\alpha\left|d - |v_i - v_{i-1}|\right|^2$，其中 $d = \frac{1}{n}\sum_{i=0}^{n-1}|v_i - v_{i-1}|$。$d$ 为各控制点间的平均距离，这样接近平均距离的控制点将具有较小的能量值，使轮廓上的各控制点向均匀方向努力。

$$E_{\text{int}2} = \frac{1}{2}\beta|v_{i-1} - 2v_i + v_{i+1}|^2 = \frac{1}{2}\beta\left(|v_i - v_{i-1}| + |v_{i+1} - v_i|\right)^2 \tag{5-59}$$

E_{image} 控制某些图像特征，在图像边缘处取较小值。索贝尔算子对边缘定位比较准确，所以采用索贝尔梯度幅值，形式如下：

$$\begin{aligned} E_{\text{image}} = -\big[&\lambda\left|\boldsymbol{I}(x_{i-1}, y_{i+1}) + 2\boldsymbol{I}(x_i, y_{i+1}) + \boldsymbol{I}(x_{i+1}, y_{i+1}) - \boldsymbol{I}(x_{i-1}, y_{i-1}) - 2\boldsymbol{I}(x_i, y_{i-1}) - \boldsymbol{I}(x_{i+1}, y_{i-1})\right| \\ &+ \lambda\left|\boldsymbol{I}(x_{i+1}, y_{i-1}) + 2\boldsymbol{I}(x_{i+1}, y_i) + \boldsymbol{I}(x_{i+1}, y_{i+1}) - \boldsymbol{I}(x_{i-1}, y_{i-1}) - 2\boldsymbol{I}(x_{i-1}, y_i) - \boldsymbol{I}(x_{i-1}, y_{i+1})\right|\big] \end{aligned} \tag{5-60}$$

式中，$\boldsymbol{I}$ 为图像的灰度矩阵。

5.6.3 Snake 模型初始轮廓的确定

(1) 确定目标近似中心 (X_G, Y_G)，利用手工获得。

(2) 以 G 为射线中心，构建 n 条射线 $L_0, L_1, \cdots, L_{n-1}$，相邻两条射线夹角为 $\alpha = \frac{2\pi}{n}$。

(3) 在每两条射线之间，以 G 为圆心，以 r、$2r$ …为半径画弧与射线分别交于两点并连接两点。

(4) 从 L_0 到 L_{n-1} 沿逆时针方向依次对相邻两条射线迭代执行下列操作：计算两射线之间梯形的灰度均值，当相邻两梯形灰度均值之差大于给定阈值时，停止画弧并记录两梯形公共边与射线的交点。取 A_1、$B_1(L_0, L_1)$、B_2、$C_2(L_1, L_2)$。

(5) 当迭代停止时，每条射线上记录了两点，取两点的中点作为该条射线上的初始轮廓点(图 5-34)。

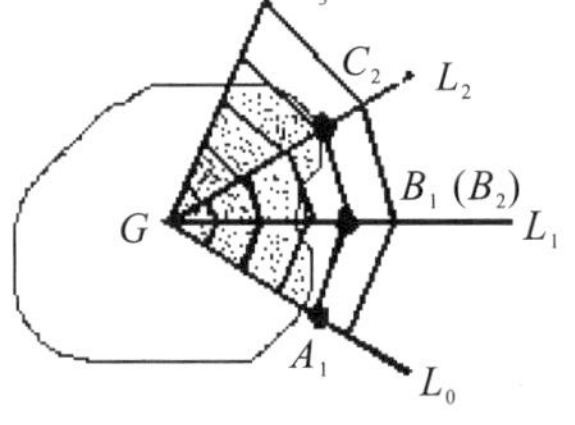

图 5-34 初始轮廓确定

上述初始轮廓确定方法在 MTLAB 中较难实现，一般以图像中心为圆心，人机交互确定半径取值，并确定初始轮廓线，虽然这种做法得到的初始轮廓有时会远离真实轮廓或者与目标边界存在较多的交叉，但利用具体的模型算法，依旧能够得到比较理想的分割效果。

针对背景复杂，虚假边缘较多的前列腺 MRI 图像的分割，图 5-35 为用传统 Snake 模型对 MRI 图像的分割示例。

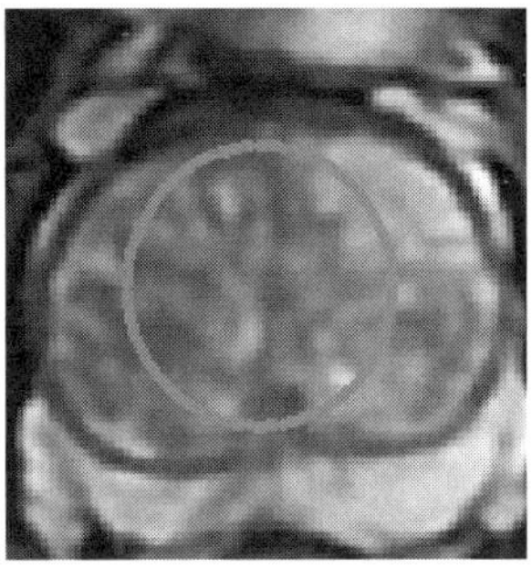

(a) 初始轮廓确定

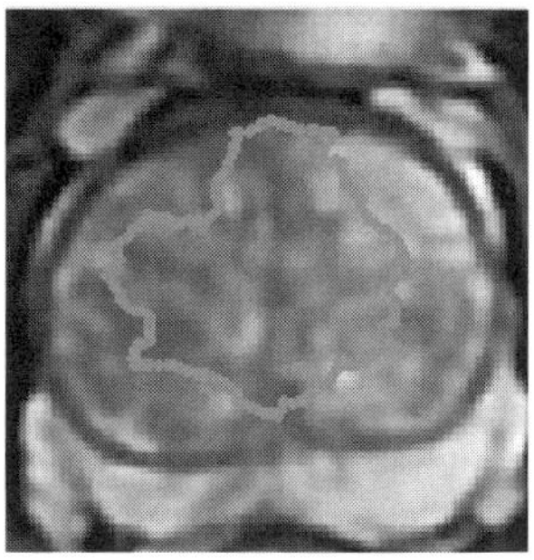

(b) 分割结果

图 5-35　传统 Snake 模型对 MRI 图像的分割 I

图 5-35(a)是一个背景复杂、虚假边缘较多的前列腺 MRI 医学数字图像的初始轮廓确定，取半径 R=0.5cm。图 5-35(b)是分割结果，由 $f(x,y)=\left|\nabla\left[G_\sigma(x,y)\times I(x,y)\right]\right|^2$，$\sigma=1$ 计算，取 $\alpha=1$，$\beta=0$，$\lambda=1$，迭代 40 次，最终得到分割结果。可以看出，传统 Snake 模型在背景复杂、虚假边缘较多时分割效果较差，不能得到理想的目标边界。

图 5-36 为一个背景与边缘分明的前列腺 MRI 图像的分割示例。

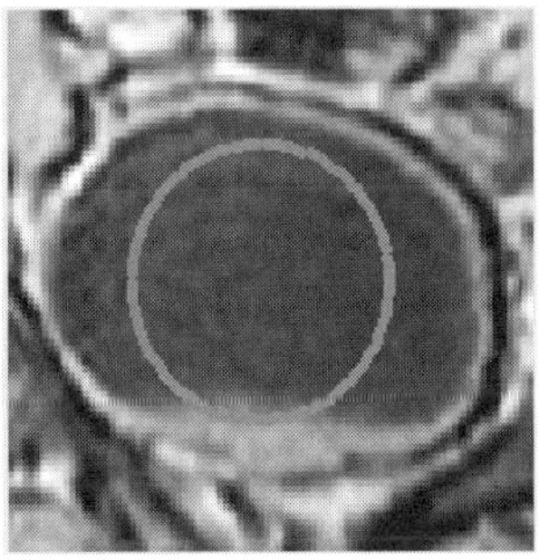

(a) 初始轮廓确定

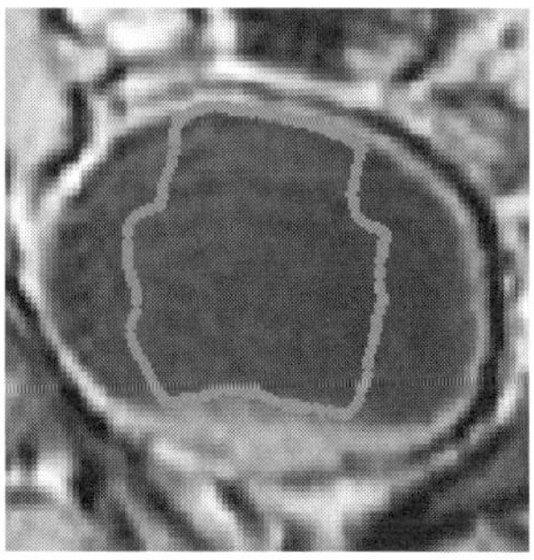

(b) 分割结果

图 5-36　传统 Snake 模型对 MRI 图像的分割 II

图 5-36(a)是一个背景与边缘分明的前列腺 MRI 图像的初始轮廓确定，取半径 R=0.5cm。图 5-36(b)是分割结果，由 $f(x,y)=\left|\nabla\left[G_\sigma(x,y)\times I(x,y)\right]\right|^2$，$\sigma=1$ 计算，取 $\alpha=1$，$\beta=0$，$\lambda=1$，迭代 40 次，最终得到分割结果。可以看出，传统 Snake 模型在初始轮廓远离真实边缘时分割效果较差，不能得到理想的目标边界。

5.6.4 传统 Snake 模型举例计算

下面通过一个 8×8 的灰度矩阵(图 5-37)来模拟图像分割过程，在矩阵中取 12 个控制点，其分别是 $v_1(3,3)$、$v_2(2,3)$、$v_3(1,4)$、$v_4(1,5)$、$v_5(1,6)$、$v_6(2,7)$、$v_7(3,3)$、$v_8(4,7)$、$v_9(5,6)$、$v_{10}(5,5)$、$v_{11}(5,4)$、$v_{12}(4,3)$，用直线连接起来构成初始轮廓，下面分别给出控制点 v_1 及其 8 邻域[$v_{11}(3,2)$、$v_{12}(2,2)$、$v_{13}(2,3)$、$v_{14}(2,4)$、$v_{15}(3,4)$、$v_{16}(4,4)$、$v_{17}(4,3)$、$v_{18}(4,2)$]的弹性能、刚性能和图像力的计算过程。

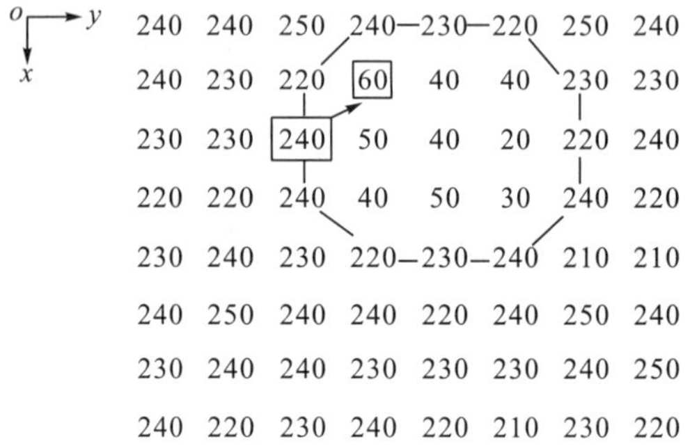

图 5-37 8×8 灰度矩阵

当前的控制点 v_1：

$$d_1=\frac{1}{n}\sum_{i=0}^{n-1}\left|v_i-v_{i-1}\right|=\frac{1}{12}(1+1+\sqrt{2}+1+1+\sqrt{2}+1+1+\sqrt{2}+1+1+\sqrt{2})=\frac{1}{12}\times 13.66\approx 1.14 \tag{5-61}$$

$$v_1-v_{12}=1$$

v_1 的弹性能：

$$E_{\text{int}1}=\frac{1}{2}\alpha\left|d-\left|v_i-v_{i-1}\right|\right|^2=0.0098\alpha \tag{5-62}$$

$$v_2-v_1=1$$

v_1 的刚性能：

$$E_{\text{int}2}=\frac{1}{2}\beta\left|v_{i-1}-2v_i+v_{i+1}\right|^2=\frac{1}{2}\beta\left(\left|v_i-v_{i-1}\right|+\left|v_{i+1}-v_i\right|\right)^2=2\beta \tag{5-63}$$

v_1 的图像力：

$$-\lambda(700+10) \tag{5-64}$$

控制点 v_1 的 8 邻域如下。

8 邻域之一 v_{15}：

$$d_2=\frac{1}{n}\sum_{i=0}^{n-1}\left|v_i-v_{i-1}\right|=\frac{1}{12}(\sqrt{2}+\sqrt{2}+\sqrt{2}+1+1+\sqrt{2}+1+1+\sqrt{2}+1+1+\sqrt{2})=\frac{1}{12}\times 14.5\approx 1.21$$

$$v_{15}-v_{12}=\sqrt{2}$$

(5-65)

v_{15} 的弹性能：

$$E_{\text{int}1}=\frac{1}{2}\alpha\left|d-\left|v_i-v_{i-1}\right|\right|^2=0.02\alpha \quad (5\text{-}66)$$
$$v_2-v_{15}=\sqrt{2}$$

v_{15} 的刚性能：

$$E_{\text{int}2}=\frac{1}{2}\beta\left|v_{i-1}-2v_i+v_{i+1}\right|^2=\frac{1}{2}\beta\left(\left|v_i-v_{i-1}\right|+\left|v_{i+1}-v_i\right|\right)^2=4\beta \quad (5\text{-}67)$$

v_{15} 的图像力：

$$-\lambda(770+10) \quad (5\text{-}68)$$

8 邻域之一 v_{14}：

$$d_3=\frac{1}{n}\sum_{i=0}^{n-1}\left|v_i-v_{i-1}\right|=\frac{1}{12}(\sqrt{5}+1+\sqrt{2}+1+1+\sqrt{2}+1+1+\sqrt{2}+1+1+\sqrt{2})=\frac{1}{12}\times 14.9\approx 1.24$$
$$v_{14}-v_{12}=\sqrt{5} \quad (5\text{-}69)$$

v_{14} 的弹性能：

$$E_{\text{int}1}=\frac{1}{2}\alpha\left|d-\left|v_i-v_{i-1}\right|\right|^2=0.49\alpha \quad (5\text{-}70)$$
$$v_2-v_{14}=1$$

v_{14} 的刚性能：

$$E_{\text{int}2}=\frac{1}{2}\beta\left|v_{i-1}-2v_i+v_{i+1}\right|^2=\frac{1}{2}\beta\left(\left|v_i-v_{i-1}\right|+\left|v_{i+1}-v_i\right|\right)^2=5.24\beta \quad (5\text{-}71)$$

v_{14} 的图像力：

$$-\lambda(580+580) \quad (5\text{-}72)$$

8 邻域之一 v_{13}：

$$d_4=\frac{1}{n}\sum_{i=0}^{n-1}\left|v_i-v_{i-1}\right|=\frac{1}{12}(2+0+\sqrt{2}+1+1+\sqrt{2}+1+1+\sqrt{2}+1+1+\sqrt{2})=\frac{1}{12}\times 14.9\approx 1.15$$
$$v_{13}-v_{12}=2 \quad (5\text{-}73)$$

v_{13} 的弹性能：

$$E_{\text{int}1}=\frac{1}{2}\alpha\left|d-\left|v_i-v_{i-1}\right|\right|^2=0.37\alpha \quad (5\text{-}74)$$
$$v_2-v_{13}=0$$

v_{13} 的刚性能：

$$E_{\text{int}2}=\frac{1}{2}\beta\left|v_{i-1}-2v_i+v_{i+1}\right|^2=\frac{1}{2}\beta\left(\left|v_i-v_{i-1}\right|+\left|v_{i+1}-v_i\right|\right)^2=2\beta \quad (5\text{-}75)$$

v_{13} 的图像力：

$$-\lambda(520+220) \quad (5\text{-}76)$$

8 邻域之一 v_{12}：

$$d_5 = \frac{1}{n}\sum_{i=0}^{n-1}|v_i - v_{i-1}| = \frac{1}{12}(\sqrt{5}+1+\sqrt{2}+1+1+\sqrt{2}+1+1+\sqrt{2}+1+1+\sqrt{2}) = \frac{1}{12}\times 14.9 \approx 1.25$$

$$v_{12} - v_{12} = \sqrt{5} \tag{5-77}$$

v_{12} 的弹性能：

$$E_{\text{int1}} = \frac{1}{2}\alpha\left|d - |v_i - v_{i-1}|\right|^2 = 0.49\alpha \tag{5-78}$$

$$v_2 - v_{12} = 1$$

v_{12} 的刚性能：

$$E_{\text{int2}} = \frac{1}{2}\beta|v_{i-1} - 2v_i + v_{i+1}|^2 = \frac{1}{2}\beta\left(|v_i - v_{i-1}| + |v_{i+1} - v_i|\right)^2 = 5.24\beta \tag{5-79}$$

v_{12} 的图像力：

$$-\lambda(20+40) \tag{5-80}$$

8 邻域之一 v_{11}：

$$d_6 = \frac{1}{n}\sum_{i=0}^{n-1}|v_i - v_{i-1}| = \frac{1}{12}(\sqrt{2}+\sqrt{2}+\sqrt{2}+1+1+\sqrt{2}+1+1+\sqrt{2}+1+1+\sqrt{2}) = \frac{1}{12}\times 14.9 \approx 1.25$$

$$v_{11} - v_{12} = \sqrt{2} \tag{5-81}$$

v_{11} 的弹性能：

$$E_{\text{int1}} = \frac{1}{2}\alpha\left|d - |v_i - v_{i-1}|\right|^2 = 0.02\alpha \tag{5-82}$$

$$v_2 - v_{11} = \sqrt{2}$$

v_{11} 的刚性能：

$$E_{\text{int2}} = \frac{1}{2}\beta|v_{i-1} - 2v_i + v_{i+1}|^2 = \frac{1}{2}\beta\left(|v_i - v_{i-1}| + |v_{i+1} - v_i|\right)^2 = 4\beta \tag{5-83}$$

v_{11} 的图像力：

$$-\lambda(20+20) \tag{5-84}$$

8 邻域之一 v_{18}：

$$d_7 = \frac{1}{n}\sum_{i=0}^{n-1}|v_i - v_{i-1}| = \frac{1}{12}(1+\sqrt{5}+\sqrt{2}+1+1+\sqrt{2}+1+1+\sqrt{2}+1+1+\sqrt{2}) = \frac{1}{12}\times 14.9 \approx 1.25$$

$$v_{18} - v_{12} = 1 \tag{5-85}$$

v_{18} 的弹性能：

$$E_{\text{int1}} = \frac{1}{2}\alpha\left|d - |v_i - v_{i-1}|\right|^2 = 0.029\alpha \tag{5-86}$$

$$v_2 - v_{18} = \sqrt{5}$$

v_{18} 的刚性能：

$$E_{\text{int2}} = \frac{1}{2}\beta|v_{i-1} - 2v_i + v_{i+1}|^2 = \frac{1}{2}\beta\left(|v_i - v_{i-1}| + |v_{i+1} - v_i|\right)^2 = 5.24\beta \tag{5-87}$$

v_{18}的图像力：

$$-\lambda(50+10) \tag{5-88}$$

8 邻域之一 v_{17}：

$$d_8=\frac{1}{n}\sum_{i=0}^{n-1}\left|v_i-v_{i-1}\right|=\frac{1}{12}(0+2+\sqrt{2}+1+1+\sqrt{2}+1+1+\sqrt{2}+1+1+\sqrt{2})=\frac{1}{12}\times 14.9\approx 1.25 \tag{5-89}$$

$$v_{17}-v_{12}=0$$

v_{17}的弹性能：

$$E_{\text{int}1}=\frac{1}{2}\alpha\left|d-\left|v_i-v_{i-1}\right|\right|^2=0.77\alpha \tag{5-90}$$

$$v_2-v_{17}=2$$

v_{17}的刚性能：

$$E_{\text{int}2}=\frac{1}{2}\beta\left|v_{i-1}-2v_i+v_{i+1}\right|^2=\frac{1}{2}\beta\left(\left|v_i-v_{i-1}\right|+\left|v_{i+1}-v_i\right|\right)^2=2\beta \tag{5-91}$$

v_{17}的图像力：

$$-\lambda(560+110) \tag{5-92}$$

8 邻域之一 v_{16}：

$$d_9=\frac{1}{n}\sum_{i=0}^{n-1}\left|v_i-v_{i-1}\right|=\frac{1}{12}(1+\sqrt{5}+\sqrt{2}+1+1+\sqrt{2}+1+1+\sqrt{2}+1+1+\sqrt{2})=\frac{1}{12}\times 14.9\approx 1.25$$

$$v_{16}-v_{12}=1 \tag{5-93}$$

v_{16}的弹性能：

$$E_{\text{int}1}=\frac{1}{2}\alpha\left|d-\left|v_i-v_{i-1}\right|\right|^2=0.029\alpha \tag{5-94}$$

$$v_2-v_{16}=\sqrt{5}$$

v_{16}的刚性能：

$$E_{\text{int}2}=\frac{1}{2}\beta\left|v_{i-1}-2v_i+v_{i+1}\right|^2=\frac{1}{2}\beta\left(\left|v_i-v_{i-1}\right|+\left|v_{i+1}-v_i\right|\right)^2=5.24\beta \tag{5-95}$$

v_{16}的图像力：

$$-\lambda(580+520) \tag{5-96}$$

因为内能贡献较小，在此不作考虑。最终计算得到其灰度值为 60 的邻域的 E_{image} 最小，替代原控制点作为新的控制点。同理，对其他控制点依次进行此运算，可得到最终的目标轮廓。

5.6.5　传统 Snake 模型存在的缺点

传统 Snake 模型在分割医学数字图像时存在的重要缺陷：①对于陷入边界内部的控制点无法回到物体边界；②对于深度凹陷的区域，轮廓线很难收敛到边界上。

为说明 Snake 模型的上述缺点，图 5-38 给出一幅具有非凸区域的图像，初始轮廓与图像边缘有交叉，如图 5-38(a)所示，图 5-38(c)是分割以后的结果，可以看到，绿色边缘没有收敛到非凸区域部分，初始轮廓与图像边缘有交叉的部分，没有回到真实的边缘。

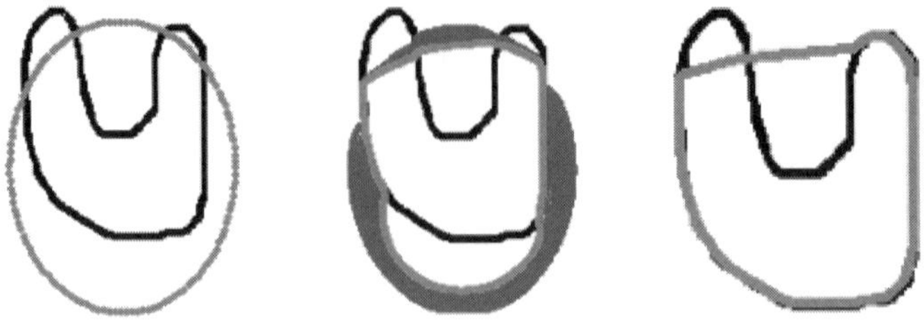

(a) 分割前　　(b) 分割中　　(c) 分割后

图 5-38　传统 Snake 模型对陷入目标内的控制点和深度凹陷区域失去效力

5.6.6　GVF Snake 模型

由于传统 Snake 模型在没有图像力平衡的条件下，内部能量将把所有控制点收缩为一点，所以要求被分割物体完全包含在初始轮廓之内，否则陷入内部的控制点将无法回到物体的边界。

传统 Snake 模型对深度凹陷的区域进行分割时，轮廓线很难收敛到边界上。这是由于传统外力在目标区域的方向指向目标边界，其在凹形区域内部水平方向相反，互相抵消，不能使轮廓曲线收敛到目标边界。

梯度向量流(gradient vector flow，GVF)方法通过构造出一个新的外力场 $\{V(x,y)=[u(x,y),v(x,y)]$，其中 u 和 v 分别表示图像灰度在 x 和 y 方向上的变化$\}$解决了上述问题。该模型通过扩散方程将图像的梯度矢量向外扩散，从而允许初始轮廓线与期望边缘交叉，具有良好的收敛性，能够深入到深度凹陷的目标区域边缘。

GVF 力场定义为如下矢量偏微分方程的平衡解：

$$\frac{\partial v}{\partial t}=g(|\nabla f|)\nabla^2 V-h(|\nabla f|)(V-\nabla f) \tag{5-97}$$

式中，∇^2 为拉普拉斯算子；f 是在目标边界具有较大值的边缘映射，f 可由任意边缘检测方法导出。GVF 力场适用于任意维空间。$g(|\nabla f|)$ 和 $h(|\nabla f|)$ 可表示为

$$g(|\nabla f|)=\mu，\quad h(|\nabla f|)=|\nabla f|^2 \tag{5-98}$$

式中，μ 为常量。GVF 方法具有较大的吸引范围，且能提高变形轮廓向边界凹口变形的收敛性。利用力平衡方程来设计变形轮廓，定义了一种新的静态外力场 $F_{ext}=V(x,y)$，即梯度向量流(GVF)场。为了定义 GVF 场，先定义图像 $I(x,y)$ 的边缘映射 $f(x,y)$，图像 $I(x,y)$ 具有在图像边缘附近边缘映射 $f(x,y)$ 较大的特点。可以利用任意灰度值或二元边缘映射，如

$$f(x,y)=-E_{ext}^{(i)}(x,y) \tag{5-99}$$

式中，i 为 1、2、3、4 时，$E_{ext}^{(i)}(x,y)$ 是下式所定义的外能中的一种；

$$
\begin{aligned}
E_{\text{ext}}^{(1)}(x,y) &= -\left|\nabla I(x,y)\right|^2 \\
E_{\text{ext}}^{(2)}(x,y) &= -\left|\nabla\left[G_\sigma(x,y)\times I(x,y)\right]\right|^2 \\
E_{\text{ext}}^{(3)}(x,y) &= I(x,y) \\
E_{\text{ext}}^{(4)}(x,y) &= G_\sigma(x,y)\times I(x,y)
\end{aligned}
\tag{5-100}
$$

边缘映射的两个基本特点很重要。第一，边缘映射的梯度$\nabla \boldsymbol{f}$ 是在边缘处指向边缘的法向矢量；第二，仅在边缘附近这些向量值较大；第三，在均匀区域，$I(x,y)$几乎为常量，$\nabla \boldsymbol{f}$ 接近零。现在考虑将边缘映射的梯度作为外力时上述三个特征如何影响传统的变形轮廓。因为第一个特征，初始化在靠近边缘的变形轮廓将在边缘附近收敛为一个稳定的图形，这是一个很令人满意的特征。由于第二个特征，一般说来，图像吸引范围很小。因第三个特征，在均匀区域没有外力。我们的方法是保持边缘附近梯度的理想特征，用扩散处理方法扩展远离边缘的边缘映射梯度和均匀区域的边缘映射梯度。扩散处理的固有竞争也会产生指向边界深凹口的矢量，这是一个重要优点。

将梯度矢量流定义为使能量泛函最小的向量场 $V(x,y)=[u(x,y),v(x,y)]$：

$$
\varepsilon = \iint \mu({u_x}^2 + {u_y}^2 + {v_x}^2 + {v_y}^2) + \left|\nabla \boldsymbol{f}\right|^2 \left|V - \nabla \boldsymbol{f}\right|^2 \mathrm{d}x\mathrm{d}y \tag{5-101}
$$

式中，$u_x = \dfrac{\partial u}{\partial x}$；$u_y = \dfrac{\partial u}{\partial y}$；$v_x = \dfrac{\partial v}{\partial x}$；$v_y = \dfrac{\partial v}{\partial y}$。

从该变量表达式可以看出，当$|\nabla \boldsymbol{f}|$较小时，能量由向量场的偏微分平方和控制，产生一个缓慢变化的场。而当$|\nabla \boldsymbol{f}|$较大时，第二项控制了被积函数，通过设置 $V=\nabla \boldsymbol{f}$ 使能量最小化。由此产生的理想效果为当$|\nabla \boldsymbol{f}|$较大时，保持 V 约等于边缘映射的梯度，但是在均匀区域，要使场是缓慢变化的。μ 是调整系数，用来折中被积函数的第一项和第二项。根据图像中的噪声量来设置该参数(图像噪声大，增大μ 的值；反之，减小μ 的值)。最小化得到的向量场既不是完全的无旋场，也不是完全的有旋场。

应用变分法，通过解下列欧拉(Euler)方程可得到 GVF 场：

$$
\begin{aligned}
\mu\nabla^2 u - (u - f_x)({f_x}^2 + {f_y}^2) &= 0 \\
\mu\nabla^2 v - (v - f_x)({f_x}^2 + {f_y}^2) &= 0
\end{aligned}
\tag{5-102}
$$

式中，$f_x = \dfrac{\partial f}{\partial x}$，$f_y = \dfrac{\partial f}{\partial y}$ 为$\boldsymbol{f}$的偏导数。

这两个方程可使我们更直观地理解 GVF 表达式。在图像均匀区域[$I(x,y)$为常量]，因为$f(x,y)$的梯度为零，所以方程的第二项为零。产生的 GVF 场从区域边界插入，影响了边界向量中的一种竞争。这就是 GVF 场产生指向边界深凹口的力的原因。

为了说明 GVF Snake 模型的特点，图 5-39 给出一幅具有非凸区域的图像，初始轮廓与图像边缘有交叉，如图 5-39(a)所示，图 5-39(c)是分割以后的结果，可以看到，绿色边缘收敛到非凸区域部分，初始轮廓与图像边缘有交叉的部分，回到了真实的边缘，与图 5-38 相比，GVF 能有效解决对于陷入边界内部的控制点无法回到物体边界以及对于深度凹陷的区域，轮廓线很难收敛到边界上的问题。

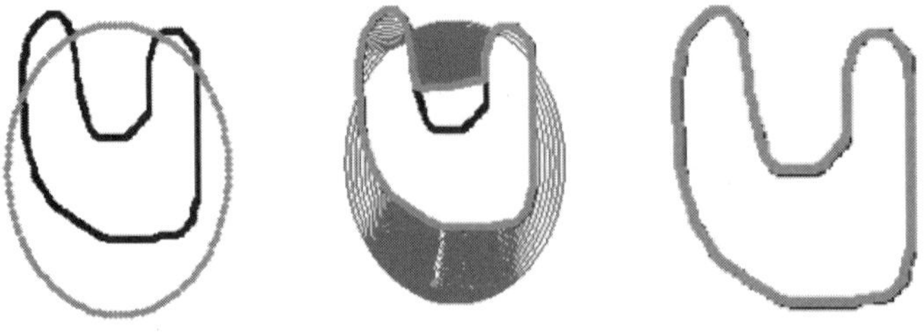

(a) 分割前　(b) 分割中　(c) 分割后

图 5-39　GVF 解决了陷入目标内的控制点和深度凹陷区域失去效力的问题

图 5-40 为 GVF Snake 模型对背景复杂、虚假边缘较多的前列腺 MRI 图像的分割示例。

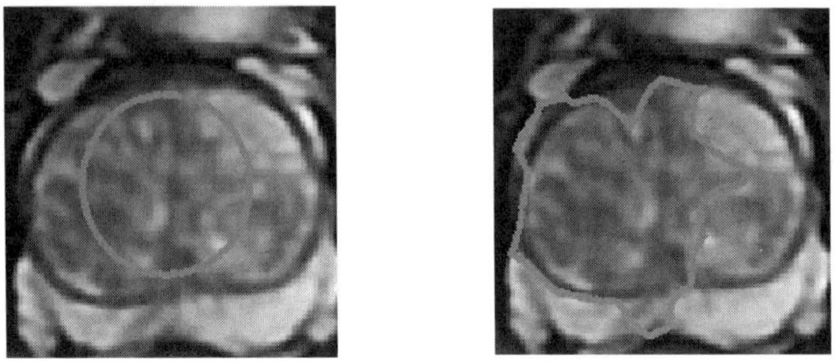

(a) 初始轮廓确定　(b) 分割结果

图 5-40　GVF Snake 模型对 MRI 图像的分割示例 I

图 5-40(a)是一个背景复杂、虚假边缘较多的前列腺 MRI 医学数字图像的初始轮廓确定，取 R=0.5cm。图 5-40(b)是 GVF 分割结果，由 $f(x,y)=\left|\nabla\left[G_\sigma(x,y)\times I(x,y)\right]\right|^2$，$\sigma=1$ 计算，取 $\alpha=1$，$\beta=0$，$\lambda=1$，$\mu=0.1$ 迭代 40 次得到，GVF 模型的在初始轮廓远离真实边缘时分割效果较差，不能得到理想的目标边界。对背景复杂、虚假边缘较多时分割效果较差，不能得到理想的目标边界。

图 5-41 为 GVF Snake 模型对背景与边缘分明的前列腺 MRI 图像的分割示例。图 5-41(a)是一个背景与边缘分明的前列腺 MRI 图像的初始轮廓确定，取 R=0.5cm。因为初始轮廓距离真实边界较远，先用 GVF 模型使初始轮廓接近真实边界，图 5-41(b)是 GVF

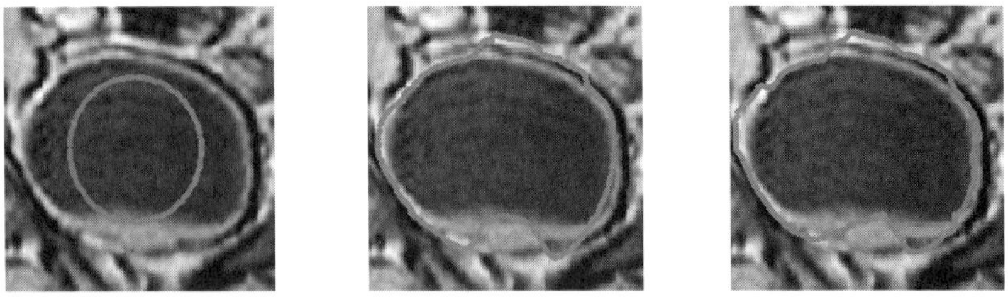

(a) 初始轮廓确定　(b) GVF分割结果　(c) Snake+GVF分割结果

图 5-41　GVF Snake 模型对 MRI 图像的分割示例 II

分割结果，由 $f(x,y)=\left|\nabla\left[G_\sigma(x,y)\times I(x,y)\right]\right|^2$，$\sigma=1$ 计算，取 $\alpha=1$，$\beta=0$，$\lambda=1$，$\mu=0.1$ 迭代 40 次得到，然后切换至传统 Snake 模型。图 5-41(c)是用传统 Snake 模型对 GVF 分割结果的再分割，取 $\alpha=0.1$，$\beta=0$，$\lambda=1$ 迭代 40 次最终得到结果。

5.7　基于数学形态学的分割方法

5.7.1　数学形态学基本知识

1964 年，法国学者塞拉 J. Serra 对铁矿石的岩相进行定量分析，以预测铁矿石的可轧性。同时，马瑟荣 G. Matheron 研究了多孔介质的几何结构、渗透性及二者的关系，二者的研究直接导致数学形态学雏形的形成，1966 年命名数学形态学(mathematical morphology，MM)；1968 年在法国成立枫丹白露(Fontainebleau)数学形态学研究中心；1973 年，Mathron 的《随机集和积分几何》为数学形态学奠定了基础；1982 年由 Serra 主编完成的 *Image Analysis and Mathematical Morphology* 是里程碑，表明数学形态学在理论上已趋于完备。此后，该书的第二版和第三版相继出版。1986 年，计算机视觉，图形与图像处理(computer vision，graphics and image processing，CVGIP)会议发表了 MM 专辑，使 MM 的研究呈现新景象，提出基于 MM 的纹理分析模型系列。Serra 坦言："如果证明，在某些时候，形态学方法比其他方法在模式识别方面更有效，那是因为它更好地把握了景物的几何特点，仅此而已。"

数学形态学是根据形态学概念发展而来具有严格数学理论基础的科学，是一种新型的非线性算子，它着重研究图像的几何结构，由于视觉信息理解都是基于对象几何特性的，因此它更适合视觉信息的处理和分析，这类相互作用由两种基本运算腐蚀和膨胀及它们的组合运算来完成。其基本思想是利用结构元素作为"探针"在图像中不断移动，在此过程中收集图像的信息，分析图像各部分间的相互关系，从而了解图像的结构特征(图 5-42)。

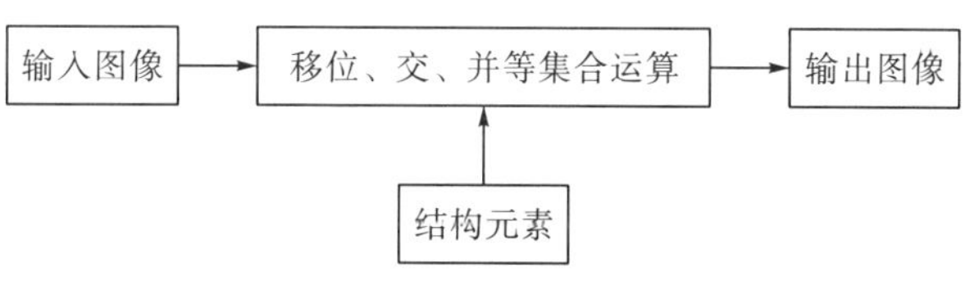

图 5-42　数学形态学原理图

描述数学形态学的语言是集合论，因此数学形态学的基本观点是：①运算由集合运算(如并、交、补等)来定义；②所有的图像都必须以合理的方式转换为集合；③形态学算子的性能主要以几何方式进行刻画，更适合视觉信息的处理和分析。

数学形态学在进行图像处理时的特性：①反映的是一幅图像中像素点间的逻辑关系，

而不是简单的数值关系；②是一种非线性的图像处理方法，并且具有不可逆性；③可以并行实现；④可以用来描述和定义图像的各种几何参数和特征。

在形态学算法设计中，结构元的选择十分重要，其形状、尺寸的选择是能否有效提取信息的关键。选择的四个基本原则：①结构元必须在几何上比原始图像简单，且有界，当选择性质相同或相似的结构元时，以选择极限情况为宜；②结构元的凸性很重要，对非凸子集，由于连接两点的线段大部分位于集合的外面，故用非凸子集作为结构元将得不到什么信息；③根据探测研究图像的不同结构特点，结构元素可携带形态、大小、灰度、色度等信息；④不同点的集合形成具有不同性质的结构元素。由于不同的结构元素可以用来检测图像不同侧面的特征，因此设计符合人的视觉特性的结构元素是分析图像的重要步骤。

5.7.2　基本概念

1. 击中与击不中

设有两幅图像 A 和 B，如果 $A\cap B\neq\varnothing$(空集)，那么称 B 击中(hit)A，记为 $B\uparrow A$；如果 $A\cap B=\varnothing$，称 B 击不中(miss)A。

图 5-43 为击中与击不中示意图，图 5-43(a)中，$A\cap B\neq\varnothing$，所以 B 击中 A，图 5-43(b)中，$A\cap B=\varnothing$，所以 B 击不中 A。

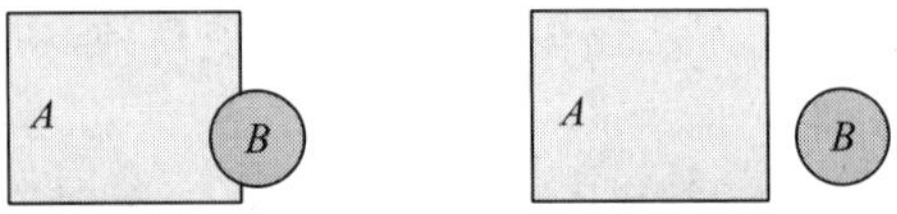

(a) B击中A　(b) B击不中A

图 5-43　击中与击不中示意图

2. 平移和反射

设 A 是一幅数字图像，a 是 A 的元素；b 是一个点，那么定义 A 被 b 平移后的结果为

$$A+b=\{a+b|\ a\in A\} \tag{5-103}$$

即整个图像沿着 b 的方向平行移动。

图 5-44 为一个 A 被 b 平移的示例，其中图 5-44(a)是一幅数字图像 A，图 5-44(b)是一个坐标为(0, 1)的点 b，A 被 b 平移就是 A 中所有点的横坐标加 0，纵坐标加 1，图 5-44(c)就是平移后的图像 A，可见图像 A 沿着 y 轴整体移动了 1。

一幅数字图像 A 关于原点的反射定义为

$$A^V=\{a|\ -a\in A\} \tag{5-104}$$

图 5-45 为一个反射的示例，其中图 5-45(a)是一幅数字图像 A，图 5-45(b)是图像 A 的反射，可以看到，图 5-45(a)中的点在横轴保持不变、纵轴取反情况下即可得到图像 A 的反射图像图 5-45(b)。

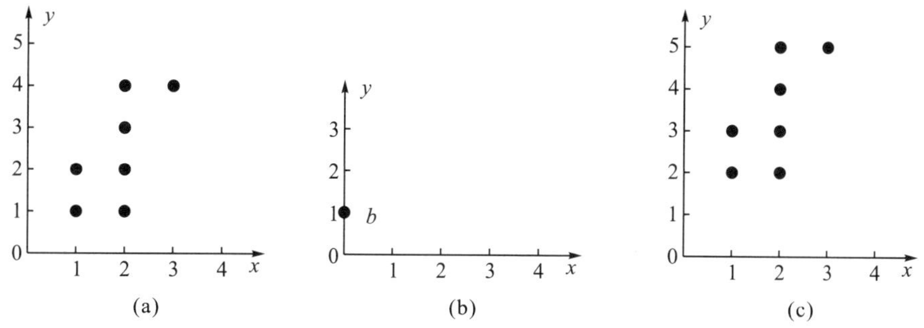

图 5-44　A 被 b 平移示例

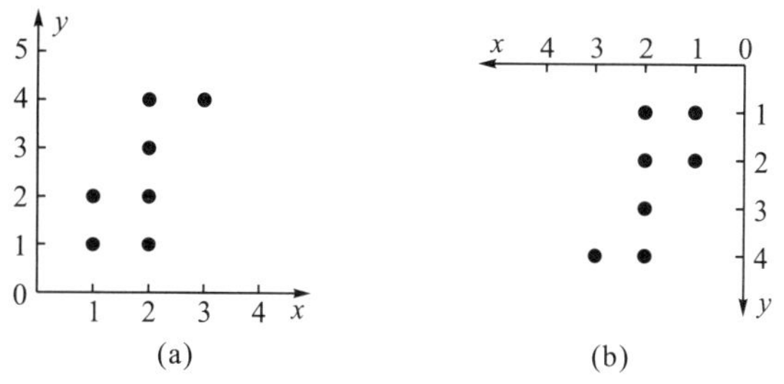

图 5-45　A 关于原点的反射示例

3. 结构元素

1) 结构元素的基本概念

数学形态学最大的特点就是通过引入结构元素，使得对各种复杂的图像操作转换为对结构元素进行简单集合运算。所谓结构元素，即具有一定尺寸的背景图像。通过将输入图像与结构元素进行各种数学形态学运算，可实现对输入图像的数学形态学变换。依据集合的维数可将结构元素分为两类，即二值结构元素和灰值结构元素。二值结构元素是一个只包含 0 或 1 的二维集合，而灰值结构元素则是一个分布于二维空间的连续函数，在图像处理中常被离散化为一个有限大小的窗口结构，且每个位置都被赋予一定的值。结构元素按其几何形状不同又可分为线状、方形等。

2) 结构元素原点位置对二值形态学变换影响

使用原点不位于结构元素中心，所进行的腐蚀和膨胀运算均为单侧运算，当原点位置位于结构元素中心偏左的位置时，将使得腐蚀之后对象的中心向左偏移，膨胀之后对象的中心位置向右偏移。当原点位于结构元素的其他非中心位置时，运算结果均使得形态变换后的对象的中心位置发生偏移，这种原点位置的结构元素显然不适用于要求获得对象准确位置的场合。使用原点在结构元素中心进行的腐蚀和膨胀运算均为双侧对称运算，无论是腐蚀运算还是膨胀运算，均不会改变对象的中心位置，这种原点位置的结构元素显然适合要求获得对象准确位置的场合。

3) 结构元素形状对二值形态学变换的影响

结构元素的形状通常受到结构元素尺寸的影响。尺寸越大，可以构造的结构元素的形状也越多，而结构元素任何一个位置的变化，都将引起其形状的变化。一个 3×3 尺寸的结构元素，可能构成的形状有 2^9 种，而一个 5×5 尺寸的结构元素可能构成的形状则剧增至 2^{25} 种。当结构元素的尺寸太小时，就很难构造出一些形状复杂的结构元素。

随着结构元素尺寸的不断增大，所构造的结构元素的形状是可以越来越接近圆形的。这表明通过增大尺寸，可以构造出一些比较复杂的结构元素。当结构元素为线形时，尺寸越大则可构造的方向也就越多。

分别用方形和圆形这两类结构元素，对二值图像进行腐蚀膨胀运算。对原图进行二值腐蚀都获得使图像收缩，并过滤了小于结构元素对象的相同效果；其不同效果在于：方形结构元素锐化了圆角，而圆形结构元素则平滑了凸向图像内部的尖角。用不同形状结构元素对原图进行二值膨胀都获得使图像扩张的相同效果；其不同效果在于：用圆形结构元素较之用方形结构元素，能使得二值膨胀运算后图像的外边缘变得更加平滑。

4) 结构元素尺寸对二值形态学变换的影响

基于空间数据的表示不仅要依赖尺寸特征，而且只有在特定尺寸下提取的要素特征才具有现实意义。在利用形态学运算进行图像处理的过程中，数学形态学变换的尺寸效应得到广泛的应用，针对不同尺寸的结构元素，构造合适的形态算子，可用于过滤不同尺寸的噪声，或提取不同尺寸的对象。

在用不同尺寸的结构元素对图像进行二值腐蚀运算的过程中，小于相应结构元素的椒盐噪声将被依次去除，而大于该结构元素的椒盐噪声也得到缩小。当结构元素尺寸超过一定阈值时，图像中一些本该保留的图像也将会与椒盐噪声一并被去除，从而影响图像的处理效果。

在用不同尺寸的结构元素对图像进行二值膨胀运算过程中，小于或等于相应结构元素的砂眼噪声将被依次填充，而大于该结构元素的砂眼噪声也得到缩小。当尺寸超过一定阈值时，图像中本应该保留的对象也将会与砂眼噪声一起被填充，从而影响图像处理的效果。

5.7.3 二值形态学

二值图像是指那些灰度值只取两个可能值的图像，这两个灰度值通常取为 0 和 1。习惯上认为取值为 1 的点对应于景物中的点，取值为 0 的点构成背景。它的各种形态学处理算法都是以膨胀(dilation)、腐蚀(erosion)这两种最基本的运算为基础。鉴于基本运算在形态学处理中的重要性，下面对它们的定义及实现方法分别进行介绍。一般设集合 A 为图像集合，集合 B 为结构元素，数学形态学运算是用 B 对 A 进行操作。图 5-46 为一个腐蚀、膨胀的示意图，图 5-46(a)是原始图像，图 5-46(b)是原始图像被腐蚀后的结果，与原图相比，图像外围缩小了一圈；图 5-46(c)是原始图像膨胀后的结果，与原图相比，图像外围增大了一圈。

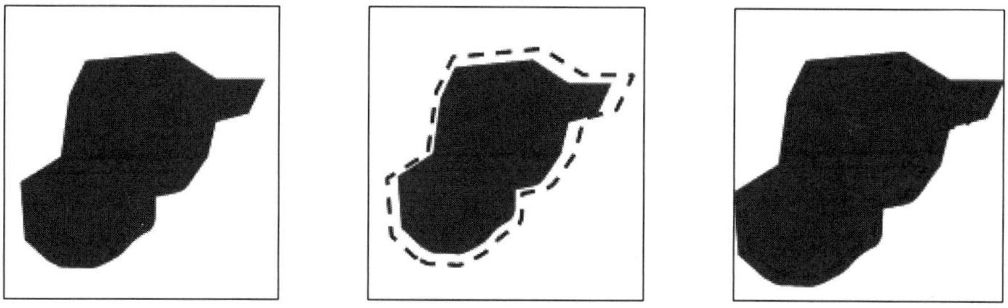

(a) 原始图像　　(b) 腐蚀　　(c) 膨胀

图 5-46　图像腐蚀和膨胀示意图

1. 二值腐蚀

如图 5-47 所示，设集合 A 为输入图像，集合 B 为结构元素，集合 A 被集合 B 腐蚀，表示为 $A\ominus B$，其定义为

$$A\ominus B=\{x:B+x\subset A\} \tag{5-105}$$

式中，$\subset$为子集关系；A 为输入图像；B 为结构元素。

$A\ominus B$ 由将 B 平移 X 仍包含在 A 内的所有点 x 组成。如果将 B 看作模板，那么 $A\ominus B$ 则由在将模板平移的过程中，所有可以填入 A 内部的模板的原点组成。

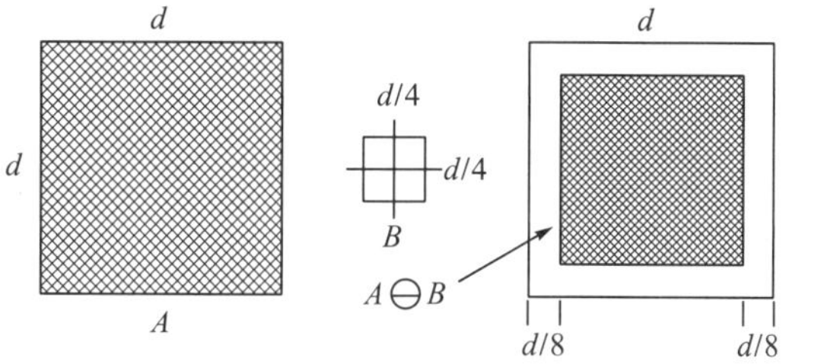

图 5-47　腐蚀示意图

【例 5-4】　图 5-48 给出了一个腐蚀示例来详细介绍腐蚀运算，令 S 是结构元素，X 是原始图像，X^C 为 X 的补集，S 对 X 进行腐蚀，这里给出二种情况，即 $S+x_1$，$S+x_2$，$S+x_3$，它们和 x 的关系如下：

(1) $S+x_1\subseteq X$

(2) $S+x_2\subseteq X^C$

(3) $S+x_3\cap X\neq\varnothing$

(4) $S+x_3\cap X^C\neq\varnothing$

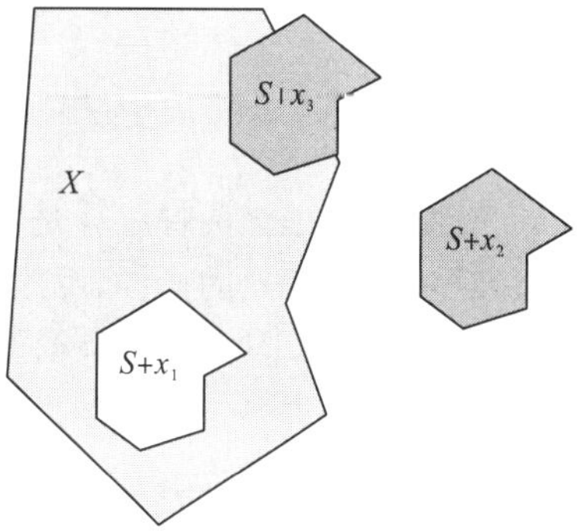

图 5-48　腐蚀示例

图 5-49 为腐蚀计算示例，原始图像是 3×6 的矩阵，结构元素是 3×3 的矩阵，用结构元素腐蚀原图的具体操作包括三步：①用 3×3 的结构元素，扫描图像的每一个像素；②用结构元素与其覆盖的二值图像做“与”操作；③如果都为 1，结果图像的该像素为 1，否则为 0。

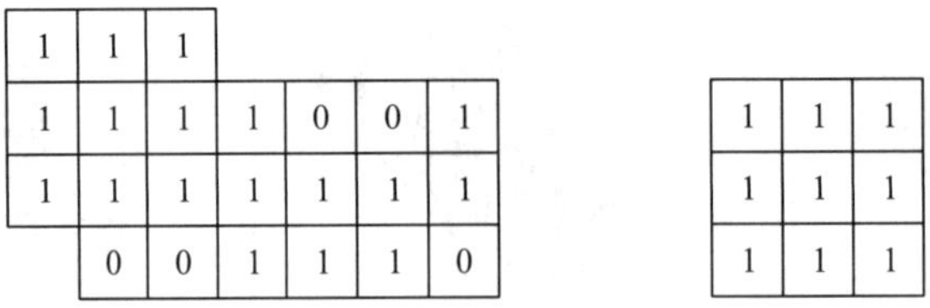

(a) 原始图像[扫描(0,0)点]　　(b) 结构元素

图 5-49　腐蚀计算示例

从应用的角度来讲，腐蚀运算可以去除边界处小结构元素的物体，如毛刺、小凸起等；当两个物体之间有细小的连通，可以通过腐蚀运算将其分开。

2. 二值膨胀

膨胀是腐蚀运算的对偶运算，可以通过对补集的腐蚀来定义。令 A^C 表示集合 A 的补集，$\check{B}$ 表示 B 关于坐标原点的反射。那么，集合 A 被集合 B 膨胀，其定义为

$$A \oplus B = (A^C \ominus \check{B})^C \tag{5-106}$$

为了利用结构元素 B 膨胀集合 A，可将 B 相对原点旋转 180°得到 C，再利用 B 对 C 进行腐蚀。腐蚀结果的补集 D，便是所求的结果。

膨胀还可以通过相对结构元素的所有点平移输入图像，然后计算并集得到，可用如下表达式描述：

$$A \oplus B = U\{A+b : b \in B\} \tag{5-107}$$

图 5-50 为膨胀示意图，用结构元素 B 膨胀 A，可以看到 A 增大了一圈。

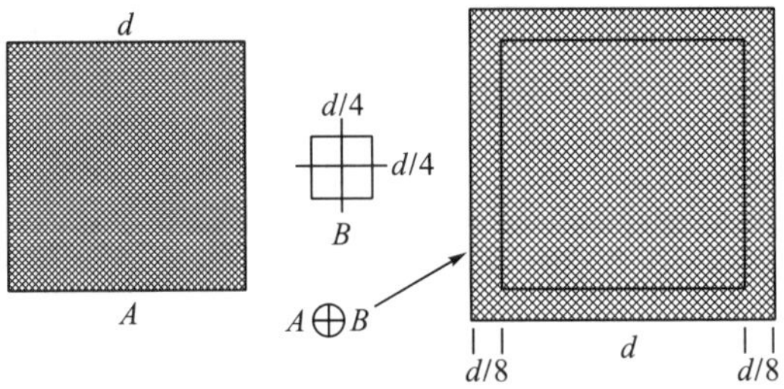

图 5-50　膨胀示意图

膨胀和腐蚀这两种运算是紧密联系在一起的，一个运算对图像目标的操作相当于另一个运算对图像背景的操作。腐蚀是对图像内部做滤波处理，而膨胀是利用结构元素对图像补集进行填充，因此它是对图像外部做滤波处理。腐蚀具有收缩图像的作用，膨胀具有扩大图像的作用。

这里仍然用图 5-49 进行说明，原始图像是 3×6 的矩阵，结构元素是 3×3 的矩阵，用结构元素膨胀原图的具体操作包括三步：①用 3×3 的结构元素，扫描图像的每一个像素；

②用结构元素与其覆盖的二值图像做“与”操作；③如果都为 0，结果图像的该像素为 0，否则为 1。

从应用的角度来讲，膨胀运算可以实现图像填充，包括两个方面，即填充图像比结构元素小的孔洞、填充图像边缘处的小凹陷或断开部分。

3. 腐蚀和膨胀的性质

数学形态学中的腐蚀和膨胀运算与基本的集合运算之间存在着一种代数运算对应关系，这是数学形态学一个很吸引人的性质。这里讨论与形态学有关的一些性质。

1) 平移不变性

腐蚀和膨胀都具有平移不变性。对于膨胀，可以先做图像平移，然后再利用一个给定的结构元素对其做膨胀处理；也可以先用一个给定的结构元素对图像做膨胀处理，然后再做平移处理。两种方式所得结果是一样的，即

$$(A+x)\oplus B=(A\oplus B)+x \tag{5-108}$$

对于腐蚀，平移不变性具有下面的形式：

$$(A+x)\ominus B=(A\ominus B)+x \tag{5-109}$$

对于平移不变性，必须注意的是，图像具有平移不变性，而结构元素没有。

2) 递增性

腐蚀和膨胀都具有递增性。如果 A_1 为 A_2 的子集，则 $A_1\oplus B$ 为 $A_2\oplus B$ 的子集，$A_1\ominus B$ 为 $A_2\ominus B$ 的子集。另外，腐蚀的递增性是相对结构元素及输入图像的次序(即包含关系)而言的。如果 A 是一个固定的图像，B_1 是 B_2 的一个子集，那么，B_1 比 B_2 更容易填入 A 的内部，因而，$A\ominus B_1$ 包含 $A\ominus B_2$。

3) 对偶性

前面指出，膨胀是腐蚀的对偶运算。因为膨胀可以通过对图像的补集做腐蚀运算求得，腐蚀也可以通过对图像的补集做膨胀运算求得，即

$$\begin{aligned} A\oplus B&=(A^C\ominus \check{B})^C \\ A\ominus B&=(A^C\oplus \check{B})^C \end{aligned} \tag{5-110}$$

4. 二值开运算

在形态学图像处理中，除了腐蚀和膨胀这两种基本运算之外，还有两种二次运算起着非常重要的作用，即开运算及其对偶运算闭运算，其中开运算具有磨光图像外边界的作用，闭运算具有磨光图像内边界的作用。从结构元素填充的角度看，开运算具有更为直观的几何形式。假设 A 仍为输入图像，B 为结构元素，利用 B 对 A 做开运算，用 $A\bigcirc B$ 表示，其定义为

$$A \bigcirc B = (A \ominus B) \oplus B \tag{5-111}$$

开运算实际上是 A 先被 B 腐蚀，然后再被 B 膨胀的结果。也可以理解为，开运算可以通过计算所有可以填入图像内部的结构元素平移的并集求得。当结构元素 B 扫过整个图像集合内部，那些使结构元素 B 的任何像素不越出图像 A 边界的图像 A 的像素点的集合，见图 5-51。

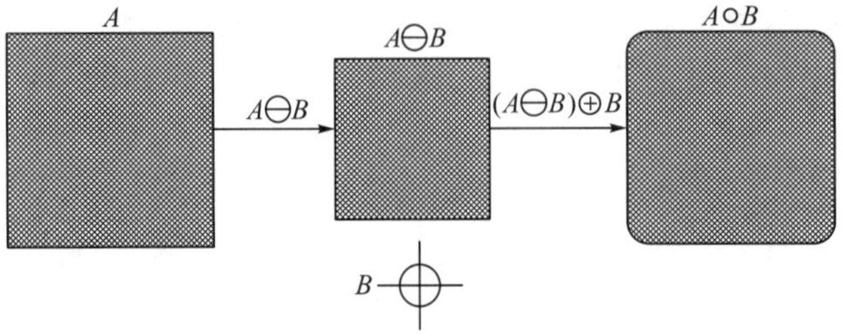

图 5-51　开运算的几何解释

5. 二值闭运算

闭运算是开运算的对偶运算，用 $A \bullet B$ 表示，定义为先做膨胀后做腐蚀：

$$A \bullet B = (A \oplus B) \ominus B \tag{5-112}$$

从式(5-112)可以看出：对图像 A 用结构元素 B 做闭运算可得到一个集合，该集合中包含所有这样的点 X，X 被一个平移的镜像结构元素覆盖的同时，平移的镜像结构元素与 A 图像必有一些公共点。闭运算是具有延伸性的运算。图 5-52 为闭运算的示意图，B 在 A 的边界外部转动时，当且仅当对包含 w 的 $(B)z$ 进行的所有平移都满足 $(B)z \cap A \neq \varnothing$ 时，点 w 是 $A \bullet B$ 的一个元素，经过结构元素的打磨，图像 A 的外边界变得光滑了。

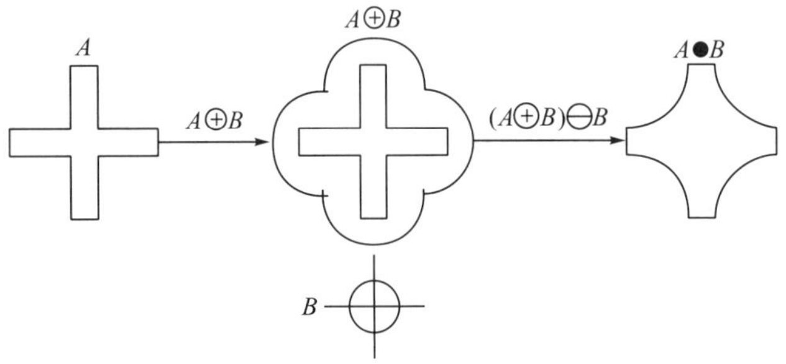

图 5-52　闭运算示意图

6. 开、闭运算的性质

经过上面的讨论，我们可以得出开、闭运算的性质，为了讨论方便，开运算用 O 表示，闭运算用 C 表示。

1) 平移不变性

$$\begin{aligned} O[(A+x),B] &= O(A,B)+x \\ C[(A+x),B] &= C(A,B)+x \end{aligned} \tag{5-113}$$

2) 递增性

若 $A_1 \subseteq A_2$，则

$$\begin{aligned} O(A_1,B) &\subseteq O(A_2,B) \\ C(A_1,B) &\subseteq C(A_2,B) \end{aligned} \tag{5-114}$$

3) 延伸性

开运算是非延伸的：$O(A, B)$ 是 A 的子集，而闭运算是延伸的，A 是 $C(A, B)$ 的子集。由此可得

$$O(A,B) \subseteq A \subseteq C(A,B) \tag{5-115}$$

4) 幂等性

在对一个图像 A 用结构元素进行开运算后，再用同一结构元素进行一次开运算，所得结果不变，这种性质叫作幂等性。闭运算也具有幂等性。

$$\begin{aligned} O[(A,B),B] &= O(A,B) \\ C[(A,B),B] &= C(A,B) \end{aligned} \tag{5-116}$$

5) 对偶性

开闭运算互为对偶运算。

$$\begin{aligned} O(A,B) &= C(A^C,B)^C \\ C(A,B) &= O(A^C,B)^C \end{aligned} \tag{5-117}$$

5.7.4　灰度形态学

在灰度形态学处理中，输入和输出的图像都是灰度级形式的，输入和输出像素值在最低灰度值到最高灰度值之间。灰度形态学包括灰度腐蚀和灰度膨胀两个运算。灰度形态学处理的对象是图像信号波形的拓扑特性，结构元素也是一个信号。二值形态学中，集合的交、并运算起到关键作用。在灰度形态学中这两种运算对应极大和极小运算。可利用填充、极大/极小概念直接定义灰值运算。

1. 灰度腐蚀

由于腐蚀和膨胀满足许多代数运算规则，因而对于这两种运算，同样也存在许多等价的定义方法。因此，与二值运算相同，可利用填充概念直接定义灰度腐蚀运算。利用结构元素 b 对输入图像 f 进行灰度腐蚀，其定义为

$$(f \ominus b)(s) = \min\{[f(s+x),(t+y)] - b(x,y) \mid (s+x),(t+y) \in D_f,(x,y) \in D_b\} \quad (5\text{-}118)$$

式中，D_f 和 D_b 分别是 f 和 b 的定义域。

图 5-53 为灰度腐蚀运算的示意图，图 5-53(a)是原始信号，图 5-53(b)是结构元素。由于结构元素必须在信号的下方，故空间平移结构元素的定义域一定为信号定义域的子集，否则腐蚀在该点没有定义。结构元素从信号的下面对信号产生滤波作用，这与结构元素从内部对二值图像进行滤波的情况是相似的。

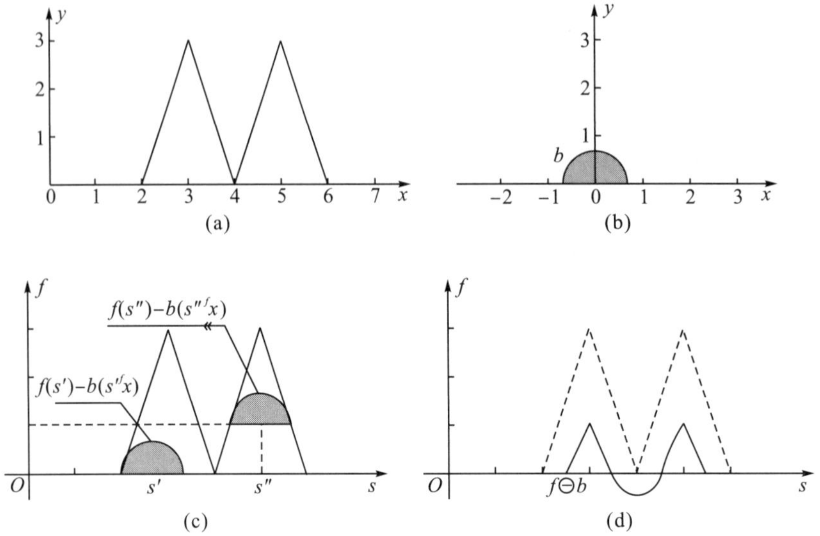

图 5-53　灰度腐蚀运算示意图

2. 灰度膨胀

与二值情况一样，灰度膨胀也可用灰度腐蚀的对偶运算来定义。用结构元素 b 对输入图像 f 进行灰度膨胀，记为 $f \oplus g$，其定义为

$$(f \oplus g)(s,t) = \max\{f[(s-x),(t-y)] + g(x,y) \mid (s-x),(t-y) \in D_f,(x,y) \in D_g\} \quad (5\text{-}119)$$

式中，D_f 和 D_g 分别是 f 和 g 的定义域。

用一维函数对其进行简化，可以定义为

$$(f \oplus g)(s) = \max\{f(s-x) + g(x) \mid s-x \in D_f,\ x \in D_g\} \quad (5\text{-}120)$$

对结构元素 g 的定义域 D_g 中的每一个点 x 将信号 f 平移 x，然后，再对每次平移信号的值加上 $g(x)$，这样对于结构元素定义域中的每个点都得到一个信号，对所有这些信号逐点取其最大值，便可得到膨胀结果。

图 5-54 为灰度膨胀示意图，采用的原始信号和结构元素与灰度腐蚀一样，这里不再给出，图 5-54(a)为灰度膨胀过程，图 5-54(b)为灰度膨胀结果，采用求极大值的方法，即在位于信号下方的条件下，求上推结构所能达到的最大值。并且利用结构元素的反射，求将信号限制在结构元素的定义域内时，上推结构元素使其超过信号时的最小值来定义。

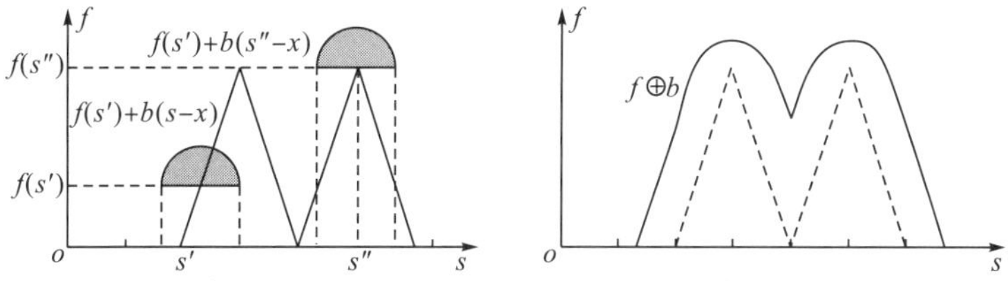

(a) 灰度膨胀过程　(b) 灰度膨胀结果

图 5-54　灰度膨胀示意图

3. 灰值开闭运算

具备了腐蚀和膨胀这两种初级灰度形态学运算，就可以定义二级运算，即灰值开和灰值闭运算。与二值情况相同，这两种运算为对偶运算，并且两者都可用填充概念来说明。灰值开运算可以参照二值情况来定义，即先做腐蚀再做膨胀的迭代运算：

$$f \circ g = (f \ominus g) \oplus g \tag{5-121}$$

根据对偶性定义，灰值闭运算定义为

$$f \bullet g = (f \oplus g) \ominus g \tag{5-122}$$

5.7.5　灰度形态学梯度

在边缘检测图像处理中有许多梯度，其边缘检测的基本原理都是基于下面的考虑：如果在某一点出现的梯度值大，则表示在该点处图像的明暗变化迅速，从而可能有边缘通过。利用扁平结构元素 g 对 f 做腐蚀和膨胀可得到 f 的局部极大和极小值，与数字差分定义的梯度相应。这里讨论一种梯度处理方法，称为形态学梯度。其定义为

$$\text{GRAD}(f) = (f \oplus g) - (f \ominus g) \tag{5-123}$$

式中，g 为以原点为中心的扁平结构元素，扁平结构元素是在其定义域上取常数的结构元素。因为利用扁平结构元素做腐蚀和膨胀可以得到极大极小滤波器的效果，故在每一个点，形态学梯度都可以得到由扁平结构元素所确定的邻域上的极大值和极小值的差值。

在经典的数字图像处理中，差分梯度往往与阈值技术相结合，用于检测图像的边缘。与差分梯度情况相同，形态学梯度也可以与阈值结合使用，完成边缘检测。图 5-55 是脑部核磁共振图像的形态学梯度。

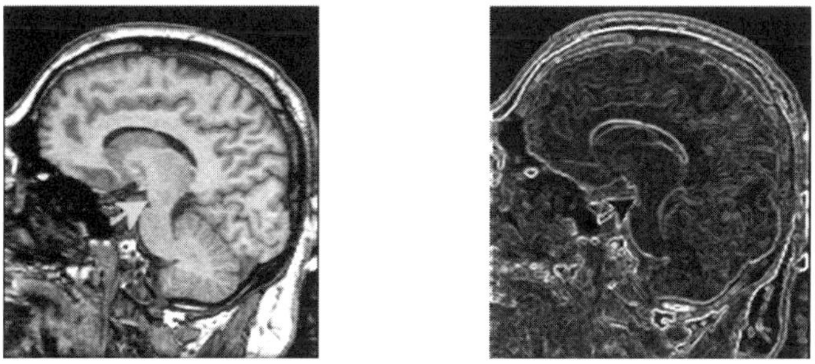

(a) 原始图像　(b) 形态学梯度

图 5-55　脑部核磁共振图像的形态学梯度

5.8 基于水平集模型的分割方法

水平集模型是基于欧舍(S. Osher)提出的水平集算法并且由 Snake 模型改进的一种模型，在界面传播等研究领域，是一种用于界面追踪和形状建模的技术，可以在笛卡儿网格上对演化中的数值曲面进行计算而无须对曲面进行参数化，相较于 Snake 模型难以精确分割拓扑结构以及无法应对噪声等，水平集能自然发生拓扑变化，对噪声问题有很好的适应性。

水平集在图像分割方面的特性引起越来越多学者注意，近年来，有学者进行了大量的研究，不断尝试将水平集分割模型改进并应用在各个场景中。例如，医学数字图像因为成像技术和设备局限，常常出现灰度不均匀，或者边界模糊的情况，魏应敏就这个问题研究出一个提高水平集算法对边界探测的准确性的方法，计算曲线演变内外轮廓的图像局部边缘特征和曲线邻近轮廓的平均边缘强度和梯度向量流场，构造一个加权函数项 ω，由此得到水平集算法能量函数的长度项和区域项，用偏微分方程计算最小值，就得到图像目标最理想的边界。该算法相较平常的水平集曲线的收敛速度更快，迭代次数更少，稳定性强且对曲线初始位置敏感度低。

2001 年，Chan 和 Vese 利用水平集方法提出了一种简化的 Mumford-Shah 模型(主动轮廓模型)，即 C-V 模型。对于图像中存在边界模糊或断裂的情况，该模型仍能取得较好的分割结果，并且具有一定的消除噪声的作用。陈占伟针对三维图像多相分割问题，提出一种新的变分水平集分割模型，由梯度坡降和变分方法得到水平集函数演化方程，该方程的能量泛函取到极小值，与基于区域模型的参数估计构成一个交替迭代过程。最后实验结果表明，该方法可以较快地实现三维图像轮廓的分割与重建，真实地反映所采集的连续断层图像的信息，具有良好的应用价值。Kim Kang Cheol 提出了一种基于深度学习和水平集相结合的 X 射线图像自动分割技术，该方法能够对各种腰椎图像进行准确识别，并对各个椎体进行精准分割。

如今水平集方法已经成为求解主动轮廓模型的主要方法，但单一的水平集方法已经不能满足现在复杂的分割场景需要，更多的是结合分割场景特点将水平集方法结合其他图像处理技术应用到实质性的图像处理问题中，以取得良好处理效果(图 5-56)。

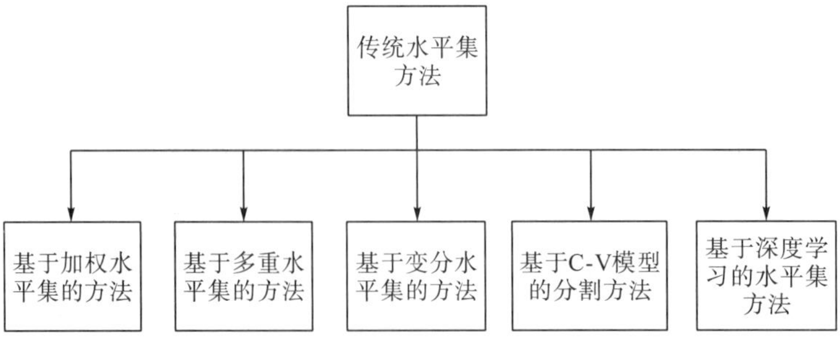

图 5-56 水平集研究现状图

5.8.1　水平集理论

水平集理论是给定一个封闭的初始轮廓 C，让其在内力和外力作用下，沿着法线方向向外或向内演化，直到最后获得高纬空间曲面的零水平集。这里用一个例子讨论：给定一个二维平面封闭曲线 $C(t)$，将 $C(t)$ 嵌入三维锥体中，由曲线与曲面的交集得到一组具有相同函数值的点集，即水平集函数的零水平集，用函数 $\phi(x, y, t)=0$ 表示，其中 t 表示时间。设 $Z=\phi(x, y, t)$，则可得

$$\begin{cases} Z<0, & x、y\text{在曲线内} \\ Z=0, & x、y\text{在曲线上} \\ Z>0, & x、y\text{在曲线外} \end{cases} \tag{5-124}$$

水平集函数随时间变化而变化，水平集演化图如图 5-57 所示。

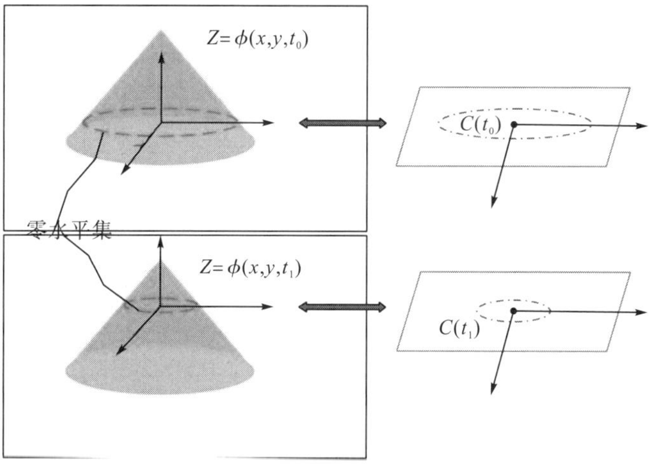

图 5-57　水平集演化图

当 t 时，水平集对应函数为 $\varnothing(x, y, t)$，且

$$\varnothing(x, y, t)=0 \tag{5-125}$$

求全微分可得

$$\begin{aligned} \frac{\partial\varnothing[x(t), y(t), t]}{\partial t} &= \frac{\partial\varnothing}{\partial x}\cdot\frac{\partial x}{\partial t}+\frac{\partial\varnothing}{\partial y}\cdot\frac{\partial y}{\partial t}+\frac{\partial\varnothing}{\partial t} \\ &= \frac{\partial\varnothing}{\partial t}+\nabla\varnothing\frac{\partial C}{\partial t} \end{aligned} \tag{5-126}$$

式中，$\nabla\varnothing$ 为 $\varnothing$ 的梯度，简化可得

$$\frac{\partial\varnothing}{\partial t}=-\nabla\varnothing\frac{\partial C}{\partial t} \tag{5-127}$$

设 N 是水平集函数演化的单位法向量，表示为

$$N=-\frac{\nabla\varnothing}{|\nabla\varnothing|} \tag{5-128}$$

用 V 表示曲线演化的速度函数，则沿着法线方向演化的过程可以用偏微分方程表示

$$\frac{\partial C}{\partial t}=V\cdot N \tag{5-129}$$

将式(5-128)和式(5-129)代入式(5-127)，得水平集的演化方程为

$$\frac{\partial\varnothing}{\partial t}=-\nabla\varnothing V\,N=\nabla\varnothing V\frac{\nabla\varnothing}{|\nabla\varnothing|}=V\,|\nabla\varnothing| \tag{5-130}$$

虽然方程的演化使得问题变得复杂，但曲线演化过程已经转变为了一个单纯的求解偏微分方程的过程，保证了水平集函数始终有一个稳定有效的解。

5.8.2 水平集模型实例

给定一个 9×9 的灰度矩阵，如图 5-58 所示。

0	0	0	0	0	0	0	0	0
0	0	0	0	0	0	0	0	0
0	140	150	120	130	130	140	150	0
0	130	120	130	140	140	150	160	0
0	150	150	20	15	20	140	130	0
0	130	120	20	20	30	130	120	0
0	130	130	30	15	25	150	130	0
0	140	140	150	120	130	150	140	0
0	140	150	140	130	150	150	130	0

图 5-58 9×9 灰度矩阵

将该图像二值化，得到二值化矩阵，如图 5-59 所示。

0	0	0	0	0	0	0	0	0
0	0	0	0	0	0	0	0	0
0	1	1	1	1	1	1	1	0
0	1	1	1	1	1	1	1	0
0	1	1	1	1	1	1	1	0
0	1	1	1	1	1	1	1	0
0	1	1	1	1	1	1	1	0
0	1	1	1	1	1	1	1	0
0	1	1	1	1	1	1	1	0

图 5-59 9×9 二值化矩阵

计算该矩阵中每个像素到非零像素的距离，如图 5-60 所示。

−2.24	−2	−2	−2	−2	−2	−2	−2	−2.24
−1.41	−1	−1	−1	−1	−1	−1	−1	−1.41
−1	0	0	0	0	0	0	0	−1
−1	0	1	1	1	1	1	0	−1
−1	0	1	2	2	2	1	0	−1
−1	0	1	2	3	2	1	0	−1
−1	0	1	2	3	2	1	0	−1
−1	0	1	2	3	2	1	0	−1
−1	0	1	2	3	2	1	0	−1

图 5-60　9×9 距离矩阵

设 $r=1$，则由 $B(x,y)$ 可得一个 3×3 卷积核，结果如图 5-61 所示。

1	1	1
1	1	1
1	1	1

图 5-61　3×3 矩阵

设平滑参数 $\varepsilon=1$，计算第一行第一列像素的海氏函数值。

$$
\begin{aligned}
H\varphi(-2.24) &= \frac{1}{2}\times[1+2/\pi\times\arctan(-2.24/1)] \\
&\approx \frac{1}{2}\times[1+2/\pi\times(-1.151)] \\
&\approx \frac{1}{2}\times(1-0.74) \\
&\approx 0.13
\end{aligned}
\tag{5-131}
$$

依次计算其他像素的海氏值，结果如图 5-62 所示。

0.13	0.15	0.15	0.15	0.15	0.15	0.15	0.15	0.13
0.20	0.25	0.25	0.25	0.25	0.25	0.25	0.25	0.20
0.25	0.5	0.5	0.5	0.5	0.5	0.5	0.5	0.25
0.25	0.5	0.75	0.75	0.75	0.75	0.75	0.5	0.25
0.25	0.5	0.75	0.85	0.85	0.85	0.75	0.5	0.25
0.25	0.5	0.75	0.85	0.9	0.85	0.75	0.5	0.25
0.25	0.5	0.75	0.85	0.9	0.85	0.75	0.5	0.25
0.25	0.5	0.75	0.85	0.9	0.85	0.75	0.5	0.25
0.25	0.5	0.75	0.85	0.9	0.85	0.75	0.5	0.25

图 5-62　9×9 海氏矩阵

计算第一行第一列像素的狄拉克函数值：

$$\begin{aligned}\delta\varphi(x) &= (1/\pi)/(-2.24^2+1^2)\\ &\approx 0.32/6.02\\ &\approx 0.053\end{aligned} \tag{5-132}$$

9×9 狄拉克矩阵如图 5-63 所示。

0.053	0.064	0.064	0.064	0.064	0.064	0.064	0.064	0.053
0.11	0.16	0.16	0.16	0.16	0.16	0.16	0.16	0.11
0.16	0.32	0.32	0.32	0.32	0.32	0.32	0.32	0.16
0.16	0.32	0.16	0.16	0.16	0.16	0.16	0.32	0.16
0.16	0.32	0.16	0.064	0.064	0.064	0.16	0.32	0.16
0.16	0.32	0.16	0.064	0.032	0.064	0.16	0.32	0.16
0.16	0.32	0.16	0.064	0.032	0.064	0.16	0.32	0.16
0.16	0.32	0.16	0.064	0.032	0.064	0.16	0.32	0.16
0.16	0.32	0.16	0.064	0.03	0.06	0.16	0.32	0.16

图 5-63　9×9 狄拉克矩阵

计算第一行第一列像素的 A_u 值和 A_v 值：

$$\begin{aligned}A_u &= \int_{\Omega_y} B(x,y)\cdot H\phi(y)\mathrm{d}(y)\\ &= 0.13+0.15+0.20+0.25\\ &= 0.73\\ A_v &= \int_{\Omega_y} B(x,y)\cdot[1-H\phi(y)]\mathrm{d}(\mathrm{y})\\ &= (1-0.13)+(1-0.15)+(1-0.20)+(1-0.25)\\ &= 0.87+0.85+0.80+0.75\\ &= 3.27\end{aligned} \tag{5-133}$$

9×9 A_u 矩阵如图 5-64 所示。

0.73	1.12	1.2	1.2	1.2	1.2	1.2	1.12	0.73
1.48	2.37	2.69	2.69	2.69	2.69	2.69	2.37	1.48
1.95	3.45	4.25	4.5	4.5	4.5	4.25	3.45	1.95
2.25	4.25	5.6	6.2	6.31	6.2	5.6	4.25	2.25
2.25	4.5	6.2	7.2	7.41	7.2	6.2	4.5	2.25
2.25	4.5	6.31	7.45	7.76	7.45	6.31	4.5	2.25
2.25	4.5	6.31	7.5	7.81	7.5	6.31	4.5	2.25
2.25	4.5	6.31	7.5	7.81	7.5	6.31	4.5	2.25
1.5	3	4.2	5	5.2	5	4.2	3	1.5

图 5-64　9×9 A_u 矩阵

9×9 A_v 矩阵如图 5-65 所示。

3.27	4.88	4.81	4.81	4.81	4.81	4.81	4.88	3.27
4.52	6.63	6.31	6.31	6.31	6.31	6.31	6.63	4.52
4.05	5.55	4.75	4.5	4.5	4.5	4.75	5.55	4.05
3.75	4.75	3.4	2.8	2.7	2.8	3.4	4.75	3.75
3.75	4.5	2.8	1.8	1.6	1.8	2.8	4.5	3.75
3.75	4.5	2.7	1.55	1.24	1.55	2.7	4.5	3.75
3.75	4.5	2.7	1.5	1.2	1.5	2.7	4.5	3.75
3.75	4.5	2.7	1.5	1.2	1.5	2.7	4.5	3.75
2.5	3	1.8	1	0.8	1	1.8	3	2.5

图 5-65　9×9 A_v 矩阵

计算第一行第一列像素的 u_x 值和 v_x 值：

$$
\begin{aligned}
u_x &= \frac{\int_{\Omega_y} B(x,y)\cdot H\varphi(y)\cdot I(y)\mathrm{d}(y)}{\int_{\Omega_y} B(x,y)\cdot H\varphi(y)\mathrm{d}(y)} \\
&= \frac{0}{0.73} \\
&= 0 \\
v_x &= \frac{\int_{\Omega_y} B(x,y)\cdot[1-H\varphi(y)]\cdot I(y)\mathrm{d}(y)}{\int_{\Omega_y} B(x,y)\cdot[1-H\varphi(y)]\mathrm{d}(y)} \\
&= \frac{0}{3.27} \\
&= 0
\end{aligned}
\tag{5-134}
$$

9×9 u_x 矩阵如图 5-66 所示。

0	0	0	0	0	0	0	0	0
47.38	61.05	76.13	74.27	70.56	74.27	77.99	61.05	50.77
69.38	87.06	107.65	109.44	110.55	114.44	116.47	94.31	77.08
93.33	114.71	118.17	102.31	86.31	104.73	121.74	116.47	95.56
91.11	110.56	101.39	77.70	56.00	82.01	105.58	112.78	88.89
91.11	112.22	89.53	54.18	21.62	56.76	90.20	112.22	84.44
88.89	109.44	105.11	80.28	59.86	82.58	107.05	115	86.67
91.11	115.56	125.69	110.08	98.71	111.38	126.44	119.44	88.89
93.33	119.17	143.81	137.82	136.46	137.61	142.38	120	90

图 5-66　9×9 u_x 矩阵

$9\times9\ v_x$ 矩阵如图 5-67 所示。

0	0	0	0	0	0	0	0	0
15.48	21.89	32.50	31.71	30.12	31.71	33.30	21.89	16.58
33.30	43.21	70	66.11	65	67.78	74.74	45.91	37.00
56	74.21	131.84	121.70	111.64	123.49	134.79	74.74	57.33
54.67	67.22	121.96	97.58	75.48	102.58	123.38	67.22	53.33
54.67	67.78	117.10	75.16	21.97	78.87	113.67	65.56	50.67
53.33	66.11	121.44	95.26	60.95	100.45	122.48	67.22	52
54.67	68.89	132.66	119.58	100.09	123.10	132.77	69.44	53.33
56	70.833	142.21	140.90	137.99	141.93	140	70	54

图 5-67　$9\times9\ v_x$ 矩阵

计算第一行第一列像素的 $\frac{\partial\varphi}{\partial t}(x)$ 值：

$$\begin{aligned}\frac{\partial\varphi}{\partial t}(x)&=\delta\varphi(x)\int_{\Omega_y}B(x,\ y)\delta\varphi(y)\left(\frac{[I(y)-u_x]^2}{A_u}-\frac{[I(y)-v_x]^2}{A_v}\right)\mathrm{d}y+\lambda\delta\varphi(x)\mathrm{div}\left(\frac{\nabla\varphi(x)}{|\nabla\varphi(x)|}\right)\\&\approx\frac{1}{\pi}/[(-2.24)^2+1^2]\times[-(0.10)+(-0.29)\times0.1]\\&\approx0.32/6.02\times(-0.129)\\&\approx-0.01\end{aligned}\tag{5-135}$$

$9\times9\ \frac{\partial\varphi}{\partial t}(x)$ 矩阵如图 5-68 所示。

−0.01	−0.01	−0.01	−0.01	−0.01	−0.02	−0.01	−0.01	−0.01
−0.04	−0.10	−0.11	−0.11	−0.12	−0.11	−0.12	−0.11	−0.05
−0.11	0.02	0.08	0.06	0.07	0.07	0.08	0.03	−0.12
−0.13	0.09	0.02	0.02	0.04	0.03	0.04	0.12	−0.14
−0.13	0.12	0.04	0.03	0.03	0.03	0.03	0.09	−0.13
−0.13	0.09	0.03	0.03	0.01	0.02	0.03	0.08	−0.13
−0.13	0.09	0.03	0.03	0.01	0.03	0.06	0.09	−0.132
−0.16	0.13	0.05	0.003	−0.002	−0.0007	0.06	0.13	−0.16
−0.12	0.09	0.04	−0.002	−0.003	−0.002	0.04	0.087	−0.12

图 5-68　$9\times9\ \frac{\partial\varphi}{\partial t}(x)$ 矩阵

式(5-136)中 dt 可人为设置时间步长，这里根据计算 $\frac{\partial\varphi}{\partial t}(x)$ 的最大时间为迭代时间，可得 dt 为 6.2832，计算第一行第一列像素的 $\frac{\partial\varphi}{\partial t}(x)$ 值，代入可得

$$\varphi = \varphi + \mathrm{d}t \times \frac{\partial \varphi}{\partial t} = -2.24 - 6.2832 \times 0.01 \approx -2.28 \tag{5-136}$$

$9\times9\varphi$ 矩阵如图 5-69 所示。

−2.28	−2.08	−2.09	−2.09	−2.09	−2.09	−2.09	−2.08	−2.28
−1.70	−1.62	−1.67	−1.67	−1.67	−1.71	−1.75	−1.70	−1.73
−1.71	0.15	0.49	0.39	0.47	0.45	0.49	0.19	−1.77
−1.81	0.54	1.14	1.15	1.28	1.20	1.27	0.76	−1.87
−1.82	0.74	1.26	2.21	2.20	2.21	1.20	0.56	−1.82
−1.79	0.58	1.16	2.17	3.03	2.13	1.22	0.48	−1.79
−1.80	0.58	1.22	2.16	3.07	2.19	1.37	0.59	−1.82
−1.98	0.83	1.30	2.02	2.99	2.00	1.38	0.83	−2.00
−1.72	0.59	1.26	1.98	2.98	1.99	1.26	0.50	−1.73

图 5-69　$9\times9\varphi$ 矩阵

水平集的闭合曲线可以自然发生拓扑结构变化，如合并、尖角等，且始终保持一个有效的函数，容易实现数值计算，有稳定解。水平集方法是将低维曲线扩展到更高一维的闭合曲面演化，有利于三维图像的分割。但水平集方法仍然有其局限性，根据算法公式，每一次遍历做卷积运算时需要计算目标图像所有的像素点，这样计算量太大，导致分割速度较慢，且水平集是一个基于轮廓的图像分割方法，在对图像进行灰度化时，往往会模糊目标图像的边缘轮廓，这就使得曲线演化有差距，对分割结果造成影响，进行图像分割时容易出现边缘泄漏的情况，分割的效果往往不是很理想。这是由于医学数字图像的复杂性，很多时候靠建立单一的水平集模型分割图像往往得不到理想的结果，需要对水平集方法结合其他实用的分割技术进行分割，才可能达到一个好的分割效果。

5.9　基于 U-Net 模型的分割方法

随着深度学习技术的快速发展，深度卷积神经网络也发展迅速。作为先驱，全卷积网络(fully convolutional network，FCN)通过用卷积层替换分类中的全连接层，将分割定义为逐像素分类。之后，U Net 引入了一种编码器-解码器结构，采用逐层跳跃连接的方式来拼接低级特征与高级特征。近些年来，许多专家学者采用基于 U-Net 的网络结构做了关于图像分割的技术研究，其中采用注意力机制与 U-Net 的架构结合广为常见。

5.9.1　U-Net 分割网络

U-Net 分割网络模型的经典架构如图 5-70 所示，网络由一个收缩路径和一个扩展路径组成，分别对应一个编码器和一个解码器。收缩路径由重复的卷积和下采样层操作组成，用于缩小图像的尺寸以及获取上下文的信息；扩展路径由一系列上采样操作组成，用于精确定位和恢复图像。U-Net 的体系结构可以分为卷积操作、下采样操作、上采样操作和跳跃连接操作四个部分。U-Net 网络给定输入图像像素大小为 512×512，为了使图像边缘部分更为清晰。以图像边界为对称轴，图像内部 30×30 像素做翻折，使其图像边界尺寸扩大为 572×572，通道数为 64。在网络中为了融合更多的上下文信息，在同一深度级别的收缩路径和扩展路径之间采用了跳跃连接操作。左边为编码器部分(特征提取网络)，首先对输入的图像进行两次 3×3 Valid 卷积操作，每个卷积层后边跟一个批量归一化(batch normalization，BN)层和一个线性整流函数(rectified linear unit，ReLU)激活层按照顺序叠加而成。在进行一次卷积之后，图像的尺寸都会减少 2，经过两次卷积操作，图像尺寸减小 4。如图 5-70 中左侧的第一层中图像尺寸从输入的 572×572 经过两次卷积操作图像尺寸变为 568×568。在每层最后的卷积之后跟一个 2×2 的最大池化层，经过最大池化操作，图像的宽高都缩小一半，如第三层中的图像大小为 140×140，第三层的最大池化之后的图像在第四层，图像的尺寸为 68×68，图像缩小为原来的一半。编码部分共经过四次上述操作，经历四次下采样操作，图像的空间信息不断减少。最底层为瓶颈层，它包含两个依次连接组成的 3×3 的卷积层，分别利用通道归一化操作和全连接层连接编码器的输出层和解码器的输入层。模型的右边为解码器部分(特征融合网络)，对编码部分获得的特征图像(也就是瓶颈部分的图像)进行两次 3×3 Valid 卷积操作，再进行一次 2×2 的反卷积操作和特征拼接 Concat 操作。经过反卷积后会生成扩大一倍的图像，在反卷积阶段，每一层输出的特征图综合了原始图像尺寸的信息，再利用残差网络的跳跃连接思想综合上采样操作和下采样操作得到的特征信息，实现对图像的像素分割更加精确。例如，在第五层尺寸为 32×32 的图像经过反卷积扩大成右边第四层的 56×56 的图像，再与编码部分第四层获得的特征图进行裁剪复制，与该图像进行特征拼接，得到新的特征图。解码部分共经过四次上述操作。在最后的预测网络中，经过两次 3×3 的卷积操作，输出尺寸减小的特征图，再经过一次 1×1 的卷积进行降维处理(将通道数降低至特定的数量得到目标图)以及做分类，输出最终的前景和后景的分割图像。

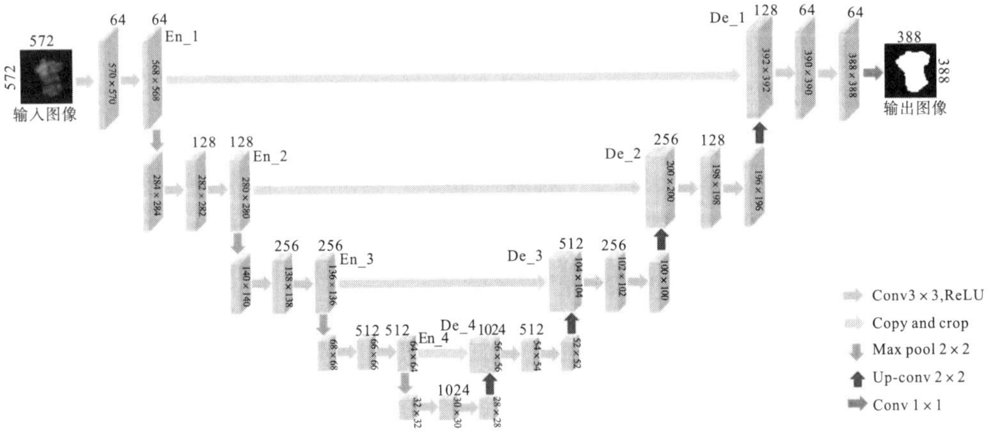

图 5-70　U-Net 分割网络模型的经典架构

5.9.2　卷积操作

卷积是深度学习中最重要的运算方法，它主要用于从输入的图像中抓取关键信息，根据输出的不同，卷积操作可以细分为普通卷积操作、Same 卷积操作和膨胀卷积操作。但是在医学数字图像中只进行简单的卷积是不够的，因为在卷积过程中，大量的图像特征丢失，为缓解这种问题，卷积与标准化方法、归一化方法以及激活函数结合使用，不仅加快了收敛速度，而且可避免梯度消失的问题。在 U-Net 网络中每个卷积后面通常连接一个规范化层与一个激活层，构成一个高性能的卷积块。这里使用 Valid 卷积、Same 卷积来说明图像为什么经过 Valid 卷积之后图像尺寸会减少 2，而经过 Same 卷积操作之后，图像的尺寸不变。

Valid 卷积操作原理如图 5-71 所示。图中蓝色框代表尺寸为 8×8 的输入图像，黄色框为 3×3 的卷积核，当进行 Valid 卷积时，在蓝色框左上角选取一个 3×3 的范围，如①所示。分别与卷积核对应位置的数字相乘。最后将相乘得到的矩阵中所有数字求和，填充到新的矩阵中，如图中得到的数字 66 和 78。按照上述步骤从左至右，从上至下的顺序以步长为 1 滑过整个矩阵，计算出结果，得到最后的 6×6 的输出图像，如图 5-71 所示。

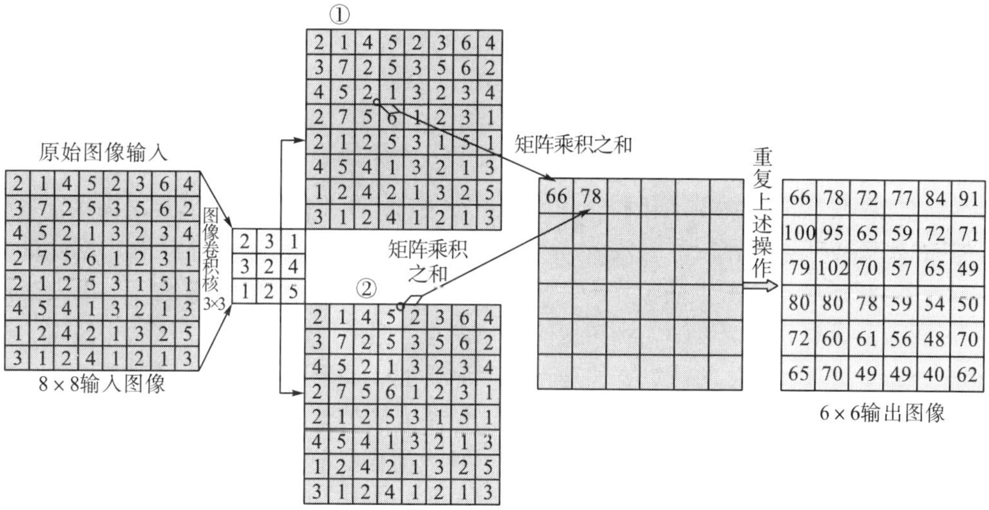

图 5-71　Valid 卷积操作原理

用如下公式证明上述操作：m 为输出图像尺寸，n 为输入图像尺寸，p 为填充(padding)，f 为卷积核的大小，s 为步长：

$$m=\frac{n+2p-f}{s}+1=\frac{8+2\times0-3}{1}+1=6 \tag{5-137}$$

Same 卷积操作过程如图 5-72 所示。蓝色框为输入图像，对其进行全零填充，得到 6×6 的填充图像，再用 3×3 的卷积核(绿色框)进行运算，在填充后的图像左上角选取 3×3 的范围，与卷积核对应位置进行相乘，如浅绿色框图所示，将每个矩阵中的数字填入新的矩阵，得到 4×4 的输出图像。与输入图像的尺寸保持一致。

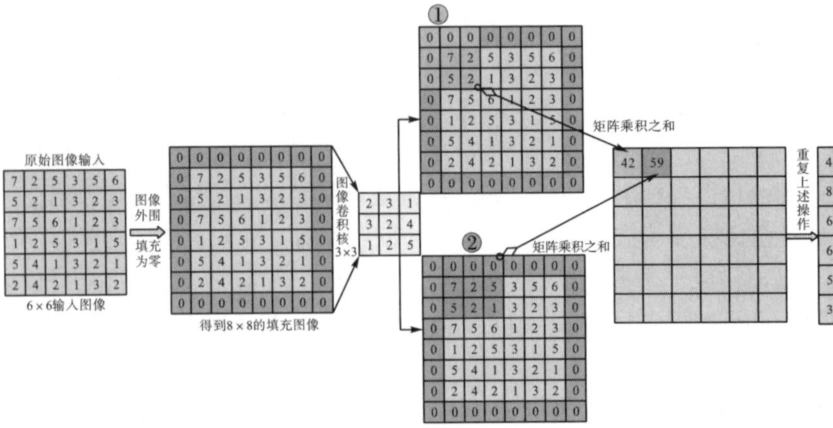

图 5-72 Same 卷积操作原理

用如下公式证明上述操作：m 为输出图像尺寸，n 为输入图像尺寸，p 为填充(padding)，f 为卷积核的大小，s 为步长：

$$m=\frac{n+2p-f}{s}+1=\frac{6+2\times1-3}{1}+1=6 \tag{5-138}$$

5.9.3 池化层

池化最常使用的是最大池化和平均池化，最大池化和平均池化计算方法简单，参数量少，且对大多数任务都有较好的效果，因此到目前为止仍为较常使用的池化方法。最大池化是选择池化域中最大的激活值作为输出响应值，而将其他激活值直接舍弃，最大池化的优点是提取显著特征，可以学习到图像的轮廓信息，但最大池化对特征的丢失过多，损失过多信息，全局最大池化的计算方法是将最大池化推广到全局的情况，区别在于池化域大小设置成和整个特征图的尺寸相同。最大池化使用方法简单，计算量小，但是会忽略一些影响因素较大的特征，丢失信息。图 5-73 中，最大池化的前向传播是把 patch 中最大的值传递给后一层，而其他像素的值直接被舍弃掉。那么反向传播也就是把梯度直接传给前一层某一个像素，而其他像素不接受梯度，也就是为 0。

平均池化是指对池化域中所有激活值求平均，将平均值作为输出响应值，平均池化可以考虑全局的信息，不会有信息丢失，减少过拟合，但同时使特征平滑，无法提取到有突出特征的信息，全局平均池化的计算方法是平均池化推广到全局的情况，区别在于池化域尺寸和整个特征图的尺寸相同。平均池化考虑到全局信息，没有信息丢失，减少过拟合，但使特征趋于平滑，无法提取到突出特征的信息。图 5-74 中，前向传播的算法为每个颜色的邻域内取平均，而反向传播的算法为特征值根据邻域大小被平均后传给每个索引位置。

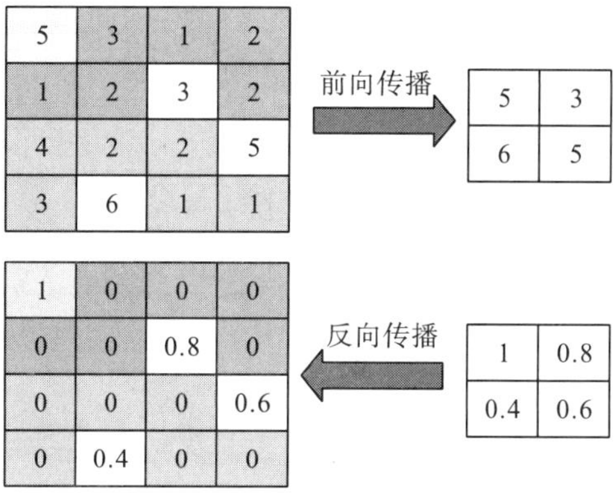

图 5-73　最大池化操作

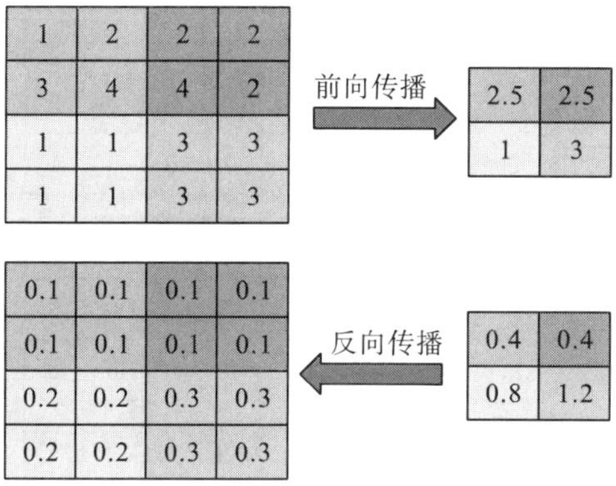

图 5-74　平均池化操作

5.9.4　上采样层

上采样的目的是放大原始图像并以更高的分辨率显示。与下采样操作相比，上采样操作主要是提高神经网络中特征图的分辨率。也就是说，它允许网络将上下文信息从低空间分辨率层转移到上采样阶段高空间分辨率层。图像放大主要是采用内插值方法，即在原有图像像素的基础上在像素点之间采用合适的插值算法插入新的元素。本节采用转置卷积的方法进行上采样操作，具体过程如图 5-75 所示。输入尺寸为 2×2 的图像，如蓝色框图所示，用 2×2 的卷积核，如绿色框图所示，步长为 2 进行卷积。首先对图像进行步长补 0(补 0 数为步长减 1)；再通过 padding 规则进行反方向补 0，如图中浅粉色所示部分；将卷积核反转，得到最终的反转卷积核，如图中绿色框图部分；使用步长为 1×1 的卷积进行卷积操作，选取左上角为 2×2 的范围与反转后的卷积核相乘，得到的矩阵中所有数字之和，填入新的矩阵中，如图 5-75 中的黄色与红色部分，从左至右，从上至下，重复上述操作，即可得到在输入图像基础上宽、高各扩大一倍的输出图像。

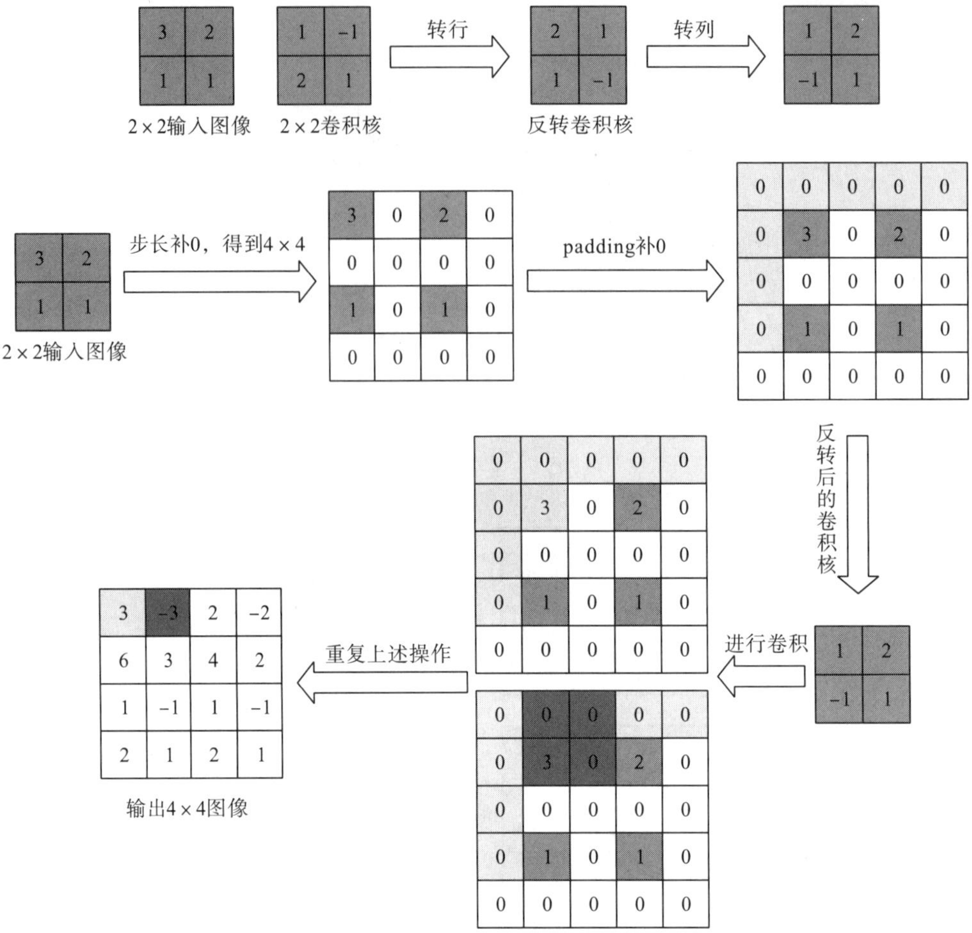

图 5-75 上采样操作

5.9.5 跳跃连接

对于分割，空间域信息非常重要。而 U-Net 网络的编码器部分，通过各个池化层已经把特征图分辨率降得非常小，这一点不利于精确的分割掩码生成，通过跳跃连接可以把较浅的卷积层特征传递，那些分辨率较高且层数浅的特征图，会含有比较丰富的低级语义信息，更利于生成分割掩码。U-Net 是一种典型的编-解码结构，编码器部分利用池化层进行逐层下采样，解码器部分利用反卷积进行逐层上采样，使得原始输入图像中的空间信息与图像中的边缘信息会被逐渐恢复，由此低分辨率的特征图最终会被映射为像素低的分割结果图。为进一步弥补编码阶段下采样丢失的信息，在网络的编码器与解码器之间，U-Net 算法利用 Concat 拼接层来融合两个过程中对应位置上的特征图，使得解码器在进行上采样时能够获取更多高分辨率信息，进而更完善地恢复原始图像中的细节信息，提高分割精度。而增加了跳跃连接结构的 U-Net，能够使得网络在每一级的上采样过程中，将编码器对应位置的特征图在通道上进行融合，进一步对高层卷积特征层中丰富的细节信息进行了利用，从而最大化地提高了网络各层中的特征信息利用率。

5.9.6　注意力机制

注意力机制会对输入的上下文表示进行一次基于权重的筛选，通过这种加权的方式让网络更好地学到多种内容模态之间的相互关系，从而更好地表示这些信息，克服其无法解释从而难以设计的缺陷。注意力机制的基本思想是忽略无关信息而关注重点信息，通过神经网络计算出梯度并通过前向传播和后向反馈来学习以获得注意力权重。注意力机制分为通道注意力和空间注意力，因此模型可以在空间和通道上学到“在哪里”和“是什么”。

1. 通道注意力机制

通道注意力机制首先对一个尺寸为 $H\times W\times C$ 的输入特征图 F 进行空间维度的全局最大池化和全局平均池化，得到两个 $1\times 1\times C$ 的特征图；(在空间维度进行池化，压缩空间尺寸，便于后面学习通道的特征)；然后，将全局最大池化和全局平均池化的结果，分别送入一个共享的多层感知机(multilayer perceptron，MLP)中学习，得到两个 $1\times 1\times C$ 的特征图。MLP 的第一层神经元个数为 C/r，激活函数为 Relu，第二层神经元个数为 C(基于 MLP 学习通道维度的特征和各个通道的重要性)；最后，将 MLP 输出的结果进行 Add 操作，接着经过 Sigmoid 激活函数的映射处理，最终得到通道注意力权重矩阵 $\boldsymbol{M}_c$(图 5-76)。

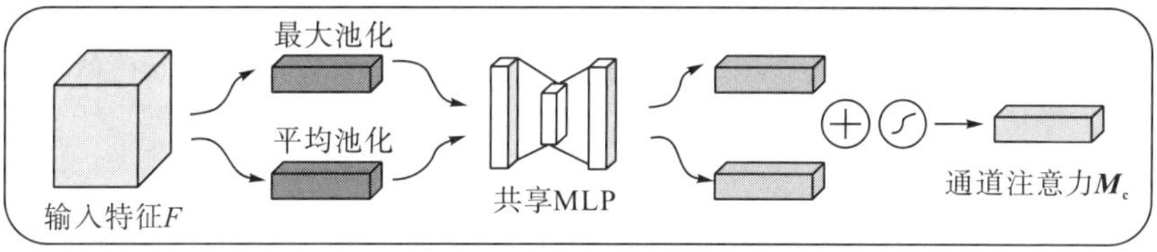

图 5-76　通道注意力模块

2. 空间注意力机制

空间注意力机制首先对一个尺寸为 $H\times W\times C$ 的输入特征图 F 进行通道维度的全局最大池化和全局平均池化，得到两个 $H\times W\times 1$ 的特征图(在通道维度进行池化，压缩通道大小，便于后面学习空间的特征)；然后，将全局最大池化和全局平均池化的结果，按照通道拼接，得到特征图尺寸为 $H\times W\times 2$；最后，对拼接的结果进行 7×7 的卷积操作，得到特征图尺寸为 $H\times W\times 1$，接着通过 Sigmoid 激活函数，得到空间注意力权重矩阵 $\boldsymbol{M}_s$(图 5-77)。

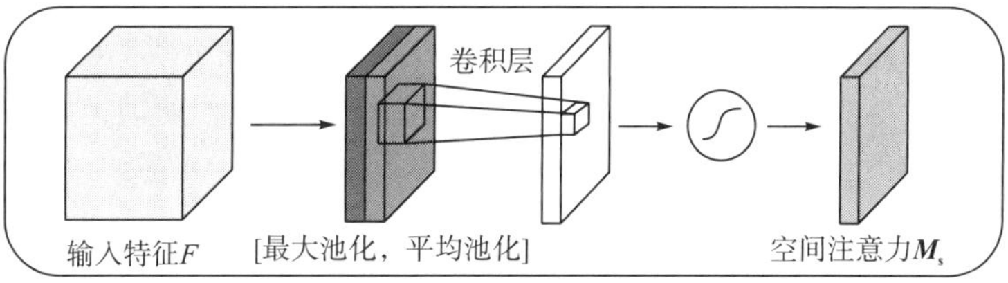

图 5-77　空间注意力模块

3. 混合注意力机制

混合注意力机制是将空间注意力与通道注意力结合起来，获取通道间、空间区域、通道与空间之间的相互依赖关系。它通过级联的两种注意力机制，将原始输入特征映射成带空间权重和通道权重的输出特征，两个注意模块并行交互，更有助于获取全局信息。这里以卷积块注意力模块(convolutional block attention module，CBAM)为典型代表进行介绍，具体如图 5-78 所示。该机制输入特征，首先经过通道注意力，通道注意力对输入特征图进行最大池化(Maxpool)和平均池化(Avgpool)，接着输入到多层感知机(MLP)中，接着对两种池化输出特征进行相加和 Sigmoid 激活操作，最后将生成通道注意力权重与原特征图相乘之后输入到空间注意力模块中。同样，该机制空间注意力分别进行 Maxpool 和 Avgpool 的特征图拼接，使其通道数降为 1，之后进行 Sigmoid 操作，得到空间注意力特征图与通道注意力模块的特征图进行相乘，输出最后的 CBAM 结果。

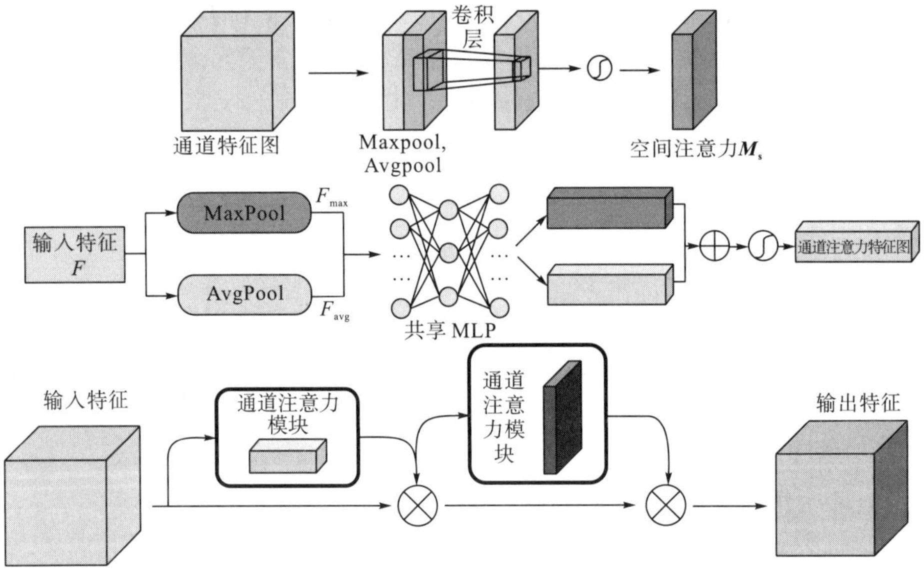

图 5-78 CBAM

4. Transformer 自注意力机制

Transformer 自注意力机制摒弃了传统的 CNN 架构，同样采用编码器(ENCODER)、解码器(DECODER)架构，编码器和解码器分别为连续 N 个具有同样结构的编、解码器。编码器中包含多头注意力模块(图 5-79)和前馈神经网络的串联组成的模块，每个子网络都具有残差连接。解码器中不仅有编码器存在的多头注意力模块和前馈神经网络模块，还包括掩码多头注意力模块。在解码器中的三个子网络中都存在残差连接，并且在残差后都进行归一化操作。

如图 5-80 所示，左边为编码器，右边为解码器。编码器由 6 个相同层组成，在图 5-80 中左边标注为 N_x(x 为 6 个)。每层由两个子层组成，分别是多头注意力机制(图 5-79)和全连接反向前馈网络。解码器中首先使用嵌入算法将单词转变为向量，如图 5-80 中解码器最底层部分，它的输入为 embedding 向量。在每个编码器内部，输入向量经过自注意力机制，再传入反向前馈层，每个编码器的输出向量为它正上方编码器的输入，最后经过线性变换和 Softmax 将其结果输出。

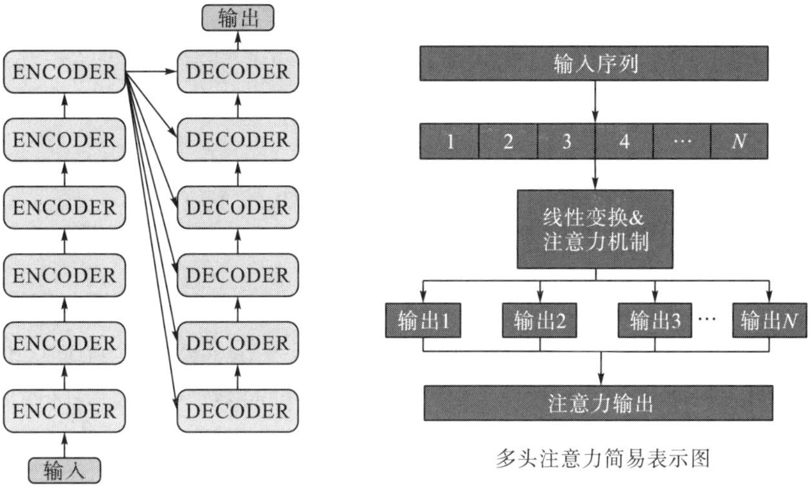

多头注意力简易表示图

图 5-79　多头自注意力模块

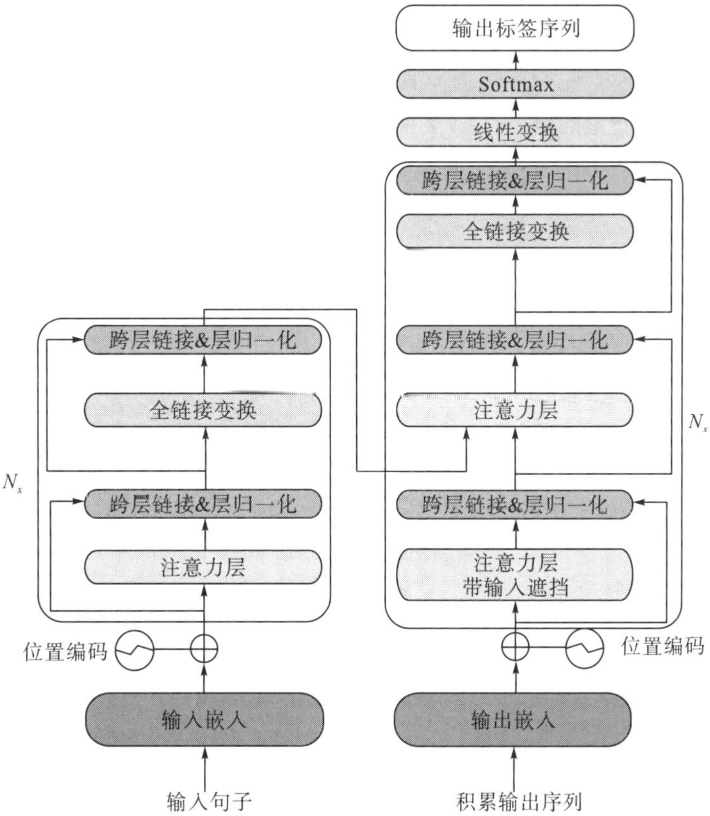

图 5-80　Transformer 自注意力模块

Transformer 自注意力机制的特点为具有善于处理空间上下文关系的优势，通过对医学数字图像中器官之间的关系进行挖掘，提高医学数字图像的分割精度。Transformer 模型也采用了编码器与解码器结构，调整流通张量的结构与数据稠密程度，提高了网络精度与效率。

本节主要阐述了 U-Net 分割网络的基本原理和组成结构、卷积操作、池化层、上采样层和跳跃连接，还介绍了目前常用的通道注意力机制、空间注意力机制、混合注意力机制和 Transformer 自注意力机制。

5.10 分割结果的评价指标

为了评估分割准确性方面的有效性，常用以下几种评价指标(表 5-1)：DICE 系数(dice similarity coefficient，DSC)、杰卡德(Jaccard)系数、错误率(volumetric overlap error，VOE)、对称位置的平均表面距离(average symmetric surface distance，ASD，也被称为 ASSD、AvgD)、对称位置表面距离的均方根(root mean square symmetric surface distance，RMSD)、对称位置的最大表面距离(maximum symmetric surface distance，MSSD，也称为 MaxD)、体素相对误差(relative volume difference，RVD，也称为 VD)。还有一些指标：过分割率(false positive rate，FPR)、欠分割率(false negative rate，FNR)、灵敏度(true positive rate，TPR)、特异度(true negative rate，TNR)、准确率(accuracy)，但由于对片段大小的敏感性，作为医学数字图像分割的评价方法并不常见。为了方便描述，定义 P 和 N 代表模型的判断结果，T 和 F 评价模型的判断结果是否正确，FP 代表假正例，FN 代表假负例，TP 代表真正例，TN 代表真负例，A 表示含有理论分割结果的图像，用来和结果图像进行比较，B 表示预测的分割结果。它们之间的关系如表 5-1、图 5-81 所示。

表 5-1 评价指标

指标名称	指标别名	作用	取值范围	使用频率	单位
DICE 系数	—	分割结果与标记之间的重复率	[0,1]	常用	—
杰卡德(Jaccard)系数	杰卡德系数	分割结果与标记之间的相似性与差异性	[0,1]	常用	—
VOE	错误率	分割结果与实际分割结果的重叠度，代表错误率	[0,1]	一般	—
RVD、VD	体素相对误差	分割结果与标记之间体积的差异	可负可正	一般	—
ASD(ASSD、AvgD)	对称位置的平均表面距离	分割结果与标记之间对称位置的平均表面距离	正数	一般	mm
MSD(MSSD、MaxD)	对称位置的最大表面距离	分割结果与标记之间的对称位置的最大表面距离	正数	一般	mm
RMSD	对称位置表面距离的均方根	分割结果与标记之间的对称位置表面距离的均方根	正数	一般	mm
FPR	过分割率	所有反类中，有多少被预测成正类(正类预测错误)	[0,1]	较少	—
FNR	欠分割率	所有正类中，有多少被预测成反类(反类预测错误)	[0,1]	较少	—
TPR	灵敏度(真正例率，召回率)	所有正类中，有多少被预测成正类(正类预测正确)	[0,1]	较少	—
TNR	特异度	所有反类中，有多少被预测成反类(反类预测正确)	[0,1]	较少	—
accuracy	准确率	预测对的正例占所有正例样本的比例	[0,1]	较少	—

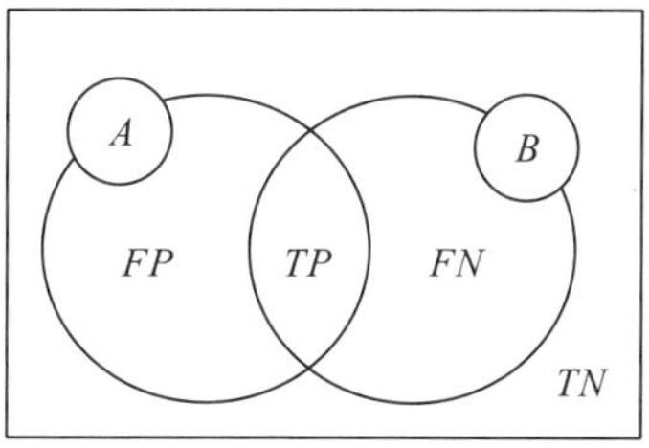

图 5-81　评价指标相关概念

(1) DICE 系数也称为重叠指数，是验证医学数字图像分割最常用的指标，通常表示分割结果与标记之间的重复率。DICE 的取值是 0～1，0 表示实验分割结果与标记结果发生严重偏离，1 则表示实验分割结果与标记结果完全重合。公式为

$$\mathrm{DICE}=\frac{2|A\cap B|}{|A|+|B|}=\frac{2TP}{2TP+FP+FN} \tag{5-139}$$

(2) 杰卡德系数，表示分割结果与标记之间的相似性与差异性，系数越大，样本相似度越高，且杰卡德系数和 DICE 系数是相关的，公式为

$$\mathrm{JAC}=\frac{A\cap B}{A\cup B}=\frac{TP}{TP+FP+FN}=\frac{\mathrm{DICE}}{2-\mathrm{DICE}} \tag{5-140}$$

(3) VOE 表示错误率，由杰卡德导出。值为 0 表示完全分割。若分割结果与标记之间完全不重叠，则该值为 100%。公式为

$$\mathrm{VOE}=1-\frac{A\cap B}{A\cup B}=1-\frac{TP}{TP+FP+FN} \tag{5-141}$$

(4) RVD 表示分割结果与标记之间体积的差异，值为 0 表示分割结果与标记之间的体积相同。其公式为

$$\mathrm{RVD}=\frac{|B|-|A|}{|A|}=\frac{FP}{TP+FN} \tag{5-142}$$

(5) ASD 表示分割结果与标记之间对称位置的平均表面距离，单位是 mm，其中 0mm 表示完美分割。其公式为

$$\mathrm{ASD}=\frac{1}{|S(A)|+|S(B)|}\times\left\{\sum_{s_A\in S(A)}d[s_A,S(B)]+\sum_{s_B\in S(B)}d[s_B,S(A)]\right\} \tag{5-143}$$

式中，$S(A)$ 代表 A 集合中的表面体素；$d[v,S(A)]$ 表示任意体素到 $S(A)$ 的最短距离

$$d[v,S(A)]=\min_{s_A\in S(A)}d(v,s_A) \tag{5-144}$$

(6) MSSD 和 ASD 的概念类似，也称为豪斯多夫距离，表示分割结果与标记之间的对称位置的最大表面距离，单位是 mm，根据最大欧几里得距离计算，其中 0mm 代表完美的分割。其公式为

$$\mathrm{MSD}=\max\{\max_{s_A\in S(A)}d[s_A,S(B)],\max_{s_B\in S(B)}d[s_B,S(A)]\} \tag{5-145}$$

(7) RMSD 表示分割结果与标记之间的对称位置表面距离的均方根，单位为 mm，其计算过程与 ASD 相似，只需计算均方误差。公式为

$$\mathrm{RMSD}=\sqrt{\frac{1}{|S(A)|+|S(B)|}}\times\sqrt{\left(\sum_{s_A\in S(A)}d^2(s_A,S(B))+\sum_{s_B\in S(B)}d^2(s_B,S(A))\right)} \tag{5-146}$$

(8) FPR，即分割在 A 图像参考面积之外的像素点的比例。公式为

$$\mathrm{FPR}=\frac{FP}{A\cup B} \tag{5-147}$$

(9) FNR，即分割在 A 图像参考面积之中欠缺的像素点的比例。公式为

$$\mathrm{FNR}=\frac{FN}{A\cup B} \tag{5-148}$$

(10) TPR，即实际使感兴趣区域的像素点正确地判断为感兴趣区域像素的比例，其衡量的是分割实验中能分割感兴趣区域的能力。公式为

$$\mathrm{TPR}=\frac{TP}{TP+FN} \tag{5-149}$$

(11) TNR，即实际不是感兴趣区域的像素点被正确地判断为不是感兴趣区域像素的比例，其衡量的是分割实验中能正确判断不是感兴趣区域像素点的能力。公式为

$$\mathrm{TNR}=\frac{TN}{TN+FP} \tag{5-150}$$

(12) 准确率，即正确的数据占总数据的比例。公式为

$$\mathrm{ACC}=\frac{TP+TN}{TP+TN+FP+FN} \tag{5-151}$$

5.11 小 结

医学数字图像分割是医学数字图像处理领域的一个经典难题，是医学数字图像配准、融合、解剖结构的定量测量、图像重建与可视化等必不可少的预处理环节。由于医学数字图像常表现为对比度低，组织和器官的复杂性和多样性，不同个体之间的差异性，不同软组织之间或软组织与病灶之间边界的模糊性等，到目前，医学数字图像分割问题仍然没有得到很好的解决。本章围绕医学数字图像的分割，针对性地介绍了基于阈值的分割、基于边缘检测的分割、基于边界跟踪的分割、基于区域的分割、基于轮廓模型的分割、基于数学形态学的分割、基于水平集模型的分割、基于 U-Net 模型的分割等内容。

参考文献

侯立华，2008. 改进 Snake 模型在医学超声图像分割中的应用[J]. 计算机仿真，25(8)：183-185，322.

罗玲，解梅，陈杉，2004. 基于多尺度形态滤波的分水岭图像分割方法[J]. 计算机辅助设计与图形学学报，16(2)：168-173.

片兆宇，2009. 图像分割若干问题的研究与应用[D]. 沈阳：东北大学.

王蓓，张立明，2003. 利用图像先验知识与 Snake 结合对心脏序列图像的分割[J]. 复旦大学学报(自然科学版)，42(1)：81-86，92.

王建伟，2009. Snake 模型在医学图像分割中的应用[J]. 电脑知识与技术，5(12)：3216-3218.

许正玺，张少敏，支力佳，等，2022. 三维多尺度嵌套 U 结构 CT 影像肺结节检测[J]. 中国图象图形学报，27(3)：797-811.

杨修国，2009. 图像阈值分割方法研究与分析[D]. 上海：华东师范大学.

张艳，2011. 基于数学形态学的医学图像分割方法研究[D]. 重庆：西南大学.

赵晨光，宋利伟，庄天戈，2004. 基于分水岭区域差异性的多级图像分割[J]. 上海交通大学学报，38(9)：1489-1491.

周涛，刘赟璨，陆惠玲，等，2022. ResNet 及其在医学图像处理领域的应用：研究进展与挑战[J]. 电子与信息学报，44(1)：149-167.

周涛，侯森宝，陆惠玲，等，2022. 探析 U-Net 的改进机制及其在医学图像分割的应用[J]. 生物医学工程学杂志，39(4)：806-825.

Alalwan N，Abozeid A，ElHabshy A A，et al.，2021. Efficient 3D deep learning model for medical image semantic segmentation[J]. Alexandria Engineering Journal，60(1)：1231-1239.

AlGhamdi M，Abdel-Mottaleb M，Collado-Mesa F，2020. DU-Net：Convolutional network for the detection of arterial calcifications in mammograms[J]. IEEE Transactions on Medical Imaging，39(10)：3240-3249.

Al-Jawfi R，2009. Handwriting Arabic character recognition LeNet using neural network[J]. International Arab Journal of Information Technology，6(3)：304-309.

Allah A M G，Sarhan A M，Elshennawy N M，2023. Edge U-Net：Brain tumor segmentation using MRI based on deep U-Net model with boundary information[J]. Expert Systems with Applications，213：118833.

Alom M Z，Yakopcic C，Taha T M，et al.，2018. Nuclei segmentation with recurrent residual convolutional neural networks based U-Net（R2U-Net）[C]//NAECON 2018-IEEE National Aerospace and Electronics Conference. IEEE：228-233.

Cao Z，Yu B H，Lei B W，et al.，2021. Cascaded SE-ResUnet for segmentation of thoracic organs at risk[J]. Neurocomputing，453：357-368.

Clèrigues A，Valverde S，Bernal J，et al.，2020. Acute and sub-acute stroke lesion segmentation from multimodal MRI[J]. Computer Methods and Programs in Biomedicine，194：105521.

Cui H F，Chang Y W，Jiang L，et al.，2021. Multiscale attention guided U-Net architecture for cardiac segmentation in short-axis MRI images[J]. Computer Methods and Programs in Biomedicine，206：106142.

Diao Z S，Jiang H Y，Shi T Y，2023. A spatial squeeze and multimodal feature fusion attention network for multiple tumor segmentation from PET–CT Volumes[J]. Engineering Applications of Artificial Intelligence，121：105955.

Fan C，Yang L T，Lin H，et al.，2023. DFE-Net：Dual-branch feature extraction network for enhanced segmentation in skin lesion[J]. Biomedical Signal Processing and Control，81：104423.

Fang L L，Wang X，2023. Multi-input Unet model based on the integrated block and the aggregation connection for MRI brain tumor segmentation[J]. Biomedical Signal Processing and Control，79：104027.

Feng T，Wang C S，Chen X W，et al.，2021. URNet：A U-Net based residual network for image dehazing[J]. Applied Soft Computing，102：106884.

Gu R，Wang G T，Song T，et al.，2021. CA-Net：Comprehensive attention convolutional neural networks for explainable medical image segmentation[J]. IEEE Transactions on Medical Imaging，40(2)：699-711.

Guo C L，Szemenyei M，Yi Y G，et al.，2021. Sa-unet：Spatial attention u-net for retinal vessel segmentation[C]. 2020 25th International Conference on Pattern Recognition（ICPR）. IEEE：1236-1242.

He K M，Zhang X Y，Ren S Q，et al.，2016. Deep residual learning for image recognition[C]. Proceedings of the IEEE Conference on Computer Vision and Pattern Recognition：770-778.

Huang X P，Chen J X，Chen M Z，et al.，2022. TDD-UNet：Transformer with double decoder UNet for COVID-19 lesions segmentation[J]. Computers in Biology and Medicine，151：106306.

Iandola F N，Han S，Moskewicz M W，et al.，2016. SqueezeNet：AlexNet-level accuracy with 50x fewer parameters and <0.5 MB model size[OL]. [2016-07-30]. https://arxiv.org/abs/1602.07360v4.

Ibtehaz N，Rahman M S，2020. MultiResUNet：Rethinking the U-Net architecture for multimodal biomedical image segmentation[J]. Neural Networks，121：74-87.

Kass M，Witkin A，Terzopoulos D，1988. Snakes：Active contour models[J]. International Journal of Computer Vision，1(4)：321-331.

Ke L R，Deng Y S，Xia W X，et al.，2020. Development of a self-constrained 3D DenseNet model in automatic detection and segmentation of nasopharyngeal carcinoma using magnetic resonance images[J]. Oral Oncology，110：104862.

Kushnure D T，Talbar S N，2021. MS-UNet：A multi-scale UNet with feature recalibration approach for automatic liver and tumor segmentation in CT images[J]. Computerized Medical Imaging and Graphics，89：101885.

Lan M，Zhang Y P，Zhang L F，et al.，2020. Global context based automatic road segmentation via dilated convolutional neural network[J]. Information Sciences，535：156-171.

Lan Y C，Zhang X M，2020. Real-time ultrasound image despeckling using mixed-attention mechanism based residual UNet[J]. IEEE Access，8：195327-195340.

Li C，Tan Y S，Chen W，et al.，2020. ANU-Net：Attention-based nested U-Net to exploit full resolution features for medical image segmentation[J]. Computers & Graphics，90：11-20.

Li F Y，Li W S，Qin S，et al.，2021. MDFA-Net：Multiscale dual-path feature aggregation network for cardiac segmentation on multi-sequence cardiac MR[J]. Knowledge-Based Systems，215：106776.

Li J C，Yu Z L，Gu Z H，et al.，2019. Dilated-inception net：Multi-scale feature aggregation for cardiac right ventricle segmentation[J]. IEEE Transactions on Biomedical Engineering，66(12)：3499-3508.

Li Z W，Liu F，Yang W J，et al.，2022. A survey of convolutional neural networks：Analysis，applications，and prospects[J]. IEEE Transactions on Neural Networks and Learning Systems，33(12)：6999-7019.

Liu S P，Li Y M，Zhou J J，et al.，2020. Segmenting nailfold capillaries using an improved U-net network[J]. Microvascular Research，130：104011.

Luo Z M，Zhang Y，Zhou L，et al.，2019. Micro-vessel image segmentation based on the AD-UNet model[J]. IEEE Access，7：143402-143411.

Pang S C，Du A N，Orgun M A，et al.，2021. Tumor attention networks：Better feature selection，better tumor segmentation[J]. Neural Networks，140：203-222.

Peng Y J，Yu D，Guo Y F，2023. MShNet：Multi-scale feature combined with h-network for medical image segmentation[J]. Biomedical Signal Processing and Control，79：104167.

Rai H M，Chatterjee K，Dashkevich S，2021. Automatic and accurate abnormality detection from brain MR images using a novel hybrid UnetResNext-50 deep CNN model[J]. Biomedical Signal Processing and Control，66：102477.

Shi J L，Zhang R，Guo L J，et al.，2020. Dual dense context-aware network for hippocampal segmentation[J]. Biomedical Signal Processing and Control，61：102038.

Waldner F，Diakogiannis F I，2020. Deep learning on edge：Extracting field boundaries from satellite images with a convolutional neural network[J]. Remote Sensing of Environment，245：111741.

Wang D，Hu G Q，Lyu C Z，2020. Multi-path connected network for medical image segmentation[J]. Journal of Visual Communication and Image Representation，71：102852.

Wang E K，Chen C M，Hassan M M，et al.，2020. A deep learning based medical image segmentation technique in Internet-of-Medical-Things domain[J]. Future Generation Computer Systems，108：135-144.

Wang G J，Liu H，Yi X P，et al.，2021. ARMS Net：Overlapping chromosome segmentation based on adaptive receptive field multi-scale network[J]. Biomedical Signal Processing and Control，68：102811.

Wang Z K，Zou Y N，Liu P X，2021. Hybrid dilation and attention residual U-Net for medical image segmentation[J]. Computers in Biology and Medicine，134：104449.

Xie X W，Zhang W D，Wang H D，et al.，2021. Dynamic adaptive residual network for liver CT image segmentation[J]. Computers & Electrical Engineering，91：107024.

Xu C Y，Prince J L，1997. Gradient vector flow：A new external force for snakes[C]. Computer Vision and Pattern Recognition. IEEE Computer Society. DOI：10. 1109/CVPR. 1997. 609299.

Xu G P，Cao H Q，Udupa J K，et al.，2021. DiSegNet：A deep dilated convolutional encoder-decoder architecture for lymph node segmentation on PET/CT images[J]. Computerized Medical Imaging and Graphics，88：101851.

Xu K，Ba J，Kiros R，et al.，2015. Show，attend and tell：Neural image caption generation with visual attention[C]. International Conference on Machine Learning. PMLR：2048-2057.

Yahyatabar M，Jouvet P，Cheriet F，2020. Dense-Unet：A light model for lung fields segmentation in Chest X-Ray images[C]. 2020 42nd Annual International Conference of the IEEE Engineering in Medicine & Biology Society（EMBC）. IEEE：1242-1245.

Yu F，Koltun V，2015. Multi-scale context aggregation by dilated convolutions[J]. ArXiv Preprint ArXiv：1511. 07122.

Yu S，Xiao D，Frost S，et al.，2019. Robust optic disc and cup segmentation with deep learning for glaucoma detection[J]. Computerized Medical Imaging and Graphics，74：61-71.

Yuan H F，Liu Z H，Shao Y J，et al.，2021. ResD-Unet research and application for pulmonary artery segmentation[J]. IEEE Access，9：67504-67511.

Zhao J T，Dang M，Chen Z H，et al.，2022. DSU-Net：Distraction-sensitive U-Net for 3D lung tumor segmentation[J]. Engineering Applications of Artificial Intelligence，109：104649.

Zhou T，Dong Y L，Lu H L，et al.，2022. APU-Net：An attention mechanism parallel U-Net for lung tumor segmentation[J]. BioMed Research International，2022.

Zhuang J，2018. LadderNet：Multi-path networks based on U-Net for medical image segmentation[OL]. [2018-07-30]. https://arxiv. org/abs/1810. 07810v4.

第 6 章　医学数字图像配准

6.1　引　　言

6.1.1　基本概念

医学影像学起源于放射诊断学，是一门由 X 射线应用在医学领域而兴起的学科，在临床医学中往往作为医生分析患者病变部位的一种辅助诊断与治疗手段。几十年以来，该学科已经取得了较大的发展，所覆盖的范围也从较早的心电图等一维线性的可视化成像，发展至当今的二维空间平面的可视化影像信息，乃至三维空间立体的影像可视化信息，如 MRI、CT、US 超声成像、PET 以及 SPECT 等，分别从定性与定量、静态与动态以及平面到立体等方面为临床实践应用提供了丰富的多模态、多内容的图像。图 6-1 为脑部常见医学数字图像，其中图 6-1(a)为脑部 CT 水平结构图像；图 6-1(b)为脑部 MRI 图像，较之于 CT 图像能显示更细节的脑部软组织；图 6-1(c)为脑部血管 MRA 图像，常用于脑部动脉硬化病变等检测诊断中；图 6-1(d)为脑部 PET 图像，可较清晰地显示药物对脑部的影响，常用于帕金森、癫痫等疾病的诊断治疗中。

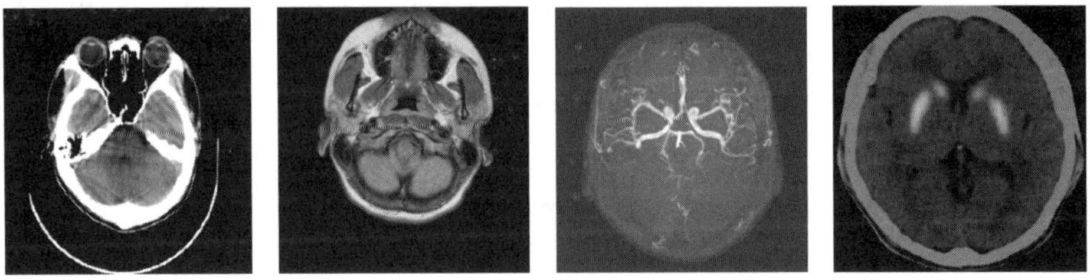

(a)　(b)　(c)　(d)

图 6-1　脑部常见医学数字图像

现有的医学成像技术仍有诸如易受噪声干扰、分辨率低、实时性差等局限，在此前提下，为了详尽掌握患者病变部位的具体情况，必须充分利用不同成像技术的优势，借助模式识别、计算机视觉及图像处理等计算机技术，进而融合不同模态的图像以便得到更丰富、全面的信息。例如，CT 图像是建立在 X 射线成像基础上，人体各组织吸收 X 射线的程度不一样，因此其骨骼图像清晰，分辨率高，可以准确地检测病灶的大小和位置，但却很难显示病灶本身的信息；PET 图像是建立在不同的脏器或组织对放射性核素有不同程度吸收的基础上，根据射出的光子量不一样，来反映组织细胞的代谢和生理信息，实现功能显像，但是由于 PET 图像的信噪比和空间分辨率较低，使得 PET 图像很难进行精确的解剖定位。

由此可见，不同模态的医学数字图像是从不同角度去反映人体信息，单独从某一种图像中无法获取全面的医学信息。PET/CT 将两种不同模态的医学数字图像进行融合，实现分子水平的功能成像与解剖成像的融合，可以同时反映病灶病理生理变化和形态结构，具有灵敏、准确、特异及定位精确等特点，是一种“阳性”全身显像方法，即病变部位表现为异常放射性浓聚，在图像上就可以了解全身各器官组织的葡萄糖代谢情况，结合同机 CT 图像所提供的精确解剖结构，有利于诊断效能的提高，减少或避免漏诊情况的出现；而常规影像检查一般为局部显像，主要根据病变的解剖形态学特征做出诊断，但是由于一些肿瘤病灶组织与邻近正常组织反差不明显、肿瘤病灶组织形态特点不典型、病灶位置隐蔽、体积小以及临床医生读片经验不同等多方面原因，使得对肿瘤病灶检出率低。PET/CT 融合图像与 PET 图像相比，其优点是：①缩短图像摄取时间，减少患者卧床时间，增加患者流通量；②减少 CT 射束硬化伪影，提高图像融合的精度；③提高病变定位的精确性，有利于医生区分生理性摄取与肿瘤引起的摄取，减少 PET 的假阳性与假阴性；④结合 CT 的应用可避免氟代脱氧葡萄糖(Fluoro Deoxy Glucose，FDG)摄取阴性肿瘤的漏检；⑤PET/CT 融合图像诊断的准确性较高，大量研究表明，在肿瘤分期和治疗后再分期的准确性 PET/CT 较单纯的 PET 可以提高 10%～15%；⑥PET/CT 指导制定放射治疗计划。PET/CT 图像融合是两模态医学图像融合，早期的 PET/CT 图像融合的研究主要是异机融合，异机融合成本较低，在临床中的应用空间广阔，但对图像的配准要求高。1999 年，匹兹堡大学的汤森(Townsend)等制造出首台 PET/CT 一体机，实现一次扫描获得 PET 与 CT 的两模态融合图像，2012 年我国研制出首台 PET/CT 一体机，这为融合技术的临床应用提供了有效途径(http://www.topgradehc.com)。PET/CT 一体机将为人类的健康提供保障，并极大地推动现代临床医学的发展和进步。

可见随着医学成像技术的日益高分辨率化，临床医学影像数据量的几何增长与传统的人工图像分析技术所产生的越来越大的矛盾等需求问题，都使得医学数字图像配准技术的研究与应用越来越受到人们的重视。多模态医学影像融合是其中最具发展前景的方向之一，医学数字图像配准作为融合的前期处理，其地位变得越来越突出，配准的好坏直接制约着融合的结果，本章就针对医学数字图像配准进行讨论。

医学数字图像配准是为抑制或去除相似图像数据间的几何不一致性，通过某种搜索方法而找到一种最优的空间变换。通俗地来讲，医学数字图像配准是指对于一幅医学数字图像寻求一种(或一系列)空间变换，使它与另一幅医学数字图像上的对应点达到空间上的一致。这种一致是指人体上的同一解剖点在两张匹配图像上有相同的空间位置(位置一致、角度一致、大小一致)。医学数字图像配准的目的是将多种成像模式或同一种模式得到的多幅图像进行综合分析，使几幅图像严格对齐，从而更好地了解组织情况，并解决问题。

6.1.2　医学数字图像配准方法的分类

实际需求与解决问题不同，关于图像配准方法的分类也不尽相同。不同文献都对其做了不同的分类，目前比较流行的是 1993 年 Van den Elsen 等对医学数字图像配准进行的分类，归纳了七种分类标准。我们根据文献报道，结合 Van den Elsen 的七种分类标准，给出了目前能见到的分类标准，如表 6-1 所示。

表 6-1 医学数字图像配准方法分类标准

分类标准	分类
维度	2D/2D 配准、2D/3D 配准、3D/3D 配准
图像特征	基于外部特征的配准、基于内部特征的配准、图像无关配准
变换模型	刚性变换、仿射变换、投影变换、非线性变换
变换域	全局变换、局部变换
交互性	手动配准、半自动配准、全自动配准
优化方法	参数计算法、参数优化法
模态	单模态配准、多模态配准
对象	患者自身配准、患者间配准、模板匹配
目标组织	头部、胸部、腹部、骨盆、四肢的配准

在实际应用中，这 9 个方面并不是都能应用到，从算法的角度来看，本节可以对表 6-1 中的分类标准进行简化，得到图 6-2 所示医学数字图像配准常用算法的分类，在图 6-2 中，根据图像特征、图像来源、图像模态、图像维数和空间变换等 5 个方面进行了分类。

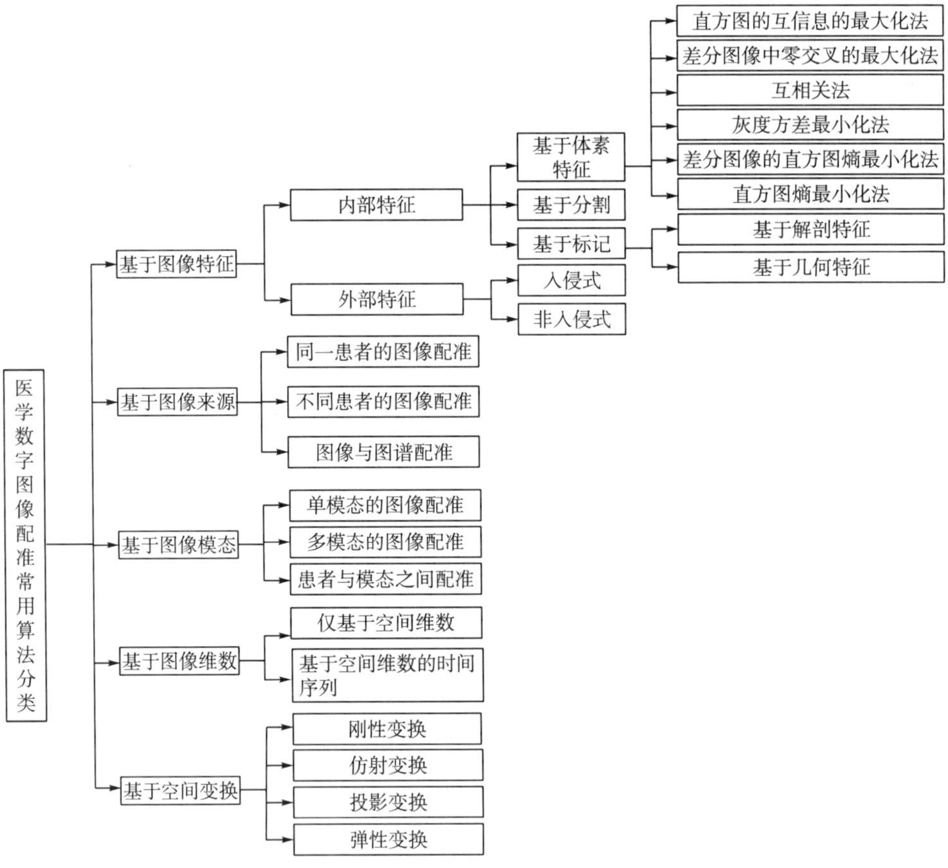

图 6-2 医学数字图像配准常用算法分类

6.1.3　医学数字图像配准步骤

医学数字图像配准的过程也就是“确定空间变换模型—求解变换模型参数”的过程，主要包括四个方面的内容。①搜索空间：刚体变换、仿射变换、投影变换、非线性变换等。②特征空间：边缘、轮廓、面目标拐角、曲线上的交叉点和高曲率的点，人工选取的配准控制点。③搜索策略：寻找最佳的变换模型参数。④相似性度量：不同的参数变换模型的优异程度。

图 6-3 为医学数字图像配准流程图，主要包含三步：①根据待配准图像(浮动图像)I_2与参考图像(基准图像)I_1，提取图像的特征信息组成特征空间；②根据提取出的特征空间确定一种空间变换 T，使待配准图像 I_2 经过该变换后与参考图像 I_1 能够达到所定义的相似性测度，即 $I_1=T(I_2)$；③在确定变换的过程中，还需采取一定的搜索策略(也就是优化措施)使相似性测度更快、更好地达到最优值。

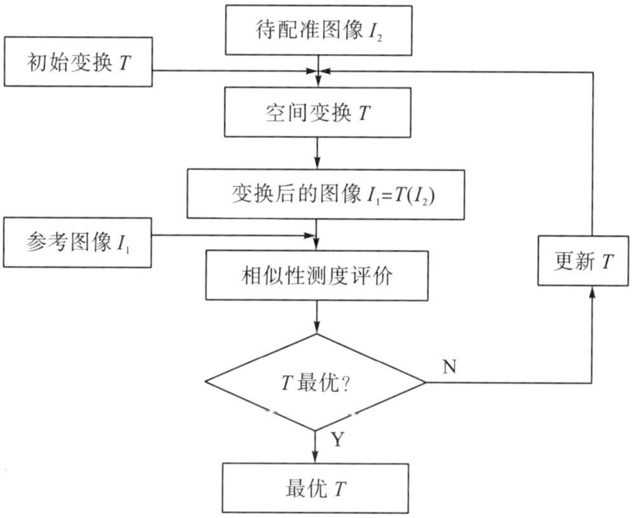

图 6-3　医学数字图像配准流程图

当然，配准过程并不是绝对按上述步骤进行，如一些自动配准方法，一般不包括特征提取步骤。此外，步骤②和步骤③在实际计算过程中是彼此交叉进行的。

为使读者能够直观了解配准并清楚配准的步骤，这里通过一个利用特征点进行配准的示例进行解释。图 6-4 是一个基于特征点的图像配准示意图，图 6-4(a)是待配准的两幅图像，从形状上来看，图像 2 是在图像 1 的基础上进行刚体变换得到的；图 6-4(b)是利用相关特征点寻找算法找到的图像 1 和图像 2 上的特征点；图 6-4(c)是确定图像 1 的特征点和图像 2 特征点之间的对应关系；图 6-4(d)是根据特征点之间的对应关系，利用某种变形模型，对两幅图像进行配准。

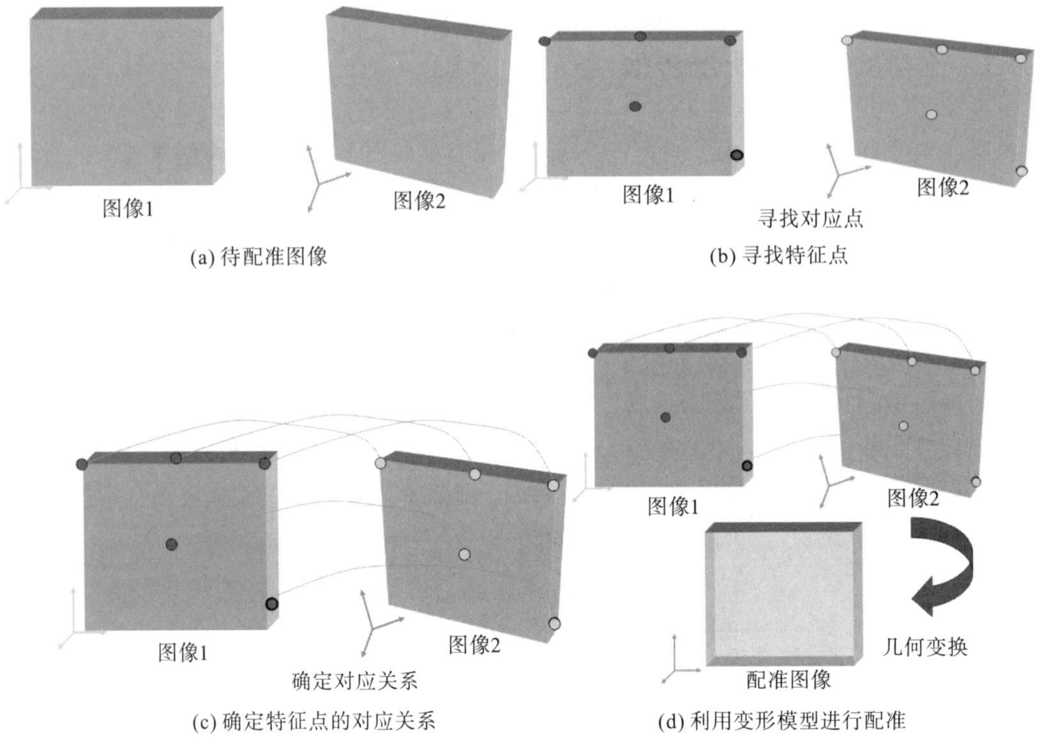

(a) 待配准图像 (b) 寻找特征点

(c) 确定特征点的对应关系 (d) 利用变形模型进行配准

图 6-4 基于特征点的图像配准示意图

6.1.4 医学数字图像配准的基本框架

根据图 6-3 给出的医学数字图像配准流程图，除了待配准的参考图像与浮动图像外，医学数字图像配准存在四个要素：特征空间、搜索空间、搜索策略和相似性测度。

特征空间是指从参考图像和浮动图像中提取的可用于配准的特征，它基本上决定配准算法的运行速度和鲁棒性等性能。这些特征包括三类。①特征点：包括局部曲率极值点、角点[如由哈里斯(Harries)检测法提取的角点]，以及小波模极大值点等常用于其他图像处理中的有几何意义的标识点；人工标识点则为手动设定的对于解剖有意义的标识点，如血管交叉点、关节点等。②特征曲线/曲面：包括图像边缘、纹理以及其他有解剖意义的图像结构。③像素点：待配准图像中的像素点、灰度值以及灰度的概率统计信息特征等。理想的特征空间应满足这样几个条件：特征提取的方法要简单；特征匹配的运算量要少；特征数据量要合适；图像特征不能受噪声、光照度等因素的影响；对各种模态图像都具适用性。

搜索空间是指图像配准过程中对图像进行变换的方式及变换的范围。图像的变换方式包括线性变换和非线性变换，前者又分为刚体变换、仿射变换和投影变换；后者则复杂得多，一般使用多项式函数和基函数。

搜索策略是指在配准参数的搜索过程中以相似性测度的计算值为判决依据，在搜索空间中找到最优的变换参数的方法。它直接决定图像配准的速度，常规的搜索算法(如贪婪搜索法）计算量很大，显然难以满足实际应用的要求。目前，常用的搜索算法有最速下降法、共轭梯度法、单纯性法、牛顿法等传统优化方法以及遗传算法、蚁群算法、粒子群算法等智能优化方法。

相似性测度是用来度量变换后的浮动图像与参考图像之间相似性的一种准则，其实它也决定了图像配准过程中每一次图像变换结果的优劣，通过对图像变换结果的相似性评估，为搜索策略的下一步动作提供依据。

6.2 图像的基本变换

图像 A 和图像 B 的配准就是寻找一种映射关系 T：$X_A \rightarrow X_B$，使得 X_A 上的每一点在 X_B 上都有唯一的点与之对应。这种映射关系表现为一组连续的空间变换，如整幅图像应用相同的空间变换，则称为全局变换（global transformation），否则称为局部变换（local transformation）。根据图像变换形式的不同，有线性变换（linear transformation）和非线性变换[non linear transformation，也称作弯曲变换（curved transformation）]两种。线性变换包括刚体变换（rigid body transformation），仿射变换（affine transformation）和投影变换（projective transformation）。四种变换从集合的角度来看，存在如下的包含关系：

$$刚体变换 \subset 仿射变换 \subset 投影变换 \subset 非线性变换$$

投影变换是非线性变换的一种特殊形式，仿射变换是投影变换的一种特殊形式，刚体变换是仿射变换的一种特殊形式，刚体变换是四种变换里最简单的变换，而非线性变换是四种变换里最具有现实意义、最复杂的一种变换。图 6-5 为在全局和局部定义域上，刚体、仿射、投影和曲线变换，从图中可以很容易看到四种空间变换的特点，关于这四种变换下一节会做详细介绍，这里不再说明。

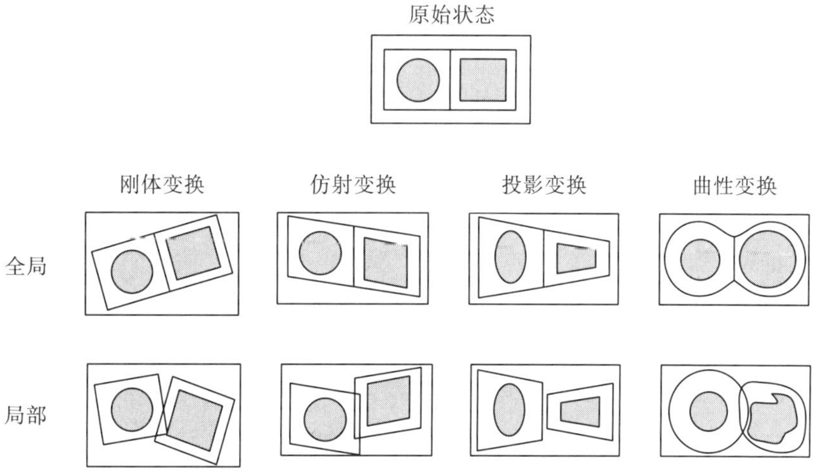

图 6-5　刚体、仿射、投影和曲线变换

Bro-Neilsen 提出图像变换模型的另外一种分类：刚性变换、非刚性变换和自由变形变换。这种分类有助于研究者理解形变的属性，同时它能够反映在图像变换中控制变形的自由度。配准的图像具有的形变可以属于这三类中的一类，或属于其中两类之间。图 6-6 为刚性、非刚性和自由变形变换的示意图，这种变换中的刚性变换与刚体变换类似，但非刚性变换、自由变形变换与仿射、投影和曲线变换就没有严格的对应关系了。

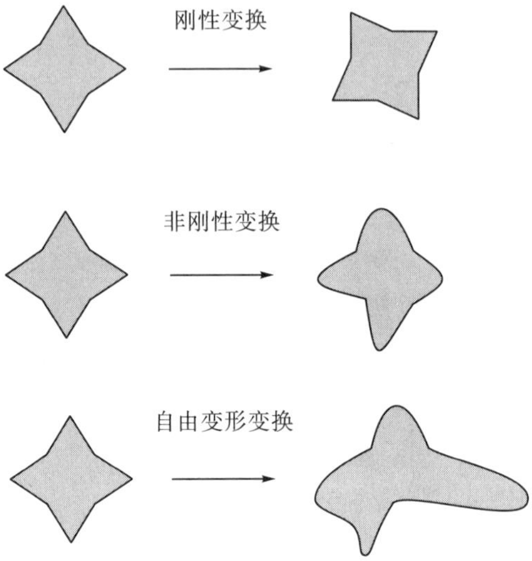

图 6-6　刚性、非刚性和自由变形变换示意图

从空间变换看，非刚性变换是主流，它既可以用在单模态医学数字图像配准中，也可以用在多模态医学数字图像配准中。目前，单模态医学数字图像配准技术已经取得了巨大的成功，而多模态医学数字图像配准由于图像模态的差异仍旧是一个具有很大挑战性的问题。多模态医学数字图像配准方法与单模态医学数字图像配准方法的主要差别在于相似测度函数的不同。从相似测度函数来看，单模态医学数字图像配准中主要使用的是基于图像灰度值的测度函数，如灰度差平方和(sum of squared difference，SSD)。单模态图像配准中的相似测度函数具有易操作、计算速度快、鲁棒性高的优点。多模态医学数字图像配准中使用的是基于图像灰度分布的相似测度函数，如互信息(mutual information，MI)，这主要因为图像模态的差异，使基于灰度值的相似测度函数在优化过程中不稳定，很容易陷入局部极小值而导致配准失败。针对这个问题，基于信息理论的相似测度函数被引入到多模态医学数字图像配准中，并取得了巨大成功。互信息作为相似测度函数的主要缺点是：仅仅考虑了图像的灰度分布性质而没有考虑图像的空间特征信息，它的梯度形式比较复杂，优化计算过程冗长且缺少足够的鲁棒性，导致优化过程易陷入局部极值。

目前，主要有三种策略来克服这些缺点：①直接改进策略，即在直接计算互信息的基础上对其进行改进；②替换策略，即引入一些新的基于信息论的相似测度函数代替互信息；③图像模态表示法，或称为模态映射法，即将待配准的不同模态的医学数字图像在某个数学模型下映射为同一种模式的图像或者同一种模式下近似的图像。相比模态映射法，直接改进策略增加了相似测度函数的计算复杂度，替换策略又带来了与互信息相同的丢失空间特征信息的缺点。模态映射法的最大优点是能够将单模态医学数字图像配准方法中的相似测度函数直接应用于多模态医学数字图像配准中，为它们搭建起了一座沟通的桥梁。但是它的缺点是或没有考虑图像本身含有的空间特征信息或仅考虑了图像中点的位置信息，而没有考虑尺度、方向等信息。因此，既能综合利用图像的空间特征信息，又具有形式简单、计算稳定高效等优点的相似测度函数必能提高多模态医学数字图像配准的性能。

6.2.1　刚体变换

刚体变换是指物体内部任意两点间的距离保持不变。刚体变换(rigid body transformation)使得一幅图像中任意两点间的距离在变换前后保持不变。例如，人体的头部由坚硬的颅骨支撑，在处理时通常忽略头部皮肤的微小变形，将整个人脑看作是一个刚体。在刚体变换中，主要介绍二维刚体变换、三维刚体变换和全局尺度变换。

1. 二维刚体变换

二维刚体变换主要包括沿 x 轴平移、沿 y 轴平移、绕坐标原点旋转和复合变换四种情况。

(1)沿 x 轴平移，从 (x,y) 变到新坐标系 (x',y')，其变换公式如下。

变换公式：

$$\begin{cases} x' = x + p \\ y' = y \end{cases} \tag{6-1}$$

式中，x' 与 y' 是平移后的结果。

矩阵公式：

$$\begin{bmatrix} x' \\ y' \\ 1 \end{bmatrix} = \begin{bmatrix} 1 & 0 & p \\ 0 & 1 & 0 \\ 0 & 0 & 1 \end{bmatrix} \begin{bmatrix} x \\ y \\ 1 \end{bmatrix} = \begin{bmatrix} 1\times x + 0\times y + p\times 1 \\ 0\times x + 1\times y + 0\times 1 \\ 0\times x + 0\times y + 1\times 1 \end{bmatrix} = \begin{bmatrix} x+p \\ y \\ 1 \end{bmatrix} \tag{6-2}$$

注：向右平移 p 为正，向左平移 p 为负。

(2)沿 y 轴平移，从 (x,y) 变到新坐标系 (x',y')，其变换公式如下。

变换公式：

$$\begin{cases} x' = x \\ y' = y + q \end{cases} \tag{6-3}$$

式中，x' 与 y' 是平移后的结果。

矩阵公式：

$$\begin{bmatrix} x' \\ y' \\ 1 \end{bmatrix} = \begin{bmatrix} 1 & 0 & 0 \\ 0 & 1 & q \\ 0 & 0 & 1 \end{bmatrix} \begin{bmatrix} x \\ y \\ 1 \end{bmatrix} = \begin{bmatrix} 1\times x + o\times y + 0\times 1 \\ 0\times x + 1\times y + q\times 1 \\ 0\times x + 0\times y + 1\times 1 \end{bmatrix} = \begin{bmatrix} x \\ y+q \\ 1 \end{bmatrix} \tag{6-4}$$

注：向上平移 p 为正，向下平移 p 为负。

图 6-7 为平移示意图。

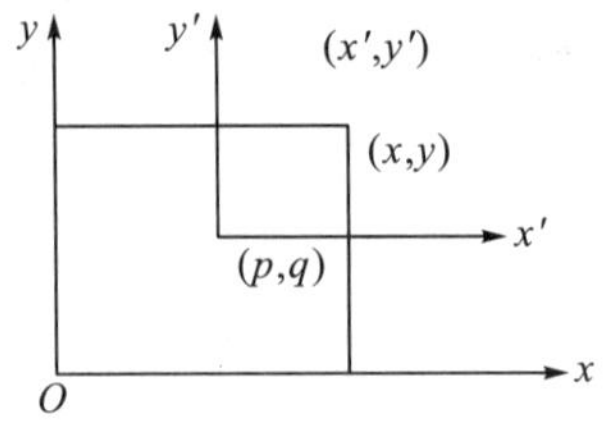

图 6-7　平移示意图

(3) 绕坐标原点旋转，从 (x, y) 变到新坐标系 (x', y')，其变换公式如下。

变换公式：

$$\begin{cases} x' = x\cos\theta + y\sin\theta \\ y' = -x\sin\theta + y\cos\theta \end{cases} \tag{6-5}$$

矩阵公式：

$$\begin{bmatrix} x' \\ y' \\ 1 \end{bmatrix} = \begin{bmatrix} \cos\theta & \sin\theta & 0 \\ -\sin\theta & \cos\theta & 0 \\ 0 & 0 & 1 \end{bmatrix} \begin{bmatrix} x \\ y \\ 1 \end{bmatrix} = \begin{bmatrix} \cos\theta \times x + \sin\theta \times y + 0 \times 1 \\ -\sin\theta \times x + \cos\theta \times y + 0 \times 1 \\ 0 \times x + 0 \times y + 1 \times 1 \end{bmatrix}$$
$$= \begin{bmatrix} x\cos\theta + y\sin\cos\theta \\ -x\sin\cos\theta + y\cos\cos\theta \\ 1 \end{bmatrix} \tag{6-6}$$

图 6-8 为旋转示意图。

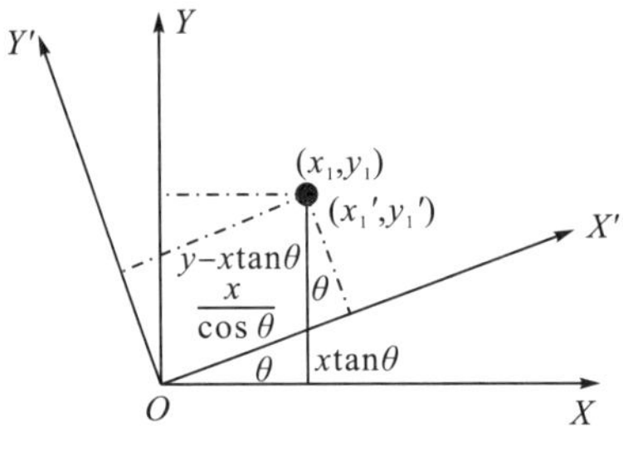

图 6-8　旋转示意图

(4) 复合变换就是从 (x, y) 变到新坐标系 (x', y')，经历平移和旋转的复合变换，这里就存在一个变换顺序的问题，下面给出两种变换顺序：

先沿 x 轴平移，再沿 y 轴平移，最后绕原点旋转：

$$\begin{bmatrix} x' \\ y' \\ 1 \end{bmatrix} = \begin{bmatrix} \cos\theta & \sin\theta & 0 \\ -\sin\theta & \cos\theta & 0 \\ 0 & 0 & 1 \end{bmatrix} \begin{bmatrix} 1 & 0 & 0 \\ 0 & 1 & q \\ 0 & 0 & 1 \end{bmatrix} \begin{bmatrix} 1 & 0 & p \\ 0 & 1 & 0 \\ 0 & 0 & 1 \end{bmatrix} \begin{bmatrix} x \\ y \\ 1 \end{bmatrix} \tag{6-7}$$

先绕原点旋转，再沿 y 轴平移，最后沿 x 轴平移：

$$\begin{bmatrix} x' \\ y' \\ 1 \end{bmatrix} = \begin{bmatrix} 1 & 0 & p \\ 0 & 1 & 0 \\ 0 & 0 & 1 \end{bmatrix} \begin{bmatrix} 1 & 0 & 0 \\ 0 & 1 & q \\ 0 & 0 & 1 \end{bmatrix} \begin{bmatrix} \cos\theta & \sin\theta & 0 \\ -\sin\theta & \cos\theta & 0 \\ 0 & 0 & 1 \end{bmatrix} \begin{bmatrix} x \\ y \\ 1 \end{bmatrix} \tag{6-8}$$

(5) 二维刚体变换性质。

性质 1：对于变换矩阵，不同的变换顺序，其变换结果也不同。

【例 6-1】　设刚体变换先绕坐标原点旋转 10°，再沿 x 轴平移 4 个单位，最后沿 y 轴平移 9 个单位：

$$\begin{aligned} \begin{bmatrix} x' \\ y' \\ 1 \end{bmatrix} &= \begin{bmatrix} 1 & 0 & 0 \\ 0 & 1 & 9 \\ 0 & 0 & 1 \end{bmatrix} \begin{bmatrix} 1 & 0 & 4 \\ 0 & 1 & 0 \\ 0 & 0 & 1 \end{bmatrix} \begin{bmatrix} \cos(10^\circ) & \sin(10^\circ) & 0 \\ -\sin(10^\circ) & \cos(10^\circ) & 0 \\ 0 & 0 & 1 \end{bmatrix} \begin{bmatrix} x \\ y \\ 1 \end{bmatrix} \\ &= \begin{bmatrix} 0.9848 & 0.1736 & 9 \\ -0.1736 & 0.9848 & 4 \\ 0 & 0 & 1 \end{bmatrix} \begin{bmatrix} x \\ y \\ 1 \end{bmatrix} \end{aligned} \tag{6-9}$$

设刚体变换先沿 x 轴平移 4 个单位，再沿 y 轴平移 9 个单位，最后绕坐标原点旋转 10°。

$$\begin{aligned} \begin{bmatrix} x' \\ y' \\ 1 \end{bmatrix} &= \begin{bmatrix} \cos(10^\circ) & \sin(10^\circ) & 0 \\ -\sin(10^\circ) & \cos(10^\circ) & 0 \\ 0 & 0 & 1 \end{bmatrix} \begin{bmatrix} 1 & 0 & 0 \\ 0 & 1 & 9 \\ 0 & 0 & 1 \end{bmatrix} \begin{bmatrix} 1 & 0 & 4 \\ 0 & 1 & 0 \\ 0 & 0 & 1 \end{bmatrix} \begin{bmatrix} x \\ y \\ 1 \end{bmatrix} \\ &= \begin{bmatrix} 0.9848 & 0.1736 & 5.5016 \\ -0.1736 & 0.9848 & 8.1688 \\ 0 & 0 & 1 \end{bmatrix} \begin{bmatrix} x \\ y \\ 1 \end{bmatrix} \\ \begin{bmatrix} x' \\ y' \\ 1 \end{bmatrix} &= \begin{bmatrix} 0.9848 & 0.1736 & 9 \\ -0.1736 & 0.9848 & 4 \\ 0 & 0 & 1 \end{bmatrix} \begin{bmatrix} x \\ y \\ 1 \end{bmatrix} \\ &= \begin{bmatrix} \cos(10^\circ) & \sin(10^\circ) & 0 \\ -\sin(10^\circ) & \cos(10^\circ) & 0 \\ 0 & 0 & 1 \end{bmatrix} \begin{bmatrix} 1 & 0 & 0 \\ 0 & 1 & 9.5579 \\ 0 & 0 & 1 \end{bmatrix} \begin{bmatrix} 1 & 0 & 2.3764 \\ 0 & 1 & 0 \\ 0 & 0 & 1 \end{bmatrix} \begin{bmatrix} x \\ y \\ 1 \end{bmatrix} \end{aligned} \tag{6-10}$$

从计算可以看到，原始图像是先沿 x 轴平移 2.3764 个单位，再沿 y 轴平移 9.5579 个单位，最后绕坐标原点旋转 10°。这个结果与先旋转、后平移的不一样，所以，在二维刚体变换中，变换顺序不同，最后得到的结果不同。图 6-9 给出了变换顺序对二维刚体变换的影响示意图，可以看到最后结果是不一样的。

性质 2：给定一个变换结果，可以有多种不同的变换途径。

性质 3：给定一个变换任务，总的变换矩阵唯一确定刚体变换结果。

性质 4：二维刚体变换基本矩阵顺序改变后仅涉及平移参数的改变。

(6) 判断一个二维变换矩阵是否为刚体变换的依据：

$$\begin{bmatrix} a & b \\ -b & a \end{bmatrix}$$

①变换矩阵的左上角 2×2 子矩阵具有明显的对称性；
②变换矩阵的左上角 2×2 子矩阵行列式的值为 1。

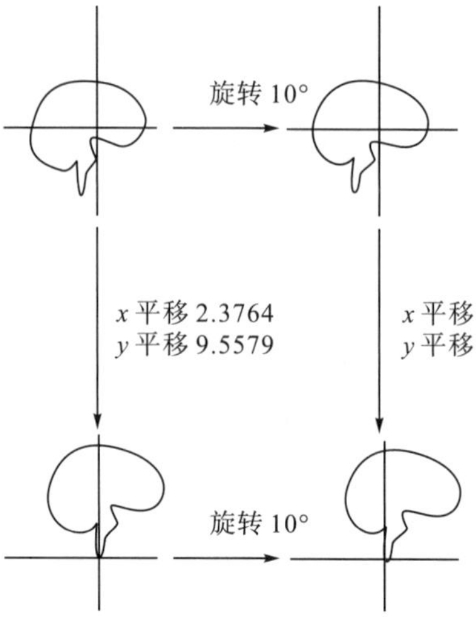

图 6-9　变换顺序对二维刚体变换的影响示意图

2. 三维刚体变换

(1) 沿 x 轴平移，从 (x, y, z) 变到新坐标系 (x', y', z')，其变换公式如下。

变换公式：

$$\begin{cases} x' = x + p \\ y' = y \\ z' = z \end{cases} \tag{6-11}$$

式中，x'、y'、z' 是平移后的结果。

矩阵公式：

$$\begin{bmatrix} x' \\ y' \\ z' \\ 1 \end{bmatrix} = \begin{bmatrix} 1 & 0 & 0 & p \\ 0 & 1 & 0 & 0 \\ 0 & 0 & 1 & 0 \\ 0 & 0 & 0 & 1 \end{bmatrix} \begin{bmatrix} x \\ y \\ z \\ 1 \end{bmatrix} = \begin{bmatrix} x+p \\ y \\ z \\ 1 \end{bmatrix} \tag{6-12}$$

注：向右平移 p 为正，向左平移 p 为负。

(2) 沿 y 轴平移，从 (x, y, z) 变到新坐标系 (x', y', z')，其变换公式如下。

变换公式：

$$\begin{cases} y' = y + q \\ x' = x \\ z' = z \end{cases} \tag{6-13}$$

式中，x'、y'、z' 是平移后的结果。

矩阵公式：

$$\begin{bmatrix} x' \\ y' \\ z' \\ 1 \end{bmatrix} = \begin{bmatrix} 1 & 0 & 0 & 0 \\ 0 & 1 & 0 & q \\ 0 & 0 & 1 & 0 \\ 0 & 0 & 0 & 1 \end{bmatrix} \begin{bmatrix} x \\ y \\ z \\ 1 \end{bmatrix} = \begin{bmatrix} x \\ y+q \\ z \\ 1 \end{bmatrix} \tag{6-14}$$

注：向上平移 q 为正，向下平移 q 为负。

(3) 沿 z 轴平移，从 (x, y, z) 变到新坐标系 (x', y', z')，其变换公式如下。

变换公式：

$$\begin{cases} z' = z + r \\ x' = x \\ y' = y \end{cases} \tag{6-15}$$

式中，x'、y'、z' 是平移后的结果。

矩阵公式：

$$\begin{bmatrix} x' \\ y' \\ z' \\ 1 \end{bmatrix} = \begin{bmatrix} 1 & 0 & 0 & 0 \\ 0 & 1 & 0 & 0 \\ 0 & 0 & 1 & r \\ 0 & 0 & 0 & 1 \end{bmatrix} \begin{bmatrix} x \\ y \\ z \\ 1 \end{bmatrix} = \begin{bmatrix} x \\ y \\ z+r \\ 1 \end{bmatrix} \tag{6-16}$$

注：向前平移 r 为正，向后平移 r 为负。

(4) 绕坐标轴旋转，从 (x, y, z) 变到新坐标系 (x', y', z')，其变换公式如下。

绕 x 轴旋转：

$$\begin{aligned} \begin{bmatrix} x' \\ y' \\ z' \\ 1 \end{bmatrix} &= \begin{bmatrix} 1 & 0 & 0 & 0 \\ 0 & \cos\theta & \sin\theta & 0 \\ 0 & -\sin\theta & \cos\theta & 0 \\ 0 & 0 & 0 & 1 \end{bmatrix} \begin{bmatrix} x \\ y \\ z \\ 1 \end{bmatrix} \\ &= \begin{bmatrix} x \\ y\cos\theta + z\sin\theta \\ -y\sin\theta + z\cos\theta \\ 1 \end{bmatrix} \end{aligned} \tag{6-17}$$

绕 y 轴旋转：

$$\begin{bmatrix} x' \\ y' \\ z' \\ 1 \end{bmatrix} = \begin{bmatrix} \cos\omega & 0 & -\sin\omega & 0 \\ 0 & 1 & 0 & 0 \\ \sin\omega & 0 & \cos\omega & 0 \\ 0 & 0 & 0 & 1 \end{bmatrix} \begin{bmatrix} x \\ y \\ z \\ 1 \end{bmatrix} = \begin{bmatrix} x\cos\omega - z\sin\omega \\ y \\ x\sin\omega + z\cos\omega \\ 1 \end{bmatrix} \tag{6-18}$$

绕 z 轴旋转：

$$\begin{bmatrix} x' \\ y' \\ z' \\ 1 \end{bmatrix} = \begin{bmatrix} \cos\varphi & \sin\varphi & 0 & 0 \\ -\sin\varphi & \cos\varphi & 0 & 0 \\ 0 & 0 & 1 & 0 \\ 0 & 0 & 0 & 1 \end{bmatrix} \begin{bmatrix} x \\ y \\ z \\ 1 \end{bmatrix} = \begin{bmatrix} x\cos\varphi + y\sin\varphi \\ -x\sin\varphi + y\cos\varphi \\ z \\ 1 \end{bmatrix} \tag{6-19}$$

三维刚体变换示意图如图 6-10 所示。

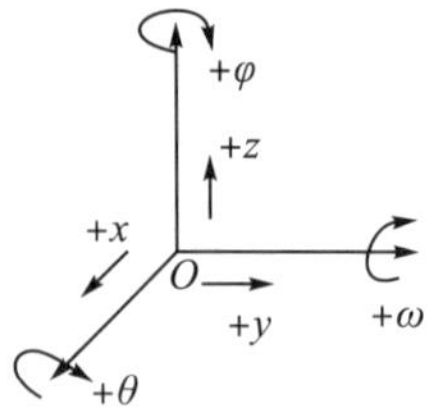

图 6-10 三维刚体变换示意图

注：θ、ω、φ 分别为绕 x、y、z 轴的旋转角度。

(5) 复合变换，从 (x, y, z) 变到新坐标系 (x', y', z')，结合先旋转、后平移，及先平移后旋转，共有 12 种不同的组合顺序。

这里给出其中的一种，即先旋转后平移，其平移公式为

$$\begin{bmatrix} x' \\ y' \\ z' \\ 1 \end{bmatrix} = \begin{bmatrix} 1 & 0 & 0 & p \\ 0 & 1 & 0 & q \\ 0 & 0 & 1 & r \\ 0 & 0 & 0 & 1 \end{bmatrix} \times \begin{bmatrix} \cos\varphi & \sin\varphi & 0 & 0 \\ -\sin\varphi & \cos\varphi & 0 & 0 \\ 0 & 0 & 1 & 0 \\ 0 & 0 & 0 & 1 \end{bmatrix} \times \begin{bmatrix} \cos\omega & 0 & -\sin\omega & 0 \\ 0 & 1 & 0 & 0 \\ \sin\omega & 0 & \cos\omega & 0 \\ 0 & 0 & 0 & 1 \end{bmatrix} \times \begin{bmatrix} 1 & 0 & 0 & 0 \\ 0 & \cos\theta & \sin\theta & 0 \\ 0 & -\sin\theta & \cos\theta & 0 \\ 0 & 0 & 0 & 1 \end{bmatrix} \times \begin{bmatrix} x \\ y \\ z \\ 1 \end{bmatrix} \tag{6-20}$$

(6) 三维刚体变换性质。

性质 1：对于变换矩阵，不同的变换顺序，其变换结果也不同。

性质 2：给定一个变换结果，可以有多种不同的变换途径。

性质 3：给定一个变换任务，总的变换矩阵唯一确定刚体变换结果。

性质 4：二维刚体变换基本矩阵顺序改变后仅涉及平移参数的改变，在三维刚体变换中旋转角度也发生变化。

3. 全局尺度变换

在三维刚体变换基础上增加一个新参数 m(尺度变换系数)，以描述不同条件下获取的图像缩放倍数。需要说明的是，全局尺度变换对三个方向的缩放倍数相同，尺度变换的顺序也对变换结果有影响(与平移变换的顺序有影响，但与旋转变换顺序无关)。其变换公式如下：

$$\begin{bmatrix} x' \\ y' \\ z' \\ 1 \end{bmatrix} = \begin{bmatrix} m & 0 & 0 & 0 \\ 0 & m & 0 & 0 \\ 0 & 0 & m & 0 \\ 0 & 0 & 0 & 1 \end{bmatrix} \begin{bmatrix} x \\ y \\ z \\ 1 \end{bmatrix} = \begin{bmatrix} mx \\ my \\ mz \\ 1 \end{bmatrix} \tag{6-21}$$

式中，$m>1$，图像放大；$m<1$，图像缩小；$m=1$，图像大小不变。

6.2.2　仿射变换

1. 9 参数仿射变换

9 参数仿射变换(affine transformation)对 3 个方向的缩放倍数都不同，这意味着待配准的两幅图像存在固有的不对称性，各方向上尺度变换系数不同，其变换系数分别是 m_x、m_y、m_z，并且 $m_x \neq m_y \neq m_z$，9 参数仿射变换定义如下：

$$\begin{bmatrix} x' \\ y' \\ z' \\ 1 \end{bmatrix} = \begin{bmatrix} 1 & 0 & 0 & p \\ 0 & 1 & 0 & q \\ 0 & 0 & 1 & r \\ 0 & 0 & 0 & 1 \end{bmatrix} \times \begin{bmatrix} \cos\varphi & \sin\varphi & 0 & 0 \\ -\sin\varphi & \cos\varphi & 0 & 0 \\ 0 & 0 & 1 & 0 \\ 0 & 0 & 0 & 1 \end{bmatrix} \times \begin{bmatrix} \cos\omega & 0 & -\sin\omega & 0 \\ 0 & 1 & 0 & 0 \\ \sin\omega & 0 & \cos\omega & 0 \\ 0 & 0 & 0 & 1 \end{bmatrix}$$
$$\times \begin{bmatrix} 1 & 0 & 0 & 0 \\ 0 & \cos\theta & \sin\theta & 0 \\ 0 & -\sin\theta & \cos\theta & 0 \\ 0 & 0 & 0 & 1 \end{bmatrix} \times \begin{bmatrix} m_x & 0 & 0 & 0 \\ 0 & m_y & 0 & 0 \\ 0 & 0 & m_z & 0 \\ 0 & 0 & 0 & 1 \end{bmatrix} \times \begin{bmatrix} x \\ y \\ z \\ 1 \end{bmatrix} \tag{6-22}$$

这 9 个参数分别是：沿 x 轴平移 p，沿 y 轴平移 q，沿 z 轴平移 r，绕 x 轴旋转 θ，绕 y 轴旋转 ω，绕 z 轴旋转 φ，x 轴向的缩放尺度 m_x，y 轴向的缩放尺度 m_y，z 轴向的缩放尺度 m_z。

图 6-11 为二维仿射变换示例，其中图 6-11(a)是原始图像，图 6-11(b)是原图先沿 x 轴平移，再整体旋转，最后沿 y 轴平移的结果，图 6-11(c)是原图先沿 x 轴扩大，再整体扩大/缩小，最后沿 y 轴扩大。

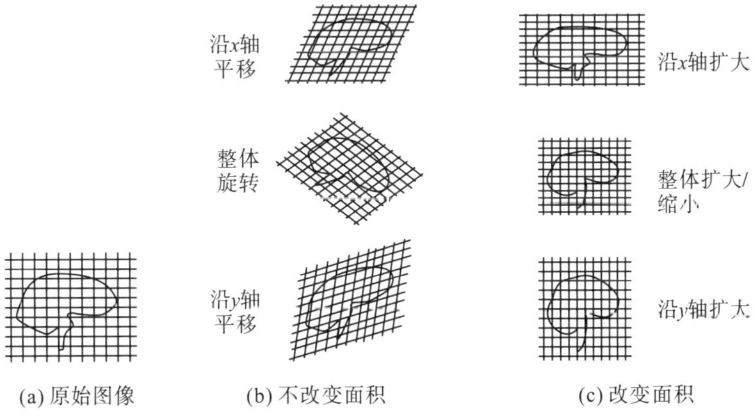

图 6-11　二维仿射变换示例

2. 一般仿射变换

一般仿射变换有 6 个参数，6 参数的一般仿射变换与 9 参数仿射变换的区别就在于没有 3 个轴上的缩放系数，只有沿着 3 个方向的平移和旋转。6 参数的一般仿射变换定义如下：

$$\begin{bmatrix} x' \\ y' \\ z' \\ 1 \end{bmatrix} = \begin{bmatrix} 1 & 0 & 0 & p \\ 0 & 1 & 0 & q \\ 0 & 0 & 1 & r \\ 0 & 0 & 0 & 1 \end{bmatrix} \times \begin{bmatrix} \cos\varphi & \sin\varphi & 0 & 0 \\ -\sin\varphi & \cos\varphi & 0 & 0 \\ 0 & 0 & 1 & 0 \\ 0 & 0 & 0 & 1 \end{bmatrix} \times \begin{bmatrix} \cos\omega & 0 & -\sin\omega & 0 \\ 0 & 1 & 0 & 0 \\ \sin\omega & 0 & \cos\omega & 0 \\ 0 & 0 & 0 & 1 \end{bmatrix}$$

$$\times \begin{bmatrix} 1 & 0 & 0 & 0 \\ 0 & \cos\theta & \sin\theta & 0 \\ 0 & -\sin\theta & \cos\theta & 0 \\ 0 & 0 & 0 & 1 \end{bmatrix} \times \begin{bmatrix} x \\ y \\ z \\ 1 \end{bmatrix} \tag{6-23}$$

$$\begin{bmatrix} x' \\ y' \\ 1 \end{bmatrix} = \begin{bmatrix} e_{11} & e_{12} & e_{13} \\ e_{21} & e_{22} & e_{23} \\ 0 & 0 & 1 \end{bmatrix} \begin{bmatrix} x \\ y \\ 1 \end{bmatrix}$$

这 6 个参数分别是：沿 x 轴平移 p，沿 y 轴平移 q，沿 z 轴平移 r，绕 x 轴旋转θ，绕 y 轴旋转ω，绕 z 轴旋转φ。如果只考虑 3 个轴上的旋转，则有 6 种不同的组合；如果综合考虑平移和旋转，即先旋转后平移，或者先平移后旋转，就有 12 种组合。

6.2.3 投影变换

投影变换(projective transformation)反映的是目标在不同距离成像时，成像系统中发生的变形。投影变换后，直线经变换后还是直线，但平行的直线经变换后可能相交。图 6-12 为投影变换原理示意图，其中图 6-12(a)是投影变换的截面效果，图 6-12(b)是投影变换的三维效果。

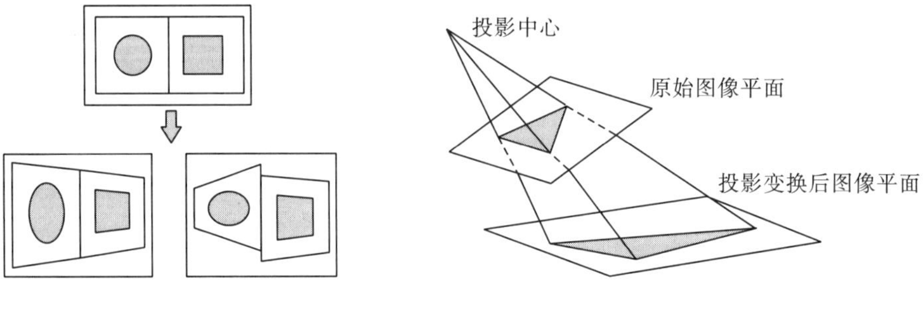

(a) (b)

图 6-12 投影变换原理示意图

与仿射变换相似，投影变换将直线映射为直线，但不保持平行性质。投影变换主要用于二维投影图像与三维体积图像的配准。二维投影变换按照下式将图像 $A(x_1, y_1)$ 映射至图像 $B(x_2, y_2)$：

$$x_2 = \frac{a_{11}x_1 + a_{12}y_1 + a_{13}}{a_{31}x_1 + a_{32}y_1 + a_{33}}$$
$$y_2 = \frac{a_{21}x_1 + a_{22}y_1 + a_{23}}{a_{31}x_1 + a_{32}y_1 + a_{33}} \tag{6-24}$$

式中，变换参数 a_{ij} 是依赖图像本身的常数。

另外一种类似的变换方式称为透视变换。透视变换是投影变换的子集。某些医疗成像设备，如内窥镜、显微镜等，获取的图像都是通过将三维物体投影到二维平面，由此产生的几何变换称为透视变换。

6.2.4　非线性变换

非线性变换(nonlinear transformation)能够把直线变换成曲线，它反映的是图像中组织或器官的严重变形或位移，其主要应用于具有全局性形变的医学数字图像配准中，尤其是对胸腺、肺、心脏等易发生大形变和位移的器官。目前，非线性变换还没有统一的理论模型，典型的非线性变换包括弹性体模型、黏性流体模型、光流场模型、多项式变换等，特别是基于形变场的配准方法，如薄板样条法(thin-plate splines，TSP)、B 样条法等，是现阶段研究的热点。本节只介绍具有代表意义的二阶多项式变换和样条函数法，至于其他的形变方法，读者可以查阅相关文献自行学习。

1. 二阶多项式变换

基于二阶多项式变换的定义如下：

$$T(x,y,z)\begin{pmatrix} x' \\ y' \\ z' \\ 1 \end{pmatrix} = \begin{pmatrix} a_{00} & \cdots & a_{08} & a_{09} \\ a_{10} & \cdots & a_{18} & a_{19} \\ a_{20} & \cdots & a_{28} & a_{29} \\ 0 & \cdots & 0 & 1 \end{pmatrix}\begin{pmatrix} 1 \\ x_1 \\ y_1 \\ z_1 \\ x_1^2 \\ xy \\ xz \\ y_1^2 \\ yz \\ z^2 \end{pmatrix} \tag{6-25}$$

上述模型确定了一个具有 30 个自由度的变换空间。类似地，可以把它推广至更高次数的多项式，如三次、四次等。然而，它们不能很好地模拟局部形状的改变，只能用于全局配准中。因此，高次多项式很少用于非刚性局部配准。

2. 样条函数法

常用的样条函数有径向基函数、薄板样条、B 样条等。采用样条函数配准方法的原理是：假设在参考图像和目标图像中存在某些确定的对应点(也称为控制点)，将目标图像中的控制点映射到参考图像的控制点，在控制点之间，求取它们之间存在的最优光滑位移场。

薄板样条是径向基函数家族中的一个特例，它首先被 Bookstein F. L.用于医学数字图像配准中，描述二维平面产生的形变。薄板样条插值的定义为

$$f(x,y)=A_1+A_2x+A_3y+\sum_{i=1}^{N}F_ir_i^2\ln r_i^2 \tag{6-26}$$

式中，$r^2=(x-x_i)^2+(y-y_i)^2+d^2$，$d^2$ 是刚度参数。

式(6-26)中包含 N+3 个未知数，将 N 个点的坐标代入式(6-26)，可以得到 N 个方程，再加上下面的 3 个约束条件就可以求出所有未知系数。

$$\begin{aligned}&\sum_{i=1}^{N}F_i=0\\&\sum_{i=1}^{N}x_iF_i=0\\&\sum_{i=1}^{N}y_iF_i=0\end{aligned} \tag{6-27}$$

因此，只要控制点的数目足够多，薄板样条法就可以用来模拟任意的形变。但是随着控制点数量的增加，系数矩阵会越来越大，它的计算准确性和稳定性会降低。

6.3 医学数字图像配准的一些关键问题

自动、快速、准确、鲁棒性强的配准方法一直是广大学者和医务工作者追求的目标。本节通过深入分析医学数字图像配准的框架和工作过程，借鉴已经给出的各种典型配准算法，列出配准算法中存在的一些关键问题。

6.3.1 医学数字图像配准的特征提取

在基于特征的图像配准中，使用图像内部几何特征的好处是特征提取可以实现自动化。而基于几何特征的图像配准其最关键的环节是特征提取，使用获取的特征完成两幅图像特征之间的匹配，通过特征的匹配关系即可建立图像之间的配准映射变换。无论是点、直线段、边缘、轮廓、闭合区域还是由它们构成的综合特征，特征的选择、提取以及特征间的匹配都直接关系配准参数的准确性。例如，最好选择一些几何上的极值点(如角点、高曲率点等)作为特征点，不仅特征明显，而且容易实现提取的自动化。特征的数量也是很重要的，太少的特征点必然影响配准的准确性，这是因为图像的变换依赖特征点；相反，特征点数量太多，特征点的匹配难以实现，会影响配准效率。

6.3.2　基于物理模型配准方法的改进

改进基于物理模型的配准方法，拓展其应用范围。基于物理模型的非刚性配准方法由于较好的配准精度在近年来得到了广泛应用，然而这类方法仍存在一些问题。例如，在基于光流场模型的配准中，常亮假设的光流场约束，要求待配准的浮动图像和参考图像具有一致的灰度，只适用于单模态图像之间的配准，研究如何将它用于多模图像配准具有重要的意义。基于光流场模型的配准方法还有不能用于具有较大差异的两图像之间配准的缺点，从而限制了其应用。为此，进一步研究光流场模型并加以改进，从而拓展其应用范围也具有重要的应用价值。

6.3.3　结合图像分层和特征约束策略

深入研究非参数配准的目标函数，结合图像分层和特征约束策略来同时提高配准精度与速度。非参数配准的图像变换不再是用某些参数表示的数学函数或物理模型，而是所有像素在 x 方向及 y 方向上的位移集合构成的位移场。求解这类数学问题需要对目标函数进行规则化处理，也就是对图像变换施加一定的约束，从而使得配准结果更趋合理。可以通过在非参数配准的目标函数中引入特征约束，使得配准后的图像在某些感兴趣部位具有更高的匹配度。

6.3.4　应用智能优化方法

应用智能优化方法，进一步提高搜索精度。搜索策略在图像配准中的作用使得人们从一开始就对优化方法的研究与应用表示了极大重视。特别是以互信息为相似性测度的多模态医学数字图像配准，很多原因使得目标函数存在大量的局部极值，传统的优化方法求解这类问题往往显得力不从心。为此，需要借助如遗传算法、蚁群算法及粒子群算法等各种智能优化方法作为图像配准的搜索策略。

6.4　基于角点特征检测的配准方法

6.4.1　角点特征检测概念

基于角点（corner points）特征检测的配准方法是基于点特征检测配准的一种基本方法，其基本过程就是寻找两幅图像之间的标志点（相同的点），然后通过对对应点集的刚体变换，将标志点对准，实现图像配准。角点没有明确的数学定义，但普遍认为角点是二维图像亮度变化剧烈的点或图像边缘曲线上曲率的极大值点，这些点在保留图像图形重要特征的同时，可以有效地减少信息的数据量，提高有效信息含量，加快计算速度，有利于图像的可靠匹配，使得实时处理成为可能。正是基于上述认识，角点作为一类重要的点特征，其定义也比较多，这里罗列如下：①角点是一阶导数(即灰度的梯度)的局部最大所对应的像素点；②角点是两条及两条以上边缘的交点；③角点指示了物体边缘变化不连续的方向；④角点处的一阶导数最大，二阶导数为零；⑤角点是指图像中梯度值和梯度方向的变化速率都很高的点。

典型的角点检测算法有哈里斯角点检测和曲率尺度空间(Curvature Scalar Space，CSS)角点检测，这里以哈里斯角点检测为主，简单介绍一下哈里斯角点检测基本思想，即以图像局部的小窗口观察图像特征，如果窗口向任意方向的移动都导致图像灰度的明显变化，那么这个窗口所在的区域就是角点。图 6-13 为哈里斯角点检测示意图，其中图 6-13(a)的蓝色矩形区域是观察窗口，图 6-13(b)是观察窗口在图像的平坦区域，观察窗口向任意方向移动，都无灰度变化；图 6-13(c)是观察窗口在图像的边缘区域，观察窗口沿着边缘方向移动，都无灰度变化；图 6-13(d)是观察窗口在图像的角点区域，观察窗口沿任意方向移动，灰度都有变化。

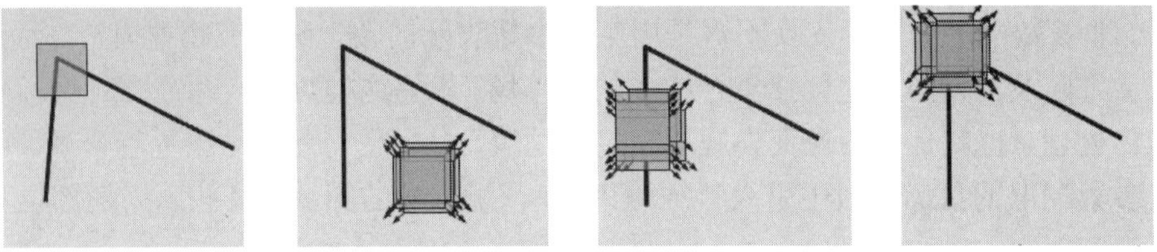

(a) 观察窗口　(b) 平坦区域　(c) 边缘区域　(d) 角点区域

图 6-13　哈里斯角点检测示意图

图 6-14 为 5 种角点类型，红色圆点标示的地方就是角点，包括 L 形、Y 形、T 形、箭头形和 X 形。

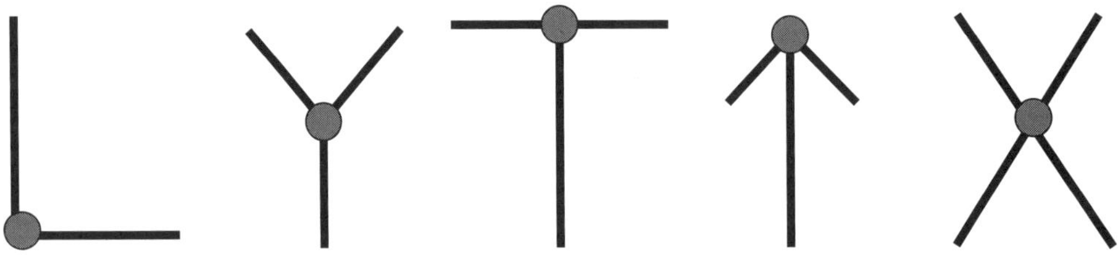

(a) L形　(b) Y形　(c) T形　(d) 箭头形　(e) X形

图 6-14　角点类型

目前的角点检测算法可归纳为三类，包括基于灰度图像的角点检测、基于二值图像的角点检测和基于轮廓曲线的角点检测。图 6-15 为角点检测算法分类。

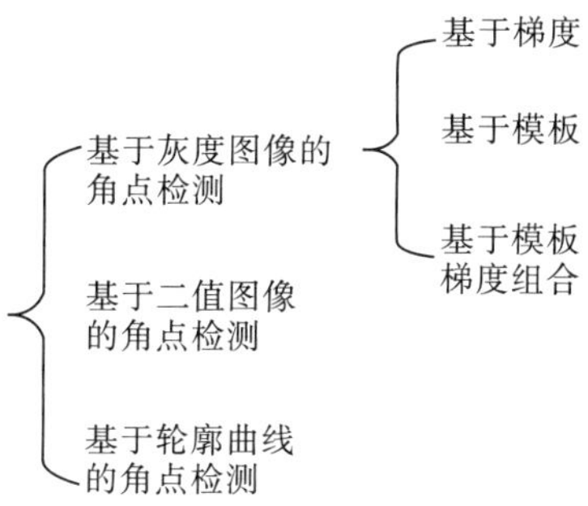

图 6-15　角点检测算法分类

一个好的角点检测算法一般来讲具有以下特点：①检测出图像中“真实的”角点，即准确性，在角点检测的过程中，可以减小噪声对角点检测的影响，即使细小的角点也可以被检测，即漏提取和误提取的角点越少越好；②准确的定位性能，即精确性，在角点检测的过程中，提取到的角点的坐标应尽可能地准确，应尽可能地接近角点的实际位置，即提取到的角点应尽可能是角点的真实位置；③很高的重复检测率，即稳定性好，在角点检测的过程中，在图像受外界条件干扰不大的情况下，每次检测的结果应该基本相同；④具有对噪声的鲁棒性；⑤具有较高的计算效率，角点检测的速度关系后续工作的效率，所以，角点检测算法应简单，程序运行速度越快越好，减少人工干预，提高程序的自动化要求，满足实时性的要求。

6.4.2　哈里斯角点特征检测原理

哈里斯算子是一种简单的点特征提取算子，这种算子受信号处理中自相关函数的启发，给出与自相关函数相联系的矩阵 $\boldsymbol{M}$。$\boldsymbol{M}$ 矩阵的特征值是自相关函数的一阶曲率，如果两个曲率值都高，那么就认为该点是特征点。为了消除噪声对于角点检测的影响，可以使用一个高斯滤波器来平滑图像。

将图像窗口平移$[u, v]$产生灰度变化 $E(u, v)$，其计算过程如下：

$$E(u,v)=\sum_{x,y}w(x,y)\left[I(x+u,y+v)-I(x,y)\right]^2 \tag{6-28}$$

式中，$w(x,y)$ 为窗口函数；$I(x,y)$ 为平移前图像灰度；$I(x+u,y+v)$ 为平移后的图像灰度。图 6-16 为窗口函数 $w(x,y)$ 示意图。

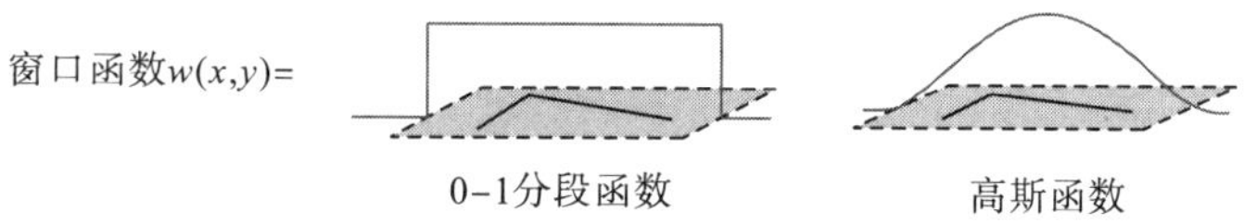

图 6-16　窗口函数 $w(x,y)$ 示意图

$$E(u,v)=\sum_{x,y}w(x,y)\left[I(x+u,y+v)-I(x,y)\right]^2 \tag{6-29}$$

由

$$I(x+u,y+v)=I(x,y)+I_x u+I_y v+O(u^2,v^2) \tag{6-30}$$

得

$$E(u,v)=\sum_{x,y}w(x,y)\left[I_x u+I_y v+O(u^2,v^2)\right]^2 \tag{6-31}$$

其中，

$$\left[I_x u+I_y v\right]^2=[u,v]\begin{bmatrix} I_x^2 & I_x I_y \\ I_x I_y & I_y^2 \end{bmatrix}\begin{bmatrix} u \\ v \end{bmatrix} \tag{6-32}$$

于是对于局部微小的移动量$[u, v]$，可以近似得到

$$E(u,v)\cong[u,v]\boldsymbol{M}\begin{bmatrix} u \\ v \end{bmatrix} \tag{6-33}$$

式中，$\boldsymbol{M}$ 是 2×2 矩阵，与自相关函数相联系，它的值可由图像的导数求得

$$\boldsymbol{M}=\sum_{x,y}w(x,y)\begin{bmatrix} I_x^2 & I_x I_y \\ I_x I_y & I_y^2 \end{bmatrix} \tag{6-34}$$

窗口移动导致的图像变化，从计算的角度来看，就是对实对称矩阵 $\boldsymbol{M}$ 的特征值分析。设λ_1和λ_2是矩阵 $\boldsymbol{M}$ 的两个特征值，其中 $\lambda_{\max}=\max\{\lambda_1,\lambda_2\}$，$\lambda_{\min}=\min\{\lambda_1,\lambda_2\}$。图 6-17 为矩阵 $\boldsymbol{M}$ 的 $\lambda_{\max}$ 和 $\lambda_{\min}$ 物理含义，可见 $\lambda_{\max}$ 是窗口函数 $w(x,y)$ 中灰度快速变化的方向，$\lambda_{\min}$ 是窗口函数 $w(x,y)$ 中灰度缓慢变化的方向。

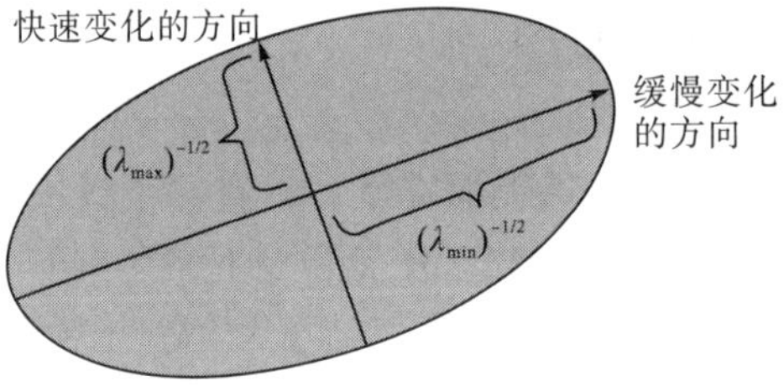

图 6-17　矩阵 $\boldsymbol{M}$ 的 $\lambda_{\max}$ 和 $\lambda_{\min}$ 物理含义

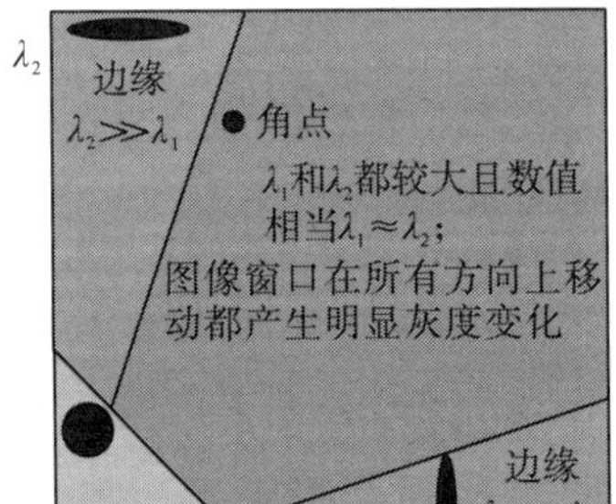

图 6-18　特征值λ_1 和λ_2的取值与图像中的点的关系示意图

可以通过 $\boldsymbol{M}$ 的两个特征值对图像中的点进行分类，λ_1 和 λ_2 是 $\boldsymbol{M}$ 的两个特征值，图 6-18 给出了利用特征值 λ_1 和 λ_2 对图像中的点进行分类的示意图，整个图像被分成了 4 个部分，特征值 λ_1 和 λ_2 的变化与点的分类情况关系如下。

在横轴上(λ_1)，从左至右，当 λ_1 比较小时，且 λ_1 和 λ_2 大小基本相同时，这些点处于图像中平坦区域(flat region，图的左下角)，在这个区域，由于 λ_1 和 λ_2 都很小，图像窗口在所有方向上移动都无明显灰度变化；当 λ_1 远远大于 λ_2 时，这些点在图像的边缘的(edge region，图的右下角)，在这个区域，由于 λ_1 大，而 λ_2 小，图像窗口沿着横轴移动，灰度值变化不明显，而沿着纵轴移动灰度值变化明显。

在纵轴上(λ_2)，从下至上，当 λ_2 比较小时，且 λ_2 和 λ_1 大小基本相同时，这些点处于图像中平坦区域(flat region，图的左下角)，在这个区域，由于 λ_2 和 λ_1 都很小，图像窗口在所有方向上移动都无明显灰度变化；当 λ_2 远远大于 λ_1 时，这些点在图像的边缘(edge region，图的左上角)，在这个区域，由于 λ_2 大，而 λ_1 小，图像窗口沿着横轴移动，灰度值变化明显，而沿着纵轴移动灰度值变化不明显。

角点处于图中右上角较大的区域，特征值 λ_1 和 λ_2 满足的条件是，λ_1 和 λ_2 都比较大，但其大小基本相同，图像窗口在所有方向上移动都会产生明显的灰度变化。

根据矩阵 $\boldsymbol{M}$ 的两个特征值 λ_1 和 λ_2，就可以定义角点响应函数。

角点响应函数 R：

$$R = \det \boldsymbol{M} - k\left(\operatorname{trace} \boldsymbol{M}\right)^2 \tag{6-35}$$

式中，$\det \boldsymbol{M} = \lambda_1 \lambda_2$；$\operatorname{trace} \boldsymbol{M} = \lambda_1 + \lambda_2$；$k$ 是经验常数，$k = 0.04$～0.06。

这里给出一组角点响应函数 R 的等高线，通过经验常数 k 取不同的值来实现。

图 6-19～图 6-21 中，经验常数 k 分别取 0.2、0.1、0.05，前两个都超过了 $k = 0.04$～0.06 的取值范围。$k = 0.2$ 时，R 的等高线中，大多数值都小于 1，所以，R 取的大数值正数较少，所以对检测角点效果不好，当 k 逐渐减小时，R 取的大数值正数逐渐多了起来，当 k 为 0.04～0.06 时，效果很好。

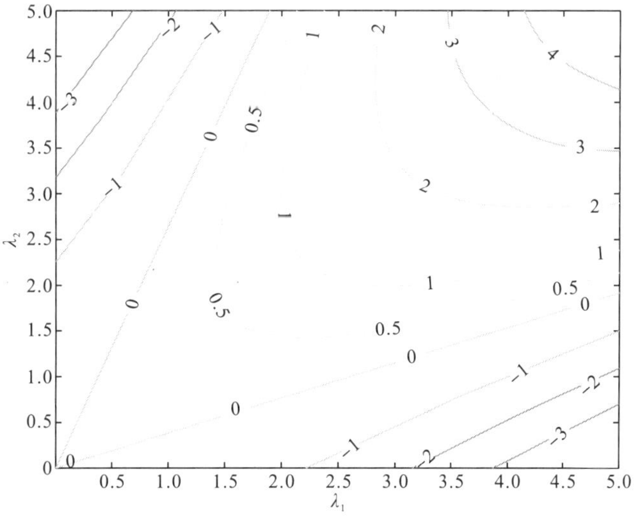

图 6-19　R 的等高线图($k = 0.2$)

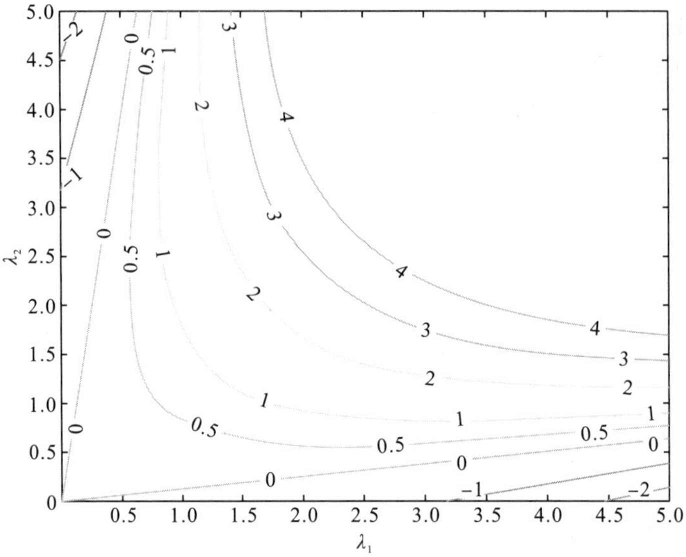

图 6-20　R 的等高线图(k =0.1)

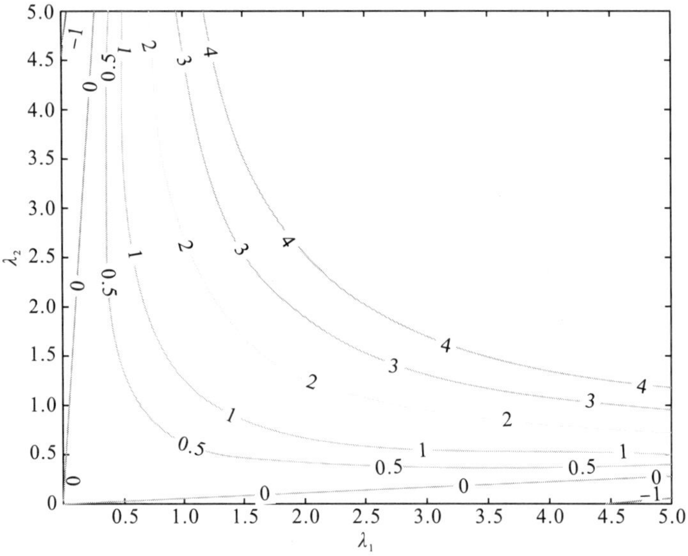

图 6-21　R 的等高线图(k =0.05)

根据角点响应函数 R 的特点，可以得到角点响应函数 R 的取值与图像中点所处的物理位置的关系：①R 只与 $\boldsymbol{M}$ 的特征值有关；②在角点，R 为大数值正数；③在边缘，R 为大数值负数；④在平坦区，R 为小数值。

图 6-22 为 R 的取值与图像中的点的关系示意图，图的左下角是平坦区域，R 为小数值；右下角和左上角都是边缘，R 为大数值负数；右上角是角点所在区域，R 为大数值正数。图 6-22 其实与图 6-18 道理是完全一样的，但是利用两个特征值λ_1和λ_2来判断比用角点响应函数 R 进行判断要复杂一些，角点响应函数 R 把这个过程进行了简化。在实际操

作的时候，只要给定一个阈值，如果角点响应函数 R 大于给定阈值，就可以判断这个点是角点，否则就不是。

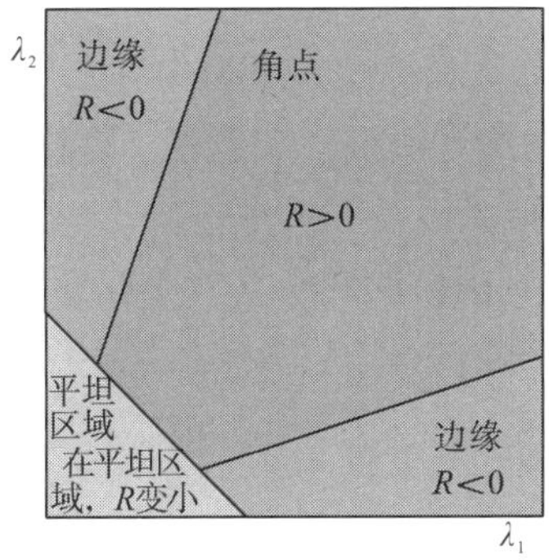

图 6-22　R 的取值与图像中的点的关系示意图

图 6-23 为一个哈里斯角点检测算法示例，图 6-23(a)是原始图像，图 6-23(b)是计算出的角点响应函数 R 取值情况，图 6-23(c)是提取到的 R 的局部极大值，图 6-23(d)是根据提取到的 R 的局部极大值和事先设定好的阈值，得到的角点。

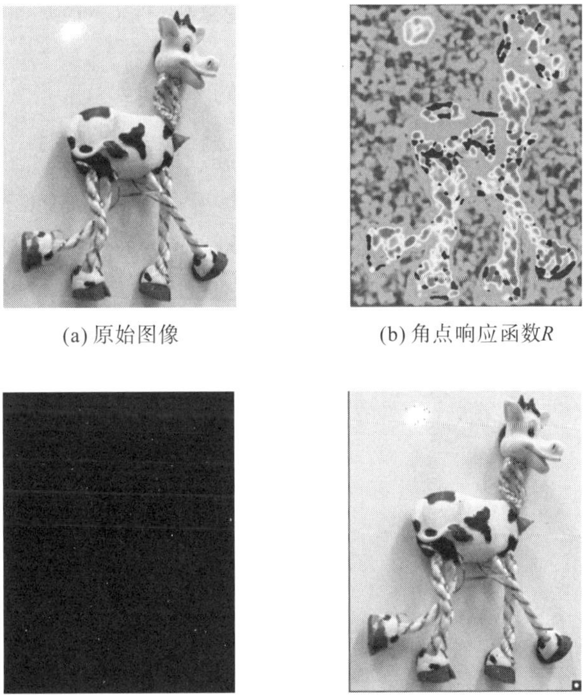

(a) 原始图像　(b) 角点响应函数R

(c) 提取R的局部极大值　(d) 检测的角点

图 6-23　哈里斯角点检测算法示例

6.4.3 哈里斯角点的性质

1. 旋转不变性

图 6-24 为角点响应函数的旋转不变性示意图，有椭圆和矩形两种形状，在旋转一定角度后，得到的形状其相对位置关系没有发生任何改变，计算得到角点响应函数 R 的值是相同的，即角点响应函数 R 对图像的旋转具有不变性。

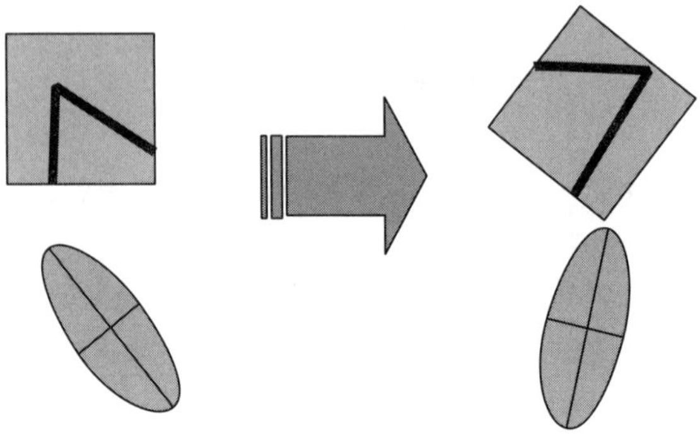

图 6-24 角点响应函数的旋转不变性示意图

2. 对于图像灰度的仿射变换具有部分的不变性

图像灰度的仿射变换主要包括灰度平移变换和尺度变换，即给图像灰度值整体加一个常数 $I \to I + b$，或者乘一个常数 $I \to aI$，这两种情况都会导致图像灰度值产生较大变化。图 6-25 为图像灰度的仿射不变性示意图，图 6-25(a) 中，选择某个阈值，可以得到 3 个角点，经过上述两种灰度的仿射变换，图像的灰度值普遍增大，在不改变阈值的情况下，图 6-25(b) 中的第三个角点响应函数的极大值超过了阈值，成为第四个角点，但是如果合理控制灰度变换的幅度，就可以使这个极大值不超过阈值，这样就做到灰度可以改变，但角点不变。因此，本节的部分不变性是指灰度变换只要保持在某个范围内，就可以做到在角点不变。

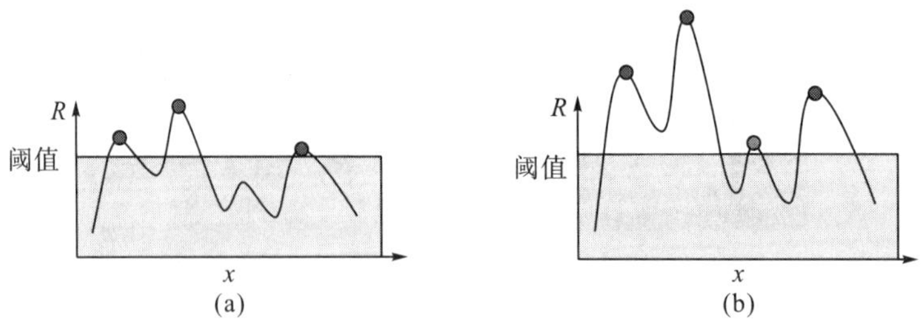

图 6-25 图像灰度的仿射不变性示意图

3. 缩放不变性

图 6-26 为图像灰度的缩放不变性示意图，图 6-26 左边有 3 个点被分类到了边缘，把图像进行缩小，得到右边的一个窗口，成为一个角点，因此，对图像几何尺度变化哈里斯角点检测具有不变性。

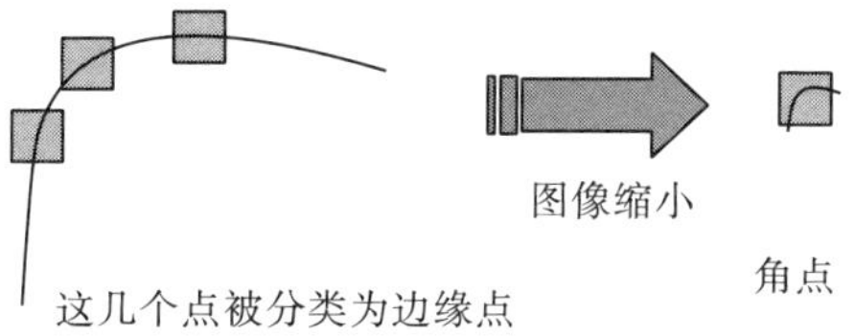

图 6-26　图像灰度的缩放不变性示意图

但是需要说明的是，随着几何尺度的变化，哈里斯角点检测的性能下降。

6.5　基于 SIFT 的配准方法

图像的多尺度分析，简单地说就是将图像在不同的尺度上进行分解，从而使得图像的信息能在不同的尺度上得到相应程度的解释。一般认为，在较大尺度下，特征点的定位不易准确，但却能较好地消除误检且能够检测到真正的特征点。反之，在较小尺度下，特征点的定位比较准确，但误检的比例会增加。因此，能同时体现大、小尺度特征提取优点的多尺度技术的应用就显得必要而且实用。基于尺度空间理论的图像配准算法中，具有代表意义的有尺度不变特征转换(scale-invariant feature transform，SIFT)算法和加速稳健特征(speeded-up robust features，SURF)算法，本节以 SIFT 算法为代表算法进行讲解。

SIFT 算法是一种电脑视觉的算法，用来侦测与描述影像中的局部性特征，它在空间尺度中寻找极值点，并提取其位置、尺度、旋转不变量，此算法由 David Lowe 在 1999 年发表，2004 年完善总结。SIFT 算法的实质是在不同的尺度空间上查找关键点(特征点)，并计算出关键点的方向。SIFT 所查找到的关键点是一些十分突出，不会因光照、仿射变换和噪声等因素而变化的点，如角点、边缘点、暗区的亮点及亮区的暗点等。SIFT 算法的特征点对图像具有尺度和旋转、缩放不变性，其抗噪性较强，对亮度的变化能保持一定的稳定性。SIFT 算法主要有以下几步：尺度空间极值检测、关键点定位、关键点方向确定、关键点描述、特征点匹配、剔除误配点及基于 SIFT 算法的配准实验，下面分别进行介绍。

6.5.1　尺度空间极值检测

尺度空间理论最早在 1962 年由 lijima 提出，尺度空间的建立主要是通过不断变化参数实现原始图像的尺度变换，得到同一幅图像的多分辨率图像。一般通过图像金字塔实现，金字塔中各层图像分辨率逐步降低，并且以金字塔的形状排列。通常利用多分辨率处理机制，对输入亮度图像进行低通滤波和采样处理，最终生成一个图像的金字塔空间。一幅自然图像高斯金字塔空间中的底端是高分辨率图像，顶端是低分辨率图像，图像从下到上是依次减小且逐渐平滑的，这在一定程度上减小了噪声对图像的影响。典型的滤波器是高斯、Gabor 和 Meer 滤波器。Koenderink 和 Lindeberg 已经验证唯一可能实现尺度空间变换的线性变换核是高斯卷积核，为使 SIFT 算法提取的特征点具有尺度不变的特性，Lowe 采用高斯卷积核来实现尺度空间的建立。

二维高斯函数为

$$G(x,y,\sigma)=\frac{1}{2\pi\sigma^2}\mathrm{e}^{-(x^2+y^2)/2\sigma^2} \tag{6-36}$$

高斯核函数具有线性、对称性和可分离性等良好性质。因此，一幅图像的多尺度空间定义为$L(x,y,\sigma)$，由变尺度高斯核函数$G(x,y,\sigma)$与输入图像$I(x,y)$卷积得到，即

$$L(x,y,\sigma)=G(x,y,\sigma)*I(x,y) \tag{6-37}$$

式中，(x,y)代表图像的像素位置；σ为尺度空间因子，σ越大图像越模糊。设输入图像经过 s 次卷积后可以得到高斯卷积函数为$G(x,y,2\sigma)$的输出图像，所有从σ到 2σ的图像构成一个 octave，每个 octave 固定有 s 个平面。因此，每一层$I_p=G(x,y,k^p\sigma)\times I, p=1,2,\cdots,s$，而$K^s=2$。因此，如果知道输入图像 I、σ和分层数 s，就可以得到一个 octave。

为了进一步在图像中找到可以实现高精度配准的稳定特征点，Lowe 在图像高斯金字塔空间的基础上建立高斯差分(difference of Gaussians，DoG)尺度空间。DoG 尺度空间中各层图像是高斯金字塔每组图像中相邻层的差值，通过与不同尺度的高斯差分核卷积计算得到。高斯差分尺度空间用 DoG 算子表示：

$$D(x,y,\sigma)=[G(x,y,k\sigma)-G(x,y,\sigma)]*I(x,y)=L(x,y,k\sigma)-L(x,y,\sigma) \tag{6-38}$$

可以通过图 6-27 来了解 DoG 尺度空间的构建过程：首先构建原图像的高斯金字塔，构建高斯金字塔的过程其实是对原始图像进行降采样及高斯平滑的过程。首先采用高斯函数对图像进行卷积运算，完成图像预处理工作。然后使用不同的采样距离对图像进行降采样处理生成金字塔图像分组结构，再通过不同尺度的高斯核函数与每组图像卷积使每组图像生成分层结构。

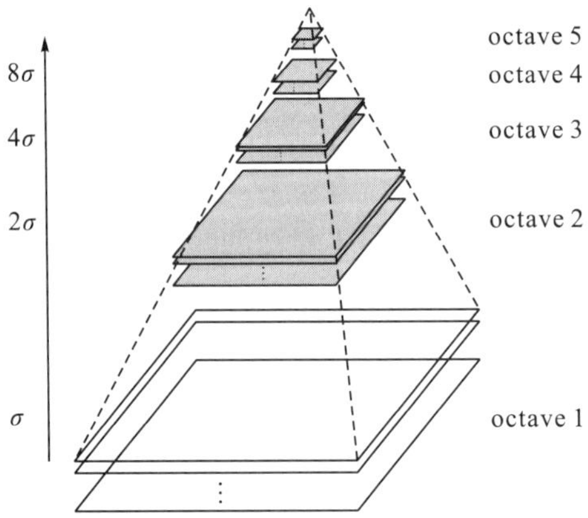

图 6-27 图像的高斯金字塔示意图

使用高斯金字塔每组中相邻层图像的差值图像构建高斯差分图像。如图 6-28 所示，每组相邻层之间图像相减，可以生成高斯差分图像。这样依次对高斯金字塔中每组图像进行操作，最终就可以得到高斯差分尺度空间。

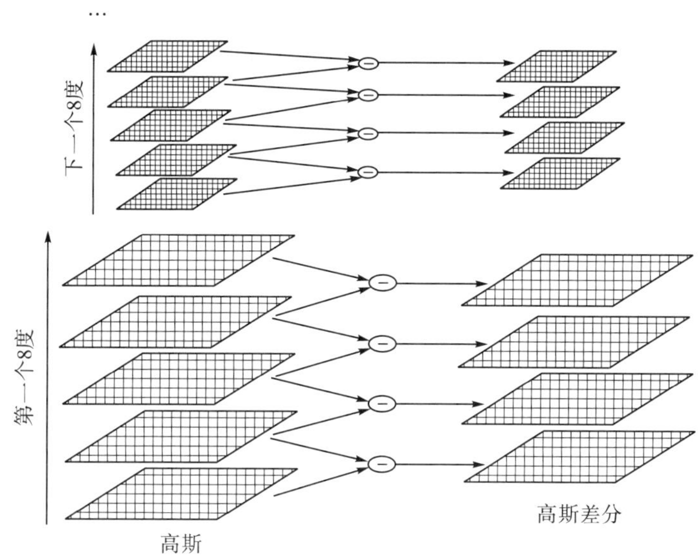

图 6-28　高斯差分图像

6.5.2　关键点定位

高斯差分尺度空间建立完成后，Lowe 在差分尺度空间中进行极值点检测，并将检测出的极值点作为候选特征点，通过对这些候选特征点进行进一步计算，将噪声或对比度低的一些不稳定点剔除，提取出最稳定的候选特征点，具体方法如下。

如图 6-29 所示，为了找到高斯差分图像中的灰度极值点，需要比较采样点与其邻域的 26 个像素点的灰度值。邻域像素点包括同一图像中的 8 个邻域像素点以及上下两层图像中相邻的 9 个像素点。当采样点为极值点时提取该点为候选特征点，否则继续遍历图像其他像素点寻找极值点。

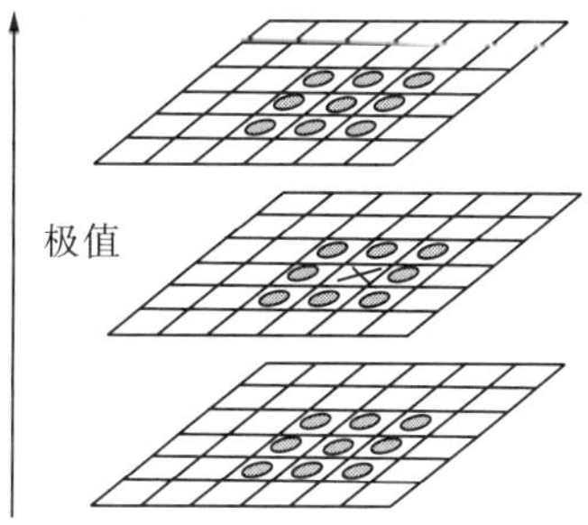

图 6-29　高斯差分图像中的灰度极值点

由于 DoG 值对噪声和边缘敏感，通过上述方法检测到的候选特征点中可能包含一些对比度低的点和边缘响应点，这些候选特征点并不稳定，需要剔除。通过对 DoG 函数的二阶泰勒展开式求导得到极值点 x 与对应极值 $D(x)$，如果 $D(x)$ 小于设定阈值则为低对比度点，删除该点。同时，通过计算特征点的黑塞(Hessian)矩阵的迹和行列式的比值来剔除边缘响应点。Hessian 矩阵为 $\boldsymbol{H}=\begin{bmatrix} D_{xx} & D_{xy} \\ D_{xy} & D_{yy} \end{bmatrix}$，公式中导数由候选特征点邻近采样点的差值估算得到。

矩阵的迹：

$$Tr(\boldsymbol{H}) = D_{xx} + D_{yy} \tag{6-39}$$

矩阵的行列式：

$$\mathrm{Det}(\boldsymbol{H}) = D_{xx}D_{yy} - D_{xy}{}^{2} \tag{6-40}$$

在关键点处计算 $\frac{Tr(\boldsymbol{H})^2}{\mathrm{Det}(\boldsymbol{H})}$ 的值并与设定阈值进行比较，如果小于阈值则剔除。Lowe 经过反复实验，将阈值设定为 10。

6.5.3 关键点方向确定

SIFT 算法中，为使特征点描述子具备旋转不变性，同时提高匹配精度，加入邻域像素梯度方向，SIFT 算法为每个特征点都指定一个特征点主方向，这个主方向反映的是图像的旋转情况，在后续计算特征点描述子时会将这个特征点主方向考虑在内，使得计算出的描述子与图像的旋转有关，这样就可以消除旋转对后续特征点匹配的影响。

特征点 (x, y) 处的梯度方向和幅值计算见下式：

$$\begin{aligned} \theta(x,y) &= \arctan\frac{L(x,y+1)-L(x,y-1)}{L(x+1,y)-L(x-1,y)} \\ m(x,y) &= \sqrt{\left[L(x+1,y)-L(x-1,y)\right]^2+\left[L(x,y+1)-L(x,y-1)\right]^2} \end{aligned} \tag{6-41}$$

式中，$L(x,y+1)$、$L(x,y-1)$、$L(x-1,y)$、$L(x+1,y)$ 分别表示点 (x, y) 上、下、左、右 4 个像素点的灰度值。

6.5.4 关键点描述

一个特征点描述子由 2×2×8 维向量表征，也就是 2×2 个 8 方向的方向直方图组成，如图 6-30 所示。在 8×8 的单元格中，中心为种子点，采样窗口分成 4 块，在各个窗口内统计 8 个方向的梯度直方图，其中箭头方向和长度分别表示该点像素的梯度方向和幅值。

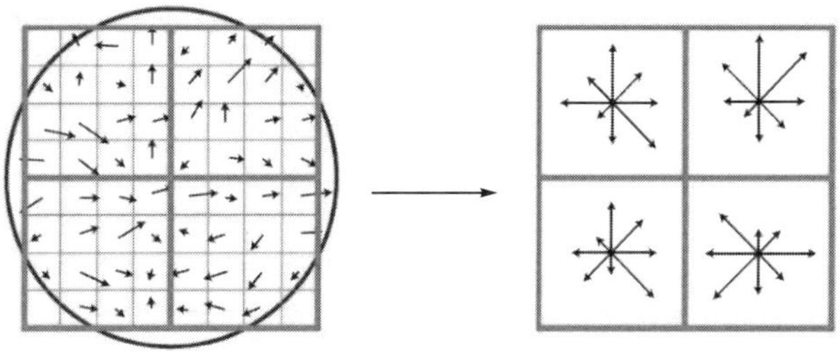

图 6-30　特征点描述子的方向直方图

Lowe 等验证了 128 维描述子可以得到最好实验结果，选取以特征点为中心的 16×16 的邻域来计算特征描述子，这样就产生 4×4 个种子点，所以最后能生成一个 16×8=128 维的特征描述子向量。其不变性与独特性最优，对生成的特征描述子做归一化处理能有效消除光照的影响。因此一般采用 128 维向量描述子表示一个特征点。

6.5.5　特征点匹配

生成两幅图像的 SIFT 特征点向量后，计算两幅图像中特征点之间的欧氏距离，将其作为特征点向量的相似性度量。在搜索问题中，相似性度量是用来衡量两个特征点的匹配程度的指标。理论上，对于集合 F_A 中的每个特征点来说，最好的匹配点就是 F_B 中与它距离最近的特征点，这里特征点之间的距离定义为两个特征点的对应特征点描述子向量的欧氏距离。以目标图像的特征点为基准，在待配准图像中搜索与目标图像的特征点最邻近和次邻近的特征点，最终实现目标特征向量的快速匹配。

原图像特征点描述子用 $\boldsymbol{R}$ 表示，则 $R_i=\left(r_{i1},r_{i2},\cdots,r_{i128}\right)$。

待配准图像特征点描述子用 $\boldsymbol{S}$ 表示：则 $S_i=\left(s_{i1},s_{i2},\cdots,s_{i128}\right)$。

任意两描述子相似性度量：$d\left(R_i,S_i\right)=\sqrt{\sum_{j=1}^{128}\left(r_{ij}-s_{ij}\right)^2}$。

要得到匹配的特征点描述子，需满足条件：$\dfrac{d\left(R_i,S_i\right)}{d\left(R_i,S_p\right)}<T$。

式中，r 和 s 分别表示原图像和待配准图像中每个特征点描述子 128 维描述向量中的一维，T 为设定阈值。

6.5.6　剔除误配点

虽然 SIFT 算法的 128 维特征点描述子具有良好的容错性，但在配准之后，也可能会出现一些误配点对。通过实验分析其原因，发现往往是图像本身存在多种相似物体造成的，因此还需要进一步剔除误配点对。实验发现，通过减小配准过程中设定的阈值 T 可以达到剔除误配点对的目的，但是这样一来也容易损失许多正确配准点对。

6.5.7 基于 SIFT 算法的配准实验

为了说明 SIFT 算法，这里给出两组实验，实验一是一个小规模的示例，通过手动计算，使读者了解整个算法的计算过程，实验二是肺癌患者的 PET 图像和 CT 图像配准。

1. 实验一：SIFT 算法的验证

实验图像如图 6-31 所示。

(a) 角点图像a(16×16)

(b) 角点图像b(16×16)

图 6-31　实验图像

1) 金字塔的分层

根据 Lowe 的选择可知，金字塔层数 $O=\log_2\{\min(M,N)\}-t$，其中 $t\in[0,\log_2\{\min(M,N)\}]$，$M$、$N$ 为原图像的大小，t 为塔顶图像的最小维数的对数值。对于角点图像 a 来说，$M=N=16$，t 为塔顶图像的最小维数的对数值，则最小维数为 2×2 时，$O=\log_2\{\min(16,16)\}-\log_2\{\min(2,2)\}=3$，可知角点图像 a 的金字塔层数为 4，则 $O=3$，$s=3$，$\sigma=1.5$，$k=2^{1/s}$，$\mathrm{d}\sigma_0=\sigma_0\times\sqrt{1-1/k^2}$。每个 octave 固定有 s 个平面。因此，每一层 $I_p=G\left(x,y,k^p\sigma\right)\times I, p=1,2,\cdots,s$，而 $K^s=2$。可知金字塔如下。

第 0 组：

$$\begin{bmatrix}
190 & 151 & 60 & 44 & 40 & 40 & 63 & 138 & 180 & 131 & 49 & 47 & 48 & 42 & 43 & 119\\
179 & 143 & 39 & 42 & 49 & 44 & 56 & 179 & 172 & 96 & 44 & 40 & 50 & 40 & 67 & 154\\
185 & 68 & 51 & 46 & 45 & 35 & 123 & 182 & 150 & 55 & 42 & 38 & 47 & 39 & 95 & 181\\
145 & 55 & 45 & 36 & 46 & 67 & 146 & 186 & 114 & 38 & 44 & 46 & 42 & 52 & 124 & 188\\
101 & 47 & 41 & 42 & 35 & 110 & 168 & 168 & 75 & 39 & 44 & 50 & 35 & 82 & 155 & 187\\
68 & 40 & 48 & 38 & 55 & 130 & 181 & 135 & 53 & 47 & 42 & 42 & 38 & 114 & 175 & 183\\
47 & 40 & 46 & 41 & 86 & 158 & 175 & 89 & 45 & 47 & 44 & 38 & 64 & 146 & 183 & 181\\
39 & 45 & 46 & 36 & 120 & 178 & 165 & 52 & 41 & 41 & 49 & 39 & 95 & 171 & 190 & 186\\
39 & 47 & 38 & 69 & 148 & 183 & 110 & 49 & 41 & 46 & 44 & 56 & 119 & 153 & 148 & 128\\
40 & 46 & 40 & 103 & 167 & 171 & 84 & 42 & 43 & 51 & 41 & 41 & 80 & 72 & 50 & 53\\
45 & 43 & 45 & 137 & 173 & 139 & 52 & 38 & 50 & 43 & 40 & 40 & 47 & 39 & 38 & 43\\
41 & 42 & 72 & 168 & 165 & 106 & 45 & 45 & 51 & 45 & 50 & 51 & 47 & 48 & 52 & 44\\
39 & 53 & 123 & 186 & 139 & 66 & 39 & 39 & 33 & 41 & 37 & 34 & 40 & 44 & 40 & 44\\
38 & 60 & 145 & 164 & 99 & 43 & 46 & 49 & 59 & 66 & 69 & 79 & 86 & 100 & 111 & 126\\
62 & 76 & 146 & 142 & 103 & 90 & 108 & 115 & 122 & 127 & 143 & 162 & 157 & 168 & 178 & 182\\
122 & 122 & 168 & 155 & 145 & 161 & 170 & 172 & 179 & 195 & 188 & 186 & 187 & 190 & 181 & 191
\end{bmatrix}$$

第 1 组：

$$\begin{vmatrix} 143 & 42 & 44 & 179 & 96 & 40 & 40 & 154 \\ 55 & 36 & 67 & 186 & 38 & 46 & 52 & 188 \\ 40 & 38 & 130 & 135 & 47 & 42 & 114 & 183 \\ 45 & 36 & 178 & 52 & 41 & 39 & 171 & 186 \\ 46 & 103 & 171 & 42 & 51 & 41 & 72 & 53 \\ 42 & 168 & 106 & 45 & 45 & 51 & 48 & 44 \\ 60 & 164 & 43 & 49 & 66 & 79 & 100 & 126 \\ 122 & 155 & 161 & 172 & 195 & 186 & 190 & 191 \end{vmatrix}$$

第 2 组：

$$\begin{vmatrix} 36 & 186 & 46 & 188 \\ 36 & 52 & 39 & 186 \\ 168 & 45 & 51 & 44 \\ 155 & 172 & 186 & 191 \end{vmatrix}$$

第 3 组：

$$\begin{vmatrix} 52 & 186 \\ 172 & 191 \end{vmatrix}$$

2) 高斯模糊

对于角点图像 a 的每一层，用不同的σ对图像进行平滑。根据 SIFT 算法可知，一幅图像的多尺度空间定义为$L(x,y,\sigma)$，由变尺度高斯核函数$G(x,y,\sigma)$与输入图像$I(x,y)$卷积得到：$L(x,y,\sigma)=G(x,y,\sigma)*I(x,y)$，其中二维高斯函数为$G(x,y,\sigma)=\dfrac{1}{2\pi\sigma^2}\mathrm{e}^{-(x^2+y^2)/2\sigma^2}$。

在一幅图像中，假定中心点的坐标是(0,0)，那么距离它最近的 8 个点的坐标如下：

$$\begin{vmatrix} (-1,1) & (0,1) & (1,1) \\ (-1,0) & (0,0) & (1,0) \\ (-1,-1) & (0,-1) & (1,-1) \end{vmatrix}$$

为了计算权重矩阵，需要设定σ的值。假定σ=1.5，则坐标为(0,0)点的权重可根据公式$G(x,y,\sigma)=\dfrac{1}{2\pi\sigma^2}\mathrm{e}^{-\left(x^2+y^2\right)/2\sigma^2}$得到，令 $x=0$，$y=0$，代入可得$G(0,0,1.5)=0.0707355$，依次将值代入可计算出模糊半径为 1 的权重矩阵如下：

$$\begin{vmatrix} 0.0453542 & 0.0566406 & 0.0453542 \\ 0.0566406 & 0.0707355 & 0.0566406 \\ 0.0453542 & 0.0566406 & 0.0453542 \end{vmatrix}$$

这 9 个点的权重总和等于 0.4787147，如果只计算这 9 个点的加权平均，还必须让它们的权重之和等于 1，因此上面 9 个值还要分别除以 0.4787147，得到最终的权重矩阵。

$$\begin{vmatrix} 0.0947416 & 0.118318 & 0.0947416 \\ 0.118318 & 0.147761 & 0.118318 \\ 0.0947416 & 0.118318 & 0.0947416 \end{vmatrix}$$

有了权重矩阵，就可以计算高斯模糊的值了。假设现有 9 个像素点，灰度值(0～255)如下：

$$\begin{vmatrix} 14 & 15 & 16 \\ 24 & 25 & 26 \\ 34 & 35 & 36 \end{vmatrix}$$

每个点乘以自己的权重值：

$$\begin{vmatrix} 14\times 0.0947416 & 15\times 0.118318 & 16\times 0.0947416 \\ 24\times 0.118318 & 25\times 0.147761 & 26\times 0.118318 \\ 34\times 0.0947416 & 35\times 0.118318 & 36\times 0.0947416 \end{vmatrix}$$

得

$$\begin{vmatrix} 1.32638 & 1.77477 & 1.51587 \\ 2.83963 & 3.69403 & 3.07627 \\ 3.22121 & 4.14113 & 3.4107 \end{vmatrix}$$

将这 9 个值加起来为 24.99999，则就是中心点的高斯模糊的值。对所有点重复这个过程，就得到了高斯模糊后的图像。将此高斯模板应用于上述每一组的图像，可得到高斯金字塔。再将每一组里的 6 层图像相减，得到高斯差分尺度空间。

3)极值点检测

如在以下尺度空间里：

$$\begin{vmatrix} 36 & 186 & 46 & 188 \\ 36 & 52 & 39 & 186 \\ 168 & 45 & 51 & 44 \\ 155 & 172 & 186 & 191 \end{vmatrix} \text{(第一层)}$$

$$\begin{vmatrix} 36 & 186 & 46 & 88 \\ 96 & 82 & 39 & 186 \\ 168 & 45 & 51 & 74 \\ 15 & 72 & 86 & 191 \end{vmatrix} \text{(第二层)}$$

$$\begin{vmatrix} 6 & 86 & 46 & 88 \\ 96 & 182 & 39 & 186 \\ 68 & 45 & 151 & 74 \\ 51 & 172 & 86 & 191 \end{vmatrix} \text{(第三层)}$$

以第二层 82 为采样点，它的上下两层，以及本层的 3×3 像素，共 26 个像素与采样点进行比较，找到极值点。如若不是，继续遍历图像其他像素点寻找极值点。则本组空间里，特征点有{39}。

图 6-32 为实验图像的特征点，其中图 6-32(a)为角点图像 a 的特征点，图 6-32(b)为角点图像 b 的特征点。

(a) 角点图像a的特征点　　(b) 角点图像b的特征点

图 6-32　实验图像的特征点

4)特征点匹配

生成两幅图像的 SIFT 特征点向量后，计算两幅图像中特征点之间的欧氏距离，将其作为特征点向量的相似性判定。取图像 1 中的某个关键点，并找出其与图像 2 中欧氏距离最近的前两个关键点，在这两个关键点中，如果最近的距离除以次近的距离少于某个比例阈值，则接受这一对匹配点。

例如，原特征点的描述子为 $\boldsymbol{R}_1=\left(r_1,r_2,\cdots,r_{128}\right)$，待配准图像特征点描述子为 $\boldsymbol{S}_1=\left(s_1,s_2,\cdots,s_{128}\right)$。

对 $\boldsymbol{S}_1$ 求转置 $\boldsymbol{S}_1'=\begin{pmatrix} s_1 \\ s_2 \\ \vdots \\ s_{128} \end{pmatrix}$，再求 $\boldsymbol{R}_1\times\boldsymbol{S}_1'$ 的值，点积 $\mathrm{dot}=\boldsymbol{R}_1\times\boldsymbol{S}_1'$，可以将 $\boldsymbol{R}_1$、$\boldsymbol{S}_1'$ 看为两个向量，对于两向量来说，$a\cdot b=|a||b|\cdot\cos\langle a,b\rangle$，那么 arccos(dot)就是夹角，计算出所有的夹角，再对夹角进行排序，vals(1)和 vals(2)分别是所夹最小角和次小角。那么匹配的条件就是 vals(1)＜dot×vals(2)，满足这个条件，$\boldsymbol{R}_1$ 和 $\boldsymbol{S}_1$ 这两特征点匹配。

当 distRatio = 0.95 时，特征点匹配数为 1，图 6-33 为实验图像配准结果。

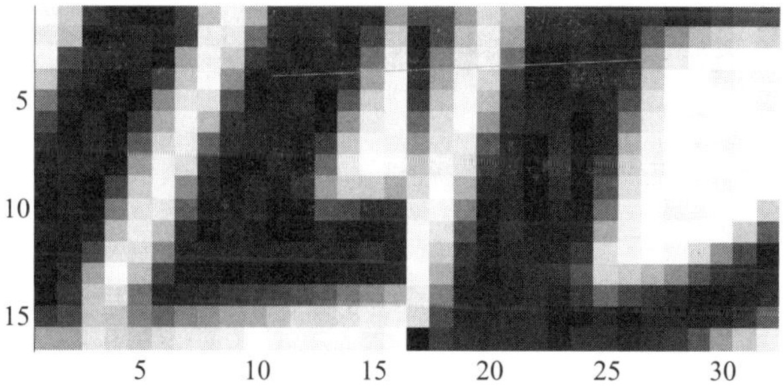

图 6-33　实验图像配准结果

参数 distRatio 为控制匹配点数量的系数，可以适当地调整以获得合适的匹配点的数量。

2. 实验二：肺癌患者 PET 图像和 CT 图像配准

根据 SIFT 算法，其特征点如图 6-34 所示。

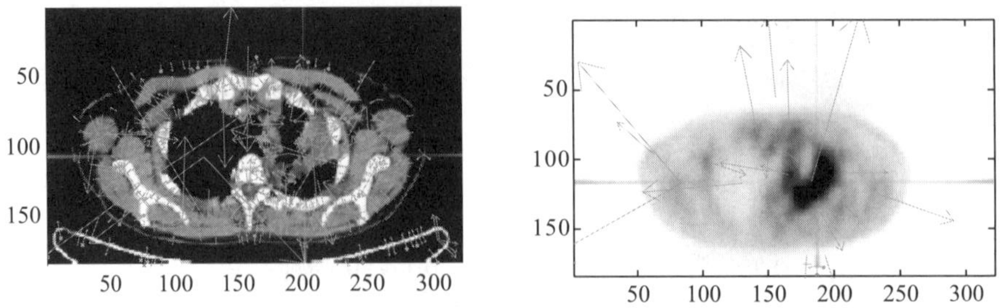

(a) CT特征点　　(b) PET特征点

图 6-34　PET 图像和 CT 图像的特征点

当 distRatio = 0.8 时，特征点匹配数为 20，配准结果如图 6-35 所示。

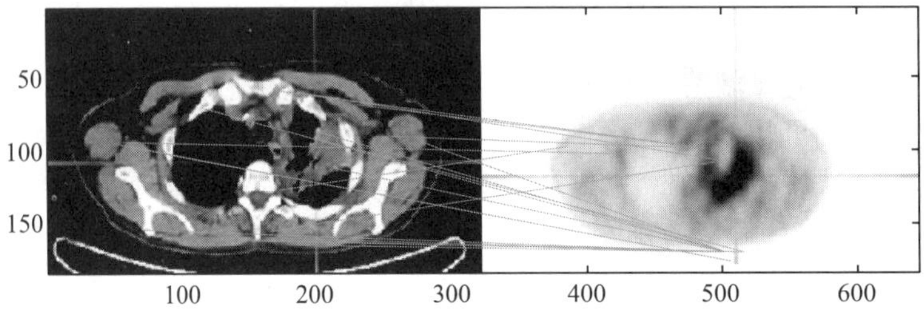

图 6-35　PET 图像和 CT 图像的配准结果 I

当 distRatio = 0.6 时，特征点匹配数为 20，配准结果如图 6-36 所示。

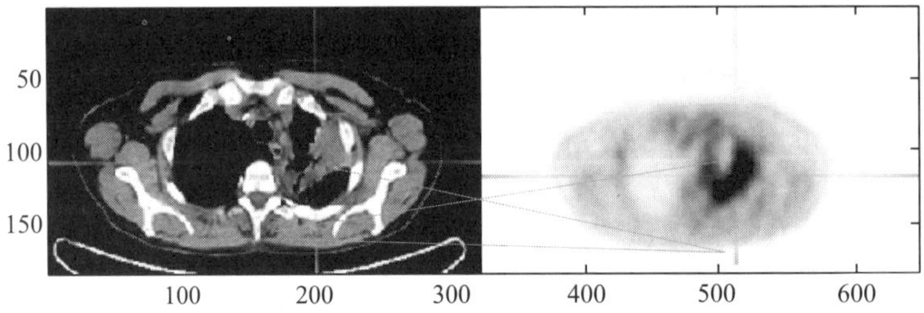

图 6-36　PET 图像和 CT 图像的配准结果 II

6.6　基于灰度的配准方法——力矩主轴法

6.6.1　概述

基于灰度的配准方法是目前研究得较多的一种方法，它直接利用图像的灰度信息进行配准，从而避免了因分割带来的误差，因而具有精度较高、稳健性强、不需要预处理而能实现自动配准的特点。

基于灰度的配准有两类主要的方法，一类是通过图像灰度直接计算代表性的比例和方向等要素；另一类是配准过程中使用全部的灰度信息。第一种方法以力矩和主轴法为代表，第二种方法一般称为体素相似性。本节主要介绍基于轮廓信息的力矩主轴法，其他的配准方法读者可以查阅相关文献进行学习。

6.6.2　力矩主轴法

力矩主轴法首先提取图像的外围轮廓，然后利用经典力学物体质量分布的原理计算出两幅图像的质心和主轴，通过旋转和平移变换使两幅图像的质心及主轴对齐，从而达到配准的目的。利用此方法，图像可以模型化为椭圆形区域的点分布，样的分布可以用这些点位置的一阶矩和二阶矩描述。该方法对数据的缺失较敏感，要求整个物体必须完整地出现在两幅图像中。从整体上来说，配准精度较差，所以目前它更多地被用来进行粗配准，使两幅图像初步对齐，以减少后续主要配准方法的搜索步骤。

(1) 提取目标区域的轮廓，可以通过轮廓和边缘提取的方法得到，最终的轮廓是一个二值化的图像。

(2) 定义图像轮廓，用 (x_i, y_i, z_i) 表示图像轮廓上的点，用 N 表示轮廓点的个数。

(3) 计算质心，整个轮廓的质心 (x_g, y_g, z_g) 计算方法如下：

$$
\begin{aligned}
x_g &= \frac{\sum_i x_i}{N} \\
y_g &= \frac{\sum_i y_i}{N} \\
z_g &= \frac{\sum_i z_i}{N}
\end{aligned}
\tag{6-42}
$$

(4) 计算旋转角度，由力学知识可知，惯量矩阵为

$$
\boldsymbol{I} = \begin{bmatrix} I_{xx} & -I_{xy} & -I_{xz} \\ -I_{yx} & I_{yy} & -I_{yz} \\ -I_{zx} & -I_{zy} & I_{zz} \end{bmatrix}
\tag{6-43}
$$

其中，

$$
\begin{aligned}
I_{xx} &= \sum_i [(y_i - y_g)^2 + (z_i - z_g)^2] \\
I_{yy} &= \sum_i [(x_i - x_g)^2 + (z_i - z_g)^2] \\
I_{zz} &= \sum_i [(x_i - x_g)^2 + (y_i - y_g)^2] \\
I_{xy} &= \sum_i (x_i - x_g)(y_i - y_g) \\
I_{yz} &= \sum_i (y_i - y_g)(z_i - z_g) \\
I_{zx} &= \sum_i (x_i - x_g)(z_i - z_g)
\end{aligned}
\tag{6-44}
$$

主轴就是惯量矩阵的特征向量。令矩阵 $\boldsymbol{E}$ 为 $\boldsymbol{I}$ 的归一化特征向量，其定义为

$$\boldsymbol{E}=\begin{bmatrix} e_{11} & e_{12} & e_{13} \\ e_{21} & e_{22} & e_{23} \\ e_{31} & e_{32} & e_{33} \end{bmatrix} \tag{6-45}$$

(5) 坐标轴与主轴的对齐。惯量矩阵 $\boldsymbol{I}$ 的标准化特征向量 $\boldsymbol{E}$ 等于 3 个方向的旋转矩阵的乘积，设 x、y、z 3 个轴方向的旋转角度为 α、β、γ，对应矩阵为 $\boldsymbol{R}_\alpha$、$\boldsymbol{R}_\beta$、$\boldsymbol{R}_\gamma$，3 个矩阵的乘积为

$$\boldsymbol{R}_\gamma\boldsymbol{R}_\beta\boldsymbol{R}_\alpha=\begin{bmatrix} \cos\gamma & \sin\gamma & 0 \\ -\sin\gamma & \cos\gamma & 0 \\ 0 & 0 & 1 \end{bmatrix}\begin{bmatrix} \cos\beta & 0 & -\sin\beta \\ 0 & 1 & 0 \\ \sin\beta & 0 & \cos\beta \end{bmatrix}\begin{bmatrix} 1 & 0 & 0 \\ 0 & \cos\alpha & \sin\alpha \\ 0 & -\sin\alpha & \cos\alpha \end{bmatrix}$$

求得

$$\begin{aligned} \beta &= \arcsin(e_{31}) \\ \gamma &= \arcsin(-e_{21}/\cos\beta) \\ \alpha &= \arcsin(-e_{32}/\cos\beta) \end{aligned} \tag{6-46}$$

图 6-37 为坐标轴旋转示意图，其中红实线表示旋转以前的坐标轴，而 3 个虚线轴是在原有坐标的基础上，分别旋转 α、β、γ 后得到的坐标轴，通过上述方法，计算出两幅图像在经过旋转和平移变换后(尤其是旋转)，其质心和主轴的对应关系。

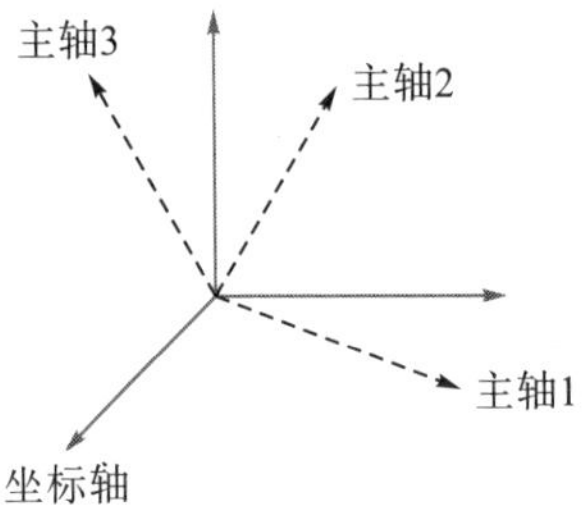

图 6-37　坐标轴旋转示意图

(6) 主轴与中心的对齐。①分别求出两幅图像 R 和 F 的质心。②分别计算两幅图像的惯性矩阵。③求出特征向量。④选择最接近笛卡儿坐标系 x 轴的特征向量，将其作为特征矩阵的第一列，然后依次选择靠近 y 轴和 z 轴的特征向量分别作为特征矩阵的第二列和第三列。而每个特征向量的方向符号可通过三阶中心矩来确定，最终分别得到两幅图像的特征矩阵。⑤根据主轴和中心对齐，求出 $\boldsymbol{F}$ 的变换矩阵。

6.7　医学数字图像配准的评估

医学数字图像配准算法是在某种给定的评估准则下获取最优的配准结果。由于待配准的多幅图像基本上都是在不同时间或/和条件下获取的，所以没有绝对的配准问题，即不

存在什么金标准(gold standard)。评估图像配准算法的优劣基本要考虑算法的有效性、鲁棒性、复杂性、准确度、高效性和在临床上的一些可行性等，只有相对的最优(某种准则下的)配准。在此意义上，最优配准与配准的目的有关。

当前，医学数字图像配准的评估标准可分为主观评估和客观评估两类。客观评估标准是对配准图像数据和配准结果定量地进行分析和评估，以下是客观评估用于客观评价的参数。

(1) 归一化相关系数(normalized correlation coefficient，NCC)。对待配准图像 A、B 在所需评估区域内，其归一化相关系数定义为

$$\mathrm{NCC}(A,B)=\frac{\sum_{i}^{N}(A_i\times B_i)}{\sum_{i}^{N}A_i^2\times\sum_{i}^{N}B_i^2} \tag{6-47}$$

这一评估标准在完全理想情况下的最优解是 1，它表明两幅图像之间像素灰度值完全相同。同时，它仅适用于单模态图像的配准算法评估。

(2) 归一化互信息在医学数字图像配准中，待配准的两幅图像可能由不同的成像设备获取，或在不同的时间获取，但它们都基于共同的某一特定部位的解剖位置，所以把两幅图像看成是两个随机变量，二者在一定程度上应具有某种相关性。给定两幅图像，分别记为 A 和 B，它们之间的互信息定义如下：

$$I(A,B)=H(A)+H(B)-H(A,B) \tag{6-48}$$

式中，$H(A)$、$H(B)$ 分别为图像 A 和 B 的信息熵；$H(A, B)$ 为图像 A 和 B 的联合信息熵。当两幅图像在空间解剖位置上达到一致时，其互信息达到最大值，这种理论性质可以使得其成为两幅图像的相似性度量评估标准。在标准的互信息定义基础上，一些研究者还提出了熵相关系数(entropy correlation coefficient，ECC)和归一化互信息(normalized mutual information，NMI)的评估标准，其定义分别如下：

$$\begin{aligned}\mathrm{ECC}(A,B)&=\frac{2I(A,B)}{H(A)+H(B)}\\ \mathrm{NMI}&=\frac{H(A)+H(B)}{H(A,B)}\end{aligned} \tag{6-49}$$

(3) 图像 A 和图像 B 在所需评估区域内的灰度均方误差度量定义如下：

$$\mathrm{NMSE}(A,B)=\frac{1}{N}\sum_{i=1}^{N}(A_i-B_i)^2 \tag{6-50}$$

式中，N 表示所需评估区域像素的数量；A_i 和 B_i 分别代表第 i 个像素位置的图像灰度值。该评估标准在理想情况下最优值为 0，这表示两幅图像在评估区域的灰度值完全相同，但这种评估标准有一个前提假设：两幅图像对应点的灰度值没有变化，因此该准则只适用于同模态图像配准。灰度均方误差度量准则便于计算，相对来说可以在一个较大的范围内搜索匹配，但其缺点就是易受到图像灰度值的线性变化的干扰。

主观评估标准是指把反映图像配准结果的客观标准与人的主观判断联系起来评估图像配准算法的效果。目前，配准算法所采用的主观评估标准如下所示。

(1) 图像匹配点的判断：找到两幅图像上感兴趣的特征点，在两幅图像上判断其是否准确地对应，以此来评估配准算法的优劣。该方法操作简单，便于执行，但其准确度有限。因为待配准的图像或从不同成像设备得到，或在不同的时间获取，存在一定的变化，只存在相对的配准结果，这就是“黄金标准”。许多学者对评估图像配准算法效果的准则进行了大量的研究，绝大多数情况下得到的是相对最优的配准结果。同时，很多配准算法集中在解决医学数字图像非刚性问题上，但非刚性是一个复杂的变形，它有很多因素需要考虑，这使得配准效果更加难评估。

(2) 图像区域模板匹配：对一幅基准的图像提取一些关键区域，以这些关键区域构造模板对由配准算法得到的图像的对应区域进行比较，以此来评估图像的配准效果。但由于不能明确待配准图像的具体结构形状，标准模板的构造通常存在一定的困难。

(3) 专家目测检验：得到需要评估的两幅或者多幅图像后，请相关领域专家用目测(visual inspection)方法对其进行检验。这也是现阶段常用的评估方法。这种方法虽然不能对配准效果进行定量的评估，但是可以从定性的角度分析配准的效果，虽然看起来有些主观，但也是一种相当可信的评估方法。

6.8 小　　结

医学数字图像配准就是为抑制或去除相似图像数据间的几何不一致性，需要通过某种搜索方法而找到一种最优的空间变换。通俗地来讲，医学图像配准是指对于一幅医学数字图像寻求一种(或一系列)空间变换，使它与另一幅医学数字图像上的对应点达到空间上的一致。这种一致是指人体上的同一解剖点在两张匹配图像上有相同的空间位置(位置一致、角度一致、大小一致)，其目的就在于将多种成像模式或同一种模式得到的多幅图像进行综合分析，使几幅图像严格对齐，从而更好地了解组织情况并解决问题。

本章主要介绍了七个方面的内容：①配准的基本概念、分类、步骤和基本框架；②四种常见的变换，即刚体变换、仿射变换、投影变换和非线性变换；③配准的一些关键问题；④基于角点检测的配准方法；⑤基于 SIFT 的配准方法；⑥基于灰度的配准方法——力矩主轴法；⑦医学数字图像配准的评估。

参考文献

党亚萍，2007. PET/CT 在肺癌诊治中的临床研究[D]. 广州：南方医科大学.

胡岚亭，郭峰，王胜军，等，2011. PET/CT 在泌尿系肿瘤诊断中的价值[J]. 中华临床医师杂志(电子版)，5(7)：1951-1956.

宋余庆，2008. 数字医学图像[M]. 北京：清华大学出版社.

王伟，2012. 医学图像非刚性配准算法研究[D]. 大连：大连理工大学.

吴锋，钱宗才. 杭治时，等，2001. 基于轮廓的力矩主轴法在医学图像配准中的应用[J]. 第四军医大学学报，22(6)：567-569.

章毓晋，1999. 图像工程(上册)：图像处理和分析[M]. 北京：清华大学出版社.

赵军，2007. PET/CT 在肿瘤学中的应用进展[J]. 中国医疗器械信息，13(7)：5-7，35.

Townsend D W，Beyer T，Kinahan P E，et al.，1999. Fusion imaging for whole body oncology with a combined PET and CT scanner[J]. Journal of Nvclear Medicine，40(Sl)：148.

第 7 章　医学数字图像融合

7.1　医学数字图像融合

7.1.1　基本概念

医学数字图像融合，又称为医学影像融合(medical image fusion)，是指通过对来自多个不同模态的医学影像进行智能化综合，充分利用不同种类医学影像对病灶描述能力的互补性和冗余性，得到比单纯依赖一种医学影像更可靠、更准确的病灶类别属性信息的过程。图 7-1 为多模态医学影像融合示意图，A 和 B 是对同一病灶获得的两种不同模态的图像。$A\cap B$ 是冗余信息，表示两种不同模态的图像都能反映出来的病灶信息；$A-A\cap B$ 是 A 能反映，但 B 不能反映出来的病灶信息；$B-A\cap B$ 是 B 能反映，但 A 不能反映出来的病灶信息；A 和 B 融合，即 $A\cup B$ 使得反映出的病灶信息具有 A、B 两个模态图像的信息。

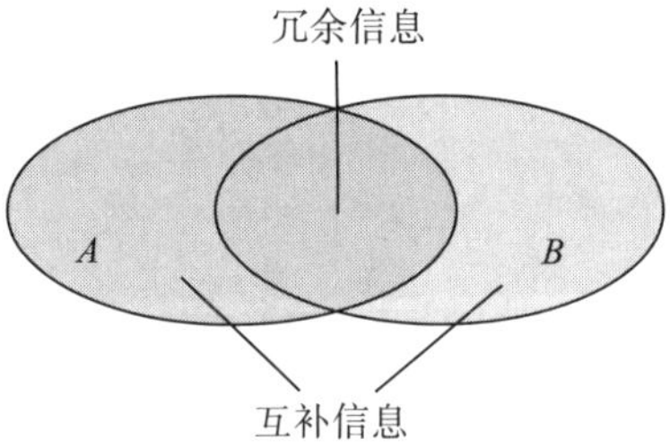

图 7-1　多模态医学影像融合示意图

因此，不难看到，图像融合的主要目的是减少图像信息的不确定性，它通过对多幅图像间的冗余数据进行处理来提高图像的可靠性，通过对多幅图像间互补信息的处理来提高图像的清晰度。

图 7-2 为医学影像融合、图像融合和数据融合之间的关系图。可见，数据融合概念最大，而医学影像融合是图像融合研究的一个重要分支。图 7-3 为一个 PET 图像和 CT 图像融合的示例，图 7-4 为一个 PET 图像和 MRI 图像融合的示例。

从模态的角度来看，医学影像包括解剖图像和功能图像。解剖图像的分辨率较高，能提供器官的解剖结构形态信息，但无法反映器官的功能信息。功能图像能够提供器官的代谢功能信息，但功能图像分辨率低，无法显示器官或病灶的解剖细节。通过医学影像融合技术，可以把解剖图像和功能图像有机融合起来，再结合识别技术，使人体内部器官的功

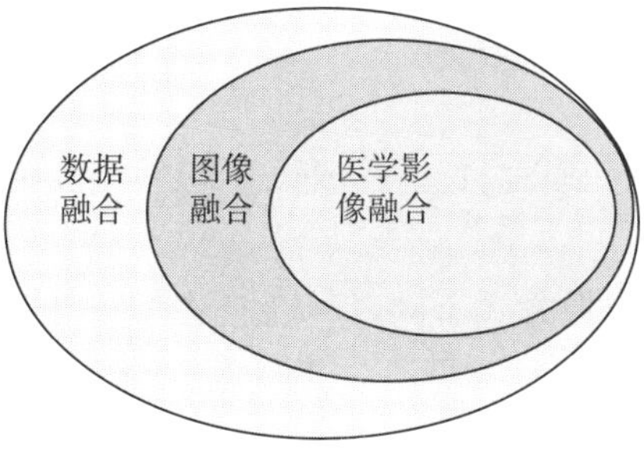

图 7-2　医学影像融合、图像融合和数据融合之间的关系

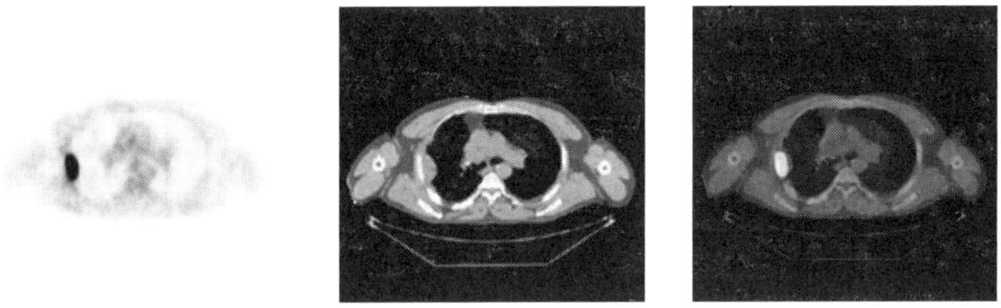

(a) PET图像　　(b) CT图像　　(c) 融合图像

图 7-3　PET 图像和 CT 图像融合的示例

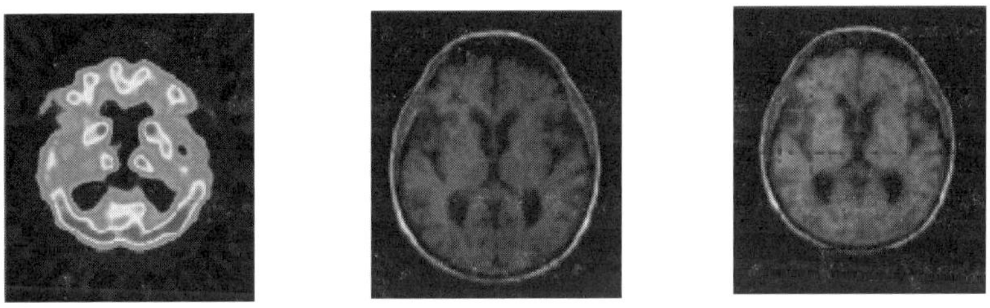

(a) PET图像　　(b) MRI图像　　(c) 融合图像

图 7-4　PET 图像和 MRI 图像融合的示例

能、结构等多方面信息反映在同一幅图像上，并对患者病情做出基本判定。例如，CT 图像和 MRI 图像融合集合了 CT 图像的空间分辨率高、几何特性显著、对骨骼的显示清晰的优点和 MRI 图像对软组织、器官、血管等显示清晰、有利于确定病灶范围的长处，使两者优势互补，各种组织的边界特征被增强，为正确识别提供了有力保证。从信息论角度讲，融合后的图像和各个子图像相比含有更多的有用信息，达到了 $1+1+\cdots+1>n$ 的效果。从临床医学角度讲，融合后的图像综合表达了病变局部组织器官的解剖和功能信息，图像的可靠性、稳定性及容错能力大大提高，从而辅助医生了解病变组织或器官的综合信息，做出更加准确的定位、定性诊断，制定更合理的治疗方案，取得更满意的治疗效果，这就是多源医学影像融合的内涵和作用。

7.1.2 医学数字图像融合分类

因为研究者的研究对象和研究目的不一样,所以发展和形成的图像融合分类也就多种多样。

(1)按照被融合图像的成像方式不同,可以把融合分为单模态(mono-modality)融合和多模态(multi-modality)融合。单模态融合是指待融合的两幅图像是由同一设备获取的,简单地说,就是类似CT-CT或者MRI-MRI形式的融合处理。主要用于治疗前后的对比、疾病(如癫痫)发作期与发作间期对比、肿瘤或骨骼的生长监测。例如在肿瘤诊治中,可以通过对不同时间采集到的PET图像进行融合分析,判断哪些肿块是新生的,哪些是放射治疗后纤维化的,哪些又是转移灶;多模态融合是指融合的两幅图像来源于不同的成像设备,研究较多的CT图像与MRI图像融合和CT图像与核医学数字图像的融合都属于此类,主要应用于神经外科的诊断、手术定位及放疗计划设计等。PET图像能反映人体的功能和代谢信息,但其空间分辨率较低,致使解剖结构欠清晰。如果将CT图像与PET图像融合,就能利用解剖成像方式为功能图像提供充分的解剖信息,弥补后者的欠缺。

(2)按照融合对象的不同,可分为单样本时间融合、单样本空间融合和模板融合。单样本时间融合是指跟踪某个患者,将其一段时间内对同一脏器所做的同种检查图像进行融合,以便于跟踪病理发展和研究该检查对该疾病诊断的特异性;单样本空间融合是指将某个患者在同一时期内对同一脏器所做的几种检查的图像进行融合,以便综合利用这几种检查提供的信息,对病情做出更准确的诊断;模板融合指的是将患者的图像与模板融合,这种方式也适用于不同患者间融合。模板可为采集的图像,也可为解剖或生理图谱,甚至为患者本身。比如,将待诊断的图像与典型正常人的图像进行比较,以确定被测试者是否正常,若表现异常,还得与一些疾病的典型图像进行对比,确定患者是否属于该类。

(3)按照图像处理方法的不同,可分为数值融合法和智能融合法。数值融合法将不同来源的图像做空间归一化处理后直接融合。智能融合法将不同来源的图像做归一化处理后,根据需要选择不同图像中的所需信息再进行融合。

(4)按照图像类型不同,可以分为断层图像间相互融合、断层图像与投影图像融合以及结构图像与功能图像融合。断层图像间相互融合主要指CT图像与MRI图像融合;断层图像与投影图像融合主要指CT图像、MRI图像与DSA图像通过三维重建后进行融合;而结构图像融合与功能图像融合主要指CT图像、MRI图像与PET图像、SPECT图像进行融合。

7.1.3 融合优势

多模态医学图像融合在临床中的优势主要体现在以下四个方面。

(1)融合图像能够清晰地显示检查部位病灶的解剖结构及毗邻关系,有助于医生全面了解和熟悉正常组织、器官的形态学特征。例如,利用CT图像或MRI图像融合来监测脑肿瘤手术或放疗后的变化及复发情况,可减少单纯根据CT图像或MRI图像所导致的漏诊现象。

(2)融合图像能凸显病灶在各项检查中的典型特征，辅助医生做出更加明确的定性诊断。例如，把 PET 图像和 CT 图像融合应用到 110 例不同病理类型的肿瘤患者(包括肺、食道、头部、颈部、黑色素、淋巴、胰腺、肾等)的肿瘤分期、病灶定位和疗效评估方面，取得了很好的效果。

(3)融合图像能够充分显示复杂结构的完整形态和病灶的空间位置，以及病变与周围正常组织的关系，有助于疾病的治疗。例如，利用 PET 图像和 CT 图像融合可以提高医生对肿瘤的几何体积、大小和延伸部分进行勾画的准确性。

(4)图像融合技术测定用核素标记的单抗治疗淋巴瘤、肺癌和前列腺癌等恶性肿瘤，证实该方法可详细确定其放射性分布。同样，在外科手术中，医生根据 CT 图像、MRI 图像、DSA 图像的融合图像精确定位病灶及周围相关的解剖结构信息，设计出缜密的手术计划，对于临床制定手术方案、实施手术以及术后观察发挥了重要作用。

7.1.4　图像融合的方法分类

好的融合算法能够最大限度地保留源影像中的重要信息，尽可能少地引入虚假信息，最大限度地抑制噪声或未精确配准带来的干扰，具有可靠性、稳健性。根据融合处理所处的阶段不同，图像的融合处理通常可以在三个不同层次上进行：像素级(pixel-level)图像融合、特征级(feature-level)图像融合以及决策级(decision-level)图像融合。

1. 像素级图像融合

像素级图像融合是在严格配准的条件下进行的，是在像素的基础上进行的融合处理，是特征级和决策级图像融合的基础，其主要的目的是对多传感器目标和背景要素的测量结果进行融合处理。像素级图像融合是直接在原始数据层上的融合处理，可以提供更为丰富、精确、可靠的细节信息，有利于对图像的进一步分析处理。它是目前在实际中应用最广泛的图像融合方式，但也有其不足之处，即预处理的信息量最大，处理时间较长，要求精确地配准。像素级图像融合结构图如图 7-5 所示。

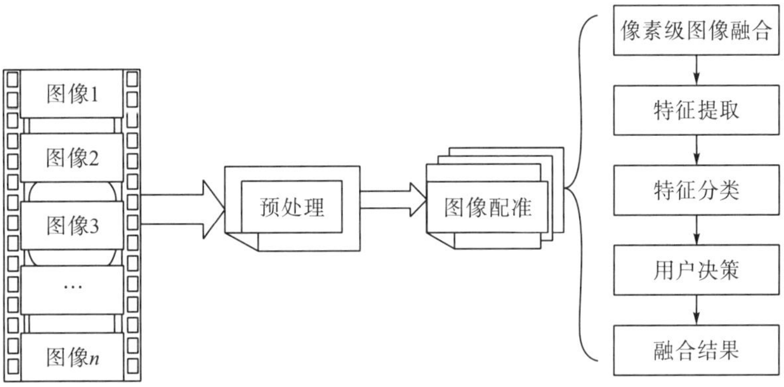

图 7-5　像素级图像融合结构图

2. 特征级图像融合

特征级图像融合是指对预处理和特征提取后的原始输入图像获取的景物信息（如边缘、形状、轮廓和区域等信息）进行综合与处理。特征信息是图像像素信息的一部分，它是从图像像素信息中抽象提取出来的。特征级融合属于中间层次的信息融合，它既留有足够的重要信息，又可对信息进行压缩，有利于实时处理。并且由于所提取的特征直接与决策分析有关，因而融合结果能最大限度地给出决策分析所需要的特征信息。但它的融合精度与像素级图像融合相比较差，损失的信息也较多，其融合结构图如图 7-6 所示。

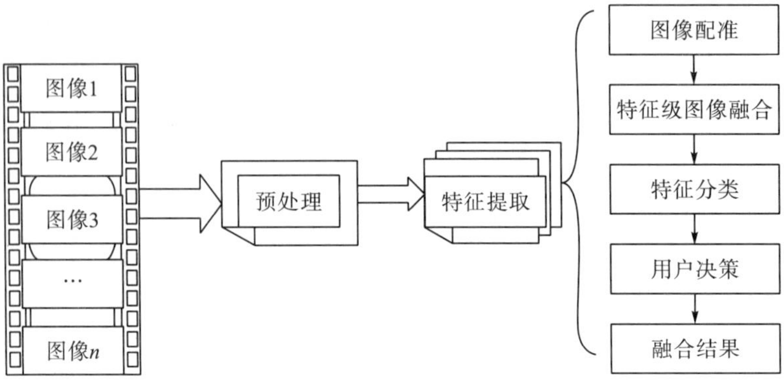

图 7-6　特征级图像融合结构图

3. 决策级图像融合

决策级图像融合是属于高层次的信息融合，在融合前要先建立对同一目标的初步判决和结论，然后再进行相关的配准，最后进行决策的融合处理，从而获得最终的联合判决。决策级融合是直接针对具体的决策目标，充分利用来自各图像的初步决策以取得最优的决策结果。决策级融合主要是基于认知模型的方法，需要大型数据库和专家决策系统进行分析、推理、识别和判决。决策级融合方法主要有贝叶斯推理、人工神经网络、模糊聚类法等。此种融合对配准的要求最低，并且有一定的容错能力，适用范围广，对原始数据并没有特殊的要求，但决策级图像融合的精确度最差，对原始信息量的损失最多，其融合结构图如图 7-7 所示。

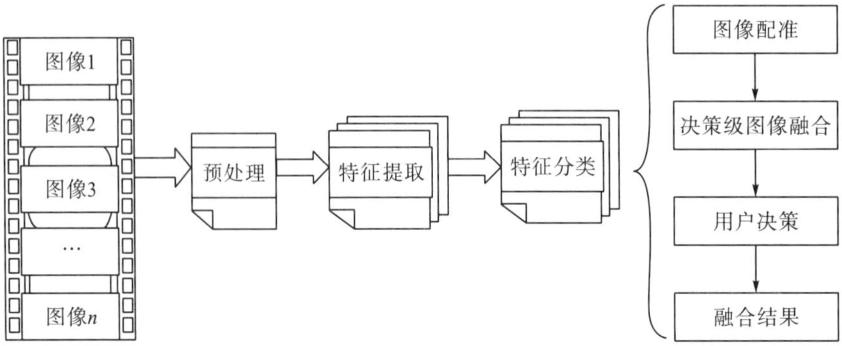

图 7-7　决策级图像融合结构图

表 7-1 为三种融合策略常见融合方法，可以看到，每种融合策略都有很多类算法，在后面介绍算法时，只选择具有代表意义的基础算法。

表 7-1　三种融合策略常见融合方法

层次	融合方法	层次	融合方法	层次	融合方法
像素级	加权平均融合方法 HIS-RGB 彩色变换法 RGB 假彩色合成 主分量变换 高通滤波法 小波变换 PCA 的图像融合 金字塔图像融合法 代数法 模拟退火法	特征级	数学形态学方法 贝叶斯估计方法 聚类分析方法 D-S 证据理论 表决法 神经网络方法 模糊逻辑方法 专家系统方法 统计方法 基于规则的方法 信息熵法 加权平均法	决策级	统计方法 贝叶斯估计方法 神经网络方法 模糊聚类方法 D-S 证据理论 基于规则的方法 专家系统

注：HIS-RGB 色调、饱和度、亮度和红、绿、蓝；PCA (principal component analysis) 为主成分分析。

三种融合策略由于侧重点不同，使得在融合过程中存在很多差异，表 7-2 为三种融合策略的综合比较结果，给出了它们在级别、配准、精度、容错性等方面的差异。

表 7-2　三种融合策略的综合比较

融合层次	级别	配准	精度	容错性	实时性	信息损失量	工作量	融合水平
像素级	低	高	高	差	差	小	大	低
特征级	中	中	中	中	中	中	中	中
决策级	高	低	低	优	好	大	小	高

7.2　像素级图像融合方法

7.2.1　像素级图像融合概述

像素级 (pixel-level) 图像融合是直接在原始数据层上的融合处理，它的配准要求最高，但可以提供更为丰富、精确、可靠的细节信息，有利于对图像的进一步分析处理，它是目前在实际中应用最广泛的图像融合方式，是特征级和决策级图像融合的基础。像素级图像融合的优点是基于最原始的数据，保留了尽可能多的原始信息，提供更多的细节信息，应用最广泛。缺点主要有：效率低，由于处理的图像数据量大，所以处理时间较长，实时性差；为了便于像素比较，对图像的配准精度要求高。像素级图像融合算法大致分为两大类：基于空间域的融合算法和基于变换域的融合算法。像素级图像融合算法整体框架如图 7-8 所示。

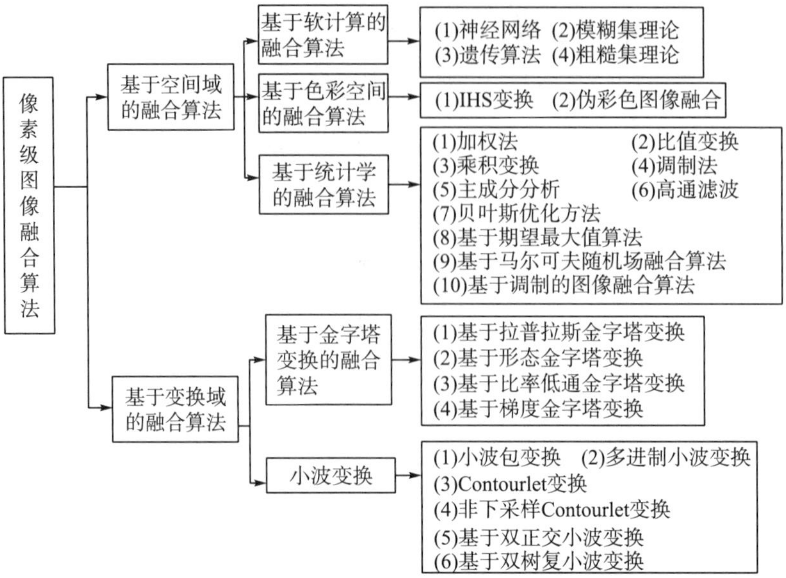

图 7-8 像素级图像融合算法整体框架

这里给出基于变换的像素级医学数字图像的融合过程，主要包括以下步骤：①选择多尺度分解方法对多模态医学数字图像分别进行分解，得到不同频率层次的高频子带和低频子带；②根据高频子带和低频子带自身的不同特征，分别设计最优的系数融合运算方法作为融合策略，对高频子带系数和低频子带系数分别进行融合运算；③最后将融合后的系数进行逆变换，得到最终的融合图像。

像素级图像融合方法可以根据不同子带的自身特点设计合适的融合策略，融合图像的细节信息丰富，冗余性低。像素级数字图像融合的框架如图 7-9 所示。其中，分解方法和融合规则的选择是融合过程的关键部分，决定融合图像能否保留原图像更多的信息。

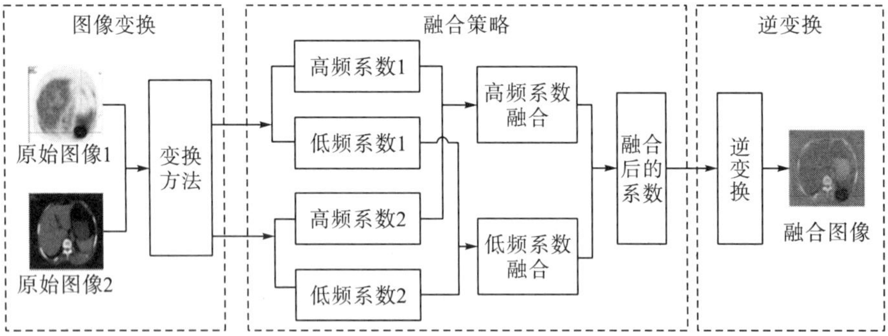

图 7-9 像素级数字图像融合框架

7.2.2 基于空间域的融合算法

基于空间域的图像融合算法是指直接在空间域中对图像的像素点进行操作，该类方法简单直观，易于理解，但融合效果有限，只适用于有限的场合。目前主要有两种融合方法，即基于像素的融合算法和基于区域的融合算法。

1. 基于像素的融合算法

1) 图像像素灰度值取大(小)融合法

假设参加融合的两幅原始图像分别为 A、B，图像大小均为 $M \times N$，融合图像为 F，则针对原始图像 A、B 的像素灰度值选大(小)图像融合方法可表示如下。

取大融合法：

$$F(m, n) = \max\{A(m, n), B(m, n)\} \tag{7-1}$$

取小融合法：

$$F(m, n) = \min\{A(m, n), B(m,n)\} \tag{7-2}$$

式中，m、n 分别为图像中像素的行号和列号。在融合处理时，比较原图像 A、B 中对应位置(m, n)处的像素灰度值，以其中灰度值大(小)的像素作为融合图像 F 在位置(m, n)处的像素。这种融合方法只是简单地选择原始图像中灰度值大(小)的像素作为融合后的像素，对待融合的像素进行灰度增强(或减弱)，因此该方法的实用场合非常有限。

2) 图像像素灰度值加权融合法

加权平均法是代数中的一种基本方法，图像像素灰度值加权融合法就是将原始图像对应像素的灰度值进行加权平均，生成新的图像，它是最直接的融合方法。其中，平均方法是加权平均的特例。实际上，多幅图像的像素平均融合就是一种图像的平滑处理，这种基于平滑处理的融合提高了融合图像的信噪比，具有算法简单、融合速度快、实时性好的优点，在某些特定场合中可能会取得较好的融合效果，但削弱了图像的对比度，使得图像中的边缘、轮廓变得模糊。其定义如下：

$$G_F(i, j) = \sum_{k=1}^{M} w_k G_k(i, j) \tag{7-3}$$

式中，M 是参与融合的图像数目；$G_k(i, j)$ 是第 k 幅图像；w_k 是加权系数，$k = 1,2,\cdots, M$，$\sum_{k=1}^{M} w_k = 1$。如果 $M = 2$，就是两幅图像的融合，其定义可以简化为

$$G_F(i, j) = w_1 \times G_1(i, j) + w_2 \times G_2(i, j) \tag{7-4}$$

式中，$G_F(i, j)$、$G_1(i, j)$、$G_2(i, j)$ 为融合图像 F 及源图像 A、B 在点(i, j)处的灰度值；w_1，w_2 是加权系数，它们的和为 1，若 $w_1 = w_2 = 0.5$，则为平均融合。

线性加权图像融合中最为重要的一步是权值的选择。常用的方法是平均和选择相结合的方法，即用 1 个匹配矩阵来表示两幅图像的相似程度，当两幅图像很相似时，则源图像的权值分别为 0.5 和 0.5；当两幅图像差异很大时，则选择最显著的那一幅图像，这时的权值为 0 和 1，以便抑制噪声。当然权值确定的方法并非只有一种，还可以采用主元素分析法来确定最优加权系数，通过计算输入图像的协方差矩阵的主元素，其权重系数可以由对应的特征向量得到。这种方法的改进和其他的算术符号合并方法还有很多。

3) TOET 图像融合方法

第一步，输入图像 $A(i,j)$ 和 $B(i,j)$ 的共同成分为

$$A \cap B = \mathrm{Min}\{A, B\} \tag{7-5}$$

第二步，从图像 A 上抠除共同成分得到图像 B 的特征成分 A^*：

$$A^* = A - A \cap B \tag{7-6}$$

第三步，同理得到 B 的特征成分 B^* 为

$$B^* = B - A \cap B \tag{7-7}$$

第四步，从图像 g_1 中抠除图像 g_2 的特征成分 g_2^*，得

$$g_1 - g_2^* = (g_1 - g_2) + g_1 \cap g_2 \tag{7-8}$$

第五步，同理，从图像 g_2 中抠除图像 g_1 的特征成分 g_1^*，得

$$g_2 - g_1^* = (g_1 - g_2) + g_1 \cap g_2 \tag{7-9}$$

这项操作是为了改善图像的融合效果。

第六步，确定图像 $g_2(i,j)$ 和 $g_1(i,j)$ 的不同成分，

$$g_2^* - g_1^* = g_2 - g_1 \tag{7-10}$$

当 $|g_2^*| < |g_1^*|$ 时，定义 $g_2^* - g_1^* = 0$。

此操作的目的是将两幅图像的不同部分作为背景，突出图像 $g_2(i,j)$ 的特征，以便准确判断 $g_1(i,j)$ 的位置，反之也行。该成分在融合图像中的比重由权重系数决定，这里到底突出哪幅图像的特征以及判断哪幅图像的位置要根据实际情况确定。

第七步，将步骤三和步骤四得到的结果按不同权重计算融合图像的灰度值：

$$F(i,j) = a(g_1 - g_2^*) + b(g_2 - g_1^*) + c(g_2^* - g_1^*) \tag{7-11}$$

式中，a、b、c 为权重系数，且 $a+b+c=1$，具体可根据需要选取。

2. 基于区域的融合算法

基于区域的融合算法根据像素点所在区域的特征因子计算加权系数。该算法不仅考虑了单个像素点的灰度值，还考虑了该像素点所在区域内各像素点之间的相关性，在体现像素点所在区域的清晰度方面得到改善。与基于单个像素点的算法相比，提高了提取源图像清晰区域的准确性。

常见的区域特征因子有邻域能量、邻域方差和邻域梯度，设 $i=A$ 或 $i=B$(A，B 为源图像)，$f_i(x,y)$ 为 i 在 (x,y) 点的灰度值，$F(x,y)$ 为融合后的图像在 (x,y) 点的灰度值，S 代表窗口区域(设窗口大小为 3×3)，$\boldsymbol{H}$ 为窗口函数。

1) 基于邻域能量的融合算法

局部能量加权是对源图像像素矩阵采用窗函数进行邻域加窗能量计算，以归一化加窗能量为系数对图像灰度值进行加权，得到融合图像。经过加权后的融合图像除边界部分外都是按各自相应位置邻域能量加权生成的。另外，通过选择不同的窗矩阵，以不同程度地突出该邻域的中心系数值对邻域能量的贡献，并兼顾其他像素点的作用。

第一步，邻域能量的定义如下：

$$E_i(x,y)=\sum_{m,n\subset S}\boldsymbol{H}(m,n)f_i^2(x+m,y+n) \tag{7-12}$$

式中，$\boldsymbol{H}=\begin{bmatrix}0 & 1/8 & 0\\ 1/8 & 1/2 & 1/8\\ 0 & 1/8 & 0\end{bmatrix}$，$i$=1,2，当然窗口函数 $\boldsymbol{H}$ 的取值是可变的。

第二步，利用取大法或加权法计算系数矩阵。

邻域能量取大法：

$$w_A(x,y)=\begin{cases}1, & E_A(x,y)\geqslant E_B(x,y)\\ 0, & E_A(x,y)< E_B(x,y)\end{cases} \tag{7-13}$$

邻域能量加权法：

$$w_A(x,y)=\frac{E_A(x,y)}{E_A(x,y)+G_B(x,y)} \tag{7-14}$$

第三步，计算融合后图像：

$$F(x,y)=w_A\times f_1(x,y)+w_B\times f_2(x,y) \tag{7-15}$$

2) 基于邻域方差的融合算法

基于邻域方差的融合算法是对源图像进行处理，通过统计空间域中某一像素点的邻域方差来计算该点的像素灰度加权值，从而进行加权计算。比如，统计图像空间域像素矩阵一点的相邻 8 点所组成的邻域的方差，以其归一化邻域方差为加权系数加权，图像边界区域如果不能构成 8 点邻域则不加权，而是选取其中一幅图像的对应像素灰度值。

第一步，邻域方差的定义如下：

$$\sigma_i(x,y)=\sqrt{\frac{1}{9}\sum_{m=-1}^{1}\sum_{n=-1}^{1}\left[f_i(x+m,y+n)-\bar{f}_i(x,y)\right]^2} \tag{7-16}$$

式中，$\bar{f}_i(x,y)=\frac{1}{9}\sum_{m=-1}^{1}\sum_{n=-1}^{1}f_i(x+m,y+n)$，$i$ =1, 2。

第二步，利用取大法或加权法计算系数矩阵。

邻域方差取大法：

$$w_A(x,y)=\begin{cases}1, & \sigma_A(x,y)\geqslant \sigma_B(x,y)\\ 0, & \sigma_A(x,y)< \sigma_B(x,y)\end{cases} \tag{7-17}$$

邻域方差加权法：

$$w_A(x,y)=\frac{\sigma_A(x,y)}{\sigma_A(x,y)+\sigma_B(x,y)} \tag{7-18}$$

第三步，计算融合后图像：

$$F(x,y)=w_A\times f_1(x,y)+w_B\times f_2(x,y) \tag{7-19}$$

3) 基于邻域梯度的融合算法

基于邻域梯度的融合算法是对源图像进行处理，通过统计空间域中某一像素点的邻域梯度来计算该点的像素灰度加权值，从而进行加权计算。比如，统计图像空间域像素矩阵一点的相邻 8 点所组成的邻域的梯度，以其归一化邻域方差为加权系数加权，图像边界区域如果不能构成 8 点邻域则不加权，而是选取其中一幅图像的对应像素灰度值。

第一步，邻域梯度的定义如下：

$$G_i(x,y)=\sum_{m,n\subset S}\boldsymbol{H}(m,n)f_i(x+m,y+n) \tag{7-20}$$

式中，$\boldsymbol{H}=\frac{1}{8}\begin{bmatrix}-1 & -1 & -1\\ -1 & 8 & -1\\ -1 & -1 & -1\end{bmatrix}$，$i=1,2$，当然窗口函数 $\boldsymbol{H}$ 的取值是可变的。

第二步，利用取大法或加权法计算系数矩阵。

邻域梯度取大法：

$$w_A(x,y)=\begin{cases}1, & G_A(x,y)\geqslant G_B(x,y)\\ 0, & G_A(x,y)<G_B(x,y)\end{cases} \tag{7-21}$$

邻域梯度加权法：

$$w_A(x,y)=\frac{G_A(x,y)}{G_A(x,y)+G_B(x,y)} \tag{7-22}$$

第三步，计算融合后图像：

$$F(x,y)=w_A\times f_1(x,y)+w_B\times f_2(x,y) \tag{7-23}$$

3. 基于灰度调制的融合方法

基于灰度调制的融合方法是一种线性处理，采用线性归一化的方法将图像进行变换。设 $i=A$ 或 $i=B$（A，B 为源图像），$f_i(x,y)$ 为 i 在 (x,y) 点的灰度值，$F(x,y)$ 为融合后的图像在 (x,y) 点的灰度值。G_H 是 $f_1(x,y)$ 和 $f_2(x,y)$ 中细节较多的原始图像，另外一幅图像相对来说细节较少，为 G_L。

第一步，对待融合图像中细节较多的 G_H 进行归一化得到 G_H^*：

$$G_H^*(i,j)=\frac{G_H(i,j)-\min[G_H(i,j)]}{\max[G_H(i,j)]-\min[G_H(i,j)]} \tag{7-24}$$

第二步，以归一化的该源图像对另一幅源图像 G_L 进行调制得到 G_F:

$$G_F(i,j)=G_H^*(i,j)\times G_L(i,j) \tag{7-25}$$

第三步，映射量化，将得到的融合图像重新量化，使之灰度范围与显示设备动态范围 R 相匹配，一般的灰度显示范围为 0～255，所以这里用 255，得到最后的融合图像 $G_F^*(i,j)$：

$$G_F^*(i,j)=R\frac{G_F(i,j)-\min[G_F(i,j)]}{\max[G_F(i,j)]-\min[G_F(i,j)]} \tag{7-26}$$

7.2.3 基于频域的融合算法

1. 基于多尺度的融合方法

根据人类视觉系统的特点和自然图像的统计模型理论，一种优秀的变换表示方法应该具有四个特征。①多尺度：能够对图像从粗尺度到细尺度进行连续逼近。②局域性：在空域和频域具有局部化特性。③方向性："基"具有更多的方向，随尺度加细方向应该增多。④各向异性：充分利用图像的几何正则性，希望"基"的支撑区间表为"长条形"，以达到用最少的系数来逼近奇异曲线。

于是，过去几十年中，在数学、计算机视觉、模式识别、统计分析等不同学科中，分别独立地发展着一种彼此极其相似的理论，称为"多尺度几何分析"，用来检测、表示、处理某些高维空间数据，提供多尺度、多方向的表示。

多模态医学数字图像融合是图像配准的直接目的之一。融合图像必须既能保持源图像中重要的信息，又能明显反映新增加的图像信息的变化。多尺度分解过程与计算机视觉和人眼视觉系统中由粗到细认识事物的过程十分相似，它把图像分解为能保持局部信息的不同尺度、不同方向的子图像系列(大多数金字塔变换例外：无方向)，它们分别代表不同的特征，如边缘、零交叉、梯度、对比度等，这更能满足融合的需要。因此，基于多尺度变换的图像融合算法得到了越来越多学者的重视，也是目前应用非常广泛并且尤其重要的一类算法。基于多尺度几何变换的融合方法的主要过程是：首先，将待融合图像分解为不同的高频子带和低频子带；然后，用特定的融合规则来合成融合图像的各个子带：最后，用对应的逆变换生成融合结果。因此，这种方法受限于多尺度几何变换工具的性能和融合规则的选择。图 7-10 为图像的金字塔结构，可以看到一幅图像被分解为 N+1 层。图 7-11 为基于多尺度变换的图像融合方法框图。

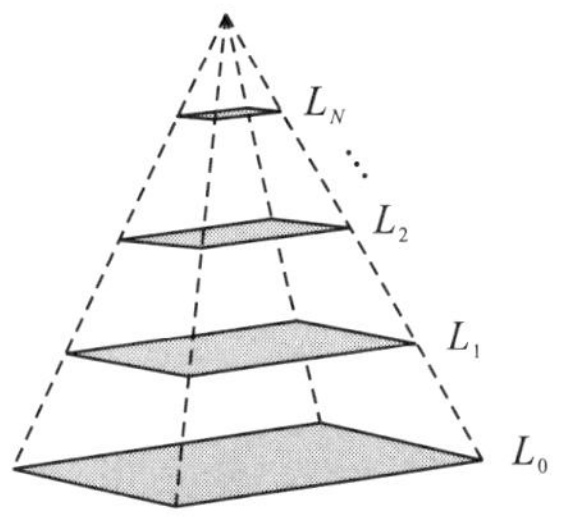

图 7-10　图像的金字塔结构

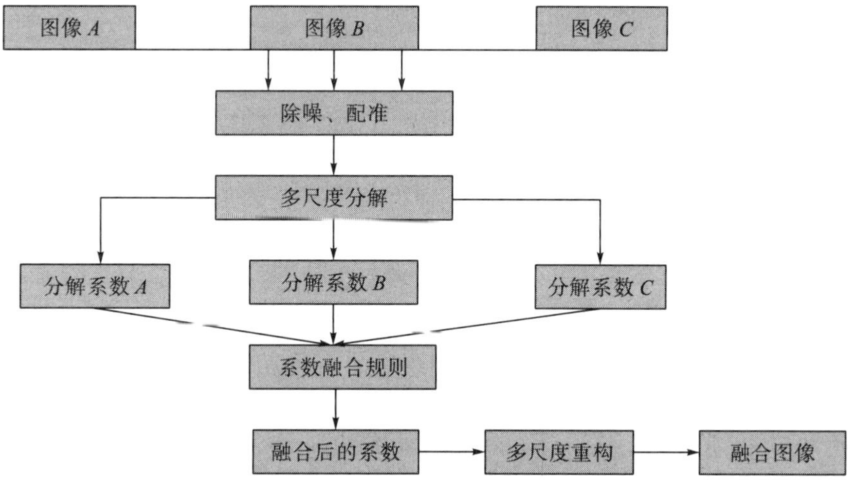

图 7-11　基于多尺度变换的图像融合方法框图

2. 金字塔方法

金字塔方法是典型的尺度分解工具，但是它只能将图像分解为不同的层次，而不能对高频图像进行方向划分，因此高频子带不具有方向性。目前，金字塔方法主要包括比率低通金字塔法、对比度金字塔法、形态金字塔变换、梯度金字塔变换等。它们都属于基于多尺度的融合方法，在各分解层上进行融合操作，最终获取融合效果更好的图像。下面主要介绍拉普拉斯金字塔和对比度金字塔。

高斯金字塔图像就是通过高斯低通滤波和隔行隔列的下采样获得一系列下采样子图像，也就是说第 K 层高斯金字塔通过平滑、亚采样就可以获得 $K+1$ 层高斯图像。设源图像为 $G_0(m\leqslant M,n\leqslant N)$，$M$、$N$ 为图像的行、列数，源图像为高斯金字塔的最底层，则第 l 层高斯金字塔由下式生成：

$$G_l(i,j)=\sum_{m=-2}^{2}\sum_{n=-2}^{2}\omega(m,n)G_{l-1}(2i+m,2j+n)\qquad(1\leqslant l\leqslant N,0\leqslant i\leqslant R_L,0\leqslant j\leqslant C_L)\tag{7-27}$$

式中，$\omega(m,n)$ 为高斯窗口函数(模板)，$\omega(m,n)=\frac{1}{400}\begin{bmatrix}1&5&8&5&1\\5&25&40&25&5\\8&40&64&40&8\\5&25&40&25&5\\1&5&8&5&1\end{bmatrix}$，实际是高斯低通滤波器；$N$ 是高斯金字塔图像顶层的层号；R_l 和 C_l 分别是高斯金字塔图像第 l 层的行数和列数。

拉普拉斯金字塔是高斯金字塔与其上一层通过插值扩大的差值图像，反映的是高斯金字塔两级间的信息差，实际上就是图像的细节部分。将高斯金字塔 l 层子图像 G_l 通过内插值法，得到放大图像 G_l^*，使得 G_l^* 的尺寸与 G_{l-1} 的尺寸相同，可表示为

$$G_l^*(i,j)=4\sum_{m=-2}^{2}\sum_{n=-2}^{2}\omega(m,n)G_l\left[(i+m)/2,(j+n)/2\right]\qquad(1\leqslant l\leqslant N,0\leqslant i\leqslant R_l,0\leqslant j\leqslant C_l)\tag{7-28}$$

式中，

$$G_l^*\left[(i+m)/2,(j+n)/2\right]=\begin{cases}G_l\left[(i+m)/2,(j+n)/2\right], & (i+m)/2\text{和}(j+n)/2\text{为整数时}\\0, & \text{其他}\end{cases}\tag{7-29}$$

(1) 在拉普拉斯金字塔方法中，令

$$\begin{cases}LP_l=G_l-G_{l+1}^*, & 0\leqslant l<N\\LP_N=G_N, & l=N\end{cases}\tag{7-30}$$

式中，N 为拉普拉斯金字塔顶层的层号；LP_l 是拉普拉斯金字塔分解的第 l 层图像。

通过式(7-29)和式(7-30)可依次得到序列 LP_0，LP_1，…，LP_N，由此子图像系列构成的金字塔即拉普拉斯金字塔。它的每一层图像是高斯金字塔本层图像与其高一层图像经内插值法后图像的差，该过程实际相当于带通滤波。该塔序列对应级融合，融合算子很多，最常见的取“与”或“或”。

$$\begin{cases}G_N=LP_N, & l=N\\G_l=LP_l+G_{l+1}^*, & 0\leqslant l<N\end{cases}\tag{7-31}$$

式(7-31)表明，拉普拉斯金字塔可以从顶层开始，逐层由上至下进行递推，求得其对应的高斯金字塔，并最终得到源图像 G_0。

不同层次、不同分辨率的拉普拉斯金字塔图像反映了源图像的不同信息，随着分解层的增多，图像的分辨率越来越小，图像所反映特征也从细节信息向轮廓过渡，采用变换区域特征量测法进行融合对应各层图像，这样可以充分利用拉普拉斯金字塔各层图像的优势信息特征，生成更为丰富的图像细节和图像纹理结构信息，最后对融合后的金字塔图像重建，生成融合图像。

(2) 在对比度金字塔技术中，令

$$\begin{cases} LP_l = \dfrac{G_l}{G_{l+1}^*}, & 0 \leqslant l < N \\ LP_N = G_N, & l = N \end{cases} \tag{7-32}$$

式中，N 为拉普拉斯金字塔顶层的层号，LP 是对比度金字塔分解的第 l 层图像。通过式(7-32)可依次得到序列 LP_0，LP_1，…，LP_N，由此子图像系列构成的金字塔即对比度金字塔。该塔序列对应级融合，融合算子很多，最常见的取“与”或“或”。融合塔序列逆构最底层图像，具体计算过程为

$$\begin{cases} C_l = G_l / G_l^*, & 1 \leqslant l < N \\ C_l = G_l, & l = N \end{cases} \tag{7-33}$$

3. 小波变换

小波变换(wavelet transform)是一种新型的工程数学工具，小波变换能将图像分解为水平、垂直、对角三个高频子带，既具有多尺度性，又具有一定的方向性。如果将小波变换与图像的高斯金字塔分解进行简单对比，小波变换的分解是非冗余且具有方向性的，在提取图像低频部分的同时，较高斯金字塔分解多出两个方向的分解处理，所以在同等条件下，基于小波变换融合方法要比基于金字塔变换融合方法得到更好的融合效果。正是基于这些特点，小波变换得到了极大发展，现在又出现了各种小波变换，如小波包变换、多进制小波变换、Contourlet 变换、非下采样 Contourlet 变换等诸多图像融合算法。小波变换本质是一种高通滤波，采用不同的小波基，会产生不同的滤波效果。小波变换可将原始图像分解成一系列具有不同空间分辨率和频域特性的子图像，可以针对不同频带子图像的小波系数进行组合，形成融合图像的小波系数。由于小波变换能很好地表示图像中的点特征，使得其在医学数字图像融合中得到很大应用，但是小波变换对于线、边缘、轮廓等高维特征却无能为力，这本质上是由于小波变换的支撑基是正方形造成的，因此基于这些特征的图像融合就不适合用小波变换。

1) 基于小波变换的图像融合基本原理

1989 年，Mallat 在构造正交小波基时提出了多分辨率分析(multi-resolution analysis)的概念，从空间的概念上形象地说明了小波的多分辨率特性。关于多分辨率分析的理解，在这里以一个二维图像的 2 层小波分解进行说明，如图 7-12 所示。

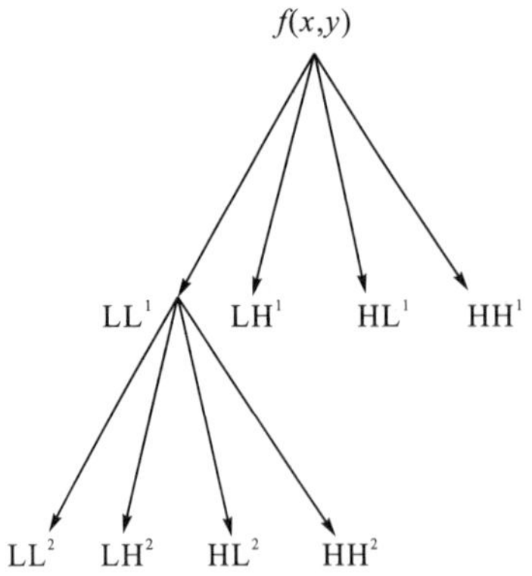

(a) 小波的树形分解

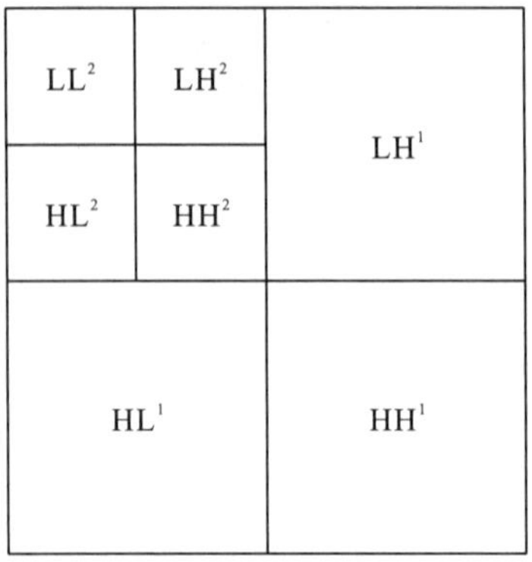

(b) 小波分解的塔形结构

图 7-12 二维图像的小波分解

对于一幅图像，低频分量是其轮廓边缘，高频分量是其细部纹理。在图 7-12 中，$f(x,y)$是一幅 $N \times N$ 的图像，N 是 2 的幂。图中的上标设为变量 j，对于 $j=0$，尺度为 $2^{j}=2^{0}=1$，也就是源图像的尺度。j 的每一次增大都使尺度加倍，分辨率减半。图像可以根据二维小波按如下方式扩展，在变换的每一层次上，图像都被分解为 4 个 1/4 大小的图像。其中，LL 表示源图像在 2^{j} 尺度上的近似(低频、"粗糙像")；LH、HL、HH 表示图像的高频部分(或称细节部分)；LH 表示水平的边缘(细节)信息，即 0°方向信息；HL 表示垂直的边缘(细节)信息，即 90°方向信息；HH 则对应于对角方向的高频成分，即 45°方向信息。图中示意了图像的 2 级小波分解。可以看到，在每一分解层上，图像均被分解为 LL、LH、HL、HH 四个频带；下一层的分解仅对低频分量 LL 进行分解。

若对图像进行 N 层的小波分解，最终将有$(3N+1)$个不同频带，其中包含 $3N$ 个高频带和一个低频带。小波分解的层数越高，对应图像的尺寸越小，因此图像小波分解的各个图像也具有金字塔形结构，可称为小波分解金字塔。图像的小波变换是一种图像的多分辨率、多尺度分解。

图 7-13 为小波分解融合图，从图中可以看到，首先对两幅图像分别做多尺度小波变换，得到两幅图像在不同尺度下的低频方向、水平方向、垂直方向、45°角方向的高频信

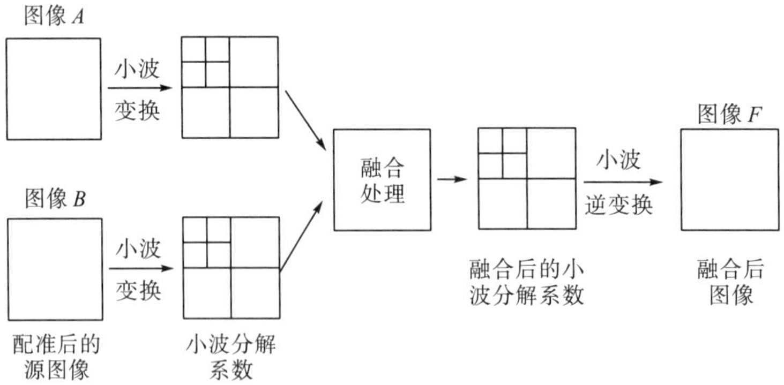

图 7-13 小波分解融合图

息图序列；然后进行小波多分辨融合，即对两幅图像的不同层次、不同特征层的信息图分别附加一定的权重进行融合(低频融合策略融合源图像的低频部分，高频融合策略融合源图像的高频细节部分)，从而得到融合图像的小波多分辨结构；最后是重构图像，即根据融合图像小波序列，进行小波逆变换，得到最后的融合图像。

2)基于小波变换的图像融合计算过程

在 Mallat 经典算法中，设输入图像为 $f(m,n)$，令 $C_0(m,n)=f(m,n)$，Mallat 图像分解算法如下：

$$\begin{cases} C_j(m,n)=\dfrac{1}{2}\sum\limits_{k,l\in Z}C_{j-1}(k,l)h_{k-2m}h_{l-2n} \\ d_j^1(m,n)=\dfrac{1}{2}\sum\limits_{k,l\in Z}C_{j-1}(k,l)h_{k-2m}g_{l-2n} \\ d_j^2(m,n)=\dfrac{1}{2}\sum\limits_{k,l\in Z}C_{j-1}(k,l)g_{k-2m}h_{l-2n} \\ d_j^3(m,n)=\dfrac{1}{2}\sum\limits_{k,l\in Z}C_{j-1}(k,l)g_{k-2m}g_{l-2n} \end{cases} \tag{7-34}$$

式中，Z 为整数级；$\{h，g\}$为选定的滤波器组；$1\leqslant j\leqslant N$，N 为离散小波变换分解层数。

重构算法为

$$\begin{aligned} C_{j-1}(m,n)=\frac{1}{2}\Bigg[&\sum_{k,l\in Z}C_j(k,l)h_{m-2k}h_{n-2l}+\sum_{k,l\in Z}d_j^1(k,l)h_{m-2k}g_{n-2l} \\ &+\sum_{k,l\in Z}d_j^2(k,l)h_{m-2k}h_{n-2l}+\sum_{k,l\in Z}d_j^3(k,l)h_{m-2k}h_{n-2l}\Bigg] \end{aligned} \tag{7-35}$$

对任意 $L^2(R)$ 上的二维矩阵：

$$\boldsymbol{A}-\{a(m,n)\}_{m,n\in Z} \tag{7-36}$$

满足：$\sum\limits_{m,n\in Z}a^2(m,n)<+\infty$。

定义如下算子为

$$\begin{cases} (H_r\boldsymbol{A})(m,n)=\dfrac{1}{\sqrt{2}}\sum\limits_{k\in Z}a(k,n)h_{k-2m} \\ (H_C\boldsymbol{A})(m,n)=\dfrac{1}{\sqrt{2}}\sum\limits_{l\in Z}a(m,l)h_{l-2n} \\ (G_r\boldsymbol{A})(m,n)=\dfrac{1}{\sqrt{2}}\sum\limits_{k\in Z}a(k,n)g_{k-2m} \\ (G_C\boldsymbol{A})(m,n)=\dfrac{1}{\sqrt{2}}\sum\limits_{l\in Z}a(m,l)g_{l-2n} \end{cases} \tag{7-37}$$

其简洁形式为

$$\begin{cases} C_j = H_r H_C C_{j-1} \\ d_j^1 = H_r G_C C_{j-1} \\ d_j^2 = G_r H_C C_{j-1} \\ d_j^3 = G_r G_C C_{j-1} \end{cases} \tag{7-38}$$

式中，C_j 是低频分量；d_j^1 是图像的水平边缘；d_j^2 是图像的竖直边缘；d_j^3 是图像的 45°方向边缘。

图像经二维小波变换分解后，可得到四个不同的频带 LL、LH、HL、HH。其中，低频带 LL 保留了原图的轮廓信息。HL、LH、HH 分别保留了原图水平、垂直和对角方向的高频信息，代表图像的细节部分。然后再对子图像分解得到 LL^2、HL^2、LH^2 及 HH^2，依次进行多层分解。N 层小波分解后可得到$(3N+1)$个频带。基于小波分解的图像融合的本质是采用不同的滤波器，将源图像分解到一系列的频率通道中，然后针对系数特性采用不同的融合规则和融合策略。

3) 几种常见的小波分解系数的融合规则

(1) 小波系数加权法为

$$C_J(F,p) = aC_J(A,p) + (1-a)C_J(B,p) \quad (0 \leqslant a \leqslant 1) \tag{7-39}$$

式中，$C_J(A,p)$、$C_J(B,p)$、$C_J(F,p)$ 分别表示源图像 A、B 和融合图像 F 在 J 层小波分解时在 P 点的系数，下面的用法相同，就不再逐一说明。

(2) 小波分解系数绝对值极大法为

$$C_J(F,p) = \begin{cases} C_J(A,p), & |C_J(A,p)| \geqslant |C_J(B,p)| \\ C_J(B,p), & |C_J(A,p)| < |C_J(B,p)| \end{cases} \tag{7-40}$$

(3) 小波分解系数绝对值极小法为

$$C_J(F,p) = \begin{cases} C_J(A,p), & |C_J(A,p)| \leqslant |C_J(B,p)| \\ C_J(B,p), & |C_J(A,p)| > |C_J(B,p)| \end{cases} \tag{7-41}$$

(4) 区域能量最大法，在 J 层小波分解的情况下，局部区域 Q 的能量定义为

$$E(A,p) = \sum_{q \in Q} \omega(q) C_J^2(A,q) \tag{7-42}$$

式中，$\omega(q)$ 表示权值，q 点离 p 点越近，权值越大，且 Q 是 p 的一个邻域。同理可得 $E(B,p)$，则区域能量最大为

$$C_J(F,p) = \begin{cases} C_J(A,p), & E(A,p) \geqslant E(B,p) \\ C_J(B,p), & E(A,p) < E(B,p) \end{cases} \tag{7-43}$$

4) 小波分解过程解释

小波分解、重构和融合是关键步骤，理解起来相对比较困难，这里给出其分解和重构的具体过程，并逐步给出详细的说明来帮助读者理解；在融合方面，结合一个实例讲解融合步骤，以帮助读者进行理解。

设原始图像的数据矩阵为 $\boldsymbol{X}$，图 7-14 为图像 $\boldsymbol{X}$ 的小波分解过程，具体分解步骤如下：

①取 $\boldsymbol{X}$ 第一行作为输入序列 cA，用卷积函数 conv( ) 对 cA 进行低通滤波，然后通过下抽样(下抽样是对输入序列取其偶数位，舍弃奇数位)，求出平均部分(低频)的分解系数 dnl；②再利用卷积函数 conv( ) 对 cA 进行高通滤波，然后通过下抽样求出本层分解后的细节部分(高频)的分解系数 dnh；③将平均部分的分解系数 dnl 和细节部分的分解系数 dnh 组成行序列 $cA1$，并将行序列 $cA1$ 赋给 $\boldsymbol{X}_1$ 的第一行；④重复①～③，对 $\boldsymbol{X}$ 的每一行进行一维小波分解，并将分解后的行序列赋给 $\boldsymbol{X}_1$ 的对应行，最后得到行分解图像 $\boldsymbol{X}_1$；⑤对矩阵 $\boldsymbol{X}$ 的每一列进行一维离散小波分解，重复行分解的过程，得到分解后的图像 $\boldsymbol{X}_2$。

图像 $\boldsymbol{X}_1$ 和图像 $\boldsymbol{X}_2$ 重复上述过程就可以达到二次分解的结果。

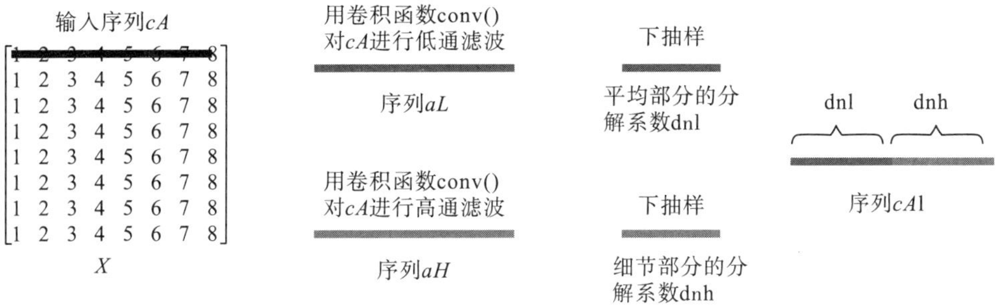

图 7-14　图像 X 的小波分解过程

5) 小波重构过程解释

图 7-15 为图像的小波重构过程，具体重构步骤如下。

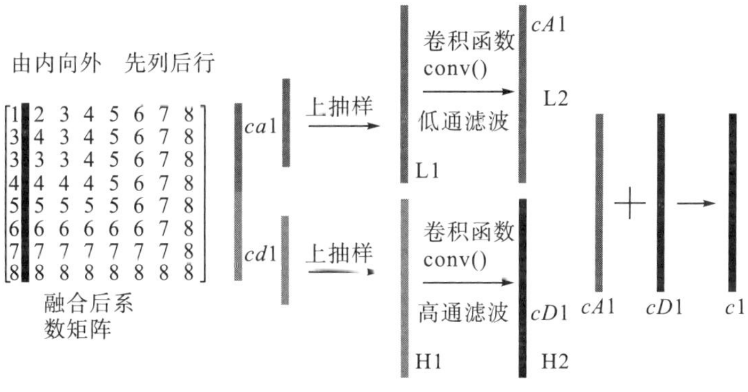

图 7-15　图像的小波重构过程

(1) 图像的融合由内向外进行，首先以图像融合后的系数矩阵作为输入矩阵，将输入矩阵的每一列，分开成上、下两半，分开的两部分分别作为平均系数(低频)序列 $ca1$、细节系数(高频)序列 $cd1$。

(2) 从第一列开始，对平均系数序列 $ca1$ 进行上抽样(对输入的一维序列 x 进行上抽样，即对序列 x 每个元素之间插零)，然后利用卷积函数 conv( ) 对所得序列进行低通滤波，所得结果记为列序列 $cA1$。

(3)对细节系数序列 $cd1$ 进行上抽样，然后利用卷积函数 conv( )对所得序列进行高通滤波，所得结果记为列序列 $cD1$。

(4)将列序列 $cA1$、$cD1$ 叠加得到列序列 $c1$，并将 $c1$ 赋给列重构矩阵 $\boldsymbol{X}_1$ 的第一列。

(5)重复上述(2)～(4)步，对输入矩阵的每一列进行重构，得到列重构矩阵 $\boldsymbol{X}_1$。

(6)将矩阵 $\boldsymbol{X}_1$ 的每一行，分开成左右两半，分开的两部分分别作为平均系数序列 $ca2$、细节系数序列 $cd2$，对矩阵 $\boldsymbol{X}_1$ 每一行重构所得的矩阵记为 $\boldsymbol{X}_2$。

(7)从第一行开始，对平均系数序列 $ca2$ 进行上抽样，然后利用卷积函数 conv( )对所得序列进行低通滤波，所得结果记为行序列 $cA2$。

(8)对细节系数序列 $cd2$ 进行上抽样，然后利用卷积函数 conv( )对所得序列进行高通滤波，所得结果记为行序列 $cD2$。

(9)将行序列 $cA2$、$cD2$ 的和赋给重构矩阵 $\boldsymbol{X}_2$ 的第一行。

(10)重复上述(7)～(9)步，对矩阵 $\boldsymbol{X}_1$ 的每一行进行重构，得到重构矩阵 $\boldsymbol{X}_2$，$\boldsymbol{X}_2$ 即为融合图像的二层分解图像进行重构所得矩阵。

(11)将 $\boldsymbol{X}_2$ 作为下一层重构的低频部分，重复上述步骤，可得融合图像的重构矩阵。

4. 融合过程解释

图 7-16 为一个高频小波系数矩阵，其中图 7-16(a)和图 7-16(b)分别是两幅原始图像的两层高频小波分解系数矩阵，图 7-17 为与之对应的低频小波系数矩阵，其中图 7-17(a)和图 7-17(b)分别是两幅原始图像的两层低频小波分解系数矩阵，这里对低频采用取平均的融合策略，对高频采用取大的融合规则进行图像融合。

$$\begin{bmatrix}1&2&3&4&5&6&7&8\\1&2&3&4&5&6&7&8\\1&2&3&4&5&6&7&8\\1&2&3&4&5&6&7&8\\1&2&3&4&5&6&7&8\\1&2&3&4&5&6&7&8\\1&2&3&4&5&6&7&8\\1&2&3&4&5&6&7&8\end{bmatrix} \qquad \begin{bmatrix}1&2&1&1&1&1&1&1\\3&4&2&2&2&2&2&2\\3&3&3&3&3&3&3&3\\4&4&4&4&4&4&4&4\\5&5&5&5&5&5&5&5\\6&6&6&6&6&6&6&6\\7&7&7&7&7&7&7&7\\8&8&8&8&8&8&8&8\end{bmatrix}$$

(a) (b)

图 7-16 高频小波系数矩阵

$$\begin{bmatrix}1&2\\1&2\end{bmatrix} \quad \begin{bmatrix}1&2\\3&4\end{bmatrix}$$

(a) (b)

图 7-17 低频小波系数矩阵

图 7-18 为融合过程，高频取大融合算法，即对图 7-16(a)和图 7-16(b)中的矩阵对应位置的系数比较大小，取较大系数赋给图 7-18(a)；低频取平均融合算法，即对图 7-17(a)和图 7-17(b)中的矩阵对应位置的系数计算平均数，并得到图 7-18(b)；将图 7-18(a)用

图 7-18(b) 替换，得到低频取平均，高频取大的融合矩阵 7-18(c)。

高频取大融合算法

$$\begin{bmatrix} 1 & 2 & 3 & 4 & 5 & 6 & 7 & 8 \\ 3 & 4 & 3 & 4 & 5 & 6 & 7 & 8 \\ 3 & 3 & 3 & 4 & 5 & 6 & 7 & 8 \\ 4 & 4 & 4 & 4 & 5 & 6 & 7 & 8 \\ 5 & 5 & 5 & 5 & 5 & 6 & 7 & 8 \\ 6 & 6 & 6 & 6 & 6 & 6 & 7 & 8 \\ 7 & 7 & 7 & 7 & 7 & 7 & 7 & 8 \\ 8 & 8 & 8 & 8 & 8 & 8 & 8 & 8 \end{bmatrix}$$

(a)

低频取平均融合算法

$$\begin{bmatrix} 1 & 2 \\ 2 & 3 \end{bmatrix}$$

(b)

$$\left[\begin{array}{cc|cc|cccc} 1 & 2 & 3 & 4 & 5 & 6 & 7 & 8 \\ 3 & 3 & 3 & 4 & 5 & 6 & 7 & 8 \\ \hline 3 & 3 & 3 & 4 & 5 & 6 & 7 & 8 \\ 4 & 4 & 4 & 4 & 5 & 6 & 7 & 8 \\ \hline 5 & 5 & 5 & 5 & 5 & 6 & 7 & 8 \\ 6 & 6 & 6 & 6 & 6 & 6 & 7 & 8 \\ 7 & 7 & 7 & 7 & 7 & 7 & 7 & 8 \\ 8 & 8 & 8 & 8 & 8 & 8 & 8 & 8 \end{array}\right]$$

(c)

图 7-18　融合过程

7.3　特征级图像融合方法

7.3.1　特征级图像融合概述

特征级(feature-level)图像融合是指运用不同算法，首先对各种数据源进行目标识别的特征提取(如边缘提取、分类等)，即先从原始图像中提取特征信息——空间结构信息(如范围、形状、邻域、纹理等)；然后对这些特征信息进行综合分析与融合处理。特征级图像融合是对源图像进行预处理和特征提取后获得的特征信息进行综合。它属于中间层次的融合，其主要目的是实现对多模态医学数字图像的分类、汇集和综合。特征级图像融合的优点在于既能实现可观的信息量的压缩，又能保留足够的重要信息，且具有比像素级图像融合更快的速度；特征级图像融合强调特征之间的对应，并不突出像素的对应关系，在处理上避免了像素重采样等方面的组合，因为它对特征属性的判断具有更高的可信度和准确性。特征级融合的优点在于，由于特征级融合不是基于原始图像数据而是特征，所以在特征提取过程中不可避免地会出现信息的部分丢失，并难以提供细节信息。

特征级图像融合识别的关键问题有两个：①特征选择，即在允许的时间内，以可以忍受的代价找出最小的、最能描述类别的特征组合；②特征评价标准，衡量特征组合是否最优，得到特征获取操作的停止条件。如果只考虑特征级图像融合方法，可以狭义地把特征级图像融合等价于特征选择，因此这里只讨论特征选择。

特征选择就是如何从原始特征集合中消除冗余特征和不相干特征，特征选择可以描述成这样一个过程，原始特征为 N 维特征向量 $\boldsymbol{X}=(x_1,x_2,\cdots,x_N)^{\mathrm{T}}$，从中选择 M 个特征构成新的特征矢量 $\boldsymbol{Y}=(x_1,x_2,\cdots,x_M)^{\mathrm{T}}$，其中 $M<N$。针对实际问题和目标要求的不同，特征选择算法所关注的侧重点也不尽相同。给定样本数据集 $T=(O,F,C)$，其中 $F=(f_1,f_2,\cdots,f_m)$、$C=(c_1,c_2,\cdots,c_m)$ 和 $O=(o_1,o_2,\cdots,o_m)$ 分别表示特征、类别和数据集。令 $J:2^F\to[0,1]$ 为特征子集的评价函数，其中 $J(X)$ 值越大，表示特征子集 X 所含信息量越大。这种情况下，特征选择算法一般有三种类型：①从特征集 F 中找到一个特征子集 X，使得 $J(X)$ 最大；②给定阈值 J_0，从 F 中找到一个最小子集 X，使得 $J(X)>J_0$；③从 F 中找到一个子集 X，使得 $J(X)$ 尽量大，且 X 中特征数尽量少。

这三种表示方式体现了特征选择的不同侧重点，其中第一条着重特征子集所含信息量，即选择过程尽可能不丢失信息；第二条强调一个满足给定条件的最小子集；第三条则是在子集大小和信息量之间取一个折中值。Kohavi 提出的两种特征选择方法的设计模式，即过滤器(filters)模式和封装器(wrappers)模式，也成为迄今为止应用最为广泛的两种算法设计模式。特征选择算法一般可分为滤式(filter)、包裹式(wrapper)和嵌入式(embedding)模型这三大类。近些年，特征选择借鉴了机器学习的理论，这类方法的特点在于同时使用多种特征选择算法来获取单个或多个特征子集，以提高最终分类模型的性能，如粗糙集、满意度、PSO、支持向量机等，这里不再一一列举。

特征选择有三种实现渠道，即特征组合、特征变换和特征选择。

(1)特征组合，即将所有的特征向量按照串行或者并行的方法组合在一起，构成新的特征向量，主要方法有主成分分析(PCA)、线性判别分析(linear discriminant analysis，LDA)等。

(2)特征变换，希望通过函数变换消除原始特征之间的相关或减少冗余，得到新的特征集合，从不同的角度进行分析，特征变换也有不同的算法，图 7-19 为特征变换的常用方法。

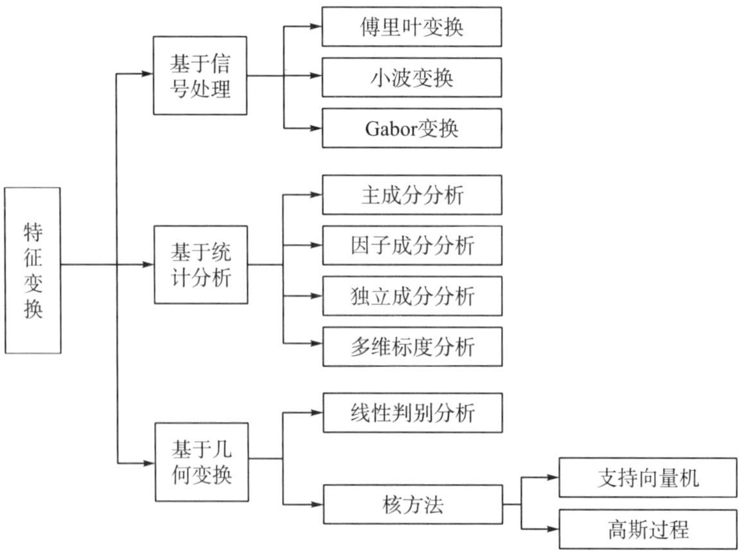

图 7-19　特征变换常用方法

(3)特征选择(feature selection)，又称为特征子集选择(feature subset selection)，是指从一组给定的特征集中，按照某一准则选择一组具有良好代表性、可分性的特征子集。特征选择从统计的观点来看是变量的选择，每个特征都是离散的，从特征集合 S 中选取 R 个特征，共有 CRS 种(从特征集合 S 个特征中选取 R 个特征，共有 C_S^R 种组合)组合。特征选择实际包含两个方面的内容：特征优选和特征劣选。特征优选是从原始特征中挑选出分类性能最好的特征子集，而特征劣选是指从原始特征中去除冗余或不相关的特征子集。

图 7-20 为特征选择算法框架，包括子集产生、子集评价、停止准则和结果验证四个过程。主要步骤如下：首先从特征全集中产生一个特征子集，然后用评价函数对该特征子集进行评价，评价的结果与停止准则进行比较，若评价结果比停止准则好就停止，否则就继续产生下一组特征子集，继续进行特征选择。选出来的特征子集一般还要验证其有效性。

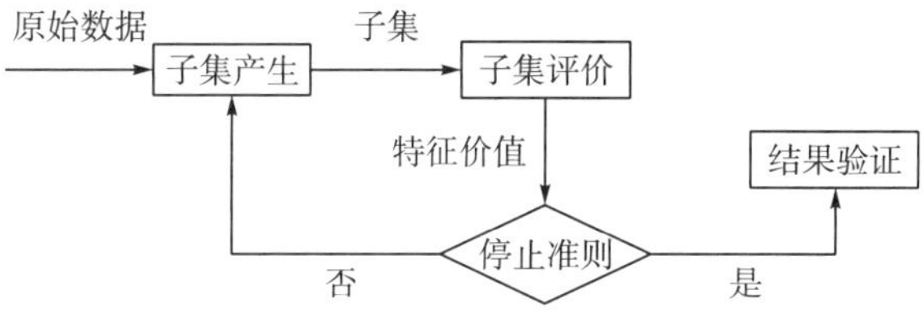

图 7-20　特征选择算法框架

7.3.2　主成分分析法

在特征级融合算法中，主成分分析法是一种非参数方法，通常采用较少特征信息量对样本进行描述来达到降低特征空间维数的目的，即用低维特征向量在最小均方误差意义下表示高维特征向量，从而达到降维的目的。

标准化后的图像特征向量不但维数太高、数据量庞大，而且特征之间存在着很高的冗余度。主成分分析法是一种进行特征级数据融合常用且有效的方法之一，不但能降低特征之间的冗余度和空间维数，而且能保留足够的用于识别的信息。

假设总共有 p 幅待处理图像，每一幅图像共提取了 n 维特征矢量，于是可以用下式中的 $\boldsymbol{X}$ 矩阵来表示图像的原始特征集：

$$\boldsymbol{X}=\begin{bmatrix} x_{11} & x_{12} & \cdots & x_{1p} \\ x_{21} & x_{22} & \cdots & x_{2p} \\ \vdots & \vdots & & \vdots \\ x_{n1} & x_{n2} & \cdots & x_{np} \end{bmatrix}=\begin{bmatrix} x_1 x_2 x_3 \cdots x_p \end{bmatrix} \tag{7-44}$$

经过特征标准化后，对其进行主成分分析，得到的综合变量用原来的变量 $x_1, x_2, x_3, \cdots, x_p$ 线性表示为

$$\begin{cases} y_1 = u_{11}x_1 + u_{12}x_2 + \cdots + u_{1p}x_p \\ y_2 = u_{21}x_1 + u_{22}x_2 + \cdots + u_{2p}x_p \\ \vdots \quad\quad \vdots \quad\quad \vdots \quad\quad\quad \vdots \\ y_n = u_{p1}x_1 + u_{p2}x_2 + \cdots + u_{pp}x_p \end{cases} \tag{7-45}$$

式中，系数 u_{ij} 由下列原则确定，而且要满足 $u_{i1}^2 + u_{i2}^2 + \cdots + u_{ip}^2 = 1$，$i=1,2,\cdots,p$。

(1) y_i 和 y_j 彼此之间互不相关。

(2) y_1 是 $x_1, x_2, x_3, \cdots, x_p$ 的所有线性组合中的方差最大者，y_2 是与 y_1 不相关的 $x_1, x_2, x_3, \cdots, x_p$ 的所有线性组合中的方差最大者，以此类推，y_p 是与 $y_1, y_2, y_3, \cdots, y_{p-1}$ 都不相关的 $x_1, x_2, x_3, \cdots, x_p$，为所有线性组合中的方差最大者。

按照上述方法得到的综合变量 $y_1, y_2, y_3, \cdots, y_p$ 分别表示为原来变量的第 1 个到第 p 个主成分。根据矩阵代数，把特征向量 $u_1, u_2, u_3, \cdots, u_p$ 所对应的非零特征根设为 $\lambda_1, \lambda_2, \lambda_3, \cdots, \lambda_p$，则可以定义前 m 个主成分 $y_1, y_2, y_3, \cdots, y_m$ 的累计贡献率为

$$\sum_{i=1}^{m} \lambda_i \left(\sum_{i=1}^{p} \lambda_i \right)^{-1} \tag{7-46}$$

当前 m 个主元素的累计贡献率超过 85%时，就可以认为前 m 个主元能够代表总体 $\boldsymbol{X}$ 的主要特征，即达到了特征降维处理的目的。

7.4 决策级图像融合方法

决策级(decision-level)图像融合就是经特征提取后，再选出一些辅助信息，对有价值的复合数据运用判别规则、决策规则加以判断、识别、分类，然后在一个更抽象的层次上，将这些有价值的信息进行融合，获得综合的决策结果，提高识别和解译能力，更好理解目标，有效地反映决策过程。决策级图像融合的优点是具有很强的容错性、很好的开放性、处理时间短、数据要求低及分析能力强。而对图像进行预处理、特征提取与特征识别有较高要求，图像中原始信息的损失最多，所以决策级图像融合的代价较高。

在医学领域，病灶的决策级图像融合识别就是在多模态的医学影像中分别对典型区域的病灶分别进行识别，建立对典型区域病灶的初步分类诊断结论，然后根据一定融合准则以及每个独立识别的可信度做出最后的融合识别结果。决策层融合识别方法可以分为硬判决方法和软判决方法，硬判决方法比较简单，在融合识别中，软判决方法应用得比较广泛，具体算法如图 7-21 所示。硬判决方法主要包含投票法和布尔算子两种方法，其中投票法应用得最多，如绝对多数投票、相对多数投票、平均投票、M 分之 N 投票等；软判决方法有基于概率的方法、模糊积分、信度模型等，这些方法与硬判决方法相比，逻辑复杂，计算所需时间和复杂度相对较高，在特征级决策中应用得相对较少。不同的决策图像级融合具有各自不同的优势和不足，不同融合策略的交叉成为融合的一种新趋势。

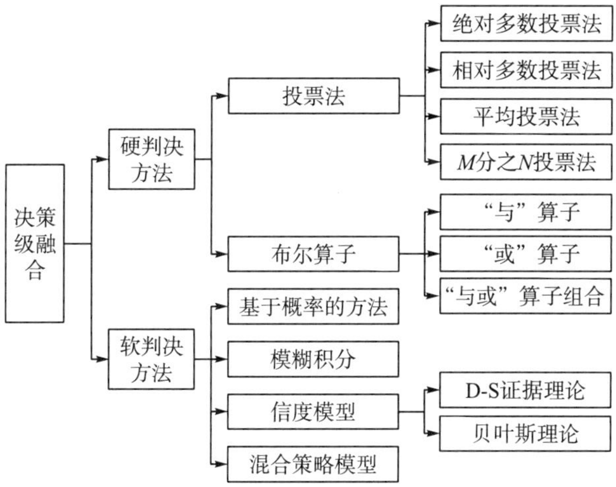

图 7-21　决策级融合方法示意图

7.5　基于编-解码网络的图像融合方法

编-解码网络是一种对输入数据进行编码的网络，一共由三层网络构成，分别为输入层、隐藏层和输出层，常规的编-解码网络输入层和输出层的神经元个数是相等的，而隐藏层的神经元个数要少于其他两层。两层编-解码网络结构如图 7-22 所示。该类网络具有较强的映射关系学习能力，广泛应用于超分辨率重建、图像分割、图像检测等图像处理工作中。

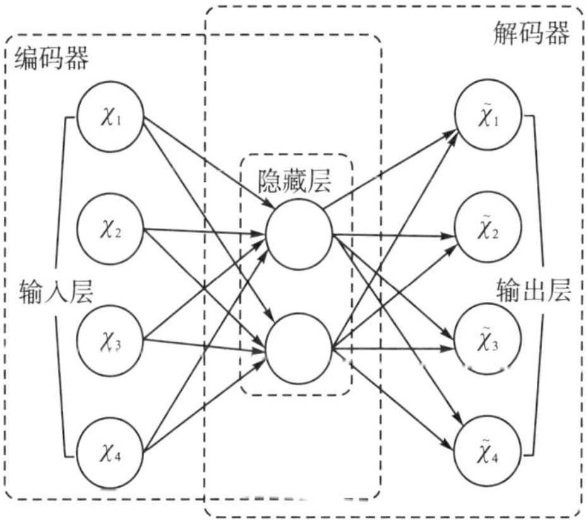

图 7-22　两层编-解码网络结构图

通常将编-解码网络的输入层和隐藏层构成的模块称为编码器，编码器输出输入数据的低维表示，公式为

$$y = \sigma_e(\boldsymbol{w}x_1 + \boldsymbol{b}) \tag{7-47}$$

式中，$\boldsymbol{w} \in R^{H\times D}$ 是权重矩阵；$\boldsymbol{b} \in R^{H}$ 是偏置向量。

编-解码网络的隐藏层和输出层构成的模块称为解码器，该模块将编码层输出的低维表示重构成输入数据 $\tilde{x} \in R^{D\times H}$，下面的公式为解码过程，该解码模块的参数包含权重矩阵

$\boldsymbol{w}_1 \in R^{D\times H}$ 以及偏置权重 $\boldsymbol{b}_1 \in R^D$ 。

解码过程：

$$\tilde{x} = \sigma_d(w_1 y + b_1) \tag{7-48}$$

在式(7-46)和式(7-47)中，σ_e 函数和 σ_d 函数都是广泛使用的非线性变换函数，比如 sigmoid 函数、tanh 函数以及 identity 函数。

编-解码网络是机器学习的一个关键分支，近年来在图像处理领域得到研究者们的重视，基于编-解码网络的图像融合方法在计算机视觉领域非常活跃，许多模型已成功应用于图像融合任务中。但仅靠编-解码网络无法满足图像融合提取细节信息的需求，因此为了增强模型的融合效果，一些研究人员以编-解码网络作为基准模型，通过添加新的模块和改进结构的方式进行扩展，这些创新性的扩展使得模型能够更好地融合不同模态的图像信息，提供更准确、更全面的诊断结果，并为医生的决策提供更可靠的辅助。从内部增强机制的角度出发，基于编-解码网络的图像融合方法可以分为基于残差编-解码网络、基于密集编-解码网络、基于多尺度编-解码网络和基于注意力编-解码网络的图像融合方法四类，在融合任务中均取得了较大进展。接下来分别进行介绍。

7.5.1 基于残差编-解码网络的图像融合方法

基于残差编-解码网络的图像融合方法是在编码器或融合策略中加入残差连接，通过引入跳跃连接使得输入信息直接传输到后面的层中。该方法能够使编码器在提取特征时避免神经网络达到一定层数时面临梯度爆炸和消失的问题，进一步优化深层网络的性能，保证深度网络中最优的训练收敛性，同时可以有效利用中间层生成的特征信息，其具体结构如图 7-23 所示。

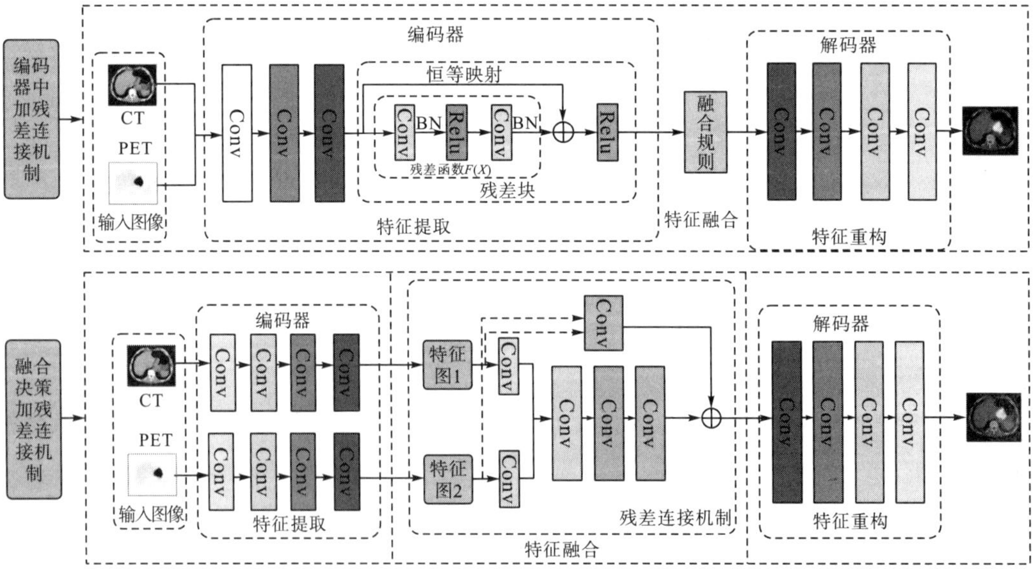

图 7-23 基于残差编-解码网络的图像融合方法

Jian 等提出一种基于残差块的对称编-解码网络(SEDRFuse)用于图像融合，在编码器中加入残差块，有效地保留卷积过程中的细节信息和补偿特征。An 等在编码器中加入残差块用于提取多个低分辨率图像的特征(TR-MISR)，并对不同低分辨率图像的相同区域进行编码，保留各个低分辨率的细节特征信息。受 DenseFuse 的启发，Li 等提出一种基于残差编-解码网络用于图像融合，它采用两阶段策略训练模型，首先设计嵌套连接训练残差编-解码网络，然后提出细节保留损失函数和特征增强损失函数训练残差融合网络，有效提取多尺度特征和显著特征。

7.5.2　基于密集编-解码网络的图像融合方法

基于密集编-解码网络的图像融合方法是用密集块代替编码器中某一卷积层，其卷积块中的每一层都与前几层卷积层相连接，使得输出的特征信息保留每层提取的信息。在编码器中加入密集连接机制，层层连接，最后通过相加等一系列操作提取所需特征信息。密集编-解码网络可以减少拟合的作用，能够充分保留源图像的细节信息，有效解决目前大部分基于深度学习的图像融合方法中存在的特征提取不充分、利用不完全以及中间层特征信息的丢失导致融合图像清晰度低的问题，具体结构如图 7-24 所示。

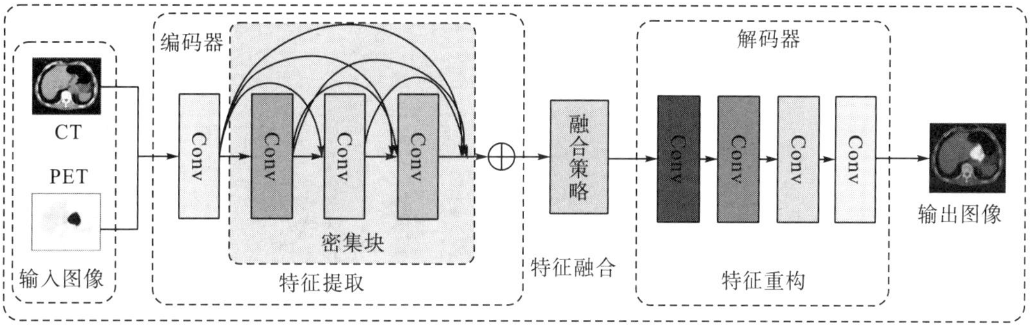

图 7-24　基于密集编-解码网络的图像融合方法

Ram 等首次提出基于卷积自编码网络图像融合方法(DeepFuse)，该方法通过在编码器中加入密集连接机制从源图像中提取低级图像特征，进而生成融合图像，该方法能够处理多种类型的图像融合问题，具有良好的鲁棒性和可扩展性。Li 等提出一种编-解码网络与密集块相结合的网络模型，采用并行编码器提取图像特征，将特征图串联，通过解码器进行重构。Fu 等提出了双分支编解码融合网络，一个分支采用 Dens U-net 提取详细信息，关注浅层特征，另一个分支采用快速下采样提取语义信息，通过解码器进行图像重构。Ma 等(2020)提出 GACN(网络图聚合神经网络)用于图像融合，该网络为有效提取多尺度特征，在编码器中引入密集连接机制进一步加强特征传递，精准定位图像的细节。Ma 等(2020)提出优化生成对抗模型用于图像融合，该网络的生成器由提取特征的编码器和相应的解码器组成，在编码器中，采用密集连接通过降维生成模板，对融合后的特征进行约束，此外设计了 Guided-Block 从图像中获得初始二值掩码，并使用最大梯度损失确保图像全聚焦。

7.5.3 基于多尺度编-解码网络的图像融合方法

基于多尺度编-解码网络的图像融合方法是通过在不同的尺度下提取图像的不同特征信息并进行后续处理，或引入多尺度解码器对提取的多尺度特征进行图像重构。这种方法能够在不同尺度下有效地提取源图像的多尺度特征，并进行重构，使得融合图像能够保留源图像更多细节信息。具体结构如图 7-25 所示。在编码器中加入多尺度机制通常是在编码器某层卷积层中加入多尺度机制，分别提取源图像不同尺度信息。该方法能够在不同尺度下有效地提取源图像的多尺度特征，使得融合图像能够同时保留低分辨率特征的语义信息和高分辨率特征的细节信息。在解码器中加入多尺度机制通常是在解码器某层卷积层中使用多尺度机制对提取的多尺度特征进行图像重构，该方法能够有效增强图像中细节信息的融合。

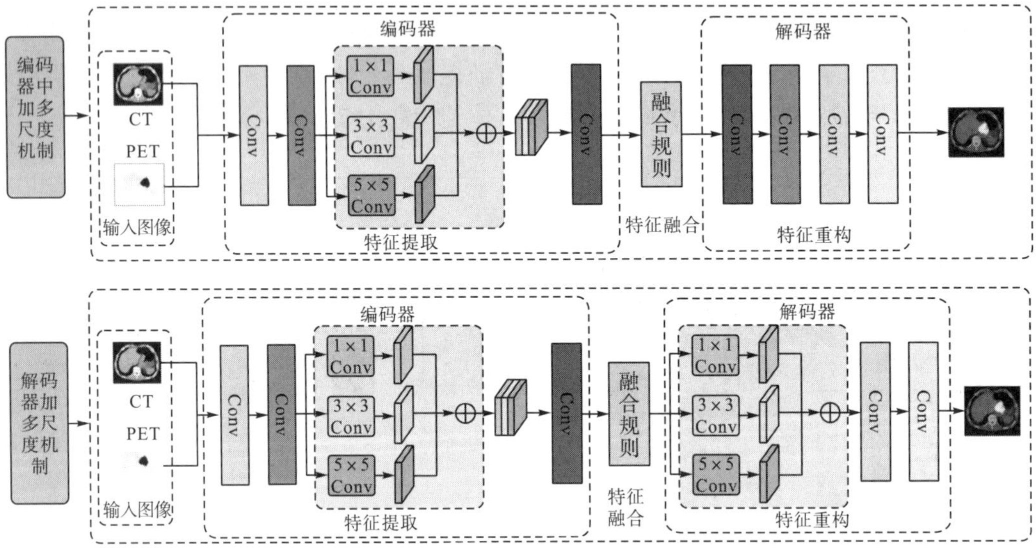

图 7-25 基于多尺度编-解码网络的图像融合方法

Song 等提出多尺度编-解码融合网络，该网络是在编码器中使用三个不同大小的过滤器提取图像不同层次的特征信息，此外多层 DenseNet 可以有效捕捉特征之间的关联，突出病变区域特征。Xiao 等提出全局特征编码网络用于图像融合，该方法引入全局特征金字塔提取模块，采用金字塔卷积和并行卷积两个不同的模块来提取多尺度全局特征，此外设计了全局注意力连接上采样模块，可有效利用全局语义和边缘信息。Raza 等提出一种基于红外特征和多尺度密集网的图像融合网络，该网络通过多尺度解码器以保留所有尺度的细节信息，利用多级密集块重构关键目标特征，然后将多尺度特征图连接起来，以重建丰富的融合图像。

7.5.4　基于注意力编-解码网络的图像融合方法

基于注意力编-解码网络的图像融合方法通常是在编码器、融合决策或解码器中加入注意力机制，使得融合网络能够忽略不相关的特征并专注于重要的特征，进一步提高了图像融合的性能。

Zhang 等提出一种多级遥感图像融合网络，它使用一种基于注意力的阶段迭代网络框架分层提取特征，并使用注意力融合模块，它将输入的光谱和空间特征进行融合，该网络使用监督注意力机制将提取的特征信息进行卷积操作后再与源图像进行相加操作恢复图像。Jian 等提出基于残差块的对称编解码融合网络，该网络在编码器中加入残差，稳定训练过程且补偿细节信息，然而残差块的数量需要反复试验确定。Zhao 等提出 DenseNet-Transformer 用于图像融合，利用 DenseNet 的编码器来提取深度特征，在特征融合部分采用双 Transformer，捕获各方面的全局信息，通过解码器生成融合图像。

7.6　基于 GAN 的图像融合方法

7.6.1　基本模型

GAN 受博弈论中零和博弈的启发，将生成问题视作生成模型和鉴别模型的对抗博弈，博弈双方分别由生成器(generator，G)和鉴别器(discriminator，D)构成，基本模型如图 7-26 所示。

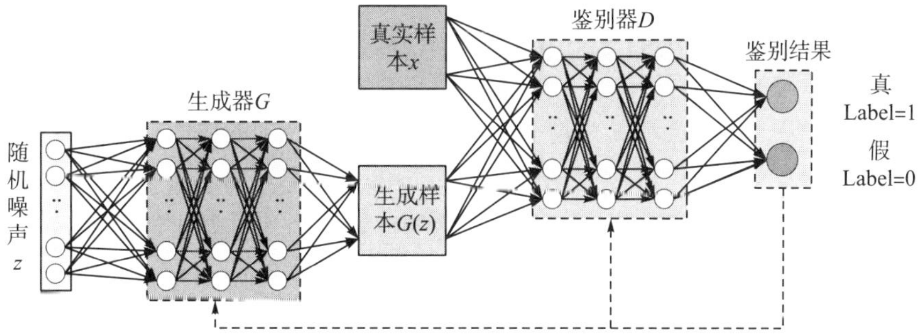

图 7-26　GAN 基本模型

在标准 GAN 模型中，G 和 D 采用多层感知机(multilayer perceptron，MLP)结构。G 的目的是学习真实样本 x 的分布，生成相似度逼近真实样本的生成样本 $G(z)$，其输入是服从某一简单分布(如高斯分布)的随机噪声 z，输出是与 x 具有相同尺寸的 $G(z)$。D 是一个二分类器，输入 x 或 $G(z)$，输出鉴别结果(真或假)，用于计算目标函数，通过反向传播(backpropagation algorithm，BP)算法更新网络权值。D 的目的是尽可能准确地区分 x 和

$G(z)$。当输入为 x 时，D 期望鉴别结果为真(Label=1)；当输入为 $G(z)$ 时，D 期望鉴别结果为假(Label=0)，但此时 G 期望能够“欺骗” D，即期望鉴别结果为真，二者形成竞争与对抗。

与其他生成模型相比，GAN 具有以下四个优点：①与玻尔兹曼机相比，GAN 的计算过程仅用 BP 算法计算梯度，学习过程无须近似推理，计算速度快并且准确率高；②与变分自编码器相比，GAN 没有变分下界，无须引入任何偏置并能生成清晰的图像；③与 PixelRNN 一次生成一个像素相比，GAN 可以并行生成数据，减少生成样本所需时间；④与非线性独立分量分析相比，GAN 对生成器输入值不做任何限制，能够训练任何一种生成器网络，具有灵活的框架。

同时，GAN 也存在以下四个缺点：①难收敛，很难达到纳什均衡，梯度下降只有在凸函数的情况下才能保证实现纳什均衡，并且在实际训练过程中，生成器和鉴别器之间很难实现较好的同步，因此训练过程不稳定，导致模型训练难收敛；②模式崩溃，当生成器在某一参数设置下能够生成真实样本时，其学习能力出现退化，总是生成相同的样本点，导致生成器仅学到真实数据中的部分模式，生成样本缺乏多样性；③梯度消失，当鉴别器训练到始终可以正确鉴别真实样本和生成样本时，无论生成样本多么真实，鉴别器都能正确区分，此时梯度为零，生成器无法继续学习，产生梯度消失现象；④模型不可控，标准 GAN 模型仅使用随机向量作为生成器的输入，无法通过约束控制模型生成具有指定特征的样本。

7.6.2 训练过程

GAN 的训练过程为 G 和 D 的二元极大极小博弈，目标函数定义为如下。

$$\min_G \max_D V(G,D) = E_{x\sim P_{\text{data}}(x)}[\log D(x)] + E_{z\sim P_z(z)}[\log(1-D(G(z)))] \tag{7-49}$$

式中，$V(G, D)$ 是一个二分类的交叉熵函数；$E(*)$ 表示分布函数的期望值；x 表示真实样本；$P_{\text{data}}(x)$ 表示真实样本的分布；z 表示输入 G 的随机噪声；$P_z(z)$ 是随机噪声分布；$G(z)$ 表示 G 的生成样本；$D(x)$ 表示 x 来自真实样本而非生成样本的概率；$D[G(z)]$ 表示 D 判断 $G(z)$ 为真实样本的概率。训练时固定其中一个模型，更新另一个模型的参数，两个模型交替迭代进行训练。首先 D 学习 x 的分布，当 D 对 x 的分布有一定了解后，用 D 鉴别 $G(z)$ 的真伪。G 通过 D 的鉴别不断提高生成能力，而 D 通过学习 x 的分布不断提高鉴别能力。不断的对抗训练使得 D 正确判断训练样本来源的概率最大化，同时使得 $G(z)$ 与 x 的相似度最大化。最终，G 和 D 达到纳什均衡，即 D 无法判断其输入来自真实样本还是生成样本，此时可以认为 G 学习到真实样本的分布。

7.6.3 GAN 的衍生模型

GAN 是一个具有开创意义的深度生成模型，虽然它突破以往模型必须通过最大似然估计学习参数的限制，但训练过程通常比较困难。因此，自 GAN 提出以来，就有研究者从不同方面展开深入研究。这里总结了自 2014 年以来具有代表意义的改进方法，并从 GAN 的分布距离度量、GAN 的整体网络架构和 GAN 的神经网络结构三个方面进行归纳，具体如图 7-27 所示。图中每个虚线框内的模型为同一类别并依据上方年份顺序进行排列。

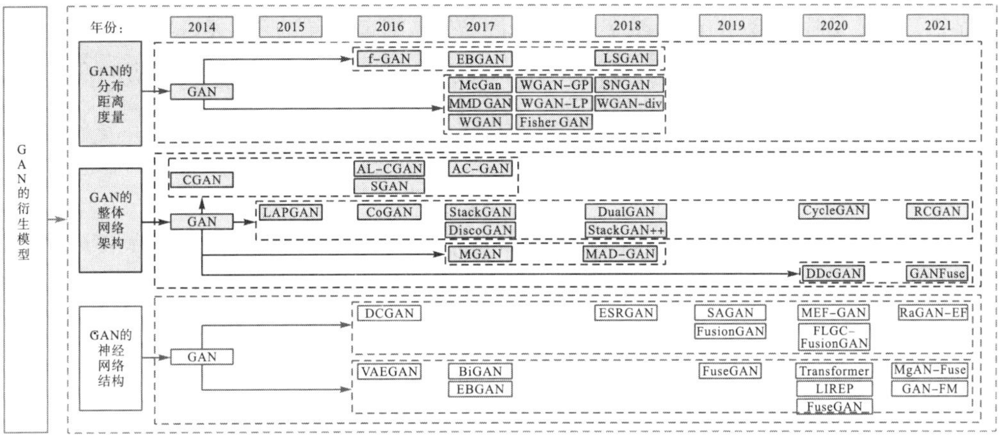

图 7-27　GAN 的衍生模型

1. GAN 的分布距离度量

GAN 的目的是通过对抗训练最小化生成分布与真实分布之间的距离。因此，选择合适的分布距离度量方式对性能优化有重要影响。标准 GAN 模型通过 JS 散度(Jensen-Shannon divergence)度量两个分布之间的距离，容易出现梯度消失问题，导致训练过程不稳定，生成图像质量不高。为此，研究者提出不同的距离度量方法。目前常用的方法分为两大类：基于 f 散度的方法和基于 IPM 的方法，具体如图 7-28 所示。

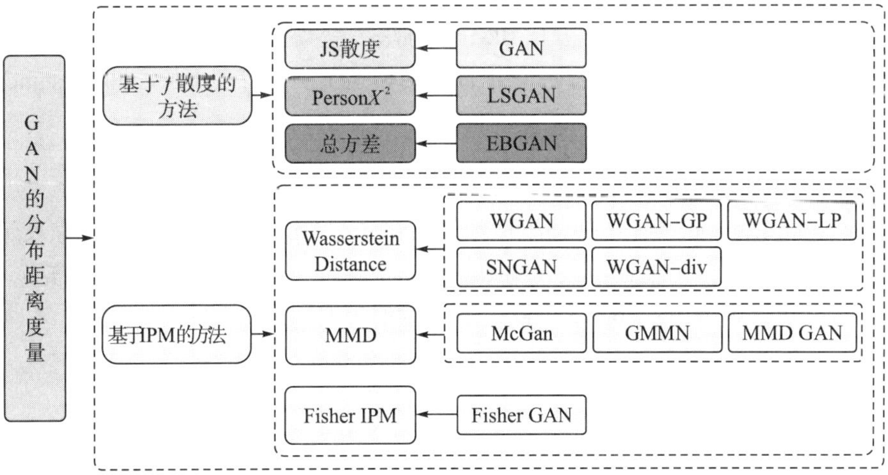

图 7-28　GAN 的分布距离度量

从图 7-28 看出，基于 f 散度的方法包括 JS 散度、PersonX^2 散度和总方差；基于 IPM 的方法包括 Wasserstein Distance(最优传输距离)、最大均值差异(maximum mean discrepancy，MMD)和 Fisher IPM。

2. 基于 f 散度的方法

f 散度是一种用特殊的凸函数 f 度量两个分布之间差异的方法。f-GAN 模型给出各种散度在 f 散度框架下的推广形式。给定任意两个分布 P 和 Q，对应的连续密度函数分别为 $p(x)$ 和 $q(x)$，基于两个分布之间的比值，可将 f 散度定义为

$$D_f(P\|Q)=\int_x q(x)f\left(\frac{p(x)}{q(x)}\right)\mathrm{d}x \tag{7-50}$$

式中，f 是定义域为 X 的下半连续凸函数且满足 $f(1)=0$。f-GAN 模型认为标准 GAN 模型使用的 JS 散度是基于 f 散度的一种特殊情况，由凸函数的 Fenchel 共轭函数可将 f 散度定义为 GAN 的目标函数[式(7-49)]。由此，通过选择满足不同条件的 f 函数获得不同的距离度量方式，从而产生各种衍生 GAN 模型，提高训练的稳定性。

$$\min_G \max_D E_{x\sim p_{\text{data}}(x)}E[D(x)]+E_{z\sim p_z(z)}[\log(1-D(G(z)))] \tag{7-51}$$

LSGAN 使用 f 散度下的 PersonX^2 散度进行分布距离度量。该模型用最小二乘损失函数替代标准 GAN 模型中使用的交叉熵损失函数，缓解梯度消失问题，训练过程更加稳定，并能生成更高质量的图像。

EBGAN 使用 f 散度下的总方差进行分布距离度量。该模型将鉴别器看成能量函数，为生成样本提供高能量，为真实样本提供低能量，可以直接判断输入图像的重构性，有效提高生成图像的质量和训练过程的稳定性。

3. 基于 IPM 的方法

基于 IPM 的方法通过选择不同的评价函数 $f(x)$ 产生不同的衍生模型。首先定义一个实值函数集 F，然后在 F 中寻找使得下面公式中两个分布差异最大的函数 $f(x)$，该最大差异值即为两个分布之间的距离。基于 IPM 的方法不受数据维度的影响，并且始终可以收敛到两个分布之间的真实距离。基于 IPM 方法的模型主要包括 Wasserstein Distance、MMD 和 Fisher IPM。

$$D_f\left(P_{\text{data}}\|P_g\right)=\sup_{f\in F}\left\{E_{x\sim p_{\text{data}}(x)}[f(x)]-E_{x\sim p_g(x)}[f(x)]\right\} \tag{7-52}$$

Wasserstein Distance 也称推土机距离(earth mover's distance，EMD)，用来表示两个分布的相似程度。它度量了把数据从真实数据分布 P_r 移到生成数据分布 P_g 所需移动平均距离的最小值。Wasserstein Distance 可以缓解梯度消失的问题，其表达式为

$$W\left(p_r,p_g\right)=\inf_{\gamma\in\Pi(p_r,p_g)}E_{(x,y)\sim\gamma}\left[\|x-y\|\right] \tag{7-53}$$

式中，$\Pi\left(P_r,P_g\right)$ 表示所有边缘分布为 P_r 和 P_g 的联合概率分布。

MMD 是两个分布 P 和 Q 之间差异的度量，由函数空间 F 上的上确界给出，该函数空间 F 是关于两个分布的期望差异。MMD 的定义为

$$\mathrm{MMD}(F,P,Q)=\sup\left\{E_{X\sim P}\left[f(X)\right]-E_{Y\sim Q}\left[f(Y)\right]\right\} \tag{7-54}$$

Fisher IPM、Fisher GAN 在 IPM 框架的基础上结合 Fisher 线性判别分析法的思想，对鉴别器的二阶矩施加约束，确保度量的有界性。Fisher GAN 允许进行稳定且时间高效的训练，不需要数据独立的约束，并且不需要在批处理中进行规范化。

7.6.4　GAN 的整体网络架构

GAN 的整体网络架构主要围绕生成器和鉴别器的数量以及外部条件约束展开研究，在生成器和鉴别器的数量研究方面，主要包括单生成器双鉴别器 GAN、多生成器单鉴别器 GAN 和多生成器多鉴别器 GAN；在外部条件约束研究方面，可以通过添加类别标签、语义标签等外部条件约束提高图像的生成质量。故本书将基于整体网络架构的研究分为四个方面，具体如图 7-29 所示。

从标准 GAN 模型出发分为四类：第一类是单生成器双鉴别器 GAN，如图 7-29(a)所示，典型模型为 DDcGAN 和 GANFuse；第二类是多生成器单鉴别器 GAN，如图 7-29(b)所示，典型模型为 MAD-GAN 和 MGAN；第三类是多生成器多鉴别器 GAN，在该类中根据生成器和鉴别器的内部逻辑分为级联结构 GAN、并行结构 GAN 和循环结构 GAN，如图 7-29(c)所示，典型的级联结构 GAN 模型包括 StackGAN、StackGAN++和 LAPGAN；典型的并行结构 GAN 模型为 CoGAN 和 RCGAN；典型的循环结构 GAN 模型包括 CycleGAN、DualGAN 和 DiscoGAN；第四类为条件约束 GAN，如图 7-29(d)所示，典型模型包括 CGAN、AL-CGAN、SGAN 以及 AC-GAN。

1. 单生成器双鉴别器 GAN

单生成器双鉴别器 GAN 指使用一个生成器和两个鉴别器用于图像融合的模型。DDcGAN 是此架构的典型模型，如图 7-29(a)-1 所示。相对于标准 GAN 模型将生成样本 $G(z)$ 直接输入一个鉴别器进行鉴别，DDcGAN 将得到的融合图像 I_f 分别输入 D_1 和 D_2 进行鉴别，建立一个生成器和两个鉴别器之间的对抗博弈。通过使用两个鉴别器，生成器得到更充分的训练，获得质量更好的融合图像。GANFuse 在 DDcGAN 单生成器双鉴别器架构的基础上，对得到的融合图像 I_f 进一步处理，如图 7-29(a)-2 所示，将$|I_f-I_2|$和$|I_f-I_1|$分别作为 D_1 和 D_2 的输入，通过训练两个鉴别器优化生成器，同时提高模型的鉴别能力和生成能力。

2. 多生成器单鉴别器 GAN

多生成器单鉴别器 GAN 指使用多个生成器和一个鉴别器用于缓解模式崩溃问题的模型。从广义上讲，有两种方式可以缓解此问题：①改进学习方法；②使用多生成器架构。MAD-GAN 是典型的多生成器单鉴别器 GAN 模型，如图 7-29(b)-1 所示。k 个随机噪声 z 分别输入 k 个共享初始层参数的生成器得到 k 个生成样本，将 k 个生成样本都作为鉴别器的输入。与标准 GAN 模型类似，每个生成器的目的都是使通用鉴别器的错误最大化。通过使用多个共享初始层参数的生成器不仅可以减少冗余计算，还能有效避免模式崩溃问

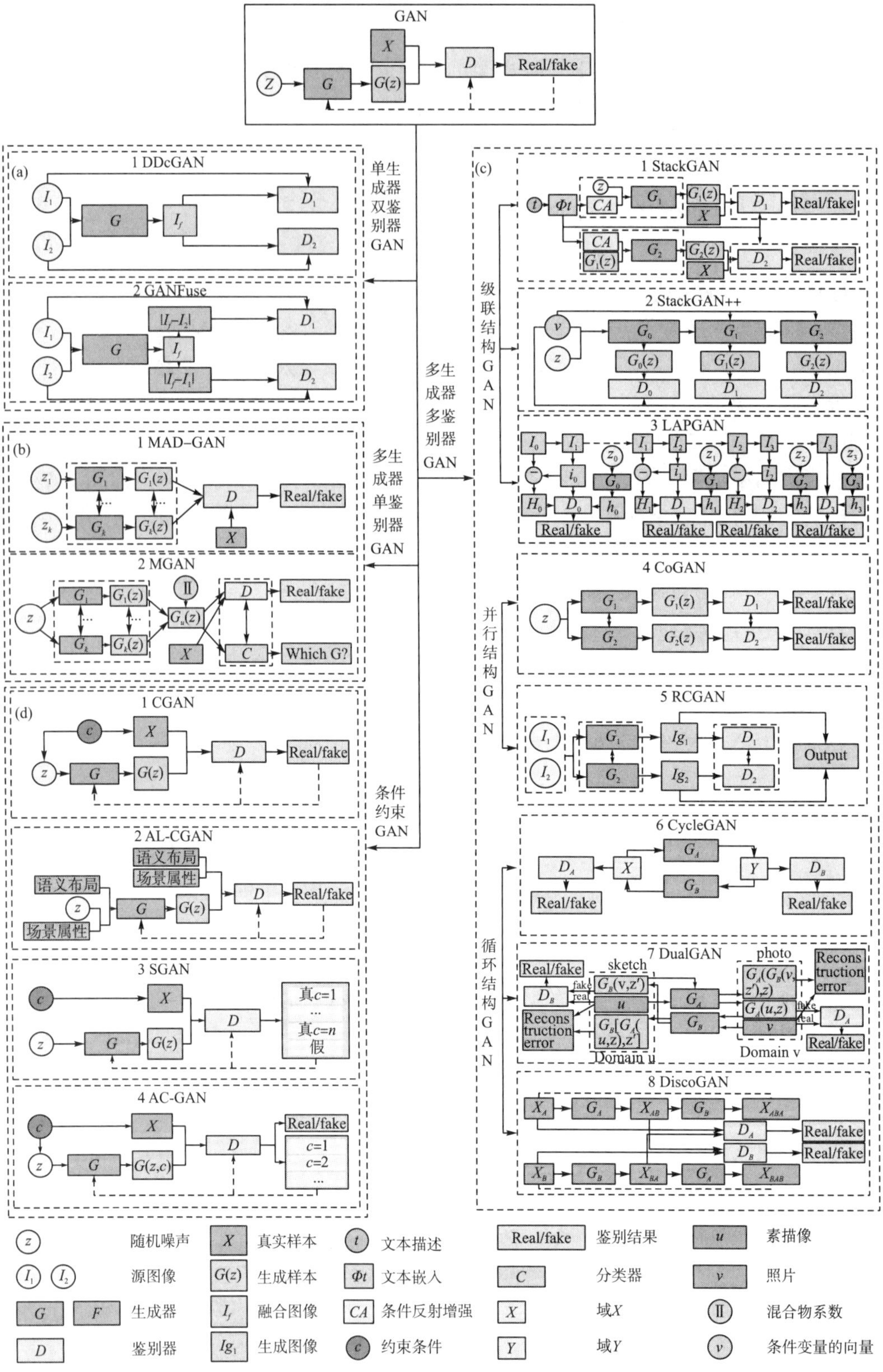

图 7-29　GAN 的整体网络架构

题。相比于 MAD-GAN，MGAN 则从 k 个生成样本中随机选择一个 $G_u(z)$ 作为鉴别器的输入，如图 7-29(b)-2 所示，通过同时训练 k 个参数共享的生成器，有效缓解模式崩溃问题。

3. 多生成器多鉴别器 GAN

多生成器多鉴别器 GAN 指使用多个生成器和多个鉴别器用于图像生成、图像融合和图像翻译任务的模型。通过多个生成器和多个鉴别器之间的对抗学习，能够同时提高生成器和鉴别器的性能。根据生成器和鉴别器之间的逻辑结构又可细分为级联结构 GAN、并行结构 GAN 和循环结构 GAN。

级联结构 GAN 模型分阶段逐步以低分辨率生成高分辨率图像。StackGAN 是典型的多生成器多鉴别器级联结构 GAN 模型，如图 7-29(c)-1 所示。该模型图像的生成过程是具有两阶段的级联过程，第一阶段根据给定的文本描述 t 绘制基本形状和颜色，并根据随机噪声 z 绘制背景布局，生成低分辨率图像 $G_1(z)$；第二阶段修正 $G_1(z)$ 中的缺陷，再次读取文本描述完成细节绘制，通过两阶段的级联过程，最终生成高分辨率图像 $G_2(z)$，提高了生成图像质量。但训练过程不稳定，因此 StackGAN++采用三个生成器和三个鉴别器进行改进，将 StackGAN 两阶段的堆叠结构改为树状结构，如图 7-29(c)-2 所示，从树的不同分支逐步生成高分辨率图像，提高生成图像的质量和训练过程稳定性。LAPGAN 则基于拉普拉斯金字塔的思想采用四个生成器和四个鉴别器逐级生成高分辨率图像，如图 7-29(c)-3 所示。在金字塔的每个层上训练一对生成器和鉴别器，每层生成器仅学习上一层到该层的差分图像，减少每次需要学习的内容并且针对残差的逼近和学习相对容易。

并行结构 GAN 模型通常使用两个生成器和两个鉴别器。CoGAN 是此架构的典型模型，如图 7-29(c)-4 所示。随机噪声 z 分别输入共享层间权重的生成器 G_1 和 G_2，将得到的生成图像 $G_1(z)$ 和 $G_2(z)$ 分别输入共享层间权重的鉴别器 D_1 和 D_2。通过同时训练权重共享的两个 GAN 模型，在没有成对训练数据的情况下解决了多域图像联合分布学习的问题。而 RCGAN 采用并行结构实现了图像融合任务，如图 7-30(c)-5 所示。通过耦合生成器与耦合鉴别器的对抗训练，可以获得真实的融合图像，相比其他用于图像融合任务的模型，该模型将得到的两幅图像进行平均作为最终的融合图像，避免手工设计复杂的融合规则，加快网络的收敛速度。

循环结构 GAN 模型采用两个生成器和两个鉴别器进行图像到图像的转换任务。CycleGAN 是典型的循环结构模型，如图 7-29(c)-6 所示，通过学习双向映射 $G_A:A\rightarrow B$ 和 $G_B:B\rightarrow A$，实现了域 A 与域 B 之间图像的相互转换，即 $G_B[G_A(\boldsymbol{x})]=x$，$G_A[G_B(y)]=y$；DiscoGAN 直接通过 $G_A[G_B(x_A)]=x_A$ 和 $G_B[G_A(x_B)]=x_B$ 实现双向映射，具体如图 7-29(c)-8 所示；DualGAN 受 Dual learning 的启发，从闭环的角度考虑，实现素描像 u 和照片 v 的相互转换，如图 7-29(c)-7 所示，生成器 G_A 用于将 u 转换为 v，生成器 G_B 用于将 v 转换为 u，首先随机噪声 z 和 u 作为 G_A 的输入，得到 $G_A(u,z)$，然后将其与 z' 作为 G_B 的输入，得到 $G_B[G_A(u,z)，z']$，实现 u 到 v 的转换，v 到 u 的转换同理。虽然这三个模型类似，并且都实现了图像转换任务，但从实验任务看，CycleGAN 和 DualGAN 侧重实现两个域之间的图像转换，但 DualGAN 图像种类较多，而 DiscoGAN 侧重分析双向映射是如何避免模式崩溃，提高生成样本的质量。

4. 条件约束 GAN

条件约束 GAN 是在标准 GAN 模型的基础上引入对象名称、句子、边界框或关键点位置等多种形式的约束模型。通过添加约束条件可以缓解标准 GAN 模型无法控制生成图像模式的问题，提高模型训练的稳定性和生成图像的质量。CGAN 是典型的条件约束 GAN 模型，如图 7-29(d)-1 所示。该模型在标准 GAN 模型的基础上对生成器和鉴别器都增加约束条件 c，其中 c 是任何类型的辅助信息(如类别标签或来自其他模式的数据)，通过 c 调整模型，指导数据的生成过程。AL-CGAN 采用场景属性(如阳光、雾)和语义布局作为条件向量，可以生成各种条件(晴天、阴天等)下真实的户外场景(如海洋、山脉、城市场景等)，如图 7-29(d)-2 所示，该架构使用指定的场景属性为全局外观特征的编码提供方向，并在语义布局的指导下绘制对象边界，能够生成细节丰富、颜色逼真并且边界清晰的多样化场景。SGAN 仅对真实样本 x 添加条件约束，如图 7-29(d)-3 所示，通过类别标签 c 强制鉴别器在鉴别真伪的同时输出真实样本的类别标签，在传统二分类模式的基础上，SGAN 变成多分类，提高了生成图像的质量并减少生成器的训练时间。AC-GAN 则结合 CGAN 与 SGAN 的思想，在 z 和 x 中都添加类别标签 c，如图 7-29(d)-4 所示，鉴别器基于辅助分类器对输入图像的真假以及所属类别进行判断，通过对应类别的损失，生成器朝着目标类别生成高分辨率图像，有效缓解模式崩溃问题并实现图像分类功能。

7.7 图像融合效果的评价

目前，图像融合效果的评价主要有主观评价和客观评价两种。融合图像的主观评价容易受到人的视觉特性、心理状态等多方面的影响，因此主观评价在实际应用中比较困难。客观评价能够克服人主观因素的影响。只有建立了对融合效果的定量评价方法和准则，才可能对各种图像融合方法的性能做出科学、客观的评价，以便开展更加深入的研究。而且，建立了图像融合效果的定量评价方法和准则，就可能使机器或计算机能够自动选取更适合当前任务的、性能更佳的融合方法。但是，当前对图像融合效果的客观评价问题一直没有得到很好的解决，原因是同一融合算法，对于不同类型的图像，其融合效果不同；同一融合算法，观察者感兴趣的部分不同，则认为效果不同；不同的应用要求图像的各项参数不同，由此导致选取的融合方法不同，其效果也不同。目前常用的客观评价指标主要有五类。

7.7.1 基于信息量的评价

1. 信息熵

信息熵 E(entropy)是衡量图像信息丰富程度的一个重要指标，融合图像的熵越大，说明融合图像的信息量增加得越多。对于一幅单独的图像，可以认为其各元素的灰度值是相互独立的样本，则这幅图像的灰度分布为 $P=\{p_1, p_2, \cdots, p_n\}$，$P_i$ 表示图像中像素灰度值为 i 的概率，即灰度值为 i 的像素数 N_i 与图像像素数 N 之比，L 为图像总的灰度级数。

根据香农信息论的原理，一幅图像的信息熵为

$$H=-\sum_{i=0}^{L-1}p_i\ln p_i \tag{7-55}$$

如果融合图像的熵增大，表示融合图像的信息量增加，融合图像所包含的信息就越丰富，融合质量越好。

2. 交叉熵

交叉熵(cross entropy，CE)，也称相对熵(relative entropy)，直接反映了两幅图像灰度分布信息的差异，交叉熵越小，表示图像间的差异越小，融合图像从源图像提取的信息量越多，融合效果越好。设源图像和融合图像的直方图分别为 P_R 和 P_F，则交叉熵定义为

$$CE_{R,F}=\sum_{i=0}^{L-1}P_R\log_2\frac{P_R}{P_F} \tag{7-56}$$

两幅源图像与融合图像的交叉熵分别定义为

$$\begin{aligned}CE_{A,F}&=\sum_{i=0}^{L-1}P_A\log_2\frac{P_A}{P_F}\\CE_{B,F}&=\sum_{i=0}^{L-1}P_B\log_2\frac{P_B}{P_F}\end{aligned} \tag{7-57}$$

综合考虑 $CE_{A,F}$ 和 $CE_{B,F}$，将两幅源图像和融合后图像间的综合差异用平均交叉熵 MCE 和均方根交叉熵 RCE 表示：

$$\begin{aligned}\text{MCE}&=\frac{CE_{A,F}+CE_{B,F}}{2}\\\text{RCE}&=\sqrt{\frac{CE_{A,F}^2+CE_{B,F}^2}{2}}\end{aligned} \tag{7-58}$$

3. 联合熵

联合熵(joint entropy)反映了两幅图像的综合信息含量，也是信息论中的一个重要基本概念。融合图像与原始图像的联合熵越大越好，定义为

$$H(F;R)=-\sum_{i,j=0}^{L-1}P_{i,j}\log_2(P_{i,j}) \tag{7-59}$$

式中，$P_{i,j}$ 表示图像 F 中像素灰度值为 i 且图像 R 中同名像素灰度值为 j 的联合概率；L 为图像灰度级数。

4. 互信息

互信息(mutual information)也称为相关熵。交互信息量为两个变量之间相关性的量度，或一个变量包含另一个变量的信息量的量度。F 与 A、B 的交互信息量分别表示为 MI_{FA} 和 MI_{FB}：

$$MI_{FA}=\sum_{k=0}^{L-1}\sum_{i=0}^{L-1}p_{FA}(k,i)\log\frac{p_{FA}(k,i)}{p_F(k)p_A(i)}$$
$$MI_{FB}=\sum_{k=0}^{L-1}\sum_{j=0}^{L-1}p_{FB}(k,j)\log\frac{p_{FB}(k,j)}{p_F(k)p_B(j)} \tag{7-60}$$

式中，p_A、p_B和p_F分别是 A、B、F 的灰度直方图；$p_{FA}(k,i)$和$p_{FB}(k,j)$分别代表两组图像的归一化联合灰度直方图。综合考虑这两个量值，用MI_{FA}和MI_{FB}之和来表示图像融合后包含源图像 A、B 的交互信息量的总和。

$$MI_F^{AB}=MI_{FA}+MI_{FB} \tag{7-61}$$

交互信息量的值越大，表示融合图像从源图像中获取的信息越丰富，融合效果越好。

7.7.2 基于统计特性的评价

1. 均值

均值是图像像素的灰度平均值，对人眼反映为平均亮度。图像均值的定义为

$$\bar{I}=\frac{1}{M\times N}\sum_{x=1}^{M}\sum_{y=1}^{N}I(x,y) \tag{7-62}$$

式中，$I(x,y)$表示图像中第(x,y)个像素的灰度；M、N 分别为图像的宽度和高度(后同)；$\bar{I}$表示灰度均值。

2. 标准差

图像的灰度标准差(square difference)定义为

$$SD=\sqrt{\frac{1}{M\times N}\sum_{i=0}^{M-1}\sum_{j=0}^{N-1}[I(i,j)-\bar{I}]^2} \tag{7-63}$$

标准差反映了图像灰度相对于灰度平均值的离散情况，若标准差大，则图像灰度级分布分散，图像的反差大，可以看出更多的信息。

3. 均方误差

均方误差(mean square error，MSE)表示融合图像 F 与标准参考图像 R 之间的差异，定义为

$$\text{MSE}=\frac{\sum_{N}^{M}\sum_{N}^{M}[F(i,j)-R(i,j)]^2}{M\times N} \tag{7-64}$$

式中，$F(i,j)$为融合图像；$R(i,j)$为标准参考图像。均方误差越小，说明融合图像与标准参考图像越接近。

4. 均方根误差

融合图像 F 与标准参考图像 R 间的均方根误差(root mean square error，RMSE)定义为

$$\mathrm{RMSE}=\sqrt{\frac{1}{M\times N}\sum_{x=1}^{M}\sum_{y=1}^{N}[R(i,j)-F(i,j)]^2} \tag{7-65}$$

MSE、RMSE 越小，说明融合图像与理想图像越接近，融合效果和质量越好。

5. 等效视数

等效视数(equivalent number of looks，ENL)可以用来衡量噪声的抑制效果、边缘的清晰度和图像的保持性，定义为

$$\mathrm{ENL}=\frac{E(I)^2}{\mathrm{var}(I)} \tag{7-66}$$

式中，$E(I)$为融合图像的均值；$\mathrm{var}(I)$为融合图像的方差。等效视数越大，说明抑制噪声的效果越好。

6. 相对标准

融合图像与标准参考图像的标准差的相对衡量为

$$\begin{aligned}\delta&=\frac{\sigma_R-\sigma_F}{\sigma_R}\\ \sigma&=\sqrt{\frac{1}{m\times n}\sum_{i=1}^{m}\sum_{j=1}^{n}\left[G(i,j)-\mu_G\right]^2}\end{aligned} \tag{7-67}$$

7.7.3　基于相关性的评价

1. 偏差指数

偏差指数(difference coeffieient)由融合前的亮度值 I 和融合后的亮度值 I_F 经下式计算得到：

$$D_{\mathrm{index}}=\frac{1}{M}\sum_{i=1}^{M}\sum_{j=1}^{N}\frac{|I(i,j)-I_F(i,j)|}{I(i,j)} \tag{7-68}$$

偏差指数用来表示融合图像和源图像的偏离程度，偏差指数越小，说明两幅图像越接近。

2. 相关系数

相关系数(correlation coefficient)反映了两幅图像的相关程度，两幅图像的相关系数越接近 1，表示图像的接近度越好。定义为

$$C(A,B)=\frac{\sum_{i,j}[A(i,j)-\overline{A}]\times[B(i,j)-\overline{B})]}{\sqrt{\sum_{i,j}[A(i,j)-\overline{A}]^2\sum_{i,j}[B(i,j)-\overline{B}]^2}} \tag{7-69}$$

式中，A 和 B 分别为两幅图像的灰度值，$\overline{A}$ 和 $\overline{B}$ 分别为其均值。

3. 扭曲程度

扭曲程度(degree of distortion)直接反映了融合图像的失真程度，定义为

$$D=\frac{1}{M\times N}\sum_{i=1}^{M}\sum_{j=1}^{N}|I_F(i,j)-I(i,j)| \tag{7-70}$$

式中，$I_F(i,j)$、$I(i,j)$分别为融合后和原始图像上(i,j)点的灰度值。扭曲程度越小，表明图像的失真程度越小。

7.7.4 基于信噪比的评价

1. 信噪比

将融合图像与标准参考图像的差异看作噪声，将标准参考图像看作信息。

融合图像信噪比(signal noise ratio，SNR)定义为

$$\mathrm{SNR}=10\lg\frac{\sum_{i=1}^{M}\sum_{j=1}^{N}[F(i,j)]^2}{\sum_{i=1}^{M}\sum_{j=1}^{N}[F(i,j)-R(i,j)]^2} \tag{7-71}$$

2. 峰值信噪比

峰值信噪比(peak-to-peak signal-to-noise ratio，PSNR)衡量融合图像相对于标准参考图像灰度的偏离程度，其值越大，说明融合图像和标准参考图像的差异越小，融合效果越好；反之融合效果越差。

$$\mathrm{PSNR}=10\lg\frac{(L-1)^2}{\mathrm{RMSE}^2}=10\lg\frac{(L-1)^2}{\mathrm{MSE}} \tag{7-72}$$

信噪比、峰值信噪比越高，说明融合效果就越好。

7.7.5 基于梯度值的评价

1. 平均梯度

图像的平均梯度(average gradient)定义为

$$MG=\frac{1}{M\times N}\sum_{x=1}^{M}\sum_{y=1}^{N}\sqrt{\Delta_x F(x,y)^2+\Delta_y F(x,y)^2} \tag{7-73}$$

式中，$\Delta_x F(x,y)$、$\Delta_y F(x,y)$分别为$F(x,y)$沿x方向和y方向的差分，定义如下：

$$\begin{aligned}\Delta_x F(x,y)&=\frac{F(x,y+1)-F(x,y)+F(x+1,y+1)-F(x+1,y)}{2}\\ \Delta_y F(x,y)&=\frac{F(x+1,y)-F(x,y)+F(x+1,y+1)-F(x,y+1)}{2}\end{aligned} \tag{7-74}$$

平均梯度用来表示图像的清晰度，反映图像融合质量的改进及图像中的微小细节反差和纹理变换特征，平均梯度越大，图像的清晰度越高，微小细节及纹理反映越好。

2. 空间频率

空间频率(space frequency)用于判别融合图像 F 的清晰度，反映了一幅图像空间域的总体活跃程度和清晰程度，同时还反映出图像中微小细节反差和纹理变换特征，空间频率越大，图像越活跃、越清晰。

图像的行频率 RF 为

$$RF=\sqrt{\frac{1}{M\times N}\sum_{i=0}^{M-1}\sum_{j=1}^{N-1}[F(i,j)-F(i,j-1)]^2} \tag{7-75}$$

列频率 CF 为

$$CF=\sqrt{\frac{1}{M\times N}\sum_{j=0}^{N-1}\sum_{i=1}^{M-1}[F(i,j)-F(i-1,j)]^2} \tag{7-76}$$

则图像的空间频率 SF 为

$$SF=\sqrt{RF^2+CF^2} \tag{7-77}$$

空间频率反映了一幅图像空间域的总体活跃程度。

需要说明的是，在以上指标中，交叉熵中的 CERF、联合熵、互信息量、均方误差、均方根误差、信噪比和峰值信噪比必须要已知标准参考图像才可以对融合图像的质量进行评价。然而，多数实际应用场合是无法得知标准参考图像的，此时这些参量无法使用，但可以采用其他若干参量对融合效果和融合图像的质量进行评价。因融合效果和融合图像质量的定量评价问题是一个十分复杂的问题，所以，在实际评价过程中应综合考虑多个参量的评价结果。

7.8　小　结

医学图像融合是指通过对来自多个不同模态的医学图像进行智能化综合，充分利用不同种类医学图像对病灶描述能力的互补性和冗余性，从而得到比单纯依赖一种医学图像更可靠、更准确的病灶类别属性信息的过程。例如，CT 图像和 MRI 图像融合集合了 CT 图像的空间分辨率高、几何特性显著、对骨骼的显示清晰的优点和 MRI 图像对软组织、器官、血管等显示清晰，有利于确定病灶范围的长处，使两者优势互补，各种组织的边界特征被增强，为正确识别提供了有力保证。从信息论角度讲，融合后的图像和各个子图像相比含有更多的有用信息，达到了 $1+1+\cdots+1>n$ 的效果。

本章主要介绍了六个方面的内容：①基本概念、分类；②像素级图像融合方法，主要包括空域的融合算法和频域的融合算法；③特征级图像融合方法；④决策级图像融合方法；⑤基于编-解码网络的图像融合方法；⑥基于 GAN 的图像融合方法；⑦医学数字图像融合效果的评价。

参 考 文 献

郭雷，李晖晖，鲍永生，2008. 图像融合[M]. 北京：电子工业出版社.

韩崇昭，朱洪艳，段战胜，等，2006. 多源信息融合[M]. 北京：清华大学出版社.

胡良梅，2007. 基于信息融合的图像理解方法研究[M]. 合肥：合肥工业大学出版社.

敬忠良，肖刚，李振华，2007. 图像融合：理论与应用[M]. 北京：高等教育出版社.

雷大江，张策，李智星，等，2020. 基于多流融合生成对抗网络的遥感图像融合方法[J]. 电子与信息学报，42(8)：1942-1949.

李晖晖，2006. 多传感器图像融合算法研究[D]. 西安：西北工业大学.

刘卫光，2008. 图像信息融合与识别[M]. 北京：电子工业出版社.

那彦，焦李成，等，2007. 基于多分辨分析理论的图像融合方法[M]. 西安：西安电子科技大学出版社.

覃征等，2005. 数字图像融合[M]. 西安：西安交通大学出版社.

杨勇，刘家祥，黄淑英，等，2019. 卷积自编码融合网络的红外可见光图像融合[J]. 小型微型计算机系统，40(12)：2673-2680.

张永生，张云彬，戴晨光，等，2005. 天基多源遥感信息融合：理论算法与应用系统[M]. 北京：科学出版社.

周涛，陆惠玲，陈志强，等，2013. 多模态医学影像融合识别技术研究进展[J]. 生物医学工程学杂志，30(5)：1117-1122.

Hao Y B，Wang S，Cao P，et al.，2022. Attention in attention：Modeling context correlation for efficient video classification[J]. IEEE Transactions on Circuits and Systems for Video Technology，32(10)：7120-7132.

Ho J，Kalchbrenner N，Weissenborn D，et al.，2019. Axial attention in multidimensional transformers[J]. ArXiv Preprint ArXiv：1912. 12180.

Huang J，Le Z L，Ma Y，et al.，2020. MGMDcGAN：Medical image fusion using multi-generator multi-discriminator conditional generative adversarial network[J]. IEEE Access，8：55145-55157.

Ma J Y，Xu H，Jiang J J，et al.，2020a. DDcGAN：A dual-discriminator conditional generative adversarial network for multi-resolution image fusion[J]. IEEE Transactions on Image Processing，29：4980-4995.

Ma J Y，Yu W，Chen C，et al.，2020b. Pan-GAN：An unsupervised pan-sharpening method for remote sensing image fusion[J]. Information Fusion，62：110-120.

Xu H，Ma J Y，Zhang X P，2020. MEF-GAN：Multi-exposure image fusion via generative adversarial networks[J]. IEEE Transactions on Image Processing，29：7203-7216.

Yuan L，Chen Y P，Wang T，et al.，2021. Tokens-to-token vit：Training vision transformers from scratch on imagenet[C]. Proceedings of the IEEE/CVF International Conference on Computer Vision：558-567.

Zhang Z，Lin Z，Xu J，et al.，2021. Bilateral attention network for RGB-D salient object detection[J]. IEEE Transactions on Image Processing，30：1949-1961.

第 8 章 医学数字图像特征分析与提取

医学数字图像感兴趣区域(region of interest，ROI)的特征是计算机辅助诊断、识别的重要前提，特征提取的好坏直接关系识别精度。本章主要从几何特征、统计特征、形状特征、纹理特征等方面来详细介绍从医学影像 ROI 提取的 100 多个特征，最后以前列腺 MRI 图像为例，给出了提取结果。

8.1 图像的几何形状特征

8.1.1 常见几何形状特征

(1) 面积：描述区域大小的基本特性，与区域的边界有关，而与其内部灰度级的变化无关。图像中的区域面积 S 可以用区域内像素的总个数来表示：

$$S=\sum_{x=1}^{N}\sum_{y=1}^{M}f(x,y) \tag{8-1}$$

对二值图像而言，若用 1 表示物体，用 0 表示背景，其面积就是统计 $f(x,y)$=1 的个数。

(2) 周长：

$$P=\sum_{i=1}^{M}\sum_{j=1}^{N}P(i,j) \tag{8-2}$$

当物体的边界已知时，用其外接矩形的尺寸来刻画其基本形状是最简单的方法，如图 8-1 (a) 所示。求物体在坐标系方向上的外接矩形，只需计算物体边界点的最大和最小坐标值，就可得到物体的水平和垂直跨度。但是，对任意朝向的物体，水平和垂直并非是我们感兴趣的方向。这时，就有必要确定物体的主轴，然后计算反映物体形状特征的主轴方向上的长度和与之垂直方向上的宽度，这样的外接矩形是物体的最小外接矩形(minimum enclosing rectangle，MER)。

(3) 矩形度：矩形度反映物体对其外接矩形的充满程度，用物体的面积与其最小外接矩形的面积之比来描述，Area 为区域面积 S，H、W 为图像最小外接矩形的长和宽。

$$R=\text{Area}/\left(H\times W\right) \tag{8-3}$$

R 为 0～1，当物体为矩形时，R 取得最大值 1；圆形物体的 R 取值为 π/4；细长、弯曲物体的 R 取值变小。

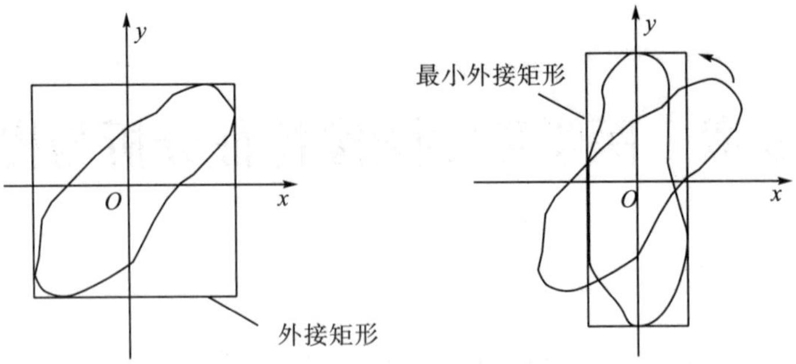

(a) 坐标系方向上的外接矩形　　(b) 旋转物体使外接矩形最小

图 8-1　MER 法求物体的长轴和短轴

(4) 长宽比 r：

$$r = \frac{W_{\text{MER}}}{L_{\text{MER}}} \tag{8-4}$$

式中，W_{MER}、L_{MER} 为最小外接矩形的宽与长。利用 r 可以将细长的物体与圆形或方形的物体区分开来。

(5) 伸长度：伸长度(elongation)亦称偏心率(eccentricity)，一种简单的计算方式就是计算区域主轴(长轴)长度(A)与辅轴(短轴)长度(B)的比值，如图 8-2 所示，计算公式如下：

$$E = \min(A,B) / \max(A,B) \tag{8-5}$$

主轴与辅轴相互垂直，且其长度是两个方向的最大值。伸长度可以将不同形态的图像区分出来(如圆形、方形、椭圆、细长、短宽)，它描述了区域的紧凑性。

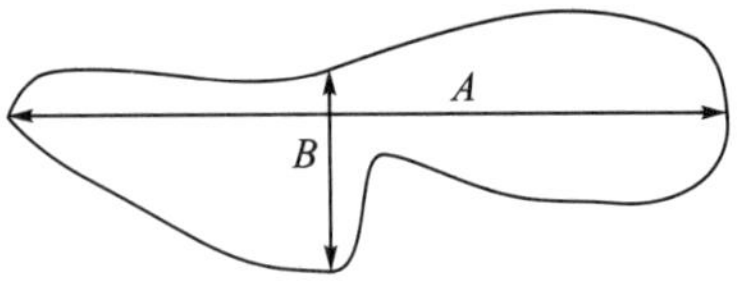

图 8-2　伸长度示意图

计算主轴与辅轴的比值易受物体形状和噪声的影响。另一种方法是计算惯性主轴比，它基于边界线上的点或整个区域来计算质量。Tenebaum 提出了计算任意点集偏心度的近似公式，步骤如下。

(1) 计算平均向量：

$$x_0 = \frac{1}{N}\sum_{i=1}^{N} x_i, y_0 = \frac{1}{N}\sum_{i=1}^{N} y_i \tag{8-6}$$

(2) 计算 $j+k$ 阶中心矩：

$$M_{jk} = \sum_{i=1}^{N}\sum_{i=1}^{N}(x_i - x_0)^j (y_i - y_0)^k \tag{8-7}$$

(3) 计算方向角：

$$\theta=\frac{1}{2}\tan^{-1}\left(\frac{2M_{11}}{M_{20}-M_{02}}\right)+N\left(\frac{\pi}{2}\right) \tag{8-8}$$

(4) 计算偏心度的近似值：

$$E=\frac{(M_{20}-M_{02})^2+4M_{11}}{A} \tag{8-9}$$

(5) 粗糙度：

$$R=\frac{1}{N}\sum_{n=1}^{N}\left|d(i)-d(i+1)\right| \tag{8-10}$$

式中，$d(i)=\sqrt{(x_i-x_0)^2+(y_i-y_0)^2}$，$d(i)$ 为 (x_i,y_i) 到中心 (x_0,y_0) 的距离。

(6) 欧拉数 (Euler number)：拓扑学 (topology) 是研究图形性质的理论。区域的拓扑性质对区域的全局描述很有用，这些性质既不依赖距离，也不依赖基于距离测量的其他特性。如图 8-3 所示，如果把区域中的孔洞数 H 作为拓扑描述子，显然，这个性质不受伸长、旋转的影响，但如果撕裂或折叠时孔洞数会发生变化。

区域内的连接部分 C 的个数是区域的另一拓扑特性。一个集合的连通部分就是它的最大子集，在这个子集的任何地方都可以用一条完全在子集中的曲线相连接。如图 8-4 所示，图形有三个连接部分。

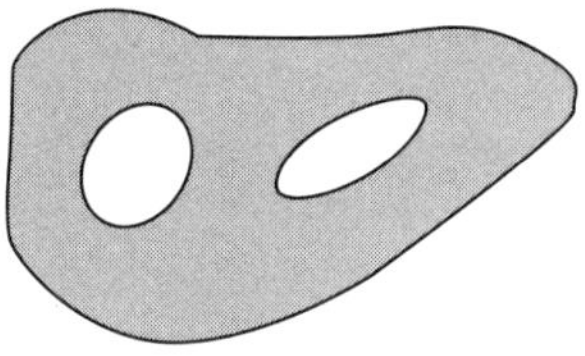

图 8-3　图像中的孔洞

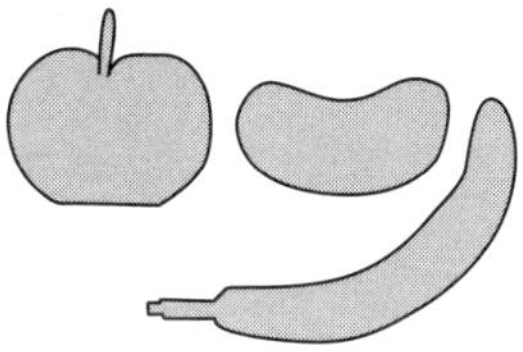

图 8-4　有三个连接部分的区域

欧拉数 E 定义如下：

$$E=C-H \tag{8-11}$$

欧拉数也是区域的拓扑特性之一。图 8-5(a) 所示图像有 1 个连接部分和 1 个孔，所以它的欧拉数 E 为 0；图 8-5(b) 中有 1 个连接部分和 2 个孔，它的欧拉数为 1。

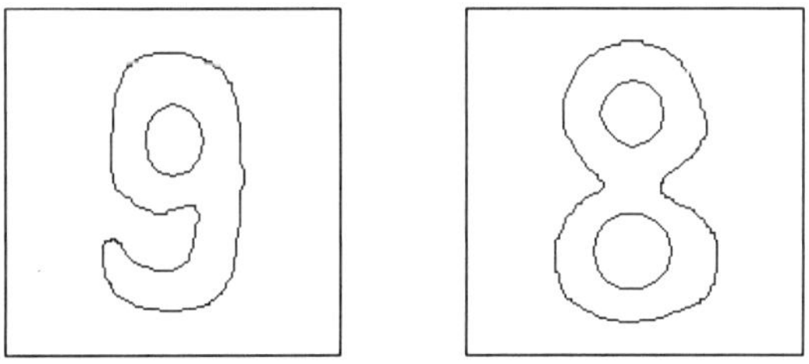

(a)　(b)

图 8-5　欧拉数为 0 和 1 的图形

经过上述解释，这里给出欧拉数的计算公式：

$$E = \sum_{m=1}^{M}\sum_{n=0}^{N}(1 - V_{mn}) \tag{8-12}$$

式中，V_{mn} 表示第 m 行、第 n 个图段所对应的上相邻数；当 $V_{m0} = 1$，即 $n = 0$ 时，$V_{mn} = 1$，表示当 m 行无图段时，该行对欧拉数无贡献。4 连通和 8 连通所用公式是统一的，计算 4 连通与 8 连通的区别仅在于第 n 段所对应的上一行的宽度不同，8 连通比 4 连通左右各多一个像素而已。

8.1.2 基于圆形度的几何形状特征

圆形度是度量几何形状的一个重要特征，这里给出致密度、边界能量、圆形性、面积与平均距离平方的比值、圆形度和球状性等 6 个常用的度量方法，具体定义如下。

(1)致密度，指周长(P)的平方与面积(Area)的比，即

$$C = \frac{P^2}{\text{Area}} \tag{8-13}$$

(2)边界能量，是圆形度的另一个指标。假定物体的周长为 P，用变量 p 表示边界上的点到某一起始点的距离。边界上任一点都有一个瞬时曲率半径 $r(p)$，它是该点与边界相切圆的半径(图 8-6)。p 点的曲率函数是

$$K(p) = \frac{1}{r(p)} \tag{8-14}$$

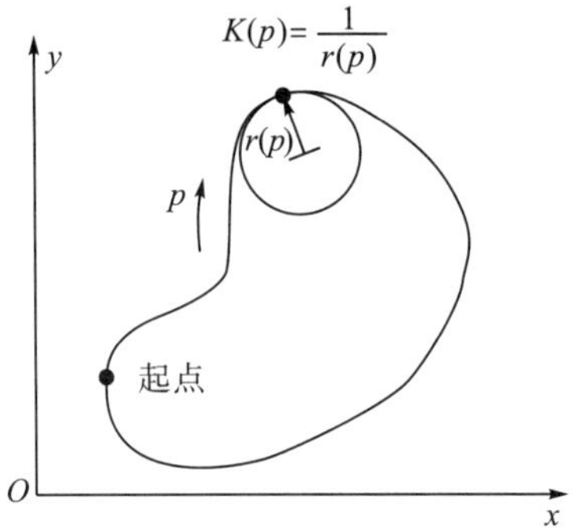

图 8-6 边界能量示意图

函数 $K(p)$ 是周期为 p 的周期函数。可用下式计算单位边界长度的平均能量：

$$E = \frac{1}{P}\int_0^p |K(p)^2|\,\mathrm{d}p \tag{8-15}$$

在面积相同的条件下，圆具有最小边界能量 $E_0=(2\pi/P)^2=(1/R)^2$，其中 R 为圆的半径。曲率可以很容易地由链码算出，因而边界能量也可方便算出。

(3)圆形性，是一个用区域 R 的所有边界点定义的特征量，即

$$C=\frac{\mu_R}{\delta_R} \tag{8-16}$$

式中，μ_R 是从区域重心到边界点的平均距离；δ_R 是从区域重心到边界点的距离均方差：

$$\mu_R=\frac{1}{K}\sum_{k=0}^{K-1}\|(x_k,y_k)-(\overline{x},\overline{y})\|$$
$$\delta_R=\frac{1}{K}\sum_{k=0}^{K-1}[\|(x_k,y_k)-(\overline{x},\overline{y})\|-\mu_R]^2 \tag{8-17}$$

当区域 R 趋向圆形时，特征量 C 是单调递增且趋向无穷的，它不受区域平移、旋转和尺度变化的影响，可以推广用于描述三维目标。

(4) 面积与平均距离平方的比值，该指标利用了从边界上的点到物体内部某点的平均距离 d，即

$$d=\frac{1}{N}\sum_{i=1}^{N}x_i \tag{8-18}$$

式中，x_i 是从具有 N 个点的物体中的第 i 个点到与其最近的边界点的距离。相应的形状度量为

$$g=\frac{A}{d}=\frac{N^3}{\sum_{i=1}^{N}x_i} \tag{8-19}$$

(5) 圆形度：R_0 用来描述景物形状接近圆形的程度，它是测量区域形状常用的量，其中 S 为区域面积，L 为区域周长，R_0 值的范围为 $0<R_0\leqslant 1$，R_0 值的大小反映了被测量边界的复杂程度，越复杂的形状取值越小；R_0 值越大，则区域越接近圆形。

$$R_0=C^2/4\pi S \tag{8-20}$$

(6) 球状性，S 既可以描述二维目标，也可以描述三维目标，其定义为

$$S=\frac{r_i}{r_c} \tag{8-21}$$

式中，在二维情况下，r_i 代表区域内切圆 (inscribed circle) 的半径；r_c 代表区域外接圆 (circumscribed circle) 的半径。内切圆和外切圆的圆心都在区域的重心上，如图 8-7 所示。当区域为圆时，S 达到最大值 1.0，而当区域为其他形状时，则有 S<1.0。S 不受区域平移、旋转和尺度变化的影响。

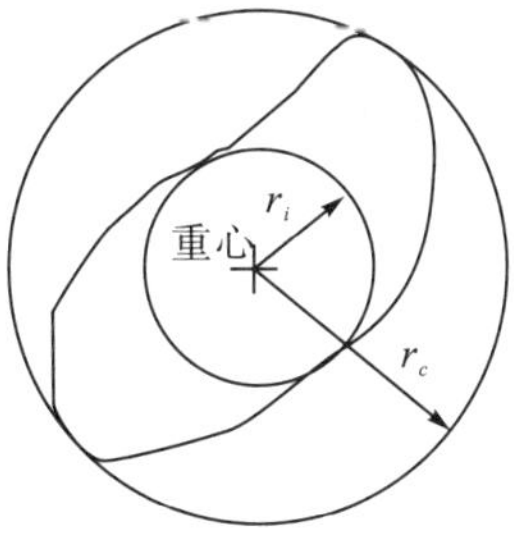

图 8-7　球状性定义示意图

8.1.3 基于形状描述子的几何形状特征

形状描述子是另外一类重要的描述形状的特征，一般情况下，通常采用边界链码定义形状描述子，这里对链码、一阶差分链码和傅里叶描述子进行简单介绍。

链码是对边界点的一种编码表示方法，其特点是利用一系列具有特定长度和方向的相连的直线段来表示目标的边界。因为每条线段的长度固定而方向数目有限，所以只有边界的起点需要用绝对坐标表示，其余点都可只用接续方向来代表偏移量。由于表示一个方向数比表示一个坐标值所需比特数少，而且对每一个点又只需一个方向数就可以代替两个坐标值，因此链码表达可大大减少边界表示所需的数据量。

数字图像一般是按固定间距的网格采集的，因此最简单的链码是跟踪边界并赋给每两个相邻像素的连线一个方向值。常用的有 4 方向和 8 方向链码，其方向定义分别如图 8-8(a)、图 8-8(b)所示。它们的共同特点是直线段的长度固定，方向数有限。

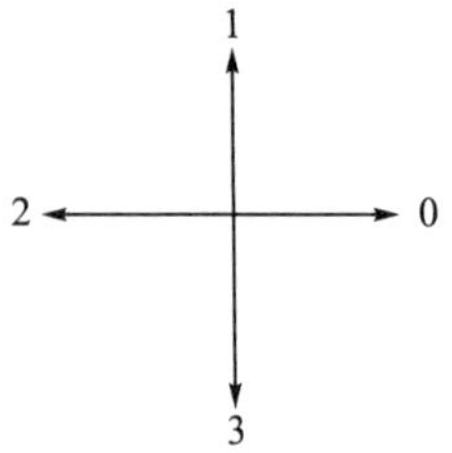

(a) 4方向链码

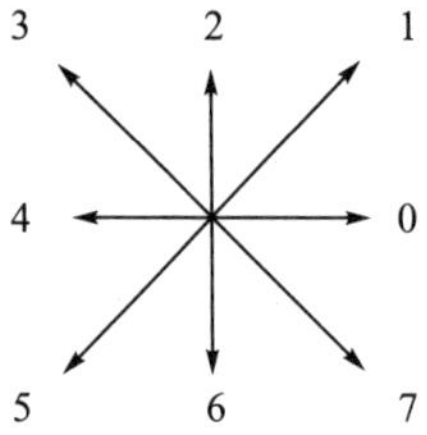

(b) 8方向链码

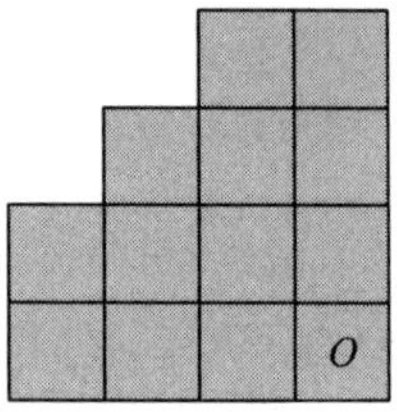

(c) 边界编码图形

图 8-8 码值与方向对应关系

对图 8-8(c)所示边界，若设起始点 O 的坐标为(5,5)，则分别用如下 4 方向和 8 方向链码表示区域边界：

4 方向链码：(5,5) 1 1 1 2 3 2 3 2 3 0 0；

8 方向链码：(5,5) 2 2 2 4 5 5 6 0 0。

实际中直接对分割所得的目标边界进行编码有可能出现两个问题：一是码串比较长；二是噪声等干扰会导致小的边界变化从而使链码发生与目标整体形状无关的较大变动。常用的改进方法是对原边界以较大的网格重新采样，并把与原边界点最接近的大网格点定为新的边界点。这种方法也可用于消除目标尺度变化链码的影响。

1. 一阶差分链码

用链码表示给定目标的边界时，如果目标平移，链码不会发生变化，而如果目标旋转则链码会发生变化。为解决这个问题，可利用链码的一阶差分来重新构造一个表示原链码各段之间方向变化的新序列，这相当于把链码进行旋转归一化。差分可用相邻两个方向数按反方向相减(后一个减去前一个)得到。如图 8-9 所示，上面一行为原链码(括号中为最右一个方向数循环到左边)，下面一行为上面一行的数两两相减得到的差分码。左边的目标在逆时针旋转 90°后成为右边的形状，可见，原链码发生了变化，但差分码并没有变化。链码旋转归一化表见表 8-1。

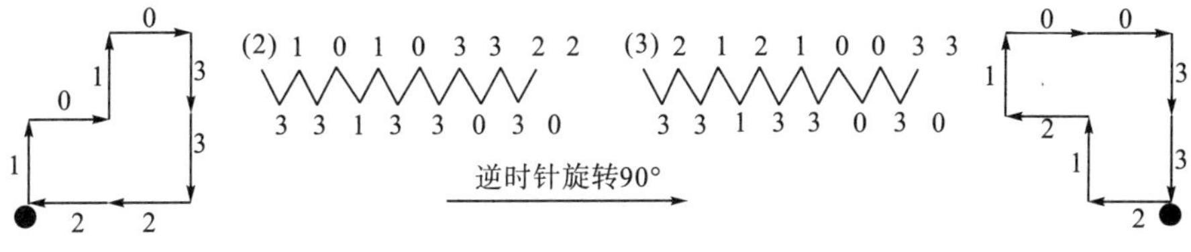

图 8-9 利用一阶差分对链码旋转归一化

表 8-1 链码旋转归一化表

	原码	旋转 90°码
链码	10103322	21210033
4 方向差分	33133030	33133030

2. 傅里叶描述子

对边界的离散傅里叶变换表达，可以作为定量描述边界形状的基础。采用傅里叶描述的一个优点是将二维问题简化为一维问题。即将 x-y 平面中的曲线段转化为一维函数 $f(r)$ [在 r-$f(r)$ 平面上]，也可将 x-y 平面中的曲线段转化为复平面上的一个序列。具体就是将 x-y 平面与复平面 u-v 重合，其中，实部 u 轴与 x 轴重合，虚部 v 轴与 y 轴重合。这样可用复数 $u_k + \mathrm{j}v_k$ 的形式来表示给定边界上的每个点 (x_k, y_k)。这两种表示在本质上是一致的，是点点对应的(图 8-10)。

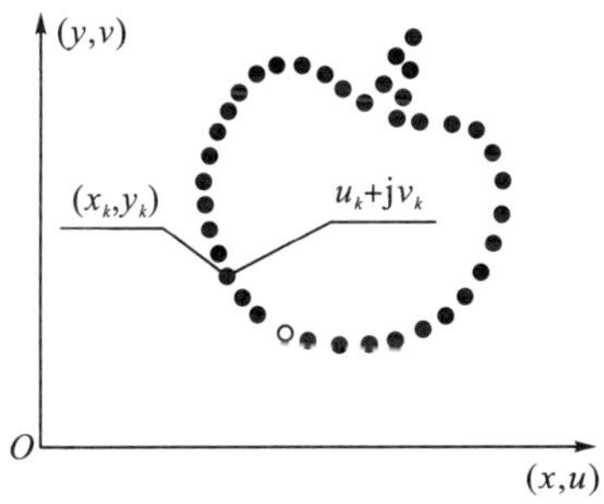

图 8-10 边界点的两种表示方法

8.2 基于灰度直方图的统计特征

统计特征是基于图像灰度值的，对一定范围内灰度的大小、出现的频率和规律进行统计后得到的数值，常用下列几种统计量反映图像的直方图特征(其中 K 表示灰度级种类数)。

(1)均值(mean)：表达的是一幅图像的平均灰度值。

$$\mu=\sum_{k=0}^{K-1} i x_i \tag{8-22}$$

(2)方差(variance)：表达的是一幅图像的灰度值的离散分布情况。

$$\sigma^2=\sum_{i=0}^{K-1}(i-u)^2 x_i \tag{8-23}$$

(3)倾斜度(skewness)：表达的是图像直方图分布的不对称情况，倾斜度越大表示图像直方图分布越不对称；反之，表示越对称。

$$\mu_s=\frac{1}{\sigma^3}\sum_{i=0}^{K-1}(i-u)^3 x_i \tag{8-24}$$

(4)峰态(kurtosis)：指图像的灰度值在接近均值时的大致状态，通过此值可以判断图像的灰度值分布是否集中在均值的附近。峰态越小，表示越集中；反之，越分散。

$$\mu_k=\frac{1}{\sigma^4}\sum_{i=0}^{K-1}(i-u)^4 x_i \tag{8-25}$$

(5)能量(energy)：能量表达的是图像的灰度值分布的均匀程度，灰度值分布较均匀时能量比较大；反之，能量比较小。

$$\mu_N=\sum_{i=0}^{K-1} x_i^{\ 2} \tag{8-26}$$

(6)熵(entropy)：指图像直方图的灰度值分布的均匀性。

$$\mu_E=-\sum_{i=0}^{K-1} x_i \log_2(x_i) \tag{8-27}$$

8.3 基于不变矩的形状特征

矩理论是 M. K. Hu 于 1962 年提出来的，Hu 首先提出了连续函数矩的定义，给出了具有平移不变性、旋转不变性和比例尺度不变性的 7 个不变矩的表达式，在 Hu 的基础上，R. Y. Wong 在其研究中进一步给出了离散状态下的各阶矩的计算方法，并且用图像进行了匹配实验。Hu 七阶不变矩是一种高度浓缩的图像特征，具有平移、旋转和尺度变换等多畸变不变性，是图像统计特征的范畴。在众多的图像特征中，它具有十分重要的地位，并得到广泛的应用。

为了读者更容易地理解 Hu 七阶不变矩，本书先解释 Hu 七阶不变矩的推理过程，以及为什么它具有平移不变性、旋转不变性和比例尺度不变性，然后再给出正式的定义。

8.3.1 Hu 七阶不变矩解释

对于二元有界函数 $f(x,y)$，它的 $(p+q)$ 阶矩定义为

$$M_{pq}=\int_{-\infty}^{+\infty}\int_{-\infty}^{+\infty} x^p y^q f(x,y)\mathrm{d}x\mathrm{d}y \qquad (j,k=0,1,2,\cdots,+\infty) \tag{8-28}$$

由于 p 和 q 可取所有非负整数值，因此形成了一个矩的无限集。而且，这个集合完全可以确定函数 $f(x, y)$ 本身。换句话说，集合 $\{M_{pq}\}$ 对于函数 $f(x, y)$ 是唯一的，也只有 $f(x, y)$ 才具有这种特定的矩集。

为了描述物体的形状，假设 $f(x, y)$ 的目标物体取值为 1，背景为 0，即函数只反映物体的形状而忽略其内部的灰度级细节。

参数 $p+q$ 称为矩的阶。特别地，零阶矩 M_{00} 是物体的面积，即

$$M_{00} = \int_{-\infty}^{+\infty}\int_{-\infty}^{+\infty} f(x, y)\mathrm{d}x\mathrm{d}y \tag{8-29}$$

对二维离散函数 $f(x, y)$，零阶矩可表示为

$$M_{00} = \sum_{x=1}^{N}\sum_{y=1}^{M} f(x, y) \tag{8-30}$$

所有的一阶矩和高阶矩除以 M_{00} 后，与物体的大小无关。

当 $j = 1$，$k = 0$ 时，M_{10} 对二值图像来讲就是物体上所有点的 x 坐标的总和，类似地，M_{01} 就是物体上所有点的 y 坐标的总和，所以

$$\overline{x} = \frac{M_{10}}{M_{00}}, \overline{y} = \frac{M_{01}}{M_{00}} \tag{8-31}$$

就是二值图像中一个物体的质心的坐标。

为了获得矩的不变特征，往往采用中心矩以及归一化的中心矩。中心矩的定义为

$$M'_{pq} = \sum_{x=1}^{N}\sum_{y=1}^{M}(x-\overline{x})^p(y-\overline{y})^q f(x, y) \tag{8-32}$$

使二阶中心矩从 η_{11} 变得最小的旋转角 θ 可以由下式得出：

$$\tan 2\theta = \frac{2\eta_{11}}{\eta_{20} - \eta_{02}} \tag{8-33}$$

将 x、y 轴分别旋转 θ 角的坐标轴 x'、y'，称为该物体主轴，式(8-33)在 $\theta = 90°$时的不确定性可以通过如下条件限定：

$$\eta_{20} < \eta_{02}, \quad \eta_{30} > 0 \tag{8-34}$$

如果物体在计算矩之前旋转 θ，或相对于 x'、y'轴计算矩，那么矩具有旋转不变性。

相对于主轴计算并用面积归一化的中心矩，在物体放大、平移、旋转时保持不变。只有三阶或更高阶的矩经过这样的规一化后不能保持不变性。

对于 $p+q = 2, 3, 4, \cdots$ 的高阶矩，可以定义归一化的中心矩为

$$\eta_{jk} = \frac{M'_{jk}}{(M_{00})^r}, \quad r = \left(\frac{j+k}{2} + 1\right) \tag{8-35}$$

利用归一化的中心矩，可以获得 7 个不变矩组合，这些组合对于平移、旋转、尺度等变换都是不变的，它们是：

$$
\begin{aligned}
&C_1=\eta_{20}+\eta_{02}\\
&C_2=(\eta_{20}-\eta_{02})^2+4\eta_{11}^2\\
&C_3=(\eta_{30}-3\eta_{12})^2+(3\eta_{21}-\eta_{03})^2\\
&C_4=(\eta_{30}+\eta_{12})^2+(\eta_{03}+\eta_{21})^2\\
&C_5=(\eta_{30}-3\eta_{12})(\eta_{30}+\eta_{12})[(\eta_{30}+\eta_{12})^2-3(\eta_{03}+\eta_{21})^2]+\\
&\qquad(3\eta_{21}-\eta_{03})(\eta_{21}+\eta_{03})[3(\eta_{30}+\eta_{12})^2-(\eta_{03}+\eta_{21})^2]\\
&C_6=(\eta_{20}-\eta_{02})[(\eta_{30}+\eta_{12})^2-(\eta_{03}+\eta_{21})^2]+4\eta_{11}(\eta_{30}+\eta_{12})(\eta_{21}+\eta_{03})\\
&C_7=(3\eta_{21}-\eta_{03})(\eta_{30}+\eta_{12})[(\eta_{30}+\eta_{12})^2-3(\eta_{03}+\eta_{21})^2]+\\
&\qquad(3\eta_{12}-\eta_{30})(\eta_{21}+\eta_{03})[3(\eta_{30}+\eta_{12})^2-(\eta_{03}+\eta_{21})^2]
\end{aligned}
\tag{8-36}
$$

至此本书介绍了 7 个不变矩演变过程，通过上述介绍，初学者可以掌握 7 个不变矩是怎么构造出来的，这对深入理解和掌握 7 个不变矩是有积极意义的。由于这 7 个不变矩的变化范围很大，为了便于比较，可以利用取对数的方法进行数据压缩。因此，实际采用的不变矩为 C_K：

$$C_K=\left|\lg 10\left|C_K\right|\right| \qquad (k=1,2,\cdots,7) \tag{8-37}$$

经修正后的不变矩特征同样具有平移、旋转和比例不变性。一般将修改后的 C_1、C_2、C_3、C_4、C_5、C_6、C_7 作为目标的不变性特征。因此这 7 个不变特性也就是图像所固有的特性。

8.3.2 连续状态下的不变矩

有的图像研究考虑的都是有限的图像空间且认为所有的积分都是在此有限的空间内进行。这里研究平面图像的情形，设积分区域为 D，对于给定二维连续图像函数 $f(x,y)$，积分区域 D 上的 $p+q$ 阶几何矩(也称普通矩)可定义为

$$m_{pq}=\iint_D x^p y^q f(x,y)\mathrm{d}x\mathrm{d}y \tag{8-38}$$

$p+q$ 阶中心矩其实就是图像平移过程中，相对于图像的重心 (x_0,y_0) 处在连续区域 D 上的几何矩，可以定义为

$$\mu_{pq}=\iint_D (x-x_0)^p (y-y_0)^q f(x,y)\mathrm{d}x\mathrm{d}y \tag{8-39}$$

式中，$x_0=\dfrac{m_{10}}{m_{00}}=\dfrac{\iint\limits_D xf(x,y)\mathrm{d}x\mathrm{d}y}{\iint\limits_D f(x,y)\mathrm{d}x\mathrm{d}y}$；$y_0=\dfrac{m_{01}}{m_{00}}=\dfrac{\iint\limits_D yf(x,y)\mathrm{d}x\mathrm{d}y}{\iint\limits_D f(x,y)\mathrm{d}x\mathrm{d}y}$。

归一化中心矩定义为

$$\eta_{pq}=\mu_{pq}/\mu_{00}^r \tag{8-40}$$

式中，$r=(p+q)/2$；$p+q=2,3,\cdots$。

代入式(8-39)后便可得到如下的归一化中心矩：

$$\eta_{pq} = \iint_D (x - x_0)^p (y - y_0)^q f(x,y)\mathrm{d}x\mathrm{d}y \Big/ \iint_D f(x,y)\mathrm{d}x\mathrm{d}y \tag{8-41}$$

在以上的定义式中，$p,q = 0,1,\cdots,\infty$，x 和 y 为图像几何重心坐标。可是归一化中心矩不具有旋转不变性。

8.3.3　离散状态下的不变矩

众所周知，计算机能够识别数字化的图像，而数字化的图像是一些离散的数值，本身不具有连续性。因此在计算机的图像识别领域，连续状态下的不变矩需要做一些修改，假如我们所要处理的图像尺寸是 $M\times N$(M 表示图像的横向像素个数，N 表示图像的纵向像素个数)，则在离散的状态下，二维函数 $f(x, y)$ 的 $p + q$ 普通矩和中心矩的定义式如下：

$$\begin{aligned} m_{pq} &= \sum_{m=1}^{M}\sum_{n=1}^{N} x^p y^q f(x,y) \\ \mu_{pq} &= \sum_{m=1}^{M}\sum_{n=1}^{N} (x - x_0)^p (y - y_0)^q f(x,y) \end{aligned} \tag{8-42}$$

式中，$p,q = 0,1,2,\cdots,\infty$；$x_0$、$y_0$ 为图像的重心坐标。

$$x_0 = \frac{m_{10}}{m_{00}} = \frac{\sum_{m=1}^{M}\sum_{n=1}^{N} x f(x,y)}{\sum_{m=1}^{M}\sum_{n=1}^{N} f(x,y)}, \qquad y_0 = \frac{m_{01}}{m_{00}} = \frac{\sum_{m=1}^{M}\sum_{n=1}^{N} y f(x,y)}{\sum_{m=1}^{M}\sum_{n=1}^{N} f(x,y)} \tag{8-43}$$

归一化的中心矩 η_{pq} 可以定义为

$$\begin{aligned} \eta_{pq} &= \mu_{pq} / \mu_{00}^{r} \\ \eta_{pq} &= \sum_{m=1}^{M}\sum_{n=1}^{N} (x - x_0)^p (y - y_0)^q f(x,y) \Big/ \sum_{m=1}^{M}\sum_{n-1}^{N} f(x,y) \end{aligned} \tag{8-44}$$

式中，$r = (p+q)/2$；$p+q = 2,3,\cdots$。

直接用普通矩或中心矩进行特征表示，不能使特征同时具有平移、旋转和比例不变性。利用归一化中心矩，则特征不仅具有平移不变性，而且还具有比例不变性。M. K. Hu 就是利用二阶和三阶中心矩构造了 7 个不变矩。

8.3.4　Hu 七阶不变矩举例

为了使读者更容易理解这 7 个特征，这里通过一个示例来直观计算。

【例 8-1】　图 8-11 为一例前列腺癌患者 MRI 图像中的 32×42 的 ROI，表 8-2 为其对应的数字矩阵(部分)。这里分别给出其对应的普通矩、重心坐标、中心矩和 Hu 七阶矩的计算过程。

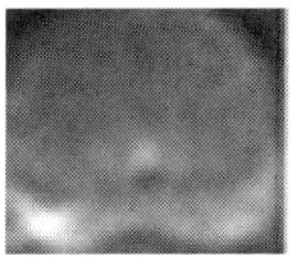

图 8-11　前列腺癌 MRI 图像 ROI

表 8-2 图 8-11 对应的数字矩阵

18	18	17	14	18	19	16	1	20	14	15	37	32	35
16	17	16	21	18	0	12	17	13	19	35	50	51	66
17	15	35	17	16	17	19	17	36	51	66	70	67	67
18	31	20	18	14	18	30	35	30	54	68	84	86	66
17	39	13	14	16	35	37	49	69	82	82	89	89	64
31	19	15	20	35	35	52	52	87	88	88	82	86	83
35	12	36	15	31	49	69	66	82	82	87	82	85	87
33	36	15	34	55	68	84	85	85	87	84	85	85	83
38	12	20	33	50	85	103	83	83	86	85	84	86	84
31	37	30	36	87	79	102	88	107	79	106	99	98	106
33	35	36	68	84	104	104	99	82	102	103	104	118	104
34	31	51	68	101	119	102	105	106	100	104	118	103	96
35	51	52	83	104	120	100	101	101	101	103	101	104	123
49	50	65	88	99	104	118	103	104	103	98	102	105	99
53	50	71	81	101	101	120	119	99	100	107	102	102	118

图 8-11 的普通矩：

$$m_{11} = 68935723$$

重心坐标：

$$x_0 = 154.04\text{，}\quad y_0 = 181.14$$

中心矩：

$$\mu_{00} = 401 \quad \mu_{10} = 9167 \quad \mu_{01} = 7205 \quad \mu_{11} = 161844$$
$$\mu_{20} = 266433 \quad \mu_{02} = 154373 \quad \mu_{30} = 8567969 \quad \mu_{03} = 3632069$$
$$\mu_{12} = 3406568 \quad \mu_{21} = 4666882$$

归一化中心距：

$$\eta_{11} = -0.0178 \quad \eta_{20} = 0.3537 \quad \eta_{02} = 0.1550 \quad \eta_{30} = -0.0382$$
$$\eta_{03} = -0.0115 \quad \eta_{21} = 0.0033 \quad \eta_{12} = -0.0061\text{c}$$

7 阶不变矩：

$C_1 = 0.1550+0.3537 = 0.508700$；

$C_2 = (0.3537-0.1550)^2+4\times(-0.0178)^2 = 0.127500$；

$C_3 = [-0.0382-3\times(-0.0061)]^2+[3\times(0.0033)+0.0382]^2 = 0.001197$；

$C_4 = (-0.0382-0.0061)^2+(-0.0115+0.0033)^2 = 0.001098$；

$C_5 = [-0.0382-3\times(-0.0061)]\times(0.0033+0.0382)\times[(-0.0382-0.0061)^2 -3\times(-0.0115+0.0033)^2]+(3\times0.0033+0.0382)\times(-0.0115+0.0033) [3\times(-0.0382-0.0061)^2-(-0.0115+0.0033)^2] = 0.000001$；

$C_6 = (0.3537-0.1550)\times[(-0.0382-0.0061)^2-(-0.0115+0.0033)^2]+ 4\times(-0.0178)\times(-0.0382-0.0061)\times(0.0033-0.0115) = 0.000173$；

$C_7 = [3\times(0.0033)+0.0382]\times(-0.0382-0.0061)\times[(-0.0382-0.0061)^2-$

$3\times(-0.0115+0.0033)^2]+[0.0382+3\times(-0.0061)]\times[(3\times(-0.0115+0.0033)^2$
$(-0.0382\times(-0.0061))^2]=0.000021$。

Hu 七阶矩：

$c=[0.508700 \quad 0.127500 \quad 0.001197 \quad 0.001098 \quad 0.000001 \quad 0.000173 \quad 0.000021]$

8.4 纹 理 特 征

纹理是图像重要的全局统计特征之一，是由灰度分布在空间位置上反复出现而形成的，因而在图像空间中相隔某距离的两像素之间会存在一定的灰度关系，即图像中灰度的空间相关特性。描述纹理特征的方法虽然有很多种，但是由于纹理的复杂性和多样性，很难实现对它们进行全面的描述。常见的纹理特征有：基于灰度共生矩阵的纹理特征、Tamura 纹理特征、基于小波包的纹理特征，本节详细介绍这三种纹理特征。

8.4.1 基于灰度共生矩阵的纹理特征

对于纹理的分析，主要有 4 种方法：结构分析方法、统计方法、基于纹理模型的方法、信号处理方法。经常采用统计分析方法中的灰度共生矩阵(gray-level co-occurrence matrix，GLCM)方法，GLCM 在一定程度上反映了纹理图像中各灰度值在空间上的分布特性，并且克服了直方图法不能反映空间位置信息的弱点，描述了纹理结构性质特征，是图像灰度变化的二阶统计度量。

灰度共生矩阵的产生：取 $M\times N$ 矩阵的任一点(x_i, y_i)像素值为 p_1，与它的距离为 d，方向为 θ 的点(x_0, y_0)，像素值为 p_2，用(p_1, p_2, d, θ)表示，记录这样的像素对出现的频率。归一化为出现的概率 $P(p_1, p_2, d, \theta)$，这样的方阵称为灰度共生矩阵。通常情况下 θ 取经典值 0°、45°、90°、135°，d 取值为 1，为了使读者更好地理解灰度共生矩阵，这里通过一个例子来说明这个问题。

【例 8-2】　有一个 6×5 的灰度图像 $G1$，灰度级为 9，灰度值范围是 1～9，具体分布如图 8-12 所示。

2	3	5	6	1	4
1	2	4	6	7	2
4	1	2	2	4	6
5	6	7	8	1	2
3	5	6	4	8	9

图 8-12　6×5 的灰度图像 $G1$

原始图像灰度级为 9，则共生矩阵大小为 9×9，根据灰度共生矩阵的定义，设生成距离为 $d=1$，$\theta=0°$，方向的共生矩阵为 $\boldsymbol{c}$，则 c_{ij} 表示(i, j, d, θ)的像素对出现的频率，如 $c_{11}=0$，$c_{12}=3$，灰度共生矩阵如图 8-13 所示。

$$
\begin{matrix}
0 & 3 & 0 & 1 & 0 & 0 & 0 & 0 & 0 \\
0 & 1 & 1 & 2 & 0 & 0 & 0 & 0 & 0 \\
0 & 0 & 0 & 0 & 2 & 0 & 0 & 0 & 0 \\
1 & 0 & 0 & 0 & 0 & 2 & 0 & 1 & 0 \\
0 & 0 & 0 & 0 & 0 & 3 & 0 & 0 & 0 \\
1 & 0 & 0 & 0 & 0 & 0 & 2 & 0 & 0 \\
0 & 1 & 0 & 0 & 0 & 0 & 0 & 1 & 0 \\
1 & 0 & 0 & 0 & 0 & 0 & 0 & 0 & 1 \\
0 & 0 & 0 & 0 & 0 & 0 & 0 & 0 & 0
\end{matrix}
$$

图 8-13　6×5 的灰度图像 $G1$ 对应的灰度共生矩阵

灰度共生矩阵有多种特征，如下所述。

(1) 能量：它是灰度共生矩阵元素值的平方和，所以也称能量，反映了图像灰度分布均匀程度和纹理粗细度。如果共生矩阵的所有值均相等，则 ASM 值小；相反，如果其中一些值大而其他值小，则 ASM 值大。当共生矩阵中元素集中分布时，此时 ASM 值大。ASM 值大表明是一种比较均一和规则变化的纹理模式。

$$\mathrm{ASM}=\sum_{i=0}^{K-1}\sum_{j=0}^{K-1}p(i,j)^2 \tag{8-45}$$

(2) 对比度(反差、惯量)：又称反差，作为图像对比度的度量。该测量对非均匀的局部对比度敏感；非均匀区的惯量值大，均匀区的惯量值小。

$$\mathrm{Con}=\sum_{i=0}^{K-1}\sum_{j=0}^{K-1}(i-j)^2 p(i,j)^2 \tag{8-46}$$

(3) 熵：反映区域内的随机程度。当所有 $p(i,j)$ 都相等时，熵有最大值。该测度可以用于区分有结构纹理的组织与缺少纹理的组织，前者熵值要小些。

$$E=-\sum_{i=0}^{K-1}\sum_{j=0}^{K-1}p(i,j)\lg p(i,j) \tag{8-47}$$

(4) 和熵：

$$SE=-\sum_{k=2}^{2K}p_{x+y}\lg p_{x+y}(k)$$

$$p_{x+y}(k)=\sum_{i=1}^{K}\sum_{j=1}^{K}\underset{i+j=k}{p(i,j)} \qquad (k=2,3,\cdots,2K) \tag{8-48}$$

(5) 差熵：

$$DE=-\sum_{k=0}^{K-1}p_{x-y}\lg p_{x-y}(k)$$

$$p_{x-y}(k)=\sum_{i=1}^{K}\sum_{j=1}^{K}\underset{|i-j|=k}{p(i,j)} \qquad (k=0,1,\cdots,K-1) \tag{8-49}$$

(6) 相关性：相关性是对图像线性度的测度，用来衡量灰度共生矩阵的元素在行方向或列方向上的相似程度。

$$\mathrm{Cor}=\frac{\sum_{i=0}^{K-1}\sum_{j=0}^{K-1}i\times j\times p(i,j)-\mu_x\mu_y}{\sigma_x\sigma_y}$$

$$\mu_x=\sum_{i=0}^{K-1}\sum_{j=0}^{K-1}i\times p(i,j)\text{，}\quad \sigma_x^2=\sum_{i=0}^{K-1}\sum_{j=0}^{K-1}(i-\mu_x)p(i,j) \tag{8-50}$$

$$\mu_y=\sum_{i=0}^{K-1}\sum_{j=0}^{K-1}j\times p(i,j)\text{，}\quad \sigma_y^2=\sum_{i=0}^{K-1}\sum_{j=0}^{K-1}(j-\mu_y)p(i,j)$$

(7) 逆差距：反映图像纹理的同质性，度量图像纹理局部变化的多少。其值大则说明图像纹理的不同区域间缺少变化，局部非常均匀。

$$\mathrm{IDM}=\sum_{i=0}^{K-1}\sum_{j=0}^{K-1}\frac{p(i,j)^2}{1+(i-j)^2} \tag{8-51}$$

(8) 方差：表示纹理变化的周期性。值越大，纹理周期越长；值越小，纹理周期越短。

$$\mathrm{SOS}=\sum_{i=0}^{K-1}\sum_{j=0}^{K-1}(i-\mu)^2p(i,j)\text{，}\quad \mu=\sum_{i=0}^{K-1}\sum_{j=0}^{K-1}i\times p(i,j) \tag{8-52}$$

(9) 和的方差：

$$SV=\sum_{k=2}^{2K}(k-SA)^2\times p_{x+y}(k) \tag{8-53}$$

(10) 和的均值：图像整体色调明暗深浅。值越大，图像整体越亮；反之，图像整体越暗。

$$SA=\sum_{k=2}^{2K}k\times p_{x+y}(k) \tag{8-54}$$

(11) 差分方差：表示邻近像素的灰度值差异。值大，对比度强烈；反之，对比度不明显。

$$DV=-\sum_{k=0}^{K-1}\left\{\left[k-\sum_{k=0}^{K-1}i\times p_{x-y}(i)\right]^2\times p_{x-y}(k)\right\} \tag{8-55}$$

(12) 相关信息度量：

$$\begin{aligned}&f_{12}=(\mathrm{HXY}-\mathrm{HXY1})/\max(\mathrm{HX},\mathrm{HY})\\&f_{13}=1-\exp[-2.0(\mathrm{HXY2}-\mathrm{HXY})]^{1/2}\end{aligned} \tag{8-56}$$

(13) 最大相关系数：

$$f_{14}=(\text{Second largest eigenvalue of }Q)^{1/2},Q(i,j)=\sum_k\frac{p(i,k)p(j,k)}{p_x(i)p_y(j)}$$

$$p_x(i)=\sum_{j=0}^{K-1}p(i,j)\text{，}\quad \mathrm{HX}=-\sum_{i=0}^{K-1}p_x(i)\lg p_x(i)\text{，}\quad p_y(j)=\sum_{i=0}^{K-1}p(i,j)$$

$$\mathrm{HY}=-\sum_{j=0}^{K-1}p_y(j)\lg p_y(j)\text{，}\quad \mathrm{HXY1}=-\sum_{i=0}^{k-1}\sum_{j=0}^{K-1}p(i,j)\lg[p_x(i)p_y(j)]$$

$$\mathrm{HXY2}=-\sum_{i=0}^{k-1}\sum_{j=0}^{K-1}p_x(i)p_y(j)\lg[p_x(i)p_y(j)]$$

$$\mathrm{HXY}=-\sum_{i=0}^{k-1}\sum_{j=0}^{K-1}p(i,j)\lg p(i,j)$$

式中，$\mu_x\mu_y$、$\sigma_x\sigma_y$ 是 $p_x(i)$、$p_y(j)$ 的均值与方差；K 是图像灰度级。

8.4.2 Tamura 纹理特征

1978 年 Tamura 等在人类对纹理视觉感知的心理学研究基础上，提出了 Tamura 纹理特征的表达。Tamura 纹理特征的 6 个分量对应心理学角度上纹理特征的 6 种属性，其中粗糙度(coarseness)、对比度(contrast)、方向度(directionality)3 个分量在纹理合成、图像识别等方面具有很好的应用价值。

1. 粗糙度

对具有不同结构的纹理模式来说，基元尺寸越大或基元重复次数越少，给人的感觉越粗糙。其计算方法如下。

(1) 计算图像中大小为 $2^k\times2^k$ 矩形区域的活动窗口中每个像素点的亮度均值：

$$A_k(x,y)=\sum_{i=x-2^{k-1}}^{x+2^{k-1}-1}\sum_{j=y-2^{k-1}}^{y+2^{k-1}-1}g(i,j)/2^{2k} \tag{8-57}$$

式中，(x,y) 代表所选定图像的区域在整幅图像中的位置；$g(i,j)$ 代表所选定区域中的第 (i,j) 点的像素亮点值，通过 k 来确定像素的范围，如 $1\times1, 2\times2, 3\times3, \cdots, 32\times32$。

(2) 分别计算每个像素点在水平和垂直方向上互不重叠的活动窗口之间的平均强度差：

$$\begin{aligned}E_{k,h}&=\left|A_k(x+2^{k-1},y)-A_k(x-2^{k-1},y)\right|\\E_{k,y}&=\left|A_k(x,y+2^{k-1})-A_k(x,y-2^{k-1})\right|\end{aligned} \tag{8-58}$$

式中，$E_{k,h}$ 代表该像素点水平方向差值；$E_{k,y}$ 代表该像素点垂直方向差值。对每个像素点，找到能使 E 值达到最大的最佳尺寸 S_{best}：

$$\begin{aligned}S_{\mathrm{best}}(x,y)&=2^k\\E_k&=E_{\max}=\max(E_1,E_2,\cdots,E_h)\end{aligned} \tag{8-59}$$

(3) 通过计算整幅图像中 S_{best} 的平均值得到粗糙度 F_{crs}：

$$F_{\mathrm{crs}}=\frac{1}{m\times n}\sum_{i=1}^{m}\sum_{j=1}^{n}S_{\mathrm{best}}(i,j) \tag{8-60}$$

式中，m 和 n 为图像的宽度和高度。

2. 对比度

对比度是指一幅图像中明暗区域最亮的白和最暗的黑之间的亮度层次，像素的差异范围越大代表对比度越大，反之亦然。对每个像素的邻域都分别计算其均值、方差、峰态等统计特征，以衡量整个图像或者区域中对比度的全局变量：

$$F_{\mathrm{con}} = \frac{\sigma}{\alpha_4^{1/4}} \tag{8-61}$$

式中，σ 是图像灰度的标准方差；α_4 表示图像灰度值的峰态，$\alpha_4 = \mu_4 / \sigma^4$，$\mu_4$ 是四阶矩均值；σ^4 表示图像灰度方差。

3. 方向度

方向度描述纹理是如何沿某些方向散布或者集中的，它与纹理基元的形状和排列的规则有关。在医学上，这种方向性其实就是人体组织或者肌肉的纹理方向，其计算方法如下。

(1) 计算每个像素处的梯度向量的模和局部边缘方向：

$$\begin{aligned} |\Delta G| &= (|\Delta H| + |\Delta V|) / 2 \\ \theta &= \tan^{-1}(\Delta V / \Delta H) + \frac{\pi}{2} \end{aligned} \tag{8-62}$$

式(8-62)可以通过图像像素点周围 3×3 的矩形区域卷积图 8-14 中(a)和(b)的两个 3×3 掩模实现。

−1	0	1
−1	0	1
−1	0	1

(a)

1	1	1
0	0	0
−1	−1	−1

(b)

图 8-14　图像的 3×3 掩模

(2) 把 0～π区域划分成 16 等份，取每个区间的最大值ϕ，统计θ角对应每个区域内相应的$|\Delta G|$大于给定阈值(阈值设为 12)的像素数量n_p；计算所有像素的梯度向量数目构造直方图H_D，该直方图首先对θ的值域范围进行离散化，而ϕ_p是该直方图中峰值的位置。最后，图像总体的方向性可以通过计算直方图峰值的尖锐程度得到：

$$F_{\mathrm{dir}} = \sum_{p}^{n_p} \sum_{\phi \in w_p} (\phi - \phi_p)^2 H_D(\phi) \tag{8-63}$$

式中，p 代表某个峰值；w_p 代表谷之间该峰值的范围。该特征代表了整个图像的方向性排列一致度。

8.4.3　基于小波包的纹理特征

基于小波包的纹理特征提取方法是基于空域和频域特征分析的小波包算法的方法。基于空域和频域特征分析的小波包算法把图像从空域转换到频域，然后对图像进行纹理特征提取。

1. 小波包

在纹理特征提取时，小波包在进行分解时不但对低频信息部分进行分解，还对高频信息部分也进行了详细的分解，小波包空间分解结构如图 8-15 所示。

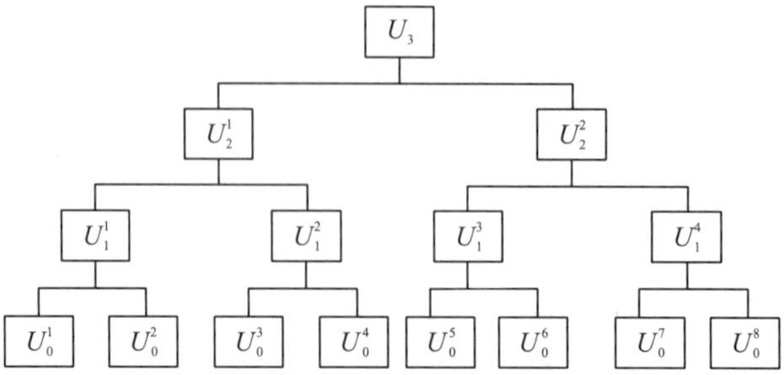

图 8-15 小波包空间分解结构

在小波正交分解中，算子 H(低通滤波算子)和 G(高通滤波算子)的作用下，首层分解中，存在$U_3 = U_2^1 \oplus U_2^2, U_2^1 \perp U_2^2$。因为$C_2^1 = HC^3$，因此$U_2^1$子空间是 U_3 中的低频分量组成的；依次类推，$C_2^2 = GC^3$，U_2^2子空间是由 U_3 中高频分量组成的；综上所述，子空间 U_3 被分解为低频段子空间U_2^1和高频段子空间U_2^2；由于对 U_3 进行的是正交分解，所以子空间U_2^1和U_2^2也是互相正交的。

第二层分解中有

$$\begin{aligned} U_2^1 &= U_1^1 \oplus U_1^2, \quad U_1^1 \perp U_1^2 \\ U_2^2 &= U_1^3 \oplus U_1^4, \quad U_1^3 \perp U_1^4 \end{aligned} \tag{8-64}$$

以此类推，在第三层分解中有

$$U_1^n = U_0^{2n-1} \oplus U_0^{2n}, \quad U_0^{2n-1} \perp U_0^{2n} \qquad (n = 1,2,3,4) \tag{8-65}$$

在频率域划分方面，进一步对有限频段进行细分，得到更细微频段组合；在空间分解方面，进一步对正交小波分解子空间进行细分，得到更细微的子空间。

2. 小波包的纹理特征提取

基于小波包的纹理特征提取的具体操作步骤如下所示。

第一步，首先对前列腺 MRI 图像进行小波包分解，用函数 wpdec()按照'db2'和'shannon'熵标准进行小波包分解，其函数表示如下式所示：

$$\Gamma = \text{wpdec}(X,3,\text{'db2'},\text{'shannon'}) \tag{8-66}$$

第二步，对前列腺 MRI 图像进行三阶的小波包分析，得到 8 个子图像的信号，然后用函数 wprcoef()对小波包树形做逆变换，恢复原始信号。

第三步，分别求出重构后的 8 个子图像的信号的范数和标准差，接着根据下式对 8 个子图像的信号分别求其能量，并进行归一化处理；

$$E = \frac{1}{MN}\sum_{i=1}^{M}\sum_{j=1}^{N} x^2(i,j) \tag{8-67}$$

式中，i，j 表示子图像的行值和列值；$M \times N$ 是小波包分解后子图像的尺寸大小；x 是小波包分解的系数。

第四步，把对 8 个子图像的信号的范数、标准差和能量组成一个 24 维的特征向量，作为此图像的纹理特征量。

8.5　特征提取实验结果及分析

本章详细介绍了几何特征、统计特征、不变矩特征、Tamura 纹理特征、GLCM 纹理特征和频域特征等六大类，共计 102 维特征，具体如表 8-3 所示。

表 8-3　六大类特征

特征类别	维数	特征名称	备注
几何特征	6 维	面积、周长、矩形度、伸长度、圆形度、欧拉数	
统计特征	6 维	均值、方差、倾斜度、峰态、能量、熵	基于直方图的
Hu 不变矩特征	7 维	不变矩特征 C_1～C_7	
Tamura 纹理特征	3 维	粗糙度、对比度、方向度	
GLCM 纹理特征	56 维	能量、对比度（反差、惯量）、熵、和熵、差熵、相关性、逆差距、方差、和的方差、和的均值、差分方差、相关信息度量（2 维）、最大相关系数	基于灰度共生矩阵，4 个方向（0°，45°，135°，180°），每个方向 14 维特征，共 56 维
频域特征	24 维	能量 8 维（小波特征能量为 1～8）、范数 8 维（小波特征范数为 1～8）、标准差 8 维（小波特征标准差为 1～8）	亦称基于小波的纹理特征

下面以前列腺癌症和前列腺增生的 MRI 图像为例，用以上所描述的特征提取方法，给出提取出来的特征数据，图 8-16 是前列腺癌症样本 MRI 图像，图 8-17 是前列腺增生样本 MRI 图像，提取出来的特征数据如表 8-4 所示。

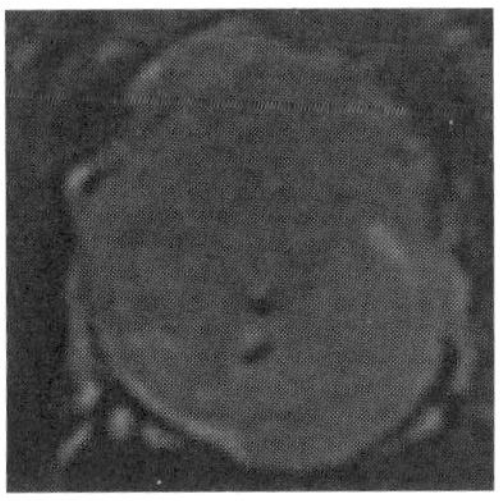

图 8-16　前列腺癌症样本 MRI 图像

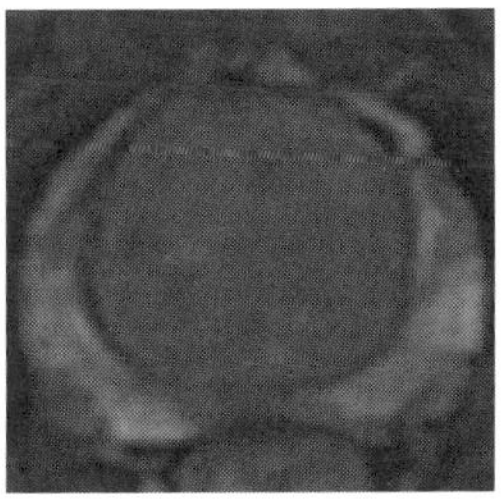

图 8-17　前列腺增生样本 MRI 图像

表 8-4　两幅前列腺 MRI 图像的特征数据

	几何特征	灰度特征	不变矩	Tamura 纹理	基于 GLCM 的纹理特征				基于小波包的纹理特征		
					0°	45°	90°	135°	能量	范数	标准差
前列腺癌症	460.000 5606.375 0.3329 0.7672 0.9655 7.000	45.2239 562.852 0.4866 2.9329 107.247 0.5823	3.1277 3.9524 2.2765 0.4466 1.6797 1.8200 1.6332	14.6182 18.1277 18.6427	0.1218 2.544 0.3258 0.4121 0.1196 0.3258 6.6926 2.2639 0.6416 28.292 0.3904 −0.567 0.9308 0.4549	0.1097 2.6947 0.5064 0.3956 0.1067 0.5064 6.7014 2.2970 0.7743 27.863 0.5468 −0.4808 0.9046 0.4654	0.1270 2.5235 0.3399 0.4083 0.1253 0.3399 6.6796 2.2383 0.6375 28.447 0.4132 −0.58 0.9342 0.456	0.1114 2.7038 0.5622 0.3900 0.1088 0.5622 6.7013 2.2820 0.7932 27.939 0.6046 −0.476 0.9028 0.4685	0.9987 0.0497 0.0038 0.0138 0.0001 0.0003 0.0030 0.0014	433.801 96.77 26.929 50.919 4.969 8.119 23.779 16.345	28.4479 10.3115 2.8706 5.4273 0.5297 0.8654 2.5348 1.7424
前列腺增生	532.0000 4765.500 0.2116 0.7564 0.8929 4.0000	42.0315 445.205 0.7161 3.6207 120.45 0.734	3.0326 4.1593 1.4860 1.0317 1.6928 2.7209 2.2763	14.7933 15.2952 32.2385	0.1405 2.4094 0.3083 0.5076 0.1376 0.3083 6.3265 2.1503 0.6284 24.338 0.3701 −0.543 0.913 0.498	0.1238 2.5649 0.4747 0.4815 0.1195 0.4747 6.3478 2.1891 0.7602 24.034 0.5102 −0.4511 0.8806 0.5069	0.1394 2.3995 0.2974 0.5051 0.1364 0.2974 6.3102 2.1604 0.6155 24.195 0.3572 −0.554 0.917 0.4941	0.1207 2.5754 0.4669 0.4827 0.1159 0.4669 6.3478 2.1993 0.7617 23.958 0.4929 −0.445 0.8779 0.5066	0.9981 0.0611 0.0031 0.0048 0.0003 0.0011 0.0028 0.0022	142.13 35.177 7.9512 9.8057 2.4370 4.7929 7.5359 6.6700	6.8906 3.7491 0.8476 1.0451 0.2598 0.5109 0.8033 0.7110

8.6 小　　结

医学影像 ROI 的特征是计算机辅助诊断、识别的重要前提，特征提取的好坏直接关系识别精度。本章主要详细介绍了 5 个方面的内容：①像的几何形状特征，包括常见几何形状特征、基于圆形度的几何形状特征和基于形状描述子的几何形状特征；②基于灰度直方图的统计特征；③基于不变矩的形状特征，主要包括 Hu 七阶不变矩解释、连续状态下的不变矩和离散状态下的不变矩；④纹理特征，主要包括基于灰度共生矩阵的纹理特征、Tamura 纹理特征和基于小波包的纹理特征；⑤特征提取实验结果及分析。

参 考 文 献

郭依正，2007. 基于多特征融合的医学图像识别研究[D]. 镇江：江苏大学.

李颖，王欣威，董慧颖，2005. 基于多神经网络分类器的军事目标识别方法研究[J]. 沈阳理工大学学报，24(4)：18-22.

吕晓琪，郭金鸽，赵宇红，等，2012. 基于图像分割的 Tamura 纹理特征算法的研究与实现[J]. 中国组织工程研究，16(17)：3160-3163.

王玉山，2010. 基于神经网络的病理图像融合识别研究与实现[D]. 武汉：武汉理工大学.

杨敏，杨峰，刘臻，等，2008. 基于小波包和分形相结合的纹理分类[J]. 现代电子技术，31(9)：161-162，176.

杨彦飞，董慧颖，2006. 基于神经网络融合的目标识别技术研究[J]. 沈阳理工大学学报，25(5)：53-57.

He D C，Wang L，2005. Texture unit，texture spectrum and texture analysis [C]. IEEE Trans on GRS，28(4)：509-512.